《实用临床药物治疗学》丛书

主任委员　吴永佩　金有豫
总　主　译　金有豫　韩　英

国家卫生健康委医院管理研究所药事管理研究部　组织翻译

APPLIED THERAPEUTICS
The Clinical Use of Drugs

实用临床药物治疗学
神经系统疾病

第11版

主　　　　编　Caroline S. Zeind　Michael G. Carvalho

分 册 主 译　王长连　吴　钢

分 册 译 者　（按姓氏笔画排序）

王　岩　田方圆　吴朝晖　汪　林　张文滨

陈蕙荃　林　珅　林玮玮　林荣芳　林翠鸿

林慧芬　柯璐琳　骆少红　郭仙忠　唐　瑞

黄小婷　黄品芳　董家珊　韩文迪　游　翔

潘　浩

分册负责单位　福建医科大学附属第一医院

人民卫生出版社

图书在版编目（CIP）数据

实用临床药物治疗学. 神经系统疾病/（美）卡罗琳·S. 扎因得（Caroline·S. Zeind）主编；王长连，吴钢主译. —北京：人民卫生出版社，2020

ISBN 978-7-117-29732-5

Ⅰ.①实… Ⅱ.①卡…②王…③吴… Ⅲ.①神经系统疾病-药物疗法 Ⅳ.①R453

中国版本图书馆 CIP 数据核字（2020）第 030673 号

人卫智网　www.ipmph.com	医学教育、学术、考试、健康，购书智慧智能综合服务平台	
人卫官网　www.pmph.com	人卫官方资讯发布平台	

图字：01-2018-6491

实用临床药物治疗学　神经系统疾病

分册主译：王长连　吴　钢
出版发行：人民卫生出版社（中继线 010-59780011）
地　　址：北京市朝阳区潘家园南里 19 号
邮　　编：100021
E - mail：pmph @ pmph. com
购书热线：010-59787592　010-59787584　010-65264830
印　　刷：北京顶佳世纪印刷有限公司
经　　销：新华书店
开　　本：889×1194　1/16　　印张：12.5
字　　数：510 千字
版　　次：2020 年 8 月第 1 版　2020 年 8 月第 1 版第 1 次印刷
标准书号：ISBN 978-7-117-29732-5
定　　价：95.00 元

打击盗版举报电话：010-59787491　E-mail：WQ @ pmph. com
质量问题联系电话：010-59787234　E-mail：zhiliang @ pmph. com

《实用临床药物治疗学》（第11版）译委会

主 任 委 员 吴永佩　金有豫

副主任委员 颜　青

总 主 译 金有豫　韩　英

副 总 主 译 缪丽燕　吕迁洲　樊德厚　蒋学华

分册（篇）主译

第一篇	总论		蒋学华	杜晓冬
第二篇	心血管系统疾病		年　燕	周聊生
第三篇	呼吸系统疾病		杨秀岭	蔡志刚
第四篇	消化系统疾病			韩　英
第五篇	肾脏疾病		缪丽燕	卢国元
第六篇	免疫失调		张雅敏	徐彦贵
第七篇	营养支持			吕迁洲
第八篇	皮肤疾病		鲁　严	孟　玲
第九篇	骨关节疾病		伍沪生	毛　璐
第十篇	妇女保健		张伶俐	赵　霞
第十一篇	内分泌系统疾病		梅　丹	邢小平
第十二篇	眼科疾病			王家伟
第十三篇	神经系统疾病		王长连	吴　钢
第十四篇	感染性疾病	夏培元	吕晓菊	杨　帆
第十五篇	精神疾病和物质滥用		姚贵忠	孙路路
第十六篇	肿瘤		杜　光	桂　玲
第十七篇	儿科疾病		徐　虹	李智平
第十八篇	老年疾病		封宇飞	胡　欣

《实用临床药物治疗学》为 APPLIED THERA-PEUTICS：the Clinical Use of Drugs 第 11 版的中译本。其第 8 版中译本曾以《临床药物治疗学》之名于 2007 年出版。

APPLIED THERAPEUTICS：the Clinical Use of Drugs 一书为临床药学的经典教材和参考书。其第 1 版由美国被誉为"药师对患者监护开拓者"（Pioneering the Pharmacists' Role in Patients Care）、2010 年美国 Remington 荣誉奖获得者的著名药学家 Marry Anne Koda-Kimble 主编，于 1975 年作为教材面世，至今出版已 44 载，虽经多版修订，但始终未离其编写初衷：采用基于"案例"和"问题"进行教育的特点和方法，帮助学生掌握药物治疗学的基本知识；学生可从中学习到常见疾病的基本知识；培养学生解决问题的能力，以制定和实施合理的药物治疗方案；每个案例均融入各章的治疗关键概念和原则等。

为了表彰作者的贡献，其第 10 版书名首次被冠名为"Koda-Kimble & Young's Applied Therapeutics"，以资纪念。

本版与第 8 版相比，其参加编写和每篇负责人的著名药学院校专家分别增为 214 人和 26 人。

本书第 11 版的章节数经调整后共 18 篇 110 章。与第 8 版的 101 章相比，增改了 9 章。各章内容均有所更新，特别是具有本书特点的"案例"和"问题"的数量，分别增至约 900 例和 2 800 多题，个别案例竟多达 12 题，甚至 18 题，从病情到治疗，由繁到简，环环丝扣，最终解释得清清楚楚。原版全书正文总面数达 2 288 面，堪称与时俱进的经典巨著。

当前，我国正处于深化医疗改革的阶段，医疗、医保和医药联动的改革工作任务甚重。特别是在开展"以患者为中心"的药学监护（Pharmaceutical Care）工作方面，我国药师无论是在数量还是质量方面，都有相当大的差距，任重而道远。因此本书的翻译出版，定将为药师学习提高专业实践技能，促进药师在医改进展中的服务能力起到重要作用。

为此，简略地回顾一下药师的发展历史，可能有助于读者更深刻地体会本书的特点、意义和价值。

第二次世界大战后，欧美各国家制药工业迅速发展，新药大量开发应用于临床。随着药品品种和使用的增加，药物不良反应也频繁发生，不合理用药加重，药物的不合理使用导致药源性疾病的增加，患者用药风险增大。同时，人类面临的疾病负担严峻，慢性病及其他疾病的药物应用问题也愈加复杂，医疗费用迅速增加，促进合理用药成为共同关注的问题，因而要求医院药学部门工作的转型、药师观念与职责的转变，要求药师能参与临床药物治疗管理，要求高等医药院校培养应用型临床药学专业人才，这就导致药学教育的改革。美国于 1957 年首先提出高等医药院校设置 6 年制临床药学专业 Pharm D. 培养计划，培养临床型药学专业技术人才。至今美国 135 所高等医药院校的药学教育总规模 90% 以上为 Pharm D. 专业教育；规定 Pharm D. 专业学位是在医院和社会药店上岗药师的唯一资格。并在医院建立学员毕业后以提高临床用药实践能力为主的住院药师规范化培训制度。

在此背景下，美国加州旧金山大学药学院临床药学系主任、著名的药学家 Marry Anne Koda-Kimble 主编了本书的第 1 版，作为培养新型药师的教材于 1975 年问世。本书第 1 版前言中指出"正是药师——受过高级培训、成为药物治疗专家，掌握药物的最新知识及了解发展动态，为患者和医师提供咨询，在合理使用药物、防止药物不良反应等方面——将起到关键作用"。美国的一些药学院校在课程设置方面增加了相应的内容,使药师能够胜任"以患者为中心"参与临床药物治疗管理的工作职责。其后40年来,药师的教育和实践任务随着医疗保健工作的发展,在"以患者为中心"的基础上,不断地向临床药学、实践规范化和系统管理方面进行改革和提高。其中比较突出的有3位美国学者Robert J. Cipolle(药师和教育学家)、Linda M. Strand(药师和教育学家)和Peter C. Morley(医学人类学家和教育学家),作为一个团队,通过调查、研究、试点、总结而提出"药学监护"(Pharmaceutical Care)的理念(philosophy)、实践和规范(practice),指南(guide)以至"药物治疗管理"(Medication Therapy Management,MTM)系统。4位专家的"革命"性变革,提高了药师在医疗保健中的地位及对其重要性的认识,促进了药师专业作用的发挥。因此Robert J. Cipolle、Linda M. Strand两人和Koda-Kimble分别于1997年和2010年获得美国药师协会颁发的代表药学专业领域最高荣誉的Remington奖章,对他们在药学专业领域所作的巨大贡献予以肯定和鼓励。

迄今,世界各国的药学教育和药师的工作重点和作用,也都先后向这方面转变。在我国也正在加速药学教育改革和医院药师职责的转变。本版第1章"药物治疗管理和治疗评估"(Medication Therapy Management and Assessment of Therapy)的内容,很适合我国药师的现状和需要。

有鉴于此,我们组织了本书的翻译,以飨读者。

本书的翻译工作由金有豫教授和吴永佩教授牵头,韩英、缪丽燕、吕迁洲、樊德厚、蒋学华等教授出任总译校审阅工作。由23家三级医院和药学院校有丰富理论和实际经验的药学、医学专家教授及部分临床药师近200人分别承担了18篇共110章的翻译、校译和审译工作,我们对各篇章译校专家所付出的辛勤劳动深表感谢。由于专业知识、翻译水平与经验的不足,难免有疏漏或不当之处,恳请专家和读者提出宝贵意见。

译委会

2019年10月

距 *APPLIED THERAPEUTICS：the Clinical Use of Drugs* 第 1 版出版已经 40 多年了，这期间健康卫生的蓝图发生了巨大的变革。虽然科技的巨大进步改变了个体化医疗，但我们也意识到在日益复杂的医疗保健服务系统中所面临的重大挑战。我们比以往任何时候都更需要具有批判性思维和可以运用解决问题技能来改善患者预后的卫生专业技术人员。

大约 40 年后，这本教科书的基本原则——以患者为中心，以案例为基础的学习方法——仍然是卫生专业教育的基石。我们的编者们列出了约 900 个案例来帮助读者在特定的临床环境中综合应用治疗学原则。我们也给卫生专业学生和实践者提供了简要的有关临床医师批判性的思维、解决问题的技能评估和解决治疗问题的思维方式。卫生专业的学生和实践者通过初步了解临床医师评估和解决治疗问题的思维来提升自身批判性思维和解决问题的能力。

熟悉本书过去版本的读者会注意到本书的整体设计与第 10 版一致，每章开头都包含了核心原则部分，提供了本章最重要的概括性信息。每个核心原则都定位于每章将被详细讨论的特定案例，关键性的参考文献和网站在每章结尾列出，每章所有的参考文献都可在网上看到。

基于过去版本中提供的基于案例学习的良好基础，第 11 版做了一些改变，以满足全球卫生专业教育工作者和学生不断变化的教育需求。主编们和编者们将美国医学研究所（Institute of Medicine，IOM）的 5 个核心能力，即以患者为中心的监护能力、跨学科团队的协作能力、基于循证证据的实践能力、质量改进技术的应用能力和信息技术的应用能力作为在书中提出案例研究和问题的主要框架。此外，2016 年药学教育认证委员会（the Accreditation Council for Pharmacy Education，ACPE）认证标准、药学教育促进中心（the Center for the Advancement of Pharmacy Education，CAPE）教育成果和北美药剂师执照考试（the North American Pharmacist Licensure Examination，NAPLEX）修订版的能力声明作为编写团队和编者们设计编撰第 11 版的指导方针。

本版的特点在于 200 多位经验丰富的临床医师做出了积极的贡献，每一章都经过修订和更新，以反映我们不断变化的药物知识以及这些知识在患者个体化治疗中的应用。几部分内容已经过广泛的重组，引入了新的章节来扩展重要主题，其中包括总论、免疫失调、类风湿性疾病、骨关节疾病、神经系统疾病、精神疾病和物质滥用及肿瘤部分。特别值得注意的是总论部分关于药物相互作用、药物基因组学和个体化用药及职业教育与实践的新章节。此外，还重新设计了 1 章，重点关注重症患者的监护，现在还补充了关于儿童危重症监护的章节。

鉴于将跨专业教育（interprofessional education，IPE）纳入教学、实践和临床环境的重要性，我们添加了一系列由本书各个部分编者们的代表编写的 IPE 案例研究。

由于我们正在计划下一个版本，因此我们欢迎您的反馈。作者从文献、现行标准、临床经验中提取信息，从而分享合理的、深思熟虑的治疗策略。然而，每个实践者都有责任去评估书中实际临床环境中某些观点的适用性，我们支持任何在此领域的发展。我们强烈要求学生和实践者在需要使用新的和不熟悉的药物时参考适当的信息来源。

我们十分感激那些致力于完成 *APPLIED THERAPEUTICS：the Clinical Use of Drugs* 第 11 版的所有编者。我们感谢所有编者在平衡承担教育工作者、临床医师和研究人员众多责任的同时，不懈地提供最高质量的编写工作。我们感谢 26 位分册（篇）主编的出色工作，他们在本书的组织结构和章节的个性化编写中提供了必要的关键性的反馈意见，没有他们的奉献和支持，这个版本也是不可能出版的。另外，我们特别希望感谢那些已退休的主编们——Jean M. Nappi、Timothy J. Ives、Marcia L. Buck、Judith L. Beizer 和 Myrna Y. Munar，因为他们是第 11 版的指导力量。我们衷心感谢本书之前版本的编写团队，特别感谢 Brian K. Alldredge 博士和 B. Joseph Guglielmo 博士对第 11 版的指导和支持。我们还要感谢"Facts and Comparisons"允许我们使用他们的数据来构建本书的一些表格。

来自 Wolters Kluwer、Matt Hauber、Andrea Vosburgh 和 Annette Ferran 的团队应该得到特别的认可。他们非凡的耐心、对细节的关注和指导对于这个项目的成功至关重要。我们衷心感谢 Tara Slagle（项目管理）和 Samson Premkumar（制作）协助我们完成这个版本。最重要的是，我们要感谢我们的配偶和家人对我们的爱、理解和坚定的支持。他们无私地给予我们编写本书时所需的一个个清晨、深夜、周末和假期。

与过去的版本一致，我们继续将我们的工作奉献给激励我们的学生以及教会了我们宝贵经验的患者。我们还将第 11 版献给那些临床医师和教育工作者，他们在应用基于团队的方法提供以患者为中心的监护服务方面发挥了先锋领袖和行为榜样作用。

Michael C. Angelini, PharmD, MA, BCPP
Associate Professor of Pharmacy Practice
School of Pharmacy–Boston
MCPHS University
Boston, Massachusetts

Judith L. Beizer, PharmD, CGP, FASCP
Clinical Professor
Department of Clinical Pharmacy Practice
College of Pharmacy & Allied Health Professions
St. John's University
Jamaica, New York

Marcia L. Buck, PharmD, FCCP, FPPAG
Professor
Department of Pediatrics
School of Medicine
Clinical Coordinator, Pediatrics
Department of Pharmacy
University of Virginia
Charlottesville, Virginia

Michael G. Carvalho, PharmD, BCPP
Assistant Dean of Interprofessional Education
Professor and Chair
Department of Pharmacy Practice
School of Pharmacy–Boston
MCPHS University
Boston, Massachusetts

Judy W. Cheng, PharmD, MPH, BCPS, FCCP
Professor of Pharmacy Practice
School of Pharmacy–Boston
MCPHS University
Boston, Massachusetts

R. Rebecca Couris, PhD, RPh
Professor of Nutrition Science and Pharmacy Practice
Department of Pharmacy Practice, School of Pharmacy–Boston
MCPHS University
Boston, Massachusetts

Steven Gabardi, PharmD, BCPS, FAST, FCCP
Abdominal Organ Transplant Clinical Specialist & Program Director
PGY-2 Organ Transplant Pharmacology Residency
Brigham and Women's Hospital
Departments of Transplant Surgery/Pharmacy/Renal Division
Assistant Professor of Medicine
Harvard Medical School
Boston, Massachusetts

Jennifer D. Goldman, BS, PharmD, CDE, BC-ADM, FCCP
Professor of Pharmacy Practice
School of Pharmacy–Boston
MCPHS University
Boston, Massachusetts

Christy S. Harris, PharmD, BCPS, BCOP
Associate Professor of Pharmacy Practice
School of Pharmacy–Boston
MCPHS University
Boston, Massachusetts

Timothy R. Hudd, PharmD, AE-C
Associate Professor of Pharmacy Practice
School of Pharmacy–Boston
MCPHS University
Boston, Massachusetts

Timothy J. Ives, PharmD, MPH, FCCP, BCPS
Professor
Eshelman School of Pharmacy
The University of North Carolina at Chapel Hill
Chapel Hill, North Carolina

Susan Jacobson, MS, EdD, RPh
Associate Professor of Pharmacy Practice
School of Pharmacy–Boston
MCPHS University
Boston, Massachusetts

Maria D. Kostka-Rokosz, PharmD
Assistant Dean of Academic Affairs
Professor of Pharmacy Practice
School of Pharmacy–Boston
MCPHS University
Boston, Massachusetts

Trisha LaPointe, PharmD, BCPS
Associate Professor of Pharmacy Practice
School of Pharmacy–Boston
MCPHS University
Boston, Massachusetts

Michele Matthews, PharmD, CPE, BCACP
Associate Professor of Pharmacy Practice
School of Pharmacy–Boston
MCPHS University
Boston, Massachusetts

12

分册主编

Susan L. Mayhew, PharmD, BCNSP, FASHP
Professor and Dean
Appalachian College of Pharmacy
Oakwood, Virginia

William W. McCloskey, BA, BS, PharmD
Professor and Vice-Chair
Department of Pharmacy Practice
School of Pharmacy–Boston
MCPHS University
Boston, Massachusetts

Myrna Y. Munar, PharmD
Associate Professor
Department of Pharmacy Practice
College of Pharmacy
Oregon State University
Oregon Health and Science University
Portland, Oregon

Jean M. Nappi, PharmD, FCCP, BCPS AQ-Cardiology
Professor
Clinical Pharmacy and Outcome Sciences
South Carolina College of Pharmacy
Medical University of South Carolina
Charleston, South Carolina

Kamala Nola, PharmD, MS
Professor and Vice-Chair
Department of Pharmacy Practice
Lipscomb University College of Pharmacy
Nashville, Tennessee

Dorothea C. Rudorf, PharmD, MS
Professor of Pharmacy Practice
School of Pharmacy–Boston
MCPHS University
Boston, Massachusetts

Carrie A. Sincak, PharmD, BCPS, FASHP
Assistant Dean for Clinical Affairs and Professor
Department of Pharmacy Practice
Midwestern University Chicago College of Pharmacy
Downers Grove, Illinois

Timothy E. Welty, PharmD, FCCP
Professor
Department of Pharmacy Practice
University of Kansas School of Pharmacy
Lawrence, Kansas

G. Christopher Wood, PharmD, FCCP, FCCM, BCPS
Associate Professor of Clinical Pharmacy
University of Tennessee Health Science Center
College of Pharmacy
Memphis, Tennessee

Kathy Zaiken, PharmD
Professor of Pharmacy Practice
School of Pharmacy–Boston
MCPHS University
Boston, Massachusetts

Caroline S. Zeind, PharmD
Associate Provost for Academic and International Affairs
Chief Academic Officer
Worcester, Massachusetts and Manchester, New Hampshire Campuses
Professor of Pharmacy Practice
Academic Affairs
MCPHS University
Boston, Massachusetts

Steven R. Abel, PharmD, FASHP
Professor of Pharmacy Practice
Associate Provost for Engagement
Purdue University
West Lafayette, Indiana

Jessica L. Adams, PharmD, BCPS, AAHIVP
Assistant Professor of Clinical Pharmacy
HIV and Infectious Diseases Specialist
Department of Pharmacy Practice and Pharmacy Administration
Philadelphia College of Pharmacy
University of the Sciences
Philadelphia, Pennsylvania

Brian K. Alldredge, PharmD
Professor and Vice Provost
University of California–San Francisco
San Francisco, California

Mary G. Amato, PharmD, MPH, BCPS
Professor of Pharmacy Practice
School of Pharmacy–Boston
MCPHS University
Boston, Massachusetts

Jaime E. Anderson, PharmD, BCOP
Oncology Clinical Pharmacy Specialist
MD Anderson Medical Center
University of Texas
Houston, Texas

Michael C. Angelini, PharmD, MA, BCPP
Associate Professor of Pharmacy Practice
School of Pharmacy–Boston
MCPHS University
Boston, Massachusetts

Albert T. Bach, PharmD
Assistant Professor of Pharmacy Practice
School of Pharmacy
Chapman University
Irvine, California

Jennifer H. Baggs, PharmD, BCPS, BCNSP
Clinical Assistant Professor
University of Arizona
Tucson, Arizona

David T. Bearden, PharmD
Clinical Professor and Chair
Department of Pharmacy Practice
Clinical Assistant Director

Department of Pharmacy Services
College of Pharmacy
Oregon State University
Oregon Health and Science University
Portland, Oregon

Sandra Benavides, PharmD, FCCP, FPPAG
Professor
Assistant Dean for Programmatic Assessment and Accreditation
Interim Chair
Department of Clinical and Administrative Sciences
Larkin Health Sciences Institute College of Pharmacy

Paul M. Beringer, PharmD, FASHP, FCCP
Associate Professor
Department of Clinical Pharmacy
University of Southern California
Los Angeles, California

Snehal H. Bhatt, PharmD, BCPS
Associate Professor of Pharmacy Practice
School of Pharmacy–Boston
MCPHS University
Clinical Pharmacist
Beth Israel Deaconess Medical Center
Boston, Massachusetts

Jeff F. Binkley, PharmD, BCNSP, FASHP
Administrative Director of Pharmacy
Maury Regional Medical Center and Affiliates
Columbia, Tennessee

Marlo Blazer, PharmD, BCOP
Assistant Director
Xcenda, an AmerisourceBergen Company
Columbus, Ohio

KarenBeth H. Bohan, PharmD, BCPS
Professor and Founding Chair
Department of Pharmacy Practice
School of Pharmacy and Pharmaceutical Sciences
Binghamton University
Binghamton, New York

Suzanne G. Bollmeier, PharmD, BCPS, AE-C
Professor of Pharmacy Practice
School of Pharmacy–Boston
St. Louis College of Pharmacy
St. Louis, Missouri

Laura M. Borgelt, PharmD, BCPS
Associate Dean of Administration and Operations
Professor
Departments of Clinical Pharmacy and Family Medicine
University of Colorado Anschutz Medical Campus
Skaggs School of Pharmacy
Aurora, Colorado

Jolene R. Bostwick, PharmD, BCPS, BCPP
Clinical Associate Professor
Department of Clinical, Social, and Administrative Sciences
University of Michigan College of Pharmacy
Ann Arbor, Michigan

Nicole J. Brandt, PharmD, MBA, CGP, BCPP, FASCP
Executive Director
Peter Lamy Center on Drug Therapy and Aging
Professor
University of Maryland School of Pharmacy
Baltimore, Maryland

Marcia L. Buck, PharmD, FCCP, FPPAG
Professor
Department of Pediatrics
School of Medicine
Clinical Coordinator, Pediatrics
Department of Pharmacy
University of Virginia
Charlottesville, Virginia

Deanna Buehrle, PharmD
Infectious Diseases Clinical Specialist
University of Pittsburgh Medical Center Presbyterian
Pittsburgh, Pennsylvania

Sara K. Butler, PharmD, BCPS, BOCP
Clinical Pharmacy Specialist, Medical Oncology
Barnes-Jewish Hospital
Saint Louis, Missouri

Beth Buyea, MHS, PA-C
Assistant Professor
Tufts University, School of Medicine
Boston, Massachusetts

Charles F. Caley, PharmD, BCCP
Clinical Professor
School of Pharmacy
University of Connecticut
Storrs, Connecticut

Joseph Todd Carter, PharmD
Assistant Professor of Pharmacy Practice
Appalachian College of Pharmacy
Oakwood, Virginia
Primary Care Centers of Eastern Kentucky
Hazard, Kentucky

Michael G. Carvalho, PharmD, BCPP
Assistant Dean of Interprofessional Education
Professor and Chair
Department of Pharmacy Practice
School of Pharmacy–Boston
MCPHS University
Boston, Massachusetts

Jamie J. Cavanaugh, PharmD, CPP, BCPS
Assistant Professor of Clinical Education, Pharmacy
Assistant Professor of Medicine
University of North Carolina at Chapel Hill
Chapel Hill, North Carolina

Michelle L. Ceresia, PharmD, FACVP
Associate Professor of Pharmacy Practice
School of Pharmacy–Boston
MCPHS University
Boston, Massachusetts
Adjunct Associate Professor
Department of Clinical Sciences
Cummings Veterinary School of Medicine at Tufts University
North Grafton, Massachusetts

Laura Chadwick, PharmD
Clinical Specialist in Pharmacogenomics
Boston Children's Hospital
Boston, Massachusetts

Michelle L. Chan, PharmD, BCPS
Clinical Pharmacy Specialist
Infectious Diseases
Methodist Hospital of Southern California
Arcadia, California

Lin H. Chen, MD, FACP, FASTMH
Associate Professor of Medicine
Harvard Medical School
Boston, Massachusetts
Director of the Travel Medicine Center
Mount Auburn Hospital
Cambridge, Massachusetts

Steven W. Chen, PharmD, FASHP, FNAP
Associate Professor and Chair
Titus Family Department of Clinical Pharmacy
William A. Heeres and Josephine A. Heeres Endowed Chair in Community Pharmacy
University of Southern California School of Pharmacy
Los Angeles, California

Judy W. Cheng, PharmD, MPH, BCPS, FCCP
Professor of Pharmacy Practice
School of Pharmacy–Boston
MCPHS University
Boston, Massachusetts

Michael F. Chicella, PharmD, FPPAG
Pharmacy Clinical Manager
Children's Hospital of The King's Daughters
Norfolk, Virginia

Jennifer W. Chow, PharmD
Director of Professional Development and Education
Pediatric Pharmacy Advocacy Group
Memphis, Tennessee

Cary R. Chrisman, PharmD
Assistant Professor
Department of Clinical Pharmacy
University of Tennessee College of Pharmacy
Clinical Pharmacist, Department of Pharmacy
Methodist Medical Center
Memphis and Oak Ridge, Tennessee

Edith Claros, PhD, MSN, RN, APHN-BC
Assistant Dean and Associate Professor
School of Nursing
MCPHS University
Worcester, Massachusetts

John D. Cleary, PharmD, FCCP, BCPS
Director of Pharmacy
St. Dominic-Jackson Memorial Hospital
Schools of Medicine and Pharmacy
University of Mississippi Medical Center
Jackson, Mississippi

Michelle Condren, PharmD, BCPPS, AE-C, CDE, FPPAG
Professor and Department Chair
University of Oklahoma College of Pharmacy
University of Oklahoma School of Community Medicine
Tulsa, Oklahoma

Amanda H. Corbett, PharmD, BCPS, FCCP
Clinical Associate Professor
Eshelman School of Pharmacy and School of Medicine
Global Pharmacology Coordinator
Institute for Global Health and Infectious Diseases
University of North Carolina
Chapel Hill, North Carolina

Mackenzie L. Cottrell, PharmD, MS, BCPS, AAHIVP
Research Assistant Professor
UNC Eshelman School of Pharmacy
University of North Carolina at Chapel Hill
Chapel Hill, North Carolina

R. Rebecca Couris, PhD, RPh
Professor of Nutrition Science and Pharmacy Practice
Department of Pharmacy Practice, School of Pharmacy–Boston
MCPHS University
Boston, Massachusetts

Steven J. Crosby, MA, BSP, RPh, FASCP
Assistant Professor of Pharmacy Practice
School of Pharmacy–Boston
MCPHS University
Boston, Massachusetts

Jason Cross, PharmD
Associate Professor Pharmacy Practice
School of Pharmacy–Worcester/Manchester
MCPHS University
Worcester, Massachusetts

Sandeep Devabhakthuni, PharmD, BCPS–AQ Cardiology
Assistant Professor of Cardiology/Critical Care
University of Maryland School of Pharmacy
Baltimore, Maryland

Andrea S. Dickens, PharmD, BCOP
Clinical Pharmacy Specialist
MD Anderson Cancer Center
University of Texas
Houston, Texas

Lisa M. DiGrazia, PharmD, BCPS, BCOP
Director, Medical Affairs
Amneal Biosciences Bridgewater, New Jersey

Suzanne Dinsmore, BSP, PharmD, CGP
Assistant Professor of Pharmacy Practice
School of Pharmacy–Boston
MCPHS University
Boston, Massachusetts

Betty J. Dong, PharmD, FASHP, FAPHA, FCCP, AAHIVP
Professor of Clinical Pharmacy and Family and Community Medicine
Department of Clinical Pharmacy
Schools of Pharmacy and Medicine
University of California, San Francisco
San Francisco, California

Richard H. Drew, PharmD, MS, FCCP
Professor and Vice-Chair of Research and Scholarship
Campbell University College of Pharmacy and Health Sciences
Buies Creek, North Carolina
Associate Professor of Medicine (Infectious Diseases)
Duke University School of Medicine
Durham, North Carolina

Robert L. Dufresne, PhD, PhD, BCPS, BCPP
INBRE Behavioral Science Coordinator and Professor
College of Pharmacy
University of Rhode Island
Kingston, Rhode Island
Psychiatric Pharmacotherapy Specialist
PGY-2 Psychiatric Pharmacy Residency Program Director
Providence VA Medical Center
Providence, Rhode Island

Kaelen C. Dunican, PharmD
Professor of Pharmacy Practice
School of Pharmacy–Worcester/Manchester
MCPHS University
Worcester, Massachusetts

Brianne L. Dunn, PharmD
Associate Dean for Outcomes Assessment & Accreditation
Clinical Associate Professor
Department of Clinical Pharmacy and Outcomes Sciences
University of South Carolina College of Pharmacy
Columbia, South Carolina

Robert E. Dupuis, PharmD, FCCP
Clinical Professor of Pharmacy
Eshelman School of Pharmacy
University of North Carolina at Chapel Hill
Chapel Hill, North Carolina

Cheryl R. Durand, PharmD
Associate Professor of Pharmacy Practice
School of Pharmacy–Worcester/Manchester
MCPHS University
Manchester, New Hampshire

Megan J. Ehret, PharmD, MS, BCPP
Behavior Health Clinical Pharmacy Specialist
United States Department of Defense
Fort Belvoir Community Hospital
Fort Belvoir, Virginia

16

编者名单

Carol Eliadi, EdD, JD, NP-BC
Professor and Dean of Nursing
MCPHS University
School of Nursing–Worcester, Massachusetts and Manchester,
    New Hampshire Campuses

Shareen Y. El-Ibiary, PharmD, FCCP, BCPS
Professor of Pharmacy Practice
Department of Pharmacy Practice
Midwestern University College of Pharmacy–Glendale
Glendale, Arizona

Katie Dillinger Ellis, PharmD
Clinical Specialist
Neonatal/Infant Intensive Care
Department of Pharmacy
The Children's Hospital of Philadelphia
Philadelphia, Pennsylvania

Justin C. Ellison, PharmD, BCPP
Clinical Pharmacy Specialist–Mental Health
Providence Veterans Affairs Medical Center
Providence, Rhode Island

Rachel Elsey, PharmD, BCOP
Clinical Pharmacist
Avera Cancer Institute
South Dakota State University
Sioux Falls, South Dakota

Gregory A. Eschenauer, PharmD, BCPS (AQ-ID)
Clinical Assistant Professor
University of Michigan
Ann Arbor, Michigan

John Fanikos, MBA, RPh
Executive Director of Pharmacy
Brigham and Women's Hospital
Adjunct Associate Professor of Pharmacy Practice
MCPHS University
Department of Pharmacy Practice, School of Pharmacy–Boston
Boston, Massachusetts

Elizabeth Farrington, PharmD, FCCP, FCCM, FPPAG, BCPS
Pharmacist III–Pediatrics
Department of Pharmacy
New Hanover Regional Medical Center
Wilmington, North Carolina

Erika Felix-Getzik, PharmD
Associate Professor of Pharmacy Practice
School of Pharmacy–Boston
MCPHS University
Boston, Massachusetts

Jonathan D. Ference, PharmD
Assistant Dean of Assessment and Alumni Affairs
Associate Professor of Pharmacy Practice
Director of Pharmacy Care Labs
Nesbitt School of Pharmacy
Wilkes University
Wilkes-Barre, Pennsylvania

Kimberly Ference, PharmD
Associate Professor
Department of Pharmacy Practice
Nesbitt College of Pharmacy and Nursing

Wilkes University
Wilkes-Barre, Pennsylvania

Victoria F. Ferraresi, PharmD, FASHP, FCSHP
Director of Pharmacy Services
Pathways Home Health and Hospice
Sunnyvale, California

Joseph W. Ferullo, PharmD
Associate Professor of Pharmacy Practice
School of Pharmacy–Boston
MCPHS University
Boston, Massachusetts

Christopher K. Finch, PharmD, BCPS, FCCM, FCCP
Director of Pharmacy
Methodist University Hospital
Associate Professor
College of Pharmacy
University of Tennessee
Memphis, Tennessee

Douglas N. Fish, PharmD, BCPS–AQ ID
Professor and Chair
Department of Clinical Pharmacy
Skaggs School of Pharmacy and Pharmaceutical Science
University of Colorado
Clinical Specialist in Critical Care/Infectious Diseases
University of Colorado Hospital
Aurora, Colorado

Jeffrey J. Fong, PharmD, BCPS
Associate Professor of Pharmacy Practice
School of Pharmacy–Worcester/Manchester
MCPHS University
Worcester, Massachusetts

Andrea S. Franks, PharmD, BCPS
Associate Professor, Clinical Pharmacy and Family Medicine
College of Pharmacy and Graduate School Medicine
University of Tennessee Health Science Center
Knoxville, Tennessee

Kristen N. Gardner, PharmD
Clinical Pharmacy Specialist–Behavioral Health
Highline Behavioral Clinic
Kaiser Permanente Colorado
Denver, Colorado

Virginia L. Ghafoor, PharmD
Pharmacy Specialist–Pain Management
University of Minnesota Medical Center
Minneapolis, Minnesota

Brooke Gildon, PharmD, BCPPS, BCPS, AE-C
Associate Professor of Pharmacy Practice
Southwestern Oklahoma State University College of Pharmacy
Weatherford, Oklahoma

Ashley Glode, PharmD, BCOP
Assistant Professor
Department of Clinical Pharmacy
Skaggs School of Pharmacy and Pharmaceutical Sciences
University of Colorado Anschutz Medical Campus
Aurora, Colorado

Jeffery A. Goad, PharmD, MPH, FAPhA, PCPhA, FCSHP
Professor and Chair
Department of Pharmacy Practice
School of Pharmacy
Chapman University
Irvine, California

Jennifer D. Goldman, BS, PharmD, CDE, BC-ADM, FCCP
Professor of Pharmacy Practice
School of Pharmacy–Boston
MCPHS University
Boston, Massachusetts

Joel Goldstein, MD
Assistant Clinical Professor
Harvard Medical School
Division of Child/Adolescent Psychology
Cambridge Health Alliance
Cambridge, Massachusetts

Luis S. Gonzalez, III, PharmD, BCPS
Manager
Clinical Pharmacy Services
PGY1 Pharmacy Residency Program Director
Conemaugh Memorial Medical Center
Johnstown, Pennsylvania

Larry Goodyer, PhD, MRPharmS, BCPS
Professor, School of Pharmacy
De Montfort University
Leicester, United Kingdom
Medical Director
Nomad Travel Stores and Clinic
Bishop's Stortford, United Kingdom

Mary-Kathleen Grams, PharmD, BCGP
Assistant Professor of Pharmacy Practice
School of Pharmacy–Boston
MCPHS University
Boston, Massachusetts

Philip Grgurich, PharmD, BCPS
Associate Professor of Pharmacy Practice
School of Pharmacy–Boston
MCPHS University
Boston, Massachusetts

B. Joseph Guglielmo, PharmD
Professor and Dean
School of Pharmacy
University of California, San Francisco
San Francisco, California

Karen M. Gunning, PharmD, BCPS, BCACP, FCCP
Professor (Clinical) and Interim Chair of Pharmacotherapy
Adjunct Professor of Family and Preventive Medicine
PGY2 Ambulatory Care Residency Director
Clinical Pharmacist–University of Utah Family Medicine Residency/
    Sugarhouse Clinic
University of Utah College of Pharmacy and School of Medicine
Salt Lake City, Utah

Mary A. Gutierrez, PharmD, BCPP
Professor of Pharmacy Practice
Chapman University School of Pharmacy
Irvine, California

Justinne Guyton, PharmD, BCACP
Associate Professor of Pharmacy Practice
Site Coordinator
PGY2 Ambulatory Care Residency Program
St. Louis College of Pharmacy
St. Louis, Missouri

Matthew Hafermann, PharmD, BCPS
Medical ICU/Cardiology Clinical Pharmacist
Harborview Medical Center
PGY1 Pharmacy Residency Coordinator
Medicine Clinical Instructor
University of Washington School of Pharmacy
Seattle, Washington

Jason S. Haney, PharmD, BCPS, BCCCP
Assistant Professor
Department of Clinical Pharmacy and Outcome Sciences
South Carolina College of Pharmacy
Medical University of South Carolina
Charleston, South Carolina

Christy S. Harris, PharmD, BCPS, BCOP
Associate Professor of Pharmacy Practice
School of Pharmacy–Boston
MCPHS University
Boston, Massachusetts

Mary F. Hebert, PharmD, FCCP
Professor
Department of Pharmacy
Adjunct Professor of Obstetrics and Gynecology
University of Washington
Seattle, Washington

Emily L. Heil, PharmD, BCPS-AQ ID
Assistant Professor
Infectious Diseases
University of Maryland School of Pharmacy
Baltimore, Maryland

Erika L. Hellenbart, PharmD, BCPS
Clinical Assistant Professor
University of Illinois at Chicago College of Pharmacy
Chicago, Illinois

David W. Henry, PharmD, MS, BCOP, FASHP
Associate Professor and Chair
Pharmacy Practice
University of Kansas School of Pharmacy
Lawrence, Kansas

Christopher M. Herndon, PharmD, BCPS, CPE
Associate Professor
Department of Pharmacy Practice
School of Pharmacy
Southern University Illinois Edwardsville
Edwardsville, Illinois

Richard N. Herrier, PharmD, FAPhA
Clinical Professor
Department of Pharmacy Practice and Science
College of Pharmacy
University of Arizona
Tucson, Arizona

Karl M. Hess, PharmD, CTH, FCPhA
Vice Chair of Clinical and Administrative Sciences
Associate Professor
Certificate Coordinator for Medication Therapy Outcomes
Keck Graduate Institute Claremont, California

Curtis D. Holt, PharmD
Clinical Professor
Department of Surgery
University of California, Los Angeles
Los Angeles, California

Evan R. Horton, PharmD
Associate Professor of Pharmacy Practice
School of Pharmacy–Worcester/Manchester
MCPHS University
Worcester, Massachusetts

Priscilla P. How, PharmD, BCPS
Assistant Professor
Director of PharmD Program
Department of Pharmacy
Faculty of Science
National University of Singapore
Principal Clinical Pharmacist
Department of Medicine
Division of Nephrology
National University Hospital
Singapore, Republic of Singapore

Molly E. Howard, PharmD, BCPS
Clinical Pharmacy Specialist
Central Alabama Veterans Health Care System
Montgomery, Alabama

Timothy R. Hudd, PharmD, AE-C
Associate Professor of Pharmacy Practice
School of Pharmacy–Boston
MCPHS University
Boston, Massachusetts

Bethany Ibach, PharmD, BCPPS
Assistant Professor of Pharmacy Practice
School of Pharmacy, Pediatrics Division
Texas Tech University Health Sciences Center
Abilene, Texas

Gail S. Itokazu, PharmD
Clinical Associate Professor
Department of Pharmacy Practice
University of Illinois, Chicago
Clinical Pharmacist
Division of Infectious Diseases
John H. Stroger Jr. Hospital of Cook County
Chicago, Illinois

Timothy J. Ives, PharmD, MPH, FCCP, CPP
Professor of Pharmacy
Adjunct Professor of Medicine
Eshelman School of Pharmacy
University of North Carolina at Chapel Hill
Chapel Hill, North Carolina

Nicole A. Kaiser, RPh, BCOP
Oncology Clinical Pharmacy Specialist
Children's Hospital Colorado
Aurora, Colorado

James S. Kalus, PharmD, FASHP
Director of Pharmacy
Henry Ford Health System
Henry Ford Hospital
Detroit, Michigan

Marina D. Kaymakcalan, PharmD
Clinical Pharmacy Specialist
Dana Farber Cancer Institute
Boston, Massachusetts

Michael B. Kays, PharmD, FCCP
Associate Professor
Department of Pharmacy Practice
Purdue University College of Pharmacy
West Lafayette and Indianapolis, Indiana

Jacob K. Kettle, PharmD, BCOP
Oncology Clinical Pharmacy Specialist
University of Missouri Health Care
Columbia, Missouri

Rory E. Kim, PharmD
Assistant Professor of Clinical Pharmacy
University of Southern California School of Pharmacy
Los Angeles, California

Lee A. Kral, PharmD, BCPS, CPE
Clinical Pharmacy Specialist, Pain Management
Department of Pharmaceutical Care
The University of Iowa Hospitals and Clinics
Iowa City, Iowa

Donna M. Kraus, PharmD, FAPhA, FPPAG, FCCP
Pediatric Clinical Pharmacist/Associate Professor of Pharmacy
    Practice
Departments of Pharmacy Practice and Pediatrics
Colleges of Pharmacy and Medicine
University of Illinois at Chicago
Chicago, Illinois

Susan A. Krikorian, MS, PharmD
Professor of Pharmacy Practice
School of Pharmacy–Boston
MCPHS University
Boston, Massachusetts

Andy Kurtzweil, PharmD, BCOP
Pharmacy Supervisor–Adult Hematology and Oncology/BMT
University of Minnesota Health
Minneapolis, Minnesota

Benjamin Laliberte, PharmD, BCPS
Clinical Pharmacy Specialist, Cardiology
Massachusetts General Hospital
Boston, Massachusetts

Jerika T. Lam, PharmD, AAHIVP
Assistant Professor of Pharmacy Practice
School of Pharmacy
Chapman University
Irvine, California

Trisha LaPointe, PharmD, BCPS
Associate Professor of Pharmacy Practice
School of Pharmacy–Boston

MCPHS University
Boston, Massachusetts

Alan H. Lau, PharmD
Professor
Director, International Clinical Pharmacy Education
College of Pharmacy
University of Illinois at Chicago
Chicago, Illinois

Elaine J. Law, PharmD, BCPS
Assistant Clinical Professor of Pharmacy Practice
Thomas J. Long School of Pharmacy and Health Sciences
University of the Pacific
Stockton, California

Kimberly Lenz, PharmD
Clinical Pharmacy Manager
Office of Clinical Affairs
University of Massachusetts Medical School
Quincy, Massachusetts

Russell E. Lewis, PharmD, FCCP
Associate Professor of Medicine, Infectious Diseases
Department of Medical and Surgical Services
Infectious Diseases Unit, Policlinico S. Orsola-Malpighi
University of Bologna
Bologna, Italy

Rachel C. Long, PharmD, BCPS
Clinical Staff Pharmacist
Carolinas HealthCare System
Charlotte, North Carolina

Ann M. Lynch, BSP, PharmD, AE-C
Professor of Pharmacy Practice
School of Pharmacy–Worcester/Manchester
MCPHS University
Worcester, Massachusetts

Matthew R. Machado, PharmD
Associate Professor of Pharmacy Practice
School of Pharmacy–Boston
MCPHS University
Boston, Massachusetts

Emily Mackler, PharmD, BCOP
Clinical Pharmacist and Project Manager
Michigan Oncology Quality Consortium
University of Michigan
Ann Arbor, Michigan

Daniel R. Malcolm, PharmD, BCPS, BCCCP
Associate Professor and Vice-Chair
Clinical and Administrative Services
Sullivan University College of Pharmacy
Louisville, Kentucky

Shannon F. Manzi, PharmD, NREMT, FPPAG
Director, Clinical Pharmacogenomics Service
Manager, Emergency and ICU Pharmacy Services
Boston Children's Hospital
Boston, Massachusetts

Joel C. Marrs, PharmD, FCCP, FASHP, FNLA, BCPS-AQ Cardiology, BCACP, CLS, ASH-CHC
Associate Professor
Department of Clinical Pharmacy
University of Colorado Anschutz Medical Campus
Skaggs School of Pharmacy and Pharmaceutical Sciences
Clinical Pharmacy Specialist
Department of Pharmacy
Denver Health and Hospital Authority
Aurora, Colorado

John Marshall, PharmD, BCPS, BCCCP, FCCM
Clinical Pharmacy Coordinator–Critical Care
Beth Israel Deaconess Medical Center
Boston, Massachusetts

Darius L. Mason, PharmD, BCPS, FACN
Clinical Pharmacist
Methodist South Hospital
Memphis, Tennessee

Susan L. Mayhew, PharmD, BCNSP, FASHP
Professor and Dean
Appalachian College of Pharmacy
Oakwood, Virginia

James W. McAuley, RPh, PhD, FAPhA
Associate Dean for Academic Affairs and Professor
Departments of Pharmacy Practice and Neurology
The Ohio State University College of Pharmacy
Columbus, Ohio

Sarah E. McBane, PharmD, CDE, BCPS, FCCP, FCPhA, APh
Professor and Chair
Department of Pharmacy Practice
West Coast University
Los Angeles, California

William W. McCloskey, BA, BS, PharmD
Professor of Pharmacy Practice
School of Pharmacy–Boston
MCPHS University
Boston, Massachusetts

Chephra McKee, PharmD
Assistant Professor of Pharmacy Practice
School of Pharmacy
Pediatrics Division
Texas Tech University Health Sciences Center
Abilene, Texas

Molly G. Minze, PharmD, BCACP
Associate Professor of Pharmacy Practice
Ambulatory Care Division
School of Pharmacy
Texas Tech University Health Sciences Center
Abilene, Texas

Amee D. Mistry, PharmD
Associate Professor Pharmacy Practice
School of Pharmacy–Boston
MCPHS University
Boston, Massachusetts

Katherine G. Moore, PharmD, BCPS, BCACP
Executive Director of Experiential Education
Associate Professor of Pharmacy Practice
Presbyterian College School of Pharmacy
Clinton, South Carolina

Jill A. Morgan, PharmD, BCPS, BCPPS
Associate Professor and Chair
Department of Pharmacy Practice and Science
University of Maryland School of Pharmacy
Baltimore, Maryland

Anna K. Morin, PharmD
Professor of Pharmacy Practice and Dean
School of Pharmacy–Worcester/Manchester
MCPHS University
Worcester, Massachusetts

Pamela B. Morris, MD, FACC, FAHA, FASPC, FNLA
Director, Seinsheimer Cardiovascular Health Program
Co-Director, Women's Heart Care
Medical University of South Carolina
Charleston, South Carolina

Oussayma Moukhachen, PharmD, BCPS
Assistant Professor Pharmacy Practice
School of Pharmacy–Boston
MCPHS University
Boston, Massachusetts
Clinical Care Specialist
Mount Auburn Hospital
Cambridge, Massachusetts

Kelly A. Mullican, PharmD
Primary Care Clinical Pharmacy Specialist
Kaiser Permanente–Mid-Atlantic States
Washington, District of Columbia

Myrna Y. Munar, PharmD
Associate Professor of Pharmacy
College of Pharmacy
Oregon State University
Oregon Health and Science University
Portland, Oregon

Yulia A. Murray, PharmD, BCPS
Assistant Professor of Pharmacy Practice
School of Pharmacy–Boston
MCPHS University
Boston, Massachusetts

Milap C. Nahata, MS, PharmD, FCCP, FAPhA, FASHP
Director, Institute of Therapeutic Innovations and Outcomes
Professor Emeritus of Pharmacy, Pediatrics, and Internal Medicine
Colleges of Pharmacy and Medicine
The Ohio State University
Columbus, Ohio

Richard S. Nicholas, PharmD, ND, CDE, BCPS, BCACP
Assistant Professor of Pharmacy Practice
Appalachian College of Pharmacy
Oakwood, Virginia

Stefanie C. Nigro, PharmD, BCACP, BC-ADM
Assistant Professor of Pharmacy Practice
School of Pharmacy–Boston

MCPHS University
Boston, Massachusetts

Cindy L. O'Bryant, PharmD, BCOP, FCCP, FHOPA
Professor
Department of Clinical Pharmacy
Skaggs School of Pharmacy and Pharmaceutical Sciences
Clinical Pharmacy Specialist in Oncology
University of Colorado Cancer Center
Aurora, Colorado

Kirsten H. Ohler, PharmD, BCPS, BCPPS
Clinical Assistant Professor of Pharmacy Practice
College of Pharmacy
University of Illinois at Chicago
Clinical Pharmacy Specialist–Neonatal ICU
University of Illinois at Chicago Hospital and Health Sciences System
Chicago, Illinois

Julie L. Olenak, PharmD
Assistant Dean of Student Affairs
Associate Professor
Department of Pharmacy Practice
Nesbitt College of Pharmacy and Nursing
Wilkes University
Wilkes-Barre, Pennsylvania

Jacqueline L. Olin, MS, PharmD, BCPS, CDE, FASHP, FCCP
Professor of Pharmacy
School of Pharmacy
Wingate University
Wingate, North Carolina

Neeta Bahal O'Mara, PharmD, BCPS
Clinical Pharmacist
Dialysis Clinic, Inc.
North Brunswick, New Jersey

Robert L. Page, II, PharmD, MSPH, FHFSA, FCCP, FASHP, FASCP, CGP, BCPS (AQ-Cards)
Professor
Departments of Clinical Pharmacy and Physical Medicine
School of Pharmacy and Pharmaceutical Sciences
University of Colorado
Aurora, Colorado

Louise Parent-Stevens, PharmD, BCPS
Assistant Director of Introductory Pharmacy Practice Experiences
Clinical Assistant Professor
Department of Pharmacy Practice
University of Illinois at Chicago College of Pharmacy
Chicago, Illinois

Dhiren K. Patel, PharmD, CDE, BC-ADM, BCACP
Associate Professor of Pharmacy Practice
School of Pharmacy–Boston
MCPHS University
Boston, Massachusetts

Katherine Tipton Patel, PharmD, BCOP
Clinical Pharmacy Specialist
The University of Texas
MD Anderson Cancer Center
Houston, Texas

Jennifer T. Pham, PharmD, BCPS, BCPPS
Clinical Assistant Professor, Department of Pharmacy Practice
University of Illinois at Chicago College of Pharmacy
Clinical Pharmacy Specialist, Neonatal Clinical Pharmacist
University of Illinois Hospital and Health Sciences System
Chicago, Illinois

Jonathan D. Picker, MBChB, PhD
Assistant Professor
Harvard Medical School
Clinical Geneticist
Boston Children's Hospital
Boston, Massachusetts

Brian A. Potoski, PharmD, BCPS
Associate Professor
Departments of Pharmacy and Therapeutics
University of Pittsburgh School of Pharmacy
Associate Director, Antibiotic Management Program
University of Pittsburgh Medical Center
Presbyterian University Hospital
Pittsburgh, Pennsylvania

David J. Quan, PharmD, BCPS
Health Sciences Clinical Professor of Pharmacy
Department of Clinical Pharmacy
School of Pharmacy
University of California, San Francisco
Pharmacist Specialist–Solid Organ Transplant
University of California, San Francisco Medical Center
San Francisco, California

Erin C. Raney, PharmD, BCPS, BC-ADM
Professor of Pharmacy Practice
Midwestern University College of Pharmacy–Glendale
Glendale, Arizona

Valerie Relias, PharmD, BCOP
Clinical Pharmacy Specialist
Division of Hematology/Oncology
Tufts Medical Center
Boston, Massachusetts

Lee A. Robinson, MD
Instructor
Department of Psychiatry
Harvard Medical School
Boston, Massachusetts
Associate Training Director
Child and Adolescent Psychiatry Fellowship
Primary Care Mental Health Integrated Psychiatrist
Cambridge Health Alliance
Cambridge, Massachusetts

Charmaine Rochester-Eyeguokan, PharmD, BCPS, BCACP, CDE
Associate Professor of Pharmacy Practice and Science
University of Maryland School of Pharmacy
Baltimore, Maryland

Carol J. Rollins, PharmD, MS, RD, CNSC, BCNSP
Clinical Associate Professor
Department of Pharmacy Practice and Science
College of Pharmacy
The University of Arizona
Tucson, Arizona

Melody Ryan, PharmD, MPH, GCP, BCPS
Professor
Department of Pharmacy Practice and Science
College of Pharmacy
University of Kentucky
Lexington, Kentucky

David Schnee, PharmD, BCACP
Associate Professor of Pharmacy Practice
School of Pharmacy–Boston
MCPHS University
Boston, Massachusetts

Eric F. Schneider, BS Pharm, PharmD
Assistant Dean for Academics
Professor
School of Pharmacy
Wingate University
Wingate, North Carolina

Sheila Seed, PharmD, MPH
Professor of Pharmacy Practice
School of Pharmacy–Worcester/Manchester
MCPHS University
Worcester, Massachusetts

Timothy H. Self, PharmD
Professor of Clinical Pharmacy
College of Pharmacy
University of Tennessee Health Science Center
Memphis, Tennessee

Amy Hatfield Seung, PharmD, BCOP
Senior Director of Clinical Development
Physician Resource Management/Caret
Cary, North Carolina

Nancy L. Shapiro, PharmD, FCCP, BCPS
Operations Coordinator
University of Illinois Hospital and Health Sciences System
Clinical Associate Professor of Pharmacy Practice
Director, PGY2 Ambulatory Care Residency
College of Pharmacy
University of Illinois at Chicago
Chicago, Illinois

Iris Sheinhait, PharmD, MA, RPh
Certified Poison Information Specialist
Adjunct Assistant Professor
Regional Center for Poison Control Serving Massachusetts and Rhode
    Island
Boston Children's Hospital and MCPHS University
Boston, Massachusetts

Greene Shepherd, PharmD, DABAT
Clinical Professor and Vice-Chair
Division of Practice Advancement and Clinical Education
Director of Professional Education, Asheville Campus
Eshelman School of Pharmacy
University of North Carolina at Chapel Hill
Asheville, North Carolina

Devon A. Sherwood, PharmD, BCPP
Assistant Professor
Psychopharmacology
College of Pharmacy
University of New England
Portland, Maine

Richard J. Silvia, PharmD, BCCP
Associate Professor of Pharmacy Practice
School of Pharmacy–Boston
MCPHS University
Boston, Massachusetts

Carrie A. Sincak, PharmD, BCPS, FASHP
Assistant Dean for Clinical Affairs and Professor
Department of Pharmacy Practice
Midwestern University Chicago College of Pharmacy
Downers Grove, Illinois

Harleen Singh, PharmD, BCPS-AQ Cardiology, BCACP
Clinical Associate Professor of Pharmacy Practice
Oregon State University
Oregon Health and Science University
Portland, Oregon

Jessica C. Song, MA, PharmD
Clinical Pharmacy Supervisor
PGY1 Pharmacy Residency Coordinator
Department of Pharmacy Services
Santa Clara Valley Medical Center
San Jose, California

Suellyn J. Sorensen, PharmD, BCPS, FASHP
Director
Clinical Pharmacy Services
St. Vincent Indianapolis
Indianapolis, Indiana

Linda M. Spooner, PharmD, BCPS (AQ-ID), FASHP
Professor of Pharmacy Practice
School of Pharmacy–Worcester/Manchester
MCPHS University
Clinical Pharmacy Specialist in Infectious Diseases
Saint Vincent Hospital
Worcester, Massachusetts

Karyn M. Sullivan, PharmD, MPH
Professor of Pharmacy Practice
School of Pharmacy–Worcester/Manchester
MCPHS University
Worcester, Massachusetts

David J. Taber, PharmD, MS, BCPS
Associate Professor
Division of Transplant Surgery
College of Medicine
Medical University of South Carolina
Charleston, South Carolina

Candace Tan, PharmD, BCACP
Clinical Pharmacist
Kaiser Permanente
Los Angeles, California

Yasar O. Tasnif, PharmD, BCPS, FAST
Associate Professor
Cooperative Pharmacy Program
University of Texas at Austin and University of Texas, Rio Grande
    Valley
Clinical Pharmacist Specialist
Doctor's Hospital at Renaissance–Renaissance Transplant Institute
Edinburg, Texas

Daniel J. G. Thirion, BPharm, MSc, PharmD, FCSHP
Professeur Titulaire de Clinique
Faculté de Pharmacie
Université de Montréal
Pharmacien
Centre Universitaire de Santé McGill
Montréal, Québec, Canada

Angela M. Thompson, PharmD, BCPS
Assistant Professor
Department of Clinical Pharmacy
Skaggs School of Pharmacy and Pharmaceutical Sciences
University of Colorado
Aurora, Colorado

Lisa A. Thompson, PharmD, BCOP
Clinical Pharmacy Specialist in Oncology
Kaiser Permanente Colorado
Lafayette, Colorado

Toyin Tofade, MS, PharmD, BCPS, CPCC
Dean and Professor
Howard University College of Pharmacy
Washington, District of Columbia

Tran H. Tran, PharmD, BCPS
Associate Professor
Midwestern University, Chicago College of Pharmacy
Downers Grove, Illinois

Dominick P. Trombetta, PharmD, BCPS, CGP, FASCP
Associate Professor
Department of Pharmacy Practice
Nesbitt School of Pharmacy
Wilkes University
Wilkes-Barre, Pennsylvania

Toby C. Trujillo, PharmD, FCCP, FAHAH, BCPS-AQ Cardiology
Associate Professor
Department of Clinical Pharmacy
Skaggs School of Pharmacy and Pharmaceutical Sciences
University of Colorado
Aurora, Colorado

Sheila K. Wang, PharmD, BCPS (AQ–ID)
Associate Professor of Pharmacy Practice
Chicago College of Pharmacy
Midwestern University
Downers Grove, Illinois
Clinical Pharmacist, Infectious Disease
Program Director, Rush University Medical Center
Chicago, Illinois

Brian Watson, PharmD, BCPS
Pharmacist
University of Maryland Medical System
St. Joseph's Medical Center
Baltimore, Maryland

Kristin Watson, PharmD, BCPS-AQ Cardiology
Associate Professor, Vice-Chair of Clinical Services
University of Maryland School of Pharmacy
Baltimore, Maryland

Lynn Weber, PharmD, BCOP
Clinical Pharmacy Specialist, Oncology/Hematology
Pharmacy Residency Coordinator and PGY-1 Residency Director
Hennepin County Medical Center
Minneapolis, Minnesota

Kellie Jones Weddle, PharmD, BCOP, FCCP, FHOPA
Clinical Professor of Pharmacy Practice
College of Pharmacy
Purdue University
Indianapolis, Indiana

C. Michael White, PharmD, FCP, FCCP
Professor and Head
Department of Pharmacy Practice
School of Pharmacy
University of Connecticut
Storrs, Connecticut

Natalie Whitmire, PharmD, BCPS, BCGP
Pharmacist Specialist
University of California, San Diego Health

Barbara S. Wiggins, PharmD, BCPS, CLS, AACC, FAHA, FCCP, FNLA
Clinical Pharmacy Specialist–Cardiology
Medical University of South Carolina
Charleston, South Carolina

Kristine C. Willett, PharmD, FASHP
Associate Professor of Pharmacy Practice
School of Pharmacy–Worcester/Manchester
MCPHS University
Manchester, New Hampshire

Bradley R. Williams, PharmD, CGP
Professor of Clinical Pharmacy and Clinical Gerontology
School of Pharmacy
University of Southern California
Los Angeles, California

Casey B. Williams, PharmD, BCOP, FHOPA
Director, Center for Precision Oncology
Director, Department of Molecular and Experimental Medicine
Avera Cancer Institute
Sioux Falls, South Dakota

Dennis M. Williams, PharmD, BCPS, AE-C
Associate Professor and Vice-Chair for Professional Education and Practice
Division of Pharmacotherapy and Experimental Therapeutics
Eshelman School of Pharmacy
University of North Carolina at Chapel Hill
Chapel Hill, North Carolina

Katie A. Won, PharmD, BCOP
Clinical Pharmacist
Hennepin County Medical Center
Minneapolis, Minnesota

Annie Wong-Beringer, PharmD, FIDSA
Professor of Pharmacy
School of Pharmacy
University of Southern California
Los Angeles, California

Dinesh Yogaratnam, PharmD, BCPS, BCCCP
Assistant Professor of Pharmacy Practice
School of Pharmacy–Worcester/Manchester
MCPHS University
Worcester, Massachusetts

Kathy Zaiken, PharmD
Professor of Pharmacy Practice
School of Pharmacy–Boston
MCPHS University
Boston, Massachusetts

Caroline S. Zeind, PharmD
Associate Provost for Academic and International Affairs
Chief Academic Officer
Worcester, Massachusetts and Manchester, New Hampshire, Campuses
Professor of Pharmacy Practice
MCPHS University
Boston, Massachusetts

Sara Zhou, PharmD
Certified Poison Information Specialist
Adjunct Assistant Professor
Regional Center for Poison Control Serving Massachusetts and Rhode Island
Boston Children's Hospital and MCPHS University
Boston, Massachusetts

Kristin M. Zimmerman, PharmD, CGP, BCACP
Associate Professor
Department of Pharmacotherapy & Outcomes Science
Virginia Commonwealth University
Richmond, Virginia

目 录

第十三篇　神经系统疾病

Michele Matthews and Timothy E. Welty

55 第 55 章 疼痛及疼痛管理

Lee A. Kral and Virginia L. Ghafoor

核心原则	章节案例
1 围手术期镇痛通过外周或脊柱局部给药的方式进行神经阻滞。对于术前的疼痛评估包括未控制的术后疼痛病史,镇痛药物难以耐受或存在使用的禁忌证,使用局部麻醉的优缺点以及是否存在术前疼痛及焦虑。	案例 55-1(问题 1~3)
2 多模式镇痛是一种通过采用不同的镇痛方式以实现更好的围手术期疼痛管理以及相对较少的不良反应的镇痛策略。不同镇痛模式可通过叠加或协同效应从而以更小的剂量实现相同或更优的疼痛控制。	案例 55-2(问题 1~3)
3 腰背痛是一种十分常见的慢性疼痛。腰背痛原因复杂,通常涉及生理及情绪因素的影响。患者通常会出现骨骼肌肉痛、神经痛、中枢性疼痛等需要评估的疼痛症状以及其他合并症。	案例 55-3(问题 1 和 2)
4 慢性疼痛管理需要多模式治疗,包括药物及非药物治疗。而诸如合并症、可用的给药途径、费用等多种因素都会影响到镇痛药物的选择。	案例 55-3(问题 3~7)
5 神经痛可能来自外周神经或中枢神经系统的损伤。神经痛可通过镇痛抗抑郁药或是抗痉挛药来治疗。外周或局部神经痛则通过局部用药来治疗。	案例 55-4(问题 1 和 2)
6 老年患者以及存在多种合并症的患者存在较高的不良反应风险。使用抗痉挛及抗抑郁药时,药代动力学及药效学的相互作用应当被考虑其中。	案例 55-4(问题 3 和 4)
7 中枢神经痛可出现全身或局部的外周症状。药物治疗通常只能提供适度的缓解。中枢性卒中后疼痛通常是多因素的,包括神经性疼痛和伤害性疼痛。传统的神经性疼痛治疗可能对中枢性疼痛有效。非甾体抗炎药(NSAIDs)则无效。应考虑患者的合并症及药物相互作用。	案例 55-5(问题 1 和 2)
8 功能性疼痛的病理生理学机制目前仍然不明。合并的心理健康障碍及心理社会应激源使这种慢性疼痛的管理变得复杂。推荐镇痛性抗抑郁药及抗痉挛药物联合行为认知治疗用于治疗功能性疼痛(functional pain syndromes,FPSs)。	案例 55-6(问题 1 和 2)
9 阿片类药物治疗需要进行效果-风险评估以避免药物滥用、误用及转移。监测推荐应当包括签署阿片类药物使用书面同意书、尿药测定、阿片类药物风险筛查工具以及电子处方监测记录。	案例 55-7(问题 1~6)
10 癌痛可能由一种或多种原因造成,如肿瘤本身、肿瘤治疗以及心理因素。癌痛管理应包括对其疼痛病因的评估并制定针对癌痛及其他症状的治疗计划。	案例 55-8(问题 1)
11 芬太尼透皮贴剂(transdermal fentanyl)及美沙酮(methadone)是强效阿片类药物,经常被用于癌痛管理。由于两者在癌症患者中药动学的不同,其阿片类药物转换剂量也不相同。推荐追加短效阿片类药物用于爆发性疼痛管理(breakthrough pain management)。	案例 55-8(问题 2~5)
12 阿片类药物不良反应包括镇静、便秘、恶心、呕吐、瘙痒以及呼吸抑制。补充和替代医学被广泛用于癌痛、呼吸困难、恶心以及呕吐患者的管理中。阿片类椎管内给药适用于无法耐受全身阿片类药物治疗且无法忍受疼痛的患者。	案例 55-8(问题 6~9)

发病率、患病率及流行病学

疼痛的定义为与实际或潜在的组织损伤相关的或根据这种损伤进行描述的一种不愉快的感觉和情感体验[1]。感受疼痛的能力对生存具有重要意义,因为它可以反映机体真实或潜在的损伤(例如,触摸一个热的火炉)。随后机体就会对危险做出反应以避免进一步的损伤(例如,避免触摸火炉或将手从火炉移开)。疼痛是许多急慢性疾病的标志。超过80%的手术患者经历过急性疼痛,75%的患者将其疼痛程度定为中度、重度及极重度[2,3]。20岁以上的美国人有超过25%受慢性疼痛的影响[4]。许多人认为疼痛是机体老化的一种正常现象,而超过60%的人认为疼痛是不得不忍受的[5]。但是,几乎所有的慢性疼痛起源于手术、创伤或是疾病后的急性疼痛[6]。据医学研究所在2011年估计,每年约6 350亿美元被用于治疗慢性疼痛[7]。腰背痛及骨关节炎(osteoarthritis,OA)与高昂的医疗费用相关的前5大慢性疼痛疾病,且随着美国人口老龄化,发病率持续升高。一项关于2007—2011年医保数据研究发现,OA的年费用为32.7亿美元,腰背痛的年费用为21.8亿美元[8]。慢性疼痛同样存在性别、种族、社会经济方面的差异。慢性疼痛更多见于女性,相比于其他种族,则更多见于非西班牙裔(non-Hispanic)白人患者[4]。慢性疼痛也更多见于收入比贫困线低2倍的人群。疼痛远比单纯的生理学机制更为复杂。它是一种主观感受,有时疼痛程度并不与组织损伤程度成正比。一个人对于疼痛的感受往往受到环境、情绪、文化、精神及认知因素的影响。未缓解的慢性疼痛不仅影响身体健康,而且也会影响一个人的心理和社会健康以及与家人的关系。最近研究显示,与骨骼肌因素相关的腰背痛、颈痛、膝关节炎均属于全球伤残调整生命年的前10位非传染性疾病(如生命损失年份及残疾存活年份)[9,10]。

加重疼痛和痛苦的因素包括感觉因素、认知因素及情感因素(图55-1)。所有这些因素之间都表现出相关性,充分说明了慢性疼痛的复杂性。

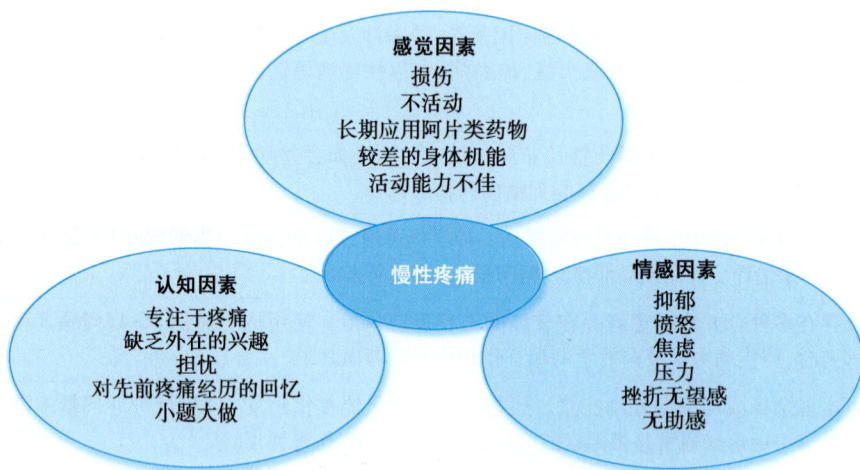

感觉因素
损伤
不活动
长期应用阿片类药物
较差的身体机能
活动能力不佳

慢性疼痛

认知因素
专注于疼痛
缺乏外在的兴趣
担忧
对先前疼痛经历的回忆
小题大做

情感因素
抑郁
愤怒
焦虑
压力
挫折无望感
无助感

图 55-1 影响慢性疼痛的因素

病理生理学

上行传导通路

疼痛感受(nociception),或者说疼痛的感知,由四个基本过程组成:转导、传递、调制及感知(图55-2)。转导(transduction)是在外周受体部位(皮肤、肌肉、关节、筋膜、内脏中的游离神经末梢)将有害刺激转化为电信号的过程。正常的感觉刺激并不能引起疼痛信号,但是如果刺激的强度超过无害刺激的阈值,那么感受器就会变成疼痛感受器(nociceptors,pain receptors)。这些感受器可以感知机械刺激(如压迫)、化学刺激(内源性或外源性)或温度刺激(极高温或极低温)。有些疼痛感受器是多模式的,可以转导多种类型的刺激。其中一种疼痛感受器称为瞬时感受器(transient receptor potential,TRP)。这个感受器家族具有许多成员,而其感受的信号包括整个温觉谱(极高温到极低温),同时也包括一些机械刺激和各种化学刺激。其他一些感受器则处于沉默状态,但如果刺激更强烈或更持久,它们就会被激活。

疼痛感受器接受刺激之后,会发生一系列的过程。组胺(histamine)、P物质(substance P)、前列腺素(prostaglandins)、缓激肽(bradykinins)、5-羟色胺(serotonin)等一系列炎性介质在损伤部位被释放。同时肿瘤坏死因子(tumor necrosis factor)、神经生长因子(nerve growth factors)、白介素(interleukins)及干扰素(interferons)等免疫介质也被释放出来。这些调控因子敏化疼痛感受器,降低受伤部位及其周边受体的疼痛阈值(外周增敏,peripheral sensitization)。敏化的疼痛感受器会更频繁及不规律地激活,并且会被更弱的刺激激活(痛觉过敏,hyperalgesia)。感受器更频繁的激活与疼痛强度的增加有关。

传递(transmission)是电信号沿着初级传入神经传播、通过脊髓背角到达中枢神经系统(central nervous system,CNS)的过程。疼痛冲动起始于疼痛感受器,由电压门控钙离子通道(voltage-gated calcium channels)形成动作电位(ac-

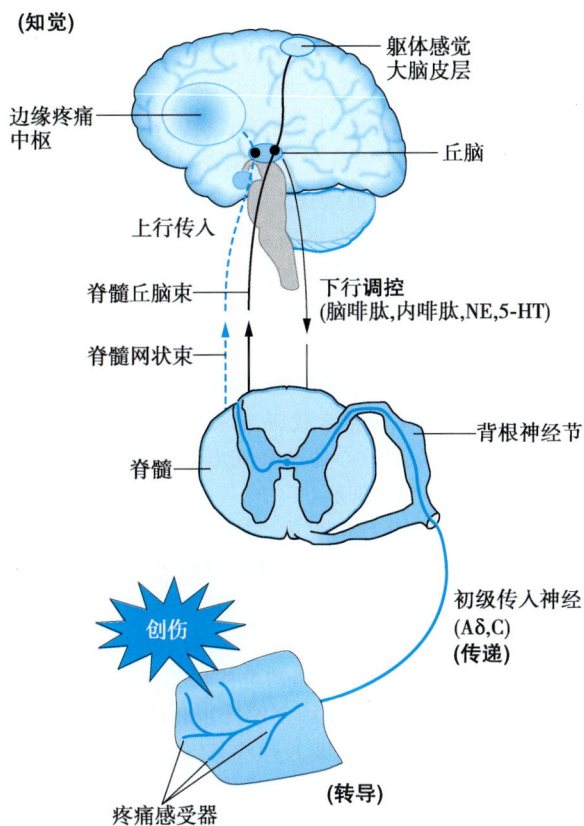

图 55-2 疼痛传导通路。5-HT,5-羟色胺;NE,去甲肾上腺素

tion potential)。钙离子通过电压门控钙离子通道进入突触前末梢,引起神经递质(neurotransmitter)释放。随后信号经由两种初级传入神经到达脊髓:A 类有髓鞘神经纤维(myelinated A fibers)及 C 类无髓鞘神经纤维(unmyelinated C fibers)。Aδ 神经纤维负责迅速传导与温觉及机械刺激有关的信号。信号经由 Aδ 神经纤维传导后可引起锐利的或刀刺样的疼痛从而警告机体受到伤害(也称之为"第一类疼痛")。随后产生反射信号,如肌肉骨骼的退缩,从而避免进一步的伤害。

另一种较细的无髓鞘 C 类神经纤维主要传递机械、温觉以及化学刺激,但相比于 Aδ 神经纤维,它的传导速度慢得多。电冲动经由 C 类神经纤维传导可引起钝痛、灼烧痛及弥漫性的疼痛(称为"第二类疼痛")。对 C 类神经纤维的长时间刺激可导致对第二类疼痛感知的附加效应,称之为 wind-up。

在脊髓背角水平,初级传入纤维导致钙离子释放进入突触前末梢。随后导致兴奋性氨基酸(excitatory amino acids,EAAs)如谷氨酸释放进入突触(图 55-3)。C 类纤维也可释放肽类,如 P 物质、神经激肽(neurokinins)、降钙素基因相关肽(calcitonin gene-related peptide,CGRP)。兴奋性氨基酸随后激活突触后感受器,通过电信号激活中枢神经系统中的第二级神经元。突触后 α-氨基-3-羟基-5-甲基-4-异恶唑丙酸(α-amino-3-hydroxy-5-methyl-4-isoxazoleproprionate,AMPA)受体受钠通道调控,引起前述的第一类疼痛。N-甲基-D-天冬氨酸(N-methyl-D-aspartate,NM-

DA)受体通道则允许钠离子及钙离子通过。通常镁离子可导致通道关闭,但是当其初级传入神经持续放电时,镁离子被置换从而激活 NMDA 受体。这使二级神经元敏化,然后以更高的频率放电。当发生敏化时,放电阈值降低,这时即使轻微的疼痛刺激(痛觉过敏)或非疼痛刺激(痛觉超敏,allodynia)也会导致二级神经元的持续激活。NMDA 受体激活与 wind-up 及中枢增敏有关(敏化事件后反应阈值降低或反应强度增加),并通过脊髓背角水平及脊髓以上区域的进程而导致慢性疼痛的持续。当长时间的初级神经传入激活引起中枢神经系统的痛感阈值的可塑性(plasticity,适应性,adaptation)时,各种类型的疼痛都可能发生中枢增敏(central sensitization)[11]。

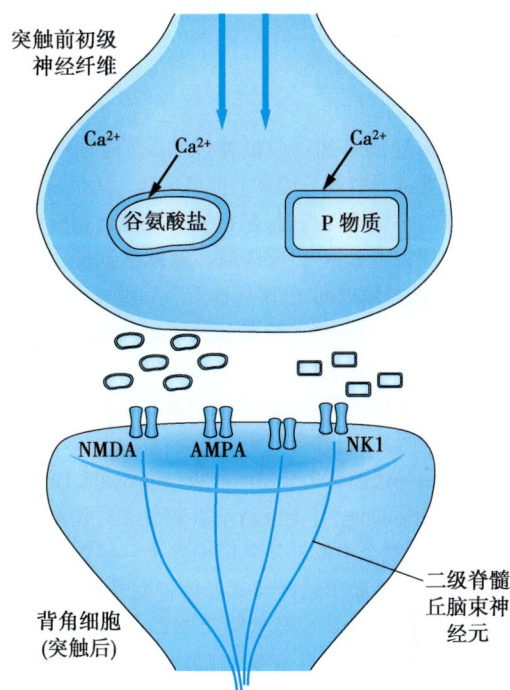

图 55-3 脊髓背角的突触兴奋。AMPA,α-氨基-3-羟基-5-甲基-4-异恶唑丙酸;NK1,神经激肽 1;NMDA,N-甲基-D-天冬氨酸

疼痛在突触及中枢神经系统传播过程中,胶质细胞是发挥重要作用的角色之一。在外周,他们被称之为施万细胞及卫星细胞。在中枢神经系统,这类细胞包括少突细胞、星型胶质细胞、室管膜细胞和小胶质细胞。胶质细胞占中枢神经的 70%,而正常情况下小胶质细胞占胶质的 5% ~ 20%[12]。胶质细胞历来被认为是突触稳态的支持细胞。但同样被认为在神经系统和免疫系统之间的联系和在神经递质的合成、释放、摄取中也有重要的作用。由于创伤、感染、药物和毒素造成的神经损伤,暴露了外周神经蛋白,它们被免疫系统看做是"非我"成分,从而导致免疫反应的激活。胶质细胞被激活后释放细胞因子及免疫调控因子,从而造成外周敏化,导致疼痛受体敏感度增加并降低激活阈值。持续的疼痛受体的激活导致突触内谷氨酸的高水平状态。在慢性疼痛状态下,胶质细胞会肿胀(称为胶质增生)并且会出现细胞表面标志物。更多的刺激会造成更严重的

肿胀及更多的炎症调控因子的释放。这有助于中枢增敏的发生和维持[13]。胶质细胞及 NMDA 受体同样可被阿片类药物激活。这被认为与阿片药物耐受、依赖、成瘾及阿片类药物引起的痛觉过敏(opioid-induced hyperalgesia, OIH)现象有关系[14]。

内脏痛极为复杂。该类疼痛经躯体感觉通路及其自身系统传导。Aδ 及 C 类神经纤维在心脏、胸膜、腹腔、胆囊及睾丸中均有发现。此外,肠道有自己的神经系统,称为"脑-肠轴",可以独立发挥作用并与中枢神经系统相联系[15]。像躯体感觉通路一样,外周及中枢致敏发生于慢性内脏痛。自主神经的激活也可能影响内脏致敏以及调控内脏痛时情绪因素的作用。内脏痛可能涉及躯体感觉系统的某些区域(如心肌梗死导致的左臂疼痛),导致个体疼痛的复杂表现[15,16]。

脊髓以上水平的调制及下行传导通路

当疼痛感受信号到达中枢神经系统(通常在脊髓水平),它们主要通过脊髓丘脑束上传至丘脑。从丘脑三级神经元向大脑的许多结构投射,包括脑干、中脑、初级和二级躯体感觉皮层以及额叶-边缘区域。躯体感觉皮层可以感知疼痛的位置、持续时间、强度等性质。三级神经元也投射到边缘系统,后者与疼痛的情感和情绪成分有关。疼痛感受器所传达信息的感觉(生理上)和情感(心理上)成分被整合到患者的整体体验中。一个人只有在大脑处理和解释了伤害性电信号之后,才会感觉到疼痛。

第二条传导通路称为脊髓网状束(spinoreticular tract),上行至丘脑,但同时也分支至脑干以刺激下行调制。调制(modulation)在整个中枢神经系统中发生并导致传导的增强或减弱。丘脑及脑干的神经元释放抑制性神经递质,例如去甲肾上腺素(NE)、5-羟色胺(5-HT)、γ-谷氨酰胺(γ-aminobutyric acid, GABA)、甘氨酸(glycine)、内啡肽、脑啡肽,它们可以抑制兴奋性氨基酸在上行通路中的兴奋作用。GABA 在脊髓以上水平更有活性,而甘氨酸在脊髓水平更有活性。GABA-A 受体是苯二氮䓬类及巴比妥类的结合位点,而 GABA-B 受体是巴氯芬类的结合位点,激活这两种受体都可以引起肌肉松弛。甘氨酸既有致痛作用,又有抗痛作用,作用的类型取决于受体的类型。内源性阿片类是最常见的抑制性肽类,可以抑制兴奋性氨基酸从突触前膜的释放及突触后二级神经元的激活。阿片类可通过 NE 和 5-HT 的释放增强下行通路。事实上,大多数脊髓以上水平结构的兴奋均会增强 NE 及 5-HT 的作用。

诊断与临床表现

疼痛是一种症状,是对实际的或潜在的躯体伤害的反应,但是目前尚未被定义为一种特异性的疾病状态。它也不能被客观地测量。它是依赖于患者的主观叙述及提示潜在病因的通过查体所界定的一种症状。医疗上采用一切手段来确定疼痛的病因,包括非侵入性影像检查(如磁共振)或侵入性检查(如脊髓电图和脊髓椎间盘造影术)。

疼痛有多种分类方式。某些情况被归类为综合征,因

为患者表现出一系列症状,无法归因于任何明确的诊断或疾病过程(如复杂性局部疼痛综合征、纤维肌痛综合征)。临床医师常常仅描述疼痛的部位和类型(如双下肢神经性疼痛)。癌症相关的疼痛,无论是来自疾病本身还是疾病的治疗过程(手术、化疗或放疗),临床表现与非癌性疼痛十分相似,但需要更积极的治疗。最常用的疼痛分类方法之一是描述时间过程。急性疼痛是由某种损伤或疾病引起的,它提醒机体受到伤害并回避伤害刺激,通常比较容易识别原因并进行定位。这个过程是可以预测的,通常随着伤口的愈合,疼痛会在数小时、数日或数周内消失。急性疼痛可能与炎性反应有关,也会产生红肿。如果对急性疼痛治疗不充分,可引起生理激素反应,从而改变循环和组织代谢;也会导致呼吸急促、心动过速、脉压增大及交感神经系统兴奋,也可导致情绪抑郁。

慢性疼痛没有生物学意义。它的特征是持续性疼痛,持续时间超过疾病的持续时间或伤口的愈合时间。有时它没有明显的原因。它可以是持续或复发的,但其强度和持续时间足以对患者的健康、功能水平和生活质量造成不良影响。发生慢性疼痛的危险因素包括个体易感性(如女性、年龄增长或基因易感性)、环境因素(如先前的疼痛经历或药物滥用)及心理状态(如焦虑、抑郁或小题大做)[16]。

慢性疼痛可基于其机制、症状或损伤部位进一步分类。肌肉骨骼痛或炎性疼痛被描述为持续的酸痛,由前列腺素介导,通常是由于骨骼肌或关节的损伤引起。疼痛可能局限于关节(如类风湿性关节炎和骨关节炎)或更局部(如肌筋膜疼痛或肌肉拉伤)。神经性疼痛被描述为酸麻痛、锐痛、枪击痛、针刺痛、烧灼痛或其他不适感(感觉异常),如感觉皮肤上有虫子在爬。神经性疼痛可以是持续性的(如糖尿病外周神经病变)或间歇性的(如三叉神经痛)。神经性疼痛通常是由神经系统内部的损伤或神经系统对来自神经系统外部的持续性疼痛刺激的反应引起的。内脏痛大多症状不清晰,主要涉及肠道和自主神经系统。患者可报告恶心或广泛的腹部不适(如子宫内膜异位症、肝炎、胰腺炎)。有些人报告的疼痛并不存在生理学上的组织损伤;但是他们对疼痛的感知却十分真实。这称为功能失调性疼痛(dysfunctional pain),如肠易激综合征、纤维肌痛、间质性膀胱炎和一些腹部或盆腔的疼痛都属于这一类。在这种情况下,疼痛似乎是由中枢神经系统内的前痛信号与抗痛信号之间失去平衡引起的。功能失调性疼痛综合征患者受增加或减少神经传导通路的因素(包括紧张、焦虑、抑郁或疾病状态)的影响较大。

评估

疼痛是非常主观的感受,很难定量测定。收集全面的病史和检查(包括体格检查和心理检查)十分重要。在获取疼痛病史时,医师应收集关于疼痛的模式、持续时间、定位和特征的细节,进一步确定什么使疼痛加重,什么使疼痛减轻,既往使用了哪些药物及非药物治疗,以及这些治疗的效果(有效或无效)(表55-1)。

表 55-1
患者评估

一般史
主诉
现病史
既往史
家族史
社会史
现用药物及过敏史

疼痛史
起病时间
持续时间
性质
强度
缓解因素
加重因素
疼痛分级（可能的话）

镇痛药使用史
现用及既往所用镇痛药
剂量/给药途径
疗程
疗效
不良反应

临床检查
临床医师对患者行为的观察（痛苦表情，退缩，防御）
查体
功能评估

疼痛程度的评估应根据患者交流能力选择合适的疼痛量表（表 55-2，图 55-4）[17]。单维疼痛分级量表对于急性疼痛的评估更为精确而对于慢性疼痛的作用不大，因为它仅捕捉到患者感觉的"快照"。慢性疼痛的症状会随着时间的推移而变化，因此多维疼痛量表更有用。它可评估患者的功能，包括睡眠、食欲、日常生活、工作及社交活动的表现。多维疼痛量表的例子包括 McGill 疼痛问卷（McGill Pain Questionnaire）和简明疼痛量表（Brief Pain Inventory）[18,19]。最有效的评估则是由患者提供相关信息，诸如他们在自己的爱好上花费多少小时，或者他们在日常生活中的表现等。一些最难以进行评估的患者是儿童和有认知、视觉或听觉障碍的患者。这些患者可能难以对其疼痛或不适进行描述和交流。现已有多种为这些特殊人群专门设计的评估工具，以提高疼痛评估的准确性。除了体格检查及功能检查之外，心理学评估有助于确认哪些患者也许需要更多精神病学或心理学的治疗来帮助他们应对慢性疼痛。因为治疗慢性疼痛需要使用管制药物，一些医师主张进行药物滥用筛查（见案例 55-7，问题 4）。

治疗概述

疼痛的治疗只要有可能都应当基于指南。然而，关于疼痛管理的治疗指南数量有限。临床医师经常是根据患者的疼痛类型（如神经性、肌肉骨骼性、内脏性、功能失调性）来选择治疗方法。对于所有类型的疼痛，应当采用包括药物、物理康复和认知行为治疗相结合的多模式治疗。如有可能，应考虑介入治疗。

表 55-2
成人疼痛评估工具[17]

工具	实施方法	优点	缺点
视觉模拟评分法（Visual Analog Scale，VAS）	口述，视觉	可靠，对疼痛的急性变化敏感	需要纸/笔、机械技能；认知、视觉、听觉障碍时可信度降低，对疼痛长期变化不敏感
数字评分法（Numerical Rating Scales，NRS）	口述，视觉	可靠，效度良好，快速评估疗效	年龄偏大或偏小时可信度降低；需要抽象的思维，认知、视觉、听觉障碍时可信度降低；对疼痛长期变化不敏感
语言描述评分法（Verbal Description Scales，VDS）	口述，视觉（4级或5级）	可靠，效度良好，适合于老年人，以及一些不适用于 NRS 或 VAS 的患者	依赖于读写及语言表达能力；有限的反应分类，评分标准之间的间隔并非均分；对疼痛的变化不太敏感
面部表情疼痛量表（Faces Pain Scale，FPS）	视觉	可靠，效度良好，对欠缺读写能力或语言不通的患者适用；相比 NRS 或 VDS 较为简单	需要抽象想象，对疼痛不特异
简明疼痛量表（Brief Pain Inventory，BPI）	口述，书写	可靠；强度和干扰因素；对疼痛随时间的变化敏感	未评估疼痛性质或情感成分
McGill 疼痛量表（McGill Pain Questionnaire，MPQ）	口述，书写（长时模式，30 分钟；短时模式，2~3 分钟）	可靠；评估感觉及情感因素；对老年患者具有良好的准确性	不推荐用于文化水平低或认知障碍的患者

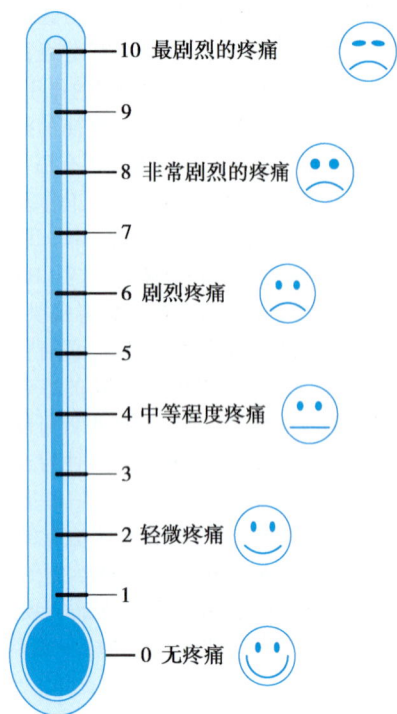

图 55-4　疼痛评估量表。来源:Adapted from Northeast Health Care Quality Foundation (NHCQF), the Medicare Quality Improvement Organization (QIO) for Maine, New Hampshire and Vermont, under contract with the Centers for Medicare & Medicaid Services (CMS), an Agency of the U. S. Department of Health and Human Services.

诊疗计划应当包括对以下因素的评估:年龄、合并症(如肾脏或肝脏疾病)、给药途径(口服给药也许并不适合)、同时服用的药物(重叠使用或药物相互作用)、实验室检查异常及经济因素。

急性疼痛通常采用非甾体抗炎药(NSAIDs)、对乙酰氨基酚或阿片类药物即可获得很好的疗效。但慢性疼痛的药物治疗更为复杂。治疗神经痛的一线药物为抗抑郁类药物,常选用 5-羟色胺及去甲肾上腺素再摄取抑制剂(preferably serotonin and norepinephrine reuptake inhibitors, SNRIs)或三环类抗抑郁药(tricyclic antidepressants, TCAs)。这些药物可以增强下行的抑制疼痛的传导通路。抗惊厥类药物(钠离子通道阻断剂、钙离子通道阻断剂、GABA 受体激动剂)也可作为治疗常见类型神经痛的一线治疗药物。这些药物阻断钠离子或钙离子通道,阻断兴奋性氨基酸如谷氨酸的释放,或是阻断突触后受体。一些抗惊厥类药物还能增强 GABA 的抑制作用。如果疼痛局限,局部药物可能有效(如辣椒素或局麻药)。上述药物无法充分镇痛时可考虑加用阿片类药物。联合用药在一些病例中更加有效(TCA 联合抗惊厥类药物或阿片类联合抗惊厥类药物)[20]。神经阻断或介入疗法可能有助于短期缓解[21]。

除了热或冷刺激及物理康复疗法等一些非药物治疗外,慢性肌肉骨骼疼痛对于对乙酰氨基酚、水杨酸盐或

NSAIDs 也有较好的反应。阿片类药物则对急性疼痛疗效良好(如损伤或手术后立即使用),但对慢性疼痛则作用不佳。局限性的疼痛可采用局部治疗(NASIDs,辣椒素),或是触发点(紧绷的肌肉)处进行痛点注射。SNRIs 也常被考虑作为肌肉骨骼疼痛的治疗药物[22,23]。

内脏痛极其复杂,没有明确的治疗指南。因为内脏痛经躯体感觉通路传导,故抗抑郁类药物因其可增强抑制性调控而常用于该种疼痛。此外,抗惊厥类药物由于其降低中枢增敏和抗痛觉过敏作用可能具有一定疗效[24]。

试用药物进行治疗必须同时监测其疗效和毒性。患者务必对治疗试验有切合实际的期望,即使是最有效的镇痛药往往也只能将慢性疼痛症状改善 30%~50%。这也是多模式治疗疼痛为何重要的原因。使用 NASIDs 治疗时,至少需同时监测其可能导致的消化不良、消化道溃疡、胃肠道出血、血压升高、肾功能减退等。抗抑郁类药物一般不需要进行实验室检查来监测,但已知可导致口干、便秘、尿潴留、困倦等。一些抗惊厥类药物必须进行实验室检查以监测其肝毒性、电解质紊乱、骨髓异常。所有的抗惊厥类药物均可能引起困倦、头晕、认知障碍、短期记忆丧失、识字困难。阿片类药物需要进行实验室检查以监测骨质疏松、性腺功能减退以及终末器官损害等长期不良反应。对于接受治疗的患者必须询问其是否有便秘、困倦、恶心、呕吐等症状。特别是在联合用药时,包括药动学(如肝药酶相互作用)及药效学(如额外的镇静作用)因素在内的药物相互作用在这些药物治疗中尤为常见。

围手术期疼痛管理

据估计,在美国每年约有 2 500 万住院手术患者以及 3 500 万日间手术患者[25]。超过 80% 的手术患者经历过围手术期疼痛,而其中 40% 疼痛程度为重度[2]。而对于围手术期疼痛的错误管理,无论是治疗不足或是过度治疗,都与诸如持续性围手术期疼痛、恢复不佳、住院时间延长、镇痛药物不良反应增加(包括再次入院)这些不利的生理反应相关。因此多模式治疗对于有效的围手术期管理非常必要。

围手术期疼痛的管理分为 3 个阶段:术前、术中和术后镇痛。术前镇痛于手术前 1~2 个小时开始,主要是采用降低外周敏化的药物。术中镇痛则是指术中降低因切口损伤而造成的中枢敏化。术后镇痛的目的是主动减少急性疼痛并防止中枢敏化,从而避免后续慢性疼痛的发生[26]。

通常,急性疼痛轨迹在手术后第 1 周迅速下降,大多数患者在几周内完全恢复,无残余疼痛。虽然目前尚无关于慢性疼痛时间长短的定义,慢性持续性手术疼痛(chronic persistent surgical pain,CPSP)常被认为在排除所有其他原因时至少持续 2 个月以上[27]。CPSP 在截肢术、开胸术、乳房切除术、疝修补以及心脏手术中较为普遍(表 55-3)[28]。CPSP 的风险因素包括术前慢性疼痛史、性别、年龄、手术部位、手术侵入程度、未缓解的术后疼痛、合并焦虑或抑郁[29]。遗传因素则会导致个体间对于疼痛及治疗的反应不同。

表 55-3

慢性术后疼痛的流行情况[28]

手术类型	慢性疼痛发生率/%	临床表现
截肢术	30~85	幻肢痛
乳房切除术	>50	伤疤痛,幻乳痛,肩臂痛,胸壁痛
开胸术	30~50	伤疤痛,胸壁痛
冠脉旁路手术	30~55	胸骨痛,隐静脉切除术后痛
腹股沟疝修补	20~60	伤疤痛,髂腹股沟神经痛,炎性痛

来源:Cregg R et al. Persistent postsurgical pain. *Curr Opin Support Palliat Care*. 2013;7;144-152.

案例 55-1

问题 1:B. B,女,46 岁,在工作中拉货车时发生肩部损伤。2 周后将接受肩部关节成形术。她同时患有纤维肌痛,每 6 个小时口服氢考酮/对乙酰氨基酚(5mg/325mg)1~2 片进行治疗(通常为每日 8 片),同时她还每日 2 次口服度洛西汀 30mg 及加巴喷丁 75mg。由于她认为目前镇痛效果不佳,因此每日吸烟约 1 包,饮少量葡萄酒来帮助疼痛缓解。

术前应对 B. B 做出何种评估?什么因素会造成她术后疼痛的风险增加?

全面的术前评估十分重要,评估内容应当包括临床合并症、治疗方式、慢性疼痛史、药物滥用情况以及患者曾经用过的围手术期镇痛方式及疗效[30]。这其中包括对肝肾功能、肺功能以及凝血状态的评估,此外药师还应当询问睡眠呼吸暂停的情况。中枢性或阻塞性睡眠呼吸暂停综合征与患者发生阿片类诱导的呼吸抑制的风险增加有关[31]。如果患者并无睡眠呼吸暂停的诊断,STOP-BANG 问卷可用于评估患者的风险(表 55-4)[32]。而评估的结果与患者是否需要术后重症监护相关[33]。作为处方审查的一部分,药师应查询不同州的处方药物监测系统,以确定患者使用过哪些镇痛药物。预期患者只有一位镇痛药物处方医生,因此这种查询有助于确定患者陈述的药物与实际的药物使用情况是否一致。根据 Joint Commission 标准,药师应当协调好门诊患者的药物方案,必要时与分发药房联系[34]。应采用开放而非评判的态度来看待目前和既往的药物使用。此外,一些医院会采用尿药测定来确定是否使用了处方药和/或非法药物。

患者总是对手术抱有恐惧心理。这些因素会影响他们对术后急性疼痛的感知及处理(表 55-5)。B. B 术后疼痛增加的风险包括性别、工伤和长期的阿片类使用史。诸如纤维肌痛这类的功能性疼痛与对弥漫性有害刺激控制(diffuse noxious inhibitory control,DNIG)不充分有关。而这意味着抑制通路没有有效地阻断疼痛传导至中枢神经系统,因此 B. B 可能会遭受更为剧烈的手术后疼痛。由于她长期的阿片类药物使用史可能会增加她在治疗过程中所使用的阿片类药物用量,从而使其治疗方式更为复杂。

表 55-4

STOP-BANG 问卷[32]

你的鼾声大吗?
你是否白天感到困倦、嗜睡?
是否有人观察到你睡眠时的呼吸暂停?
你是否正在接受高血压治疗?
BMI>35kg/m²
年龄>50 岁
颈围>40cm
男性
回答"是"大于或等于 3 项=存在 OSA 高风险
回答"是"小于 3 项=存在 OSA 低风险

表 55-5

术后疼痛增加的风险因素[29]

以前手术的不愉快经历
预先存在的疼痛(中-重度>1 个月)
心理脆弱
年纪较轻
女性
领取工人补偿金
不充分的弥漫性有害刺激控制
基因易感性
阿片类药物的使用

案例 55-1,问题 2:应当如何帮助 B. B 准备其手术?

医师应当为患者及家属提供个体化的教育,包括可供选择的术后疼痛管理方式,且应当将治疗计划及目标以文字方式归档,并给予患者书面内容供其回家阅读[30]。为患者定制的教育有助于减少术后阿片类药物的、减少术前焦虑、减少镇静的需求以及缩短住院时间[30,35]。教育内容应当包括术前镇痛药物的改变、疼痛的评估、报告和何时报告、多模式药物和非药物治疗及疼痛控制的具体目标[7]。

对于 B.B，应当对其物质滥用方面进行教育。许多手术需要患者在术前停止吸烟以促进手术的愈合(见第91章)。鉴于 B.B 存在每日规律的酒精摄入，在手术前逐渐减少并停止酒精摄入很重要。因为如果她继续酒精摄入，手术后可能发生酒精戒断症状。这使其术后护理更为复杂，并使她不能使用一些有价值的镇痛药物，如对乙酰氨基酚类药物，因为可增加肝毒性。由于目前阿片类药物对她治疗效果不佳，因此推荐她两周内逐渐减量并终止氢考酮/对乙酰氨基酚的治疗以确保术后对阿片类镇痛药物的效果和耐受。且应注意缓解她的焦虑情绪，并告知她可能存在更为严重的疼痛情况。增加其普瑞巴林的用量可以作为多模式治疗的一种选择，度洛西汀可以继续使用。

> **案例 55-1，问题 3**：基于目前的指南，B.B 术后的疼痛管理应如何选择？

只要可能，医师均应采用局部或椎管内镇痛药物以减少神经元对手术的反应。肢体末端手术常采用丁哌卡因或罗哌卡因等局部麻醉药进行局部神经阻滞。脊髓同时发出运动及感觉神经。感觉神经将损伤区域的痛觉、温度、压力及化学信号传导到脊髓和大脑以供处理。感觉神经较为纤细，对局部镇痛药物十分敏感。局部麻醉药通过阻断钠离子通道发挥作用，并且，取决于其局部浓度(0.05% vs 0.1%)，可以实现很好的阻滞甚至完全阻断感觉神经的传导。不幸的是，神经阻滞过于强烈时，更粗大的运动神经的传递也会迟滞或阻断，导致部分运动功能丧失。对于 B.B，治疗团队应当考虑通过一次性或持续性的注射来实现阻滞(如肌沟间阻滞)。一次性阻滞仅持续数小时(表55-6)。但由于肩部手术疼痛程度强烈且持续时间较长，医疗机构常会为患者提供持续性的局部镇痛装置以确保患者在一周内的镇痛。如果 B.B 接受这种治疗，由于药物使用期间神经阻滞导致其手臂和手麻木，无法发挥功能，需要将其手臂用吊带吊着。以上治疗可使术后疼痛有效缓解且缩短卧床时间[36]。一些手术使用局部麻醉药物注射于关节间或手术切口内以提供短期镇痛效果。丁哌卡因脂质体同样适用于该种情况，该药物可为疼痛区域提供稍微更长的镇痛效果。

表 55-6

局部麻醉药

药物	起效时间/min	pKa	持续时间/h	最大剂量/mg·kg⁻¹
利多卡因	10~20	7.8	1~2	4.5
甲哌卡因	10~20	7.7	1.5~3	5
丙胺卡因(局部)	<60	8.0	1~2	6
罗哌卡因	15~30	8.1	4~8	2.5
丁哌卡因	15~30	8.1	4~8	2.5
氯普鲁卡因	10~15	9.1	0.5~1	9
普鲁卡因	2~5	8.9	0.75~1	7
丁卡因	3~5	8.4	3	1.5
可卡因(局部)	1	8.7	0.5	0.5

对于胸部及腹部手术，目前有多种方式可以用来减少阿片类药物的使用。脊柱麻醉是指在蛛网膜下腔(鞘内)一次性注射阿片类和/或局部麻醉药。由于该方式并非持续性的注射，镇痛效果将会根据药物的半衰期逐渐消失。一些麻醉医师采用小剂量肾上腺素引起血管收缩，从而防止药物通过脑脊液扩散。常规的脊柱注射并发症包括体位性穿刺后头痛(如 CSF 从硬脑膜穿刺处渗漏)以及瘙痒(使用阿片类药物时)。更为严重的合并症包括迟发性呼吸抑制(使用阿片类药物时)、低血压(使用局部麻醉药)、感染和颅内出血。

硬膜外给药为持续性使用阿片类和/或局部麻醉药物提供了便利。药物选择、浓度、注射速度为不同的患者提供了选择。吗啡、氢吗啡酮及芬太尼是常用的阿片类药物。药物 pKa 及亲脂性有助于帮助确定合适的药物。吗啡及氢

吗啡酮亲水性较强，硬膜外注射后难以通过生物膜(进入 CSF 或血液)。这是这类药物的优势，因为在硬膜外间隙中残留时间较长。该类药物最多可使用到 7 日。芬太尼类药物亲脂性强，易于透过生物膜进入血液循环及 CSF。一般来说，该类药物使用时间不长于 24 小时，常在分娩后通过硬膜外途径使用。所有硬膜外使用的阿片类药物均会通过 CSF 扩散至脑部引起呼吸抑制。硬膜外使用阿片类药物还可引起与药物种类相关的不良反应，如瘙痒、恶心、镇静或困惑等认知功能障碍，虽然这些是由中枢介导的。

一些医师仅通过硬膜外途径使用局部麻醉药物而不使用阿片类药物。该类药物的选择依赖于其半衰期和毒性。利多卡因由于起效快用于局部浸润麻醉，但由于其半衰期较短，在神经阻滞时则常用布比卡因或罗哌卡因(见表 55-6)。这些药物常通过硬膜外导管注射。导管常置于最

需要阻滞的部位。药物浓度越高，阻滞程度越重。提高注射速度则可以导致药物扩散到更多的神经根，增大麻醉范围。例如，一例全结肠切除术后的患者在伤口最靠头侧的位置仍然疼痛，提高输注速度可覆盖一些更高位神经根。使用局部麻醉药时应当监测疼痛缓解情况及其毒性。由于交感神经相对较细，该类药物最常见不良反应为低血压。硬膜外导管尖端越靠近头侧，受交感神经支配的肺、膈肌、心脏越容易受到影响。局部麻醉药全身性毒性（local anesthetic systemic toxicity，LAST）可能会威胁生命，引起痉挛或是心律失常等不良反应。LAST 的治疗包括快速给予脂肪乳剂，它会与局部麻醉药结合[37]。

多模式疼痛管理

案例 55-2

问题 1： D. K.，男，52 岁，腹股沟疝 8 月余，近期接受手术。患者疝呈现隆起，直径约 4cm，位于右下腹，站立时可见，平卧时消失。初始时患者并无疼痛，因此经对患者进行观察处理，4 周前患者自述疝大小在增加，可在行走时出现疼痛。超声显示患者存在右下侧腹股沟疝囊，直径 6cm，不存在嵌顿。患者将行 Lichtenstein 术使用聚丙烯网进行腹壁修补。术前患者病史如下：

患者基本情况：
病态肥胖（高 180cm，重 171kg，BMI 51.5kg/m²）
2 型糖尿病，非胰岛素依赖型
睡眠呼吸暂停，在家使用 CPAP 治疗
慢性肾病，基线血肌酐清除率 1.4mg/dl
高血压
治疗：
格列美脲 8mg 口服，每日 1 次
赖诺普利 20mg 口服，每日 1 次
布洛芬 600mg 口服，每日 1~2 次，治疗腹股沟痛
在麻醉后监护室（postanesthesia care unit，PACU）中，每 5 分钟静脉注射 2~4mg 吗啡用于严重疼痛。D. K. 在 30 分钟内接受 8mg 吗啡注射，出现昏睡，然而疼痛程度依然强烈。护士担心患者目前的镇静程度，不愿继续给予吗啡。吗啡对于 D. K. 是一种适宜的术后镇痛方式吗？

手术完成后，患者转运至 PACU 以完成呼吸功能的稳定及镇痛。大多数患者从全身麻醉苏醒后在 PACU 中仍然处于镇静状态。当麻醉药物逐渐失效时，必须对急性疼痛实现快速控制，在该种情况下通常采用频繁静脉注射小剂量阿片类药物。目前，尚无对于 PACU 静脉注射使用阿片类药物滴定剂量的广为接受的标准。有的医疗机构静脉注射芬太尼以获得快速的镇痛，吗啡则用于长效镇痛。氢吗啡酮则作为肾功能不全或吗啡副作用明显时的备选药物。

吗啡被认为是静脉注射阿片类药物的标准。其亲水性（即水溶性）导致其通过血-脑屏障的时间延迟，注射后发挥作用约需 6 分钟。浓度峰值效应（在血浆和大脑之间达到平衡的时间）为注射后约 20 分钟[38]。吗啡的主要代谢产物为吗啡-3-葡糖酸苷（M3G）和吗啡-6 葡糖酸苷（M6G）[39]。M3G 无活性，M6G 则可以通过血-脑屏障，具有潜在的镇痛活性。因此吗啡和 M6G 的镇痛及呼吸抑制作用在初始高血浆浓度时或许并不明显[40]。不良事件可出现在最后一剂吗啡约 40~60 分钟后[40]。肾功能不全患者则会出现 M6G 的积累，因此增加呼吸抑制的风险，所以吗啡不推荐用于肾功能不全患者[41]。

氢吗啡酮常用于肾功能不全或是不能耐受吗啡的患者[42,43]。氢吗啡酮是一种吗啡的氢化酮类似物，脂溶性相对吗啡更强。其峰值效应大约在 8~20 分钟[44,45]。氢吗啡酮与吗啡代谢机制相同，代谢为氢吗啡酮-3 葡糖酸苷（H3G）及氢吗啡酮-6 葡糖酸苷（H6G）。但是，氢吗啡酮代谢产物缺乏镇痛活性，在动物模型中，H3G 累积引起剂量依赖性肌阵挛[45]。

芬太尼是一种合成的苯基哌啶类化合物，具有较高的脂溶性，易于通过血-脑屏障。其峰效应在注射芬太尼后 4~6 分钟即可出现[46]。芬太尼是快速疼痛控制的有效药物，但多次使用该药物容易在脂肪组织蓄积，因此，对于肥胖患者不适用[46]。

对于 D. K. 在 PACU 中的疼痛管理，应当将其所用吗啡替换为氢吗啡酮每 10 分钟 0.2~0.4mg。氢吗啡酮不会因肾功能不全导致代谢产物累积且不会分布到脂肪组织。在 PACU 中，D. K. 的疼痛稳定之后，由于疼痛程度减弱，且使用了其他多模式镇痛药物，对阿片类药物的需求降低，故应延长给药间期（表 55-7）。除了疼痛管理之外，预测麻醉药及阿片类药物引起的术后恶心及呕吐（postoperative nausea and vomiting，PONV）也十分重要。抗呕吐药常用来预防严重的 PONV（见第 22 章）。

案例 55-2，问题 2：D. K. 是否适合采用注射式患者自控镇痛（patient-controlled analgesia，PCA）的方法？

对于离开 PACU 后的术后疼痛管理，应首先考虑口服给药，除非患者难以口服或具有难以控制的疼痛时，才考虑采用静脉注射的方式[30]。PCA 可帮助患者在急性疼痛时精确且方便地给药。静脉注射 PCA 途径优于护士静脉给药。因为患者无需通知护士和等待护士给药，然后继续等待药物峰值效应的出现。更频繁的小剂量自我给药减少了药物峰谷效应间的变化，更好地维持阿片类药物的血浆浓度[47]。对于肠梗阻、误吸风险或无法口服或肠内给药的手术患者，指南推荐使用 PCA 作为静脉给药途径[30]。

能够理解自我给药按钮的用法且需要长时间使用静脉阿片类药物的患者适合使用 PCA[30]。PCA 按钮与注射泵相连，当按下按钮时，注射泵就会给药（即按需给药）。为了避免药物过量使用，PCA 具有一个间歇期，成功给药后一段时间内即使患者再次按下按钮注射泵也不会给药[47]。大多数开始使用静脉 PCA 装置的患者是初次使用阿片类药物，意思是他们在术前 1 周使用的阿片类药物小于 60mg 吗啡或其相当剂量[42,48]。由于这个原因，对于初次使用阿片类药物的患者使用静脉注射式 PCA 的起始剂量是标准化的（见表 55-7）。

表 55-7
超过 50kg 的患者术后阿片类药物的剂量转换[30,42,48]

麻醉恢复室

需要时静脉注射芬太尼 25~50μg/5min

需要时静脉注射吗啡 2~4mg/5min

需要时静脉注射氢吗啡酮 0.2~0.4mg/5min

医院/手术机构

患者自控镇痛（PCA）起始剂量

静脉注射吗啡 1mg/10min

静脉注射氢吗啡酮 0.2mg/10min

静脉注射芬太尼 25μg/10min

无法使用 PCA 时，护士给药剂量

需要时静脉注射吗啡 2~4mg/2h

需要时静脉注射氢吗啡酮 0.25~0.5mg/2h

出院计划

需要时口服氢吗啡酮 2~4mg/4h

需要时口服羟考酮 5~10mg/4h（可合用对乙酰氨基酚 325mg）

需要时口服二氢羟考酮 5mg/4h 及对乙酰氨基酚（325mg）1~2 片/4h

重点

不建议使用长效阿片类药物处理急性术后疼痛，除非患者术前已采用阿片类药物治疗慢性疼痛

在术后镇痛管理中，持续输注阿片类药物一般只适用于对阿片类耐受以及术前持续使用阿片类药物的患者。持续性输注的目的是模拟患者术前阿片类药物的使用，为患者提供稳定的基线药物治疗。镇痛药物需剂量换算以确定不同药物之间剂量差异提供相等的疗效。当在两种阿片类药物之间进行切换时，建议将新的计算剂量减少 25%~50% 来解决可能发生的不完全交叉耐受[42]。阿片类药物耐受的患者使用静脉 PCA 并持续输注，可更好地微调控制疼痛（见案例 55-8 中药物剂量换算）。

呼吸抑制是阿片类药物最严重的不良反应，常因超量或频繁使用引起[42,47]。许多因素可增加阿片类药物所致的呼吸抑制。年龄超过 65 岁、肾功能不全、睡眠呼吸暂停病史、病态肥胖的患者发生呼吸抑制的风险较高。为了预防高风险患者发生呼吸抑制的风险，阿片类药物的起始剂量应尽可能小，且应避免持续注射给药。对于所有患者来说，使用阿片类药物也应当避免同时使用一种以上具有镇静作用的药物[30]。诸如抗组胺药、苯二氮䓬类、加巴喷丁、普瑞巴林、肌松药等应间隔 2 小时给药，以避免累加的镇静作用。

对于因过度镇静且难以通过胸骨刺激唤醒的住院患者，或呼吸明显减弱的患者，可采用纳洛酮来逆转阿片类药物的中枢神经系统作用。纳洛酮是一种对 μ、δ、π 受体都有作用的非选择性竞争性阿片类似物。口服给药后，纳洛酮大量经肝脏代谢（即首过效应>95%）而导致其效果不佳。因此，静脉注射、肌内注射或皮下注射 0.4mg 纳洛酮是逆转威胁生命的呼吸抑制的有效方式。纳洛酮逆转阿片类药物所致呼吸抑制的程度及持续时间受多种因素的影响，包括特定的阿片类药物、使用剂量、给药方式、合并用药、基础疾病和疼痛状态。因此，可能需要每 2~3 分钟重复给药或持续输注直到完全恢复呼吸功能[49]。

该案例中，由于 D.K. 行侵入性手术且预期术后疼痛严重，因此适合采用 PCA 给药。由于 D.K. 系初次使用阿片类药物、病态肥胖且有慢性肾功能不全，呼吸抑制风险较高，推荐使用 0.2mg 氢吗啡酮，并设置 10 分钟的停歇期间。由于 D.K. 在 PACU 期间使用吗啡时存在镇静，因此应当等他更为清醒后给予首剂药物。其他非镇静镇痛药物可以提供协同镇痛效应，并且可以贯穿于整个术后镇痛期间使用。

当 D.K. 可以耐受口服给药后，应当停止使用 PCA，按需口服短效阿片类药物如羟考酮或氢吗啡酮，并经常重新评估疼痛状态。由于 D.K. 初次使用阿片类药物，应当采用最低的起始剂量，可按需要每 4 小时给予羟考酮 5~10mg 或每 4 小时给予氢吗啡酮 2~4mg。由于肾功能不全可引起药物代谢物蓄积，因此不推荐使用短效阿片类药物。长效制剂（控释或缓释制剂）应当避免用于不能耐受 24 小时连续使用阿片类药物的初次用药患者。由于需要使用短效药物进行疼痛滴定，且研究并未发现术后立即给予长效制剂的疗效优于短效制剂，因此最近关于术后镇痛的指南不推荐患者采用长效口服阿片类药物[30]。

当 D.K. 准备出院时，应当为其开具一份限制 3 日用量的短效阿片类药物处方。这非常重要，因为处方类阿片类药物滥用已成为全国性危机，且及处方阿片类药物过量所造成的死亡已成为目前美国意外死亡的主要原因之一[50]。据估计，约 35%~80% 的阿片类药物成瘾的人群报告他们第一次接触阿片类药物是用于合法的疼痛治疗，包括术后疼痛的治疗[6]。使用非阿片类镇痛药物可以帮助减少阿片类药物的使用量。

> **案例 55-2，问题 3：**其他哪些非阿片类药物有助于 D.K. 的术后疼痛的管理？

最新的术后疼痛管理指南回顾了关于对乙酰氨基酚和 NSAIDs 与阿片类药物联合使用的研究，发现这两种药物联合使用在缓解疼痛和减少阿片类使用量方面，比单用一种药物更有效[30]。文献支持肝功正常的成人口服 1 000mg 对乙酰氨基酚，每日 3~4 次，从围手术期使用至术后 48 小时[51]。术后起始治疗阶段，应当减量至 650mg，并按需的频率服用。为了避免对乙酰氨基酚每日剂量超过 3 000mg 所造成的肝毒性风险，需要阿片类药物治疗的患者不应当开具含对乙酰氨基酚的复合制剂如羟考酮/对乙酰氨基酚、氢可酮/对乙酰氨基酚。静脉注射对乙酰氨基酚仅用于术后难以口服药物或是使用 NSAIDs 会增加胃肠道出血或肾功能损伤的患者。许多研究都表明口服和静脉注射对乙酰氨基酚用于术后疼痛效果并无明显差别[30,52]。

由于 NSAIDs 具有抗炎活性，对术后疼痛的疗效优于对

乙酰氨基酚。大多数非选择性口服 NSAIDs 类药物效果相似,因此药物的选择受其他因素的影响,如费用、非处方药的可获得性、更少的心血管不良反应等。对于冠脉搭桥手术患者,由于该类药物会增加心血管风险,因此禁用 NSAIDs[30]。关于 NSAIDs 的更多信息见第 43 章。

酮咯酸作为一种非选择性 NSAIDs,静脉使用对于术后疼痛效果良好。对于年龄小于 65 岁且肾功能正常的患者推荐酮咯酸 20mg/6h;对于年龄超过 65 岁或轻到中度肾功能不全的患者,推荐 15mg/6h。为了避免长时间使用导致

的胃肠道出血,酮咯酸最长使用时间不超过 5 日。由于肾损伤的风险,该药也不推荐用于术中失血或脱水所致术后低血容量的患者。

加巴喷丁或普瑞巴林是神经调节剂,有助于减轻术后神经痛。起始剂量应根据患者入院之前的使用情况而定。对于从未使用这两种药物的患者控制术前慢性疼痛,起始剂量应当从最低剂量开始滴定,并根据肾功能进行调整(表55-8)。术前使用过加巴喷丁或普瑞巴林治疗的神经痛患者,应当保持之前的使用剂量和频次以控制其慢性疼痛。

表 55-8

神经性疼痛治疗药物选择

药物	剂量[a]	不良反应	监测/注意事项
卡马西平[b]	200mg tid,滴定至最大 400mg tid	复视,皮疹,肝炎,中性粒细胞减少,再生障碍性贫血,头晕,认知障碍,低钠血症	监测基线 LFTs、CBC、钠离子水平,治疗期间每 3 个月复查
奥卡西平	75mg bid,滴定至最大 1 200bid	皮疹,认知障碍,低钠血症,镇静,视力模糊,恶心	前 3 个月每 2 周检测钠离子水平,之后剂量增加时监测
拉莫三嗪	25mg/d,滴定至最大 200mg bid	脱皮皮疹,认知障碍	需要缓慢滴定以避免皮疹
托吡酯[b]	25mg/d,滴定至最大 200mg bid	恶心,厌食,感觉异常,代谢性酸中毒,认知障碍,肾结石	监测基线碳酸氢盐水平,治疗期间每 3 个月或剂量增加时监测
拉科酰胺	50mg bid,滴定至最大 200mg bid	恶心,呕吐,头晕,复视,共济失调,疲劳,皮疹,房颤/房扑	记录基线及剂量调整时 ECG,尤其是有心脏传导异常风险的患者,肝肾功能不全时减量
加巴喷丁[b]	300mg/d,滴定至最大 1 200mg tid	困倦,头晕,水肿,认知障碍	老年患者或肾功能不全者减量
普瑞巴林[b]	75mg bid,滴定至最大 300mg bid	与加巴喷丁类似	与加巴喷丁类似
阿米替林,去甲替林	10mg qhs,滴定至 100mg qhs	口干,便秘,尿潴留,直立性低血压,困倦	老年患者使用应谨慎
度洛西汀[b]	30mg/d,滴定至最大 60mg/d	恶心,口干,头痛,腹泻,疲劳,出汗,厌食	禁用于肝病或同时饮酒的患者
文拉法辛	37.5mg/d,滴定至最大 225mg/d	头痛,恶心,出汗,镇静,高血压,惊厥,心动过速	<150mg 5-羟色胺能效应,>150mg 肾上腺素能效应,监测血压和心率
阿片类药物[b]	吗啡 10~15mg q4h 或等效剂量的其他阿片类药物	嗜睡,呼吸抑制,口干,便秘,尿潴留	可引起老年患者意识混乱;合用缓泻剂;监测误用和滥用
曲马多[b]	25mg qid 到最大 100mg qid	嗜睡,口干,便秘,惊厥,5-羟色胺综合征	与抗抑郁药合用需谨慎
辣椒素霜剂[b]	局部使用,qid	皮疹,皮肤烧灼感	避免接触黏膜、眼睛
辣椒素贴剂[b]	局部使用,每小时 1 贴,3 个月一疗程	局部皮肤刺激、烧灼感	必须在医疗机构内使用
利多卡因贴剂[b]	局部使用,每日 1~3 贴,q12h	局部皮肤反应	

[a] 所有口服药物均应滴定剂量以减少不良反应,在停药时也应减量滴定。

[b] FDA 批准用于治疗疼痛。

Bid,每日 2 次;CBC,全血细胞计数;ECG,心电图;LFTs,肝功能检测;q4h,每 4 小时 1 次;q12h,每 12 小时 1 次;qhs,每晚睡前;qid,每日 4 次;tid,每日 3 次

对传统的镇痛药物包括阿片类药物效果不佳的慢性疼痛患者,氯胺酮在术后疼痛管理中的应用越来越受欢迎。氯胺酮是一种 NMDA 受体激动剂,对减轻术后中枢敏化效果良好。关于氯胺酮术后镇痛的最佳用量及持续时间,文献中没有足够的证据。目前常用剂量为静脉注射或持续输注 0.1~0.5mg/kg[30]。该药最常见的不良反应为出现幻觉,通过使用低剂量可减少不良反应。但该药禁用于未控制的高血压患者。

静脉注射利多卡因可作为多模式镇痛的一部分用于开放或腹腔镜手术后患者。研究显示,围术期或术中静脉输注利多卡因与安慰剂相比可减少肠梗阻的持续时间,镇痛效果更好[30]。在该试验中,初始给予 100~150mg 或 1.5~2.0mg/kg 利多卡因,随后每小时给药 2~3mg/kg,直至手术结束[53,54]。局部使用利多卡因如 5% 的利多卡因贴剂或许有助于缓解切口疼痛,但由于不能渗透至深部组织,效果相对有限。

D. K. 只要足够清醒,而无误吸的风险就可以吞服药物,因此推荐其开始口服对乙酰氨基酚 1 000mg,每 8 小时服用 1 次。在术后评估患者肾功能之前应避免使用 NSAIDs。如果 D. K. 肌酐清除率>50ml/min,可以在需要时口服布洛芬 600mg,每 6 小时服用 1 次。入院前,D. K. 自述右腿向下射击样疼痛,但并未服用治疗神经痛的药物。如果术后腿部疼痛仍然存在,可以给予低剂量加巴喷丁 100mg,每日 3 次。当患者存在肾功能不全时,应调整加巴喷丁剂量。静脉注射利多卡因并非术后疼痛管理的一线选择,只有当多模式管理药物剂量已达到最大值但仍未获得理想的效果时才考虑采用。由于急性术后疼痛常在 1~2 周后才消失,D. K. 出院前应当开具一段时间的镇痛药物。

腰背痛

在美国,每年每 1 000 人中有 1.39 人罹患腰背痛(low back pain),其中 3.15% 的患者急诊就医。这些都是典型的家庭内伤痛[55]。据报道,腰背痛影响着约 70%~85% 成年人,在首次出现腰背痛 12 个月之后,45%~75% 的人疼痛仍然存在[56,57]。不区分基础病因的话,该病呈双峰分布,25~29 岁发病率为 2.58/(1 000 人·年),95~99 岁为 1.47/(1 000 人·年)[56]。焦虑、抑郁、躯体化症状、紧张和消极体相等心理因素与腰背痛的发生同样相关。慢性腰背痛患者情绪困扰和抑郁的发生率(25%)比急性腰背疼痛患者(2.9%)更高[58]。腰背痛的社会经济因素则包括对工作的不满、体力劳动、心理压力过大的工作、受教育程度较低和领取工伤赔偿保险[59]。举重、重复性动作、非中性躯体姿势(nonneutral body postures)、振动等生物力学和体力劳动因素都是背部疼痛的危险诱因[60]。慢性腰背痛往往还会造成工作场所的巨大财务负担。腰背痛造成的生产力损失每年约两千万美元,因疼痛而致残超过一年的患者极少能重返工作岗位[61]。

顾名思义,腰背痛影响腰骶脊及相关的肌肉和神经。该病表现多样,包括疼痛(骨骼肌,肌筋膜)、神经痛(放射痛)或中枢敏化[62]。在大约 85% 的病例中,并未发现病理

生理学因素[63]。脊椎的功能单位包括两个椎体、两个关节突关节、椎间盘,以及支持的韧带结构(图 55-5)。关节突关节组成两块椎体之间的连接。关节腔内侧是关节软骨和关节液。正如身体的其他承重关节一样,脊柱的关节腔也会由于正常活动逐渐变得更为狭窄、骨质肥厚以及软骨退化,从而发生骨关节炎(OA)。如果因为负重和体力劳动等工作原因导致脊柱的使用过多,则会加速软骨退行性变化。除了关节腔的退化,随着时间延长,椎间盘也会丢失其中的水分,变得干燥,降低其在椎体间的缓冲作用。椎间盘很脆弱,容易被撕裂或破坏,并可突入椎间孔内(见图 55-5)。如果椎体由于退化而发生位移,则可能发生腰椎滑脱。移动的椎体或脱出的椎间盘会压迫脊神经根或引起脊神经根刺激,从而引起根性神经病理性疼痛。这种情况有时也称为坐骨神经痛。椎体的移动也会导致神经出入脊髓的椎间孔缩小(脊柱狭窄,spinal stenosis)。如果椎体位移过大进入椎管,那么压力可能会作用于脊髓,可导致脊髓损伤,随后发生感觉或运动神经功能丧失(瘫痪,paralysis)。如果运动神经受到影响(如下肢肌肉无力、大小便失禁),则意味着出现"红旗"警告,提示有必要通过手术来保存机体功能。表 55-9[64]列出了其他需要立即药物或手术治疗的严重症状。有时腰背痛的程度远强于预期,其范围也广于影像学手段的预测,以上信号则是中枢敏化的征兆[62]。

肌筋膜痛在慢性腰背痛患者中非常常见。肌筋膜痛局限于特定区域或肌肉群,可以影响所有的年龄群体,且与很多其他疼痛疾病相关。它通常与称为"触发点"的肌肉硬结相关。触发点是指骨骼肌的一个易激惹的点,与肌肉明显的可触及的"绷紧带"相关。触发点假说认为它来源于运动终板过度释放乙酰胆碱,导致持续性的肌纤维挛缩所致。触发点的发生通常与肌群的过度使用或负荷过重有关(如重复性的工作)。此外,体位、长久的静止、情感压力(导致肌肉紧张)、营养缺乏(如维生素 B_1、B_6、B_{12}、D,铁,镁,锌)或是诸如甲状腺疾病等代谢性问题都与其相关。与静止姿势相关的低强度运动导致小的肌纤维持续激活,从而引起触发点的出现[65]。肌肉中布满疼痛受体,像前列腺素、缓激肽、氢离子、ATP、5-HT 和谷氨酸盐等损伤组织释放的物质均可激活疼痛受体。神经肽、P 物质、CGRP 同样被发现分布于疼痛受体末端,刺激炎性级联反应,导致外周敏化以及肌肉疼痛症状的发生。持续性的疼痛受体激活引起 P 物质及谷氨酸盐由突触前末端释放至背根神经节,激活突触后 AMPA 及 NMDA 受体,造成神经重塑(见图 55-3)。对乙酰氨基酚被认为是治疗骨骼肌痛的安全选择,虽然该药的作用机制尚未很好地被揭示,但该药有中枢镇痛作用。由于对乙酰氨基酚在外周不影响前列腺素的形成,因此缺乏典型的抗炎活性。因此,使用对乙酰氨基酚可避免与 NSAIDs 相关的胃肠道、肾及心血管毒性。NASIDs 药物是通过抑制环氧化酶(COX-1,COX-2)而发挥镇痛和抗炎活性。虽然部分患者可能对其中一种的反应比另一种好,但实际上所有该类药物活性相当。单独使用 NSAIDs 比联合使用肌松药物或是阿片类药物对急性腰背痛的效果更好。一项荟萃分析显示,NSAIDs 对不合并神经痛的腰背痛效果比安慰剂更好,但对于合并神经痛的腰背痛并不优于安慰

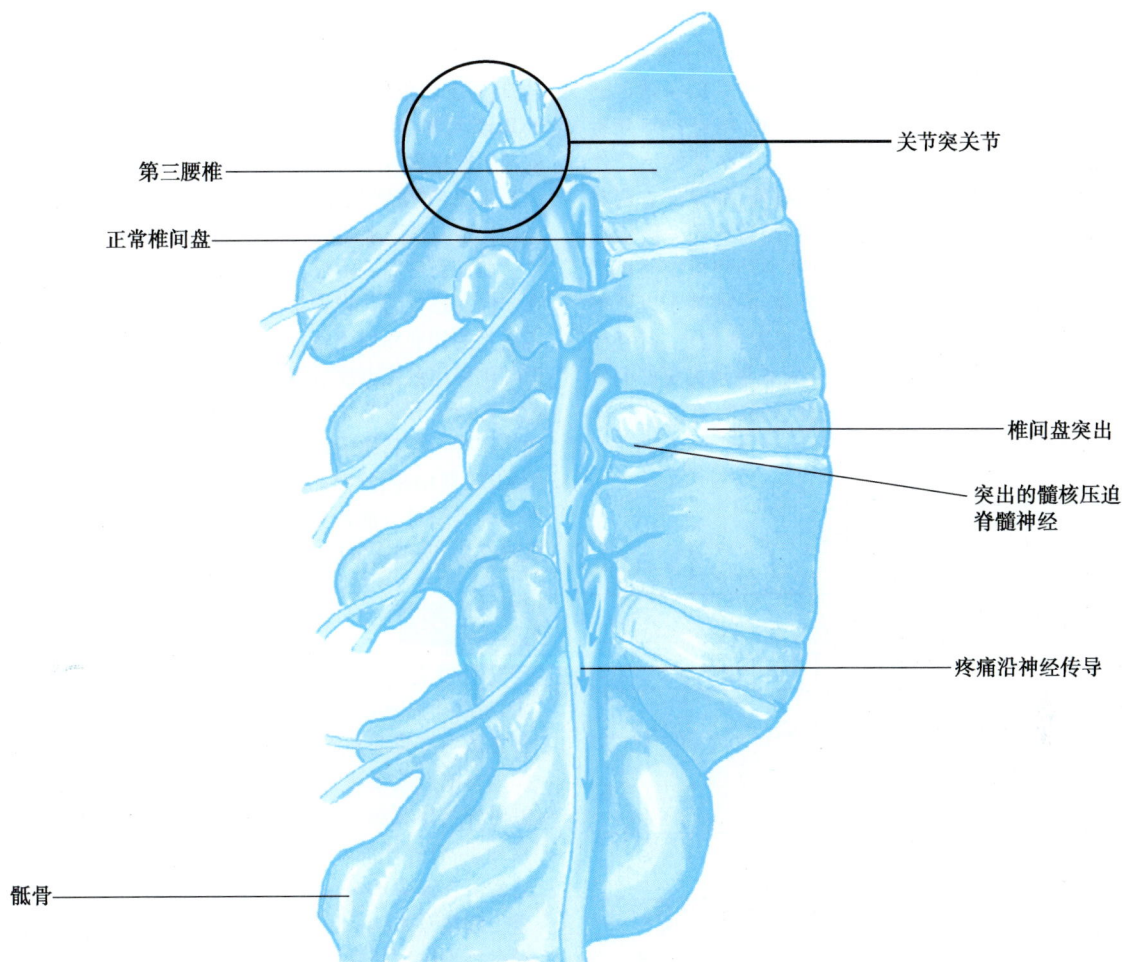

第三腰椎

正常椎间盘

关节突关节

椎间盘突出

突出的髓核压迫
脊髓神经

疼痛沿神经传导

骶骨

图 55-5　脊椎解剖及腰椎间盘突出

表 55-9

腰背痛提示潜在严重情况的"红旗"信号[64]

可能存在骨折	可能存在肿瘤或感染	可能存在马尾综合征
严重的创伤,如车祸或从高处跌落	年龄<20 或>50 岁	鞍区麻醉
较轻的创伤,老年人或潜在骨质疏松患者用力抬举重物	肿瘤史	近期发作的膀胱功能障碍(如尿潴留、尿频加重和充溢性尿失禁)
	全身症状(最近发烧、寒冷、难以解释的体重下降)	下肢严重或进展性神经功能缺损
	脊柱感染的危险因素:最近的细菌感染,静脉药物滥用,免疫抑制	预料之外的肛门括约肌松弛
	仰卧时疼痛加重	肛周/会阴感觉缺失
	严重的夜间疼痛	较重的运动障碍: 股四头肌(膝关节伸展障碍) 踝关节趾曲肌,足外翻肌,背曲肌(足下垂)

剂[66,67]。选择性 COX-2 抑制剂相比于传统的 NSAIDs 效果和耐受性更好[67]。目前塞来昔布是美国唯一可用的 COX-2 抑制剂。对乙酰氨基酚与 NSAIDs 也可联用于镇痛。

目前对于腰背痛的治疗有数个指南发表。Kose 等回顾了 13 个不同国家和 2 个国际委员会在 2000 年到 2008 年所发表的循证治疗指南[65]。表 55-10 总结了常见的治疗建议。所有的指南都推荐使用简单的镇痛药，如非处方药对乙酰氨基酚及 NSAIDs 作为急性和慢性腰背痛的一线治疗药物。尽管这些药物作用温和，但这两类药物短期使用都有良好的疗效。由于这些指南均已发表，一项基于以上研究的 meta 分析显示，对乙酰氨基酚与安慰剂相比，对脊柱疼痛或骨关节炎等慢性疼痛长期使用时未显示出更好的效果[68]。因此，当没有禁忌证时，应考虑 NSAIDs 作为治疗该类疼痛的一线用药。

表 55-10

腰背痛治疗的一般建议（摘要）

急性或亚急性疼痛
让患者放心，并非严重疾病
建议保持活动
必要时药物治疗
一线药物：对乙酰氨基酚
二线药物：NSAIDs
三线药物：肌肉松弛剂、阿片类、抗抑郁药或抗痉挛药作为联合镇痛药
不建议卧床休息
不建议监督锻炼计划
慢性疼痛
不鼓励使用替代治疗（超声、电疗法）
短期用药/手法治疗
监督运动疗法
认知行为疗法
多模式联合治疗

NSAIDs，非甾体抗炎药

大多数指南推荐将短期应用肌肉松弛剂或弱效阿片类药物作为治疗急性和慢性腰背痛的三线选择。尽管肌肉松弛剂使用普遍，但并没有证据表明它们对慢性腰背痛有效。环苯扎林（cyclobenzaprine）、替扎尼定（tizanidine）及如地西泮（diazepam）在内的苯二氮䓬类药物短期应用（<2 周）显示出中等疗效，但与之相关的不良反应的发生率高于安慰剂[69]。弱效阿片类药物短期应用（<4 周）同样显示出中等疗效[70,71]。有几项研究显示，大多数短效及长效阿片类药物均有一定疗效，但对患者长期的功能改善或返回工作岗位并无帮助[71-74]。

一些指南包括来自美国疼痛学会（American Pain Socie-

ty，APS）的指南，推荐使用抗抑郁药物或抗痉挛药物治疗神经病理性疼痛症状[70]。抗抑郁药物，确切地说是 TCAs，与安慰剂相比显示出中等镇痛作用，但对于急性腰背痛效果不佳，且对于功能恢复并无帮助[67,68,75,76]。度洛西汀是一种 SNRI 类药物，对腰背痛的治疗效果良好，安全性较高[77]。目前关于抗痉挛药托吡酯或加巴喷丁治疗腰背痛的研究较少。一般来说，抗痉挛药被认为有助于神经痛的治疗（如外周神经病），但对伴随神经根疾病的腰背痛效果不佳[78-80]。

肌筋膜疼痛的治疗旨在纠正患者包括人体工程学因素在内的易患行为。物理康复对患者同样重要，应当教导患者适当的伸展和加强运动，以及姿势的支持和稳定。有些医师则采用触发点注射进行治疗。而干针、盐水注射、局麻药注射或肉毒毒素注射等对肌筋膜疼痛显示出相同的疗效。还有一些其他治疗方式可用，但均无证据支持。而像 NSAIDs、肌松药、抗抑郁药、抗痉挛药、阿片类等常规的治疗方法则可能对个别患者有帮助。维生素 D 缺乏与慢性骨骼肌痛有关，但仍有争议[81,82]。

案例 55-3

问题 1：J. P.，男，48 岁，腰背及下肢痛。数年慢性背痛史，近几个月逐渐加重。自述疼痛为酸痛，局限于腰骶部并放射至臀部和髋部。同时伴有右下肢直到足趾的烧灼样痛。数字评分法分级为 7 级（共 10 级）。情况较好时评级为 5 级。近期因从事一些园艺工作后疼痛急性加重，自述评级可达到 10 级，并由于疼痛而卧床 2 日。通常可在家中从事一些家务活动，但活动可导致疼痛加重。睡眠较差（4~5 小时/晚），由于害怕导致疼痛加重，很少外出进行社交活动。由于疼痛放弃了曾经爱好的高尔夫及垒球运动。每日吸烟 2 包，每周饮啤酒 6 瓶。以前是水管工，但今年早些时候因为健康问题而被迫辞职。否认下肢无力及大小便失禁。除了休息、使用妹妹给他的对乙酰氨基酚/可待因外，没有其他可使疼痛缓解的方式。既往病史包括高血压、高脂血症、抑郁、病态肥胖。现在使用赖诺普利控制高血压，辛伐他汀以控制高脂血症，小剂量阿司匹林，以及对乙酰氨基酚/可待因。同时他还使用了布洛芬（200mg/片）及对乙酰氨基酚（500mg/片），每次 3 片，每日 4 次，疼痛缓解不明显。查体发现，触诊腰椎旁肌肉可引起疼痛，有几个触发点，L4 到 L5 水平明显压痛。反射正常，下肢肌力正常。查体无其他明显阳性发现。无实验室检查及影像学结果。自述血压波动 150/80mmHg 左右，脉搏 75 次/min 左右。请问对于 J. P 的疼痛评估有什么相关临床发现（或是阴性发现），你认为他的疼痛的特点是什么？

由于腰背痛的多因素性质，其表现及评估可能非常复杂。卫生保健政策研究机构（Agency for Health Care Policy and Research）将急性腰背痛定义为："由于腰背症状或腰背部相关的下肢症状所导致的活动不耐受，持续时间短于 3 个月"[64]。J. P. 的急性加重的症状符合该定义。当 J. P. 腰背痛急性加重时，数字评分法是一种准确的评估工具（见表 55-2 和图 55-4）。评级为 10 级时意味着严重的急性疼痛。临床医师应同时考虑患者的生命体征，这些指标或许会因为其急性疼痛而升高。如果一名患者无法进行交流（如使用呼吸机），那么生命体征的变化可能是其不适的唯一提示。

J.P. 慢性腰背痛的评估很大程度上依赖于他所提供的病史。因为除了查体发现或影像学结果之外，没有客观证据可用于评估。J.P. 将自己的慢性疼痛定级为 7 级。虽然数字评分法对于慢性疼痛确实有效，但由于它只能给出整个疼痛过程中的一个片段的"快照"，所以其适用性有限。一些多维度的评估工具，如简明疼痛量表或是 McGill 量表，则是更有效的慢性疼痛评估工具（见表 55-2）[18,19]。慢性疼痛可影响体力活动、睡眠、饮食和社交活动。J.P. 提到他的疼痛会因体力活动而加重。并且因为疼痛而睡眠较差，体力活动及社交都受到限制。所有这些因素都与患者的疼痛经历有关，都应当加以考虑（见图 55-1）。慢性疼痛的评估不仅更复杂，而且涉及内容也更广泛。因为患者对疼痛的认知及反应是变化多端的。每个患者都有自己的疼痛经历。心理学评估是必不可少的，可以发现合并症，如抑郁、焦虑或任何虐待史（身体虐待、言语虐待、性虐待）或曾经的创伤史，并对患者的应对能力进行评估。J.P. 被诊断为抑郁且目前并未进行药物治疗。询问他的精神和文化价值观可能会有帮助，因为这些也许可以为其拟定治疗计划提供特殊的机会（或障碍）。

如果考虑使用阿片类药物，许多医师建议使用物质滥用筛查工具，如疼痛患者阿片类药物筛查与评估表（Screener and Opioid Assessment of Patients with Pain, SOAPP）、阿片类药物风险工具（Opioid Risk Tool, ORT）或诊断、难治性、风险、疗效（Diagnosis, Intractability, Risk, Efficacy, DIRE）评分[83]。J.P. 有饮酒史和吸烟史，并且服用对乙酰氨基酚/可待因。这些因素表明需要使用筛查工具对其阿片类药物滥用的风险进行评估。

J.P. 的慢性疼痛已经持续了很多年且逐渐恶化。基于他的病史及目前的体格检查，他似乎是机械性的肌肉骨骼痛。他曾是一名水管工，长期弯腰和举重物，这些都是关节突关节炎的危险因素。他所描述的局限性酸痛是关节炎的典型表现，而位于他脊柱-髋结合部（骶髂关节）或关节突关节（小面关节）处的疼痛则是腰骶部疼痛的最常见位置。L4 到 L5 水平局部触痛，最符合关节突疾病。他还有从后背到臀部的肌肉压痛，这十分常见，主要是机体为了适应脊椎结构功能的异常而引起的。肌肉疼痛可能会放射至背中部或臀部，但不会传播到膝部以下。J.P. 没有放射至膝盖以下的疼痛，也无运动异常既往史或提示"红旗"信号的合并症（见表 55-9）。他的体格检查显示 L5 区（由单个脊神经根支配的皮肤区域）有神经根痛。与肌肉疼痛不同，神经根痛从脊椎经膝盖传至下肢远端。J.P. 描述了从脊椎到右腿再到脚趾的烧灼样剧痛，这些是神经性疼痛的特征。J.P. 似乎同时有肌肉骨骼/肌筋膜和神经性疼痛。这种混杂的情况在背痛中很常见，并且增加了诊断和治疗计划的复杂性。

案例 55-3,问题 2：什么合并症会影响 J.P. 的症状及其疼痛评估？

J.P. 同时被诊断危抑郁，这在慢性疼痛患者中相当常见。慢性疼痛患者的抑郁发病率大约是普通人群的 2～3 倍[84]。抑郁在疼痛患者中认知度较低。很多时候医师重视对疼痛病因的检查却忽略了疼痛的心理因素。慢性疼痛患者出现抑郁的相关因素包括女性、年龄较小、较低的社会经济地位、未婚、高加索人群、疼痛程度较重[85]。事实上，疼痛的加重会导致抑郁症状加重、就医次数增多和健康花费增加[86]。抑郁患者 NE 和 5-HT 相对缺乏会导致下行传导通路的疼痛阻断功能失效。其结果是 J.P 感受到更严重的疼痛并且对疼痛及其他应激源出现更明显的情绪反应。抑郁也可能会是他失眠及社交活动减少的原因。通过多维的疼痛评估工具可以发现未经治疗的抑郁。经过诊断和治疗，他的抑郁症状也会伴随疼痛的改善而缓解。其他常见于慢性疼痛患者的精神性合并症包括焦虑、人格障碍和药物滥用。

J.P. 同时患有高血压，虽然不会直接引起疼痛，但疼痛急性加重可导致血压及脉搏的升高。血压升高可能引起卒中的发生率增加。高血压也是制订治疗计划时需考虑的因素。他目前正在服用布洛芬止痛，而液体潴留、肾功能损害、降低高血压治疗药物（如 J.P. 服用的赖诺普利）的疗效都是 NSAIDs 的常见不良反应。在疼痛的介入性治疗过程中可能会使用皮质类固醇类药物，也可导致血压升高。

案例 55-3,问题 3：如何根据目前的腰背痛治疗指南为 J.P. 制订药物治疗计划？

对乙酰氨基酚是治疗腰背痛的一线药物。J.P. 已经使用了高达每日 6 000mg 的对乙酰氨基酚，超过指南所推荐的最大剂量（4 000mg）。他同时还服用了从妹妹处获得的对乙酰氨基酚/可待因，因此他存在大剂量对乙酰氨基酚所致肝毒性的风险。此外，对乙酰氨基酚对他的病情帮助并不大，因此应当停用。J.P. 同时还在使用指南推荐的二线药物布洛芬。但他每日服用布洛芬 2 400mg 却并未缓解病情。他的疼痛不大可能通过增加药物剂量而改善，但可能因为转用另一种不同化学结构的 NSAIDs 而起效。萘普生（naproxen）是一种廉价的非处方药。他没有肌肉痉挛，因此没有指征使用肌肉松弛剂，而后者也不推荐用于慢性腰背痛。因为他患有神经根痛（radicular pain），所以试用加巴喷丁或许有效。J.P. 一直服用含有可待因的制剂并认为有帮助，但是阿片类药物不推荐用于疼痛的长期管理，且长期使用阿片类药物并未显示实质的好处。应鼓励他减少或停止使用阿片类药物。Chang 等推荐将 TCAs 用于 NSAIDs 和对乙酰氨基酚治疗失败的患者[87]。这也可能有助于他的慢性失眠，但是镇痛剂量（通常小于 100mg）可能不足以产生真正的抗抑郁作用。选择性 5-HT 再摄取抑制剂（selective serotonin reuptake inhibitors, SSRIs）可用于抑郁，但几乎没有独立的镇痛作用。然而，如果抑郁有所改善，我们也许可以预期疼痛会有相应的改善。由于 SSRIs 比 TCAs 耐受性更好，且 TCAs 在长期应用中没有表现出功能的改善，因此 J.P. 应该使用 SSRI 类药物如西酞普兰

(citalopram)。SNRIs 也可能是一个有效且耐受性良好的选择，可以同时治疗他的抑郁及疼痛。

> **案例 55-3,问题 4**：J. P. 服用两种不同的肌松药物用于其腰背痛的治疗。但他认为两种药物均效果不佳，体格检查时无肌肉痉挛但存在触发点。对于接下来的药物使用你有什么建议？尝试改换治疗药物对于 J. P. 是否恰当？

肌松药通常用于治疗慢性肌肉骨骼疼痛。这类药物被推荐短期使用治疗急性腰背痛(疗效均相当)[69]。Chou 等一项系统评价对比了肌松药的疗效和安全性[70]。虽然认为证据质量相当，但他们的结论是，对于治疗肌肉骨骼疼痛，替扎尼定、邻甲苯海明、卡立普多及环苯扎宁比安慰剂更有效；而没有足够的证据确定美他沙酮、美索巴莫、氯唑沙宗、巴氯芬、丹曲林是否优于安慰剂。目前，指南不推荐长期使用肌松药治疗肌肉骨骼疼痛。一项小样本研究显示替扎尼定可以改善肌筋膜痛，但尚无数据支持继续使用卡立普多或环苯扎宁[88]。这些药物化学成分各不相同，但它们均作用于中枢神经系统，要么在大脑，要么在脊髓。它们被归类为解痉药或抗痉挛药。解痉药是苯二氮䓬类(如地西泮)或非苯二氮䓬类(如环苯扎林)，用于外周肌肉骨骼疾病相关的肌肉疼痛和痉挛。抗痉挛药(如替扎尼定和巴氯芬)(表 55-11)可减轻上运动神经元疾病(如多发性硬化)相关的痉挛。由于 J. P 在之前肌松药试验中未获改善，所以换用另一种肌松药不太可能改善他的症状，不过替扎尼定已显示出了一些希望。

> **案例 55-3,问题 5**：J. P. 3 个月后复诊时腰背痛轻度改善。睡眠有所改善(每夜 6 小时)。他尝试进行了一些物理治疗，虽然不经常。服用西酞普兰每日 20mg 治疗抑郁，自觉情绪改善。服用萘普生 500mg，每日 3 次，加巴喷丁 300mg，每日 3 次。但疼痛都没有充分缓解。另有医师给他开了羟考酮(Oxycodone)5mg/对乙酰氨基酚 325mg 的处方，按需要每 6 小时服用 1~2 片。J. P. 每 6 小时按时服用两片。虽然这有助于他疼痛的缓解(改善 30%，且加用阿片类药物使他可以从事一些手工活)，但仅能维持 3~4 小时，在服用下次剂量前仍存在 2~3 小时的疼痛。他自述该种药物可导致较严重的恶心。他听说一种"疼痛贴"，想知道是否可以作为他的一种治疗选择。

J. P. 服用羟考酮/对乙酰氨基酚后症状有 30%的缓解，这对于任何一种镇痛药都算疗效良好，但缓解时间很短，并且每次服药后都感到恶心。他希望使用疼痛贴剂。你有何建议优化他的镇痛疗法？疼痛贴剂是一种好的选择吗？

表 55-11

口服肌松药

药物	剂量	不良反应	监测/注意事项
解痉药			
环苯扎林	5mg tid,滴定至 10mg tid	口干,便秘,尿潴留,困倦,困惑,视力模糊	缓控释制剂同样有效
美他沙酮	300mg tid~qid	GI 紊乱,恶心,呕吐,头晕,头痛,困倦,溶血性贫血,白细胞减少,黄疸	禁用于贫血,肝损伤,肾损伤 监测肝功能,CBC
美索巴莫	1 500mg tid 或 1 000mg qid	瘙痒,皮疹,消化不良,恶心,呕吐,头晕,头痛,眼球震颤,困倦,眩晕,视力模糊,心律失常,低血压,白细胞减少,尿液变色	监测心率,血压
邻甲苯海拉明	100mg bid	晕厥,恶心,呕吐,口干,头晕,视力模糊,心悸	监测 CBC,肝功能
氯唑沙宗	500~750mg tid~qid	头重脚轻,头晕,眩晕,心神不安,肝毒性	监测肝功能
卡立普多	250~350mg tid,睡前	头晕,头痛,眩晕,呼吸抑制	监测无力,头晕,困惑,误用或滥用
抗痉挛药			
替扎尼定	4mg tid,滴定至最大 12mg tid	低血压,眩晕,肌无力	监测血压,肝功能
巴氯芬	10mg tid,滴定至最大 20mg qid	眩晕,肌无力,共济失调	
地西泮	2mg tid,滴定至最大 10mg tid	呼吸抑制,眩晕,握物无力	监测镇静,呼吸,误用或滥用 躯体依赖风险

Bid,每日 2 次;CBC,全血细胞计数;GI,胃肠道;qid,每日 4 次;tid,每日 3 次

虽然阿片类药物不推荐用于慢性腰背痛，J.P. 已经注意到疼痛和功能的改善[89]。因此，考虑继续服用他的符合止痛药是合理的。对于不能耐受或不能口服固体制剂（如片剂或胶囊剂）的患者，有几种镇痛药可供选择。使用鼻饲管的患者及颌面部手术的患者常常会使用其他剂型，如口服液体、局部给药或经皮制剂（表 55-12）。J.P. 要求使用疼痛贴剂，可能是指一种芬太尼透皮制剂或丁丙诺啡贴剂。这两种贴剂可以提供长效释药途径，但往往不具有成本效益。因此，疼痛贴剂并不是 J.P. 最好的选择。由于他可以使用口服药物，转换为可提供更持久作用时间的口服阿片类药物才是最合理的选择。当考虑调换 J.P. 的药物时，重要的是要考虑药物剂型及其可获得性、给药途径、药物相互作用、不良反应和费用。他目前服用的羟考酮/对乙酰氨基酚制剂不能提供足够时间的镇痛作用。他或许需要使用缓释/长效（ER/LA）阿片以达到持续的镇痛效果。有许多ER/LA 阿片制剂可供选择，包括吗啡（片剂，胶囊剂）、羟考酮（片剂）、氢吗啡酮（片剂）、美沙酮（片剂）、羟吗啡酮（片剂）、氢考酮（胶囊剂、片剂）、丁丙诺啡（贴剂、颊膜）和芬太尼（贴剂）。这些药物有的是采用遏制药物滥用技术制成的。由于患者 J.P. 可以从羟考酮/对乙酰氨基酚获得很好的疼痛缓解，所以将药物换为羟考酮缓释制剂似乎是最合适的选择。J.P 现在每日服用 8 片 5mg 羟考酮（每日共40mg），可以直接换为长效羟考酮 20mg，每日服用 2 次（关于阿片类药物转换的更多信息请参考案例 55-7，问题 5）。如果他服用该剂量的羟考酮继续出现恶心症状，那么他可能需要换用另一种阿片类药物，或采用非口服给药途径、止吐药或非阿片类镇痛药。

J.P. 已使用了包括 NSAIDs、抗痉挛药物、抗抑郁药物、阿片类药物在内的多种镇痛药物。这些药物在疼痛传导通路的多个位点起作用（见图 55-2），提供叠加的镇痛作用[90,91]。但是，多模式治疗也带来附加的不良反应和可能的药物相互作用的风险。例如，抗痉挛药物和阿片可导致附加的镇静作用。药物治疗的任何改变都必须考虑镇痛和不良反应之间的平衡。他还服用赖诺普利，同时使用NSAIDs 和血管紧张素转化酶（angiotensin-converting enzyme，ACE）抑制剂或血管紧张素受体拮抗剂，可能导致高钾血症或急性肾血流量下降。非乙酰化的水杨酸盐，如水杨酸盐或二氟尼柳可提供镇痛而不良反应和药物相互作用的风险较低。它们对前列腺素合成的影响很小。

案例 55-3，问题 6： J.P. 6 个月后复诊，看了疼痛专科医生及心理医生。他现在服用加巴喷丁 1 200mg，每日 3 次，美洛昔康（meloxicam）7.5mg，每日 1 次；阿米替林（amitriptyline）25mg，每晚睡前服用；缓释羟考酮 20mg，每日 2 次。请问如何对 J.P. 的治疗进行监测？

医师必须对 J.P. 治疗计划的积极方面和消极方面进行评估。他是否达到了预期治疗目标？他的睡眠是否改善？是否有了更多的体力活动？是否能更合理地应对压力？疼痛是否得到缓解？有几种监测工具可以用于常规记录长期治疗的进展，常用的是治疗监测"5A"：镇痛（analge-

sia）、日常活动（activities of daily living）、不良反应（adverse effects）、情感（affect）、潜在的药物相关行为异常（potential aberrant drug-related behavior）[92]。

表 55-12

供不能使用固体口服剂型的患者使用的镇痛药

口服液体制剂
对乙酰氨基酚（酏剂，液体制剂，溶液剂，混悬剂，糖浆剂）
布洛芬（混悬剂）
萘普生（混悬剂）
加巴喷丁（溶液剂）
卡马西平（混悬剂）
奥卡西平（混悬剂）
去甲替林（溶液剂）
羟考酮（溶液剂）
氢可酮/对乙酰氨基酚（酏剂，溶液剂）
吗啡（溶液剂）
美沙酮（溶液剂）
其他口服制剂
拉莫三嗪（崩解片）
芬太尼（黏膜锭剂，口腔含片，颊黏膜贴膜，舌下含片）
丁丙诺啡（舌下含片，颊黏膜贴膜）
直肠栓剂
对乙酰氨基酚
吲哚美辛
氢吗啡酮
吗啡
局部制剂
双氯芬酸（凝胶）
辣椒碱（霜剂）
局部麻醉药（软膏剂，凝胶剂，霜剂）
水杨酸盐类（凝胶，霜剂）
透皮贴剂
双氯芬酸
利多卡因
辣椒素
甲基水杨酸
芬太尼
丁丙诺啡

除了监测疗效，评估药物不良反应是至关重要的。加巴喷丁可能导致镇静、头晕、水肿以及短期记忆、注意力和找词能力等方面的认知障碍。美洛昔康作为一种 NSAIDs 可导致胃肠道（GI）不适或溃疡，所以应当建议他注意是否有黑便、黏液便、柏油便等任何内出血的迹象。由于 NSAIDs 对血小板的抑制，他可能更容易出现瘀斑和出血。同时，应定期检测血清肌酐和钾以及时发现 NSAIDs 诱导的肾毒性。因为他过去血压一直在升高，所以也应该对他的血压进行定期监测。羟考酮可导致便秘、镇静、口干、尿潴留等不良反应。如果他经常使用阿片类药物，那么应该建议他同时使用粪便软化剂、渗透性泻药或促进肠道运动的药物。此外，如果他长期使用阿片类药物，可能需要定期监测他的睾酮水平和骨密度，以避免与长期使用阿片类相关的性腺功能减退和骨质疏松症。阿米替林可导致附加镇静、便秘或尿潴留。他不太可能有直立性低血压问题，但这一不良反应在老年患者中很常见。

案例 55-3，问题 7：请问什么样的非药物治疗可能对 J. P. 的疼痛有效？

Koes 等发现，大多数指南都推荐有指导的适当运动、认知行为疗法和短期的药物治疗[65]。APS 推荐将硬膜外注射类固醇药物用于长期持续性神经根性腰背痛患者，也可考虑手术治疗。由于 J. P. 有放射至下肢的疼痛且已经试用过一线药物，所以他可以尝试硬膜外注射类固醇药物。虽然该种方法最多只能提供暂时的缓解，但可能为他提供足够的缓解以参加更多的物理康复治疗。研究结果显示注射治疗和手术的效果参差不一，所以 J. P. 必须自己参与决策的制定过程[93]。

过去曾建议急性腰背痛患者卧床休息，现在则建议患者保持体力活动。与卧床休息相比，后者在 3~4 周内更有助于疼痛的缓解和机体功能的恢复[94]。慢性腰背痛患者也不建议卧床休息。J. P. 体力活动受到较多限制且健康状况不佳，活动受限会导致肌肉疼痛加剧。物理康复治疗是疼痛管理中的关键组成部分，更确切地说是监督指导下的锻炼方案。不同锻炼方式的获益并无区别，所以 J. P. 及他的治疗师可以根据他的爱好和需要来制订计划。物理康复疗法还包括拉伸和强化运动，但应作为综合锻炼治疗计划的一部分，否则无法产生疗效。也可以采用其他物理疗法如使用冷敷包来减轻损伤急性期的炎症刺激以及热疗来放松肌肉。脊柱推拿和佩戴束腰同样显示出一定疗效，但其他疗法如按摩、超声、牵引、注射、针灸或增高鞋垫的效果却并不确切[70]。J. P. 也许会说，他在开始锻炼后感到更加疼痛，这是由于他的肌肉得到了恢复的缘故。应当鼓励并告知他：他目前的运动量符合他的需求，或许会使他感到疼痛，但不会对他造成伤害。他也应当学会如何安排自己的活动，这样就不会像过去那样在院子里做太多的工作。

认知行为疗法（cognitive behavioral therapy，CBT）及情绪减压（mindfulness-based stress reduction，MBSR）对改善腰背痛及功能障碍有一定的效果[95]。心理健康保健同样是疼痛多学科治疗的一部分。CBT 主要是针对患者对疼痛的

认知和预期、情绪聚焦、小题大做、负面思考及对糟糕问题的应对能力差。MBSR 主要侧重于提高对即时体验（包括身体不适和困难情绪）的意识和接受程度。在 J. P. 的抑郁得以解决之后，他可以跟随治疗师学习应对技巧以及如何使用自我调节来管理压力。

神经病理性疼痛及带状疱疹后遗神经痛

疼痛可能是受中枢或外周介导的。感觉性周围神经病通常涉及外周神经损伤或损害导致，如带状疱疹后遗神经痛（postherpetic neuralgia，PHN），它影响脊神经皮节。疼痛通常相当局限，可为区域性或沿着相关皮节分布。中枢性疼痛综合征则是由于中枢神经系统损伤或中枢神经对疼痛的处理过程发生改变所致，常伴随神经可塑性的改变。中枢性疼痛的受累范围更大，包括卒中后可能出现的单侧从头到脚的疼痛。

每年有 50 万美国人罹患带状疱疹，其中大约 20% 可出现带状疱疹后遗神经痛[96,97]。近几年，一些国际组织提出了关于治疗神经病理性疼痛的循证指南[20]。大多数研究都是在 PHN 和糖尿病周围神经病变（diabetic peripheral neuropathy，DPN）患者中进行的，这是神经病理性疼痛最常见的类型。某些类型的神经病理性疼痛（如脊髓损伤、人类免疫缺陷病毒所致的神经病变）药物治疗的效果极差。最新研究显示，神经病理性疼痛通过药物治疗仅能获得部分缓解。这些药物的剂量、不良反应与监测参见表 55-8。

治疗神经病理性疼痛的一线药物包括 SNRI 类抗抑郁药如 TCA 类、文拉法辛、度洛西丁。这些抗抑郁药物对即使不伴有抑郁的患者也表现出良好的疗效。TCA 类药物价格便宜，每日只需服用 1 次，但该类药物却可以由于其抗胆碱能活性出现口干、便秘等很多患者难以耐受的不良反应。二胺类抗抑郁类药物，如去甲替林（nortriptyline），比它的母体化合物阿米替林抗胆碱能活性较弱，不良反应较少，但疗效相当。TCA 类药物可导致老年患者发生直立性低血压、尿潴留，大剂量时可引起心律失常。文拉法辛对特定类型的周围神经病理性疼痛具有疗效。低剂量时它仅作为 SSRI 发挥抗抑郁作用，因此其剂量需要每周增加 37.5mg 至 75mg，最终滴定至目标剂量每日 200mg。在该剂量下文拉法辛可以表现出 SNRI 的活性。然而，更高的剂量（> 225mg/d）引起的 NE 活性增加可能导致血压和心率的升高，可能导致患者中断治疗。度洛西丁 60~120mg，每日 1 次，治疗神经痛有效[98]。而且度洛西丁不会影响心律、血压、脉率，最常见的不良反应是起始用药时的恶心和出汗。度洛西丁的剂量应经过至少 2 周时间的滴定，以减少其恶心不良反应。度洛西丁禁用于患有肝脏疾病或饮酒的患者，因为曾有服用该药导致肝功能衰竭的报告[99]。

与电压门控钙离子通道结合的抗惊厥药是治疗与 C 类神经纤维相关的神经病理性疼痛（如 DPN 和 PHN）、痛觉超敏、非疼痛性感觉异常（不正常的感觉）的一线治疗药物。它可以通过阻止谷氨酰胺的释放并阻断谷氨酰胺受体

而降低中枢敏感性。加巴喷丁和普瑞巴林（加巴喷丁类似物），都是电压门控钙离子通道阻滞药，被 FDA 批准用于包括 PHN 和 DPN 在内的神经病理性疼痛[100-102]。这些药物每日需要服用 2~3 次，可能引起头晕、嗜睡、外周水肿、认知异常等不良反应。通常通过缓慢滴定以避免其嗜睡不良反应，但这些共同的不良反应在老年患者中可能很显著。虽然这些药物相互作用较少，但由于大部分通过肾脏清除，所以肾功能异常时应减量。

像卡马西平、奥卡西平、拉莫三嗪等抗惊厥药主要阻断钠离子通道，对由 Aδ 类神经纤维介导的疼痛，例如具有锐痛、枪击痛性质的三叉神经痛，有良好的疗效。卡马西平是一种老药，使用过程中可能出现血液异常、肝炎、抗利尿激素分泌异常综合征（syndrome of inappropriate antidiuretic hormone，SIADH）导致的低钠血症，因此需要常规监测全血细胞计数（CBC）、转氨酶、血清钠水平。它同时也是细胞色素 P450 酶的诱导剂，有许多药物会与卡马西平产生药物相互作用。奥卡西平与卡马西平不同，不形成 10,11-环氧化物代谢中间体，因此药物相互作用明显更少，不需要监测 CBC、转氨酶。但它可能导致 SIADH 和低钠血症，尤其是在用药的最初 3 个月，在此期间应监测血清钠离子水平，此后也应定期监测。除丙戊酸外，拉莫三嗪不会与其他药物产生相互作用，因此不需要进行实验室监测。当其剂量增加过快时，则可能引起剥脱性皮疹（Stevens-Johnson 综合征）。新型药物拉科酰胺对 DPN 显示出一定的疗效，但并未被 FDA 批准用于此种疼痛。

局部药物如局部麻醉药或辣椒素对治疗如 PHN 类的局部神经病性疼痛有良好的疗效。5% 利多卡因贴剂被 FDA 批准用于 PHN 的治疗，对痛觉超敏特别有效，耐受性较好，使用方便，可以被裁剪各种需要的形状，渗入皮肤的局部麻醉药极少，因而没有全身毒性。还有其他多种利多卡因外用制剂（软膏剂或霜剂），但多数药物难以渗入皮肤到达受影响的神经末梢。辣椒素耗竭外周 P 物质并下调瞬时受体电位香草酸 1（TRPV1）受体。由于辣椒素提取于辣椒，在 P 物质耗竭前可引起剧烈的烧灼痛，许多患者难以忍受每日需要多次使用乳膏剂以达到耗竭 P 物质的目的。有几种不同浓度的辣椒素乳膏剂可供选择。FDA 现在批准一种 8% 辣椒素贴剂供医疗机构使用。在局部麻醉下使用此贴剂 1 小时，每 3 个月可以再使用 1 次[103]。

阿片类镇痛药在治疗神经病理性疼痛方面显示出中等程度的疗效，但由于具有潜在的长期效应，如痛觉过敏、耐受性、免疫抑制以及伴骨质疏松症性腺功能减退，通常不作为一线治疗[20]。曲马多和他喷他多是非典型阿片类药物，同时具有阿片类药物活性和 SNRI 类药物活性，已被证明对多种神经病理性疼痛有效。它们的不良反应也类似于阿片类药物和 SNRI 类药物，包括便秘、镇静，可能还有癫痫发作等，这些都是剂量限制性反应[20,104]。

系统综述和 Meta 分析显示，所有的一线药物和大多数二线药物效果相当，安全性没有显著差异[20]。

有一些数据显示，联合使用镇痛药，如阿片类药物和加巴喷丁类药物，或 TCA 和加巴喷丁类药物，疗效优于单独使用其中任何一种药物[90,91]。多药联合治疗会提供附加

镇痛效果。因为不同的药物是通过阻断疼痛信号通路的不同部位起作用。通过多药联合治疗，减少单药剂量可减少药物不良反应。但多药联合治疗会增加药物治疗方案的复杂性，导致降低依从性或引起患者的混乱，尤其是对于老年患者。

带状疱疹后遗神经痛

案例 55-4

问题 1：K.J.，男，73 岁，霍奇金淋巴瘤（Hodgkin lymphoma）病史。经化疗和放疗后获得缓解。由于化疗期间感染带状疱疹病毒导致 PHN。两年前，在第一个化疗周期后出现带状疱疹。病变位于脐以下的右下腹绕到腰背部及臀部的 10~15cm 宽的带状区域。静息时疼痛分级可达到数字疼痛评分（共 10 级）的 1~2 级，严重时则可到 7~8 级。轻触、震动（如乘车时）或带状疱疹处的衣物摩擦都会加重疼痛。他身上有两处部位疼痛尤为严重，分别位于背部右下侧和右下腹。自述疼痛为烧灼痛。局部使用亲水性软膏剂对他有轻微缓解作用。繁忙时，有时会注意不到自己的疼痛。由于疼痛，他一直睡眠不佳。既往史包括：霍奇金淋巴瘤缓解期、腰背痛、良性前列腺增生（benign prostatic hypertrophy，BPH）。他目前在服用阿昔洛韦（acyclovir）每日 400mg；睡眠不佳时睡前服用阿普唑仑（alprazolam）0.25mg；必要时多库酯类（docusate）100mg，每日 2 次用于缓解便秘；复合维生素每日 1 次；坦索罗辛（tamsulosin）0.4mg，睡前服；唑吡坦（zolpidem）5mg，睡前服。K.J. 已婚，否认吸烟饮酒及药物滥用史。体格检查发现从右下腹至背部有瘢痕形成，余无特殊。实验室检查结果及生命体征如下：

血清肌酐：1.2mg/dl
电解质：正常
血压：137/80mmHg
心率：77 次/min
体重：80kg
请问 K.J. 所表现的哪些症状与神经病理性疼痛和 PHN 一致？

K.J. 已经过了带状疱疹疼痛的急性期，现在注意到疼痛性质为烧灼样痛，主要位于皮损已恢复的区域。这是 PHN 的典型表现。其他有助于确定为神经性疼痛的症状即轻触或衣服摩擦时疼痛加重（触摸痛）。这种疼痛定位局限，无带状疱疹受累皮节之外的放射痛。像带状疱疹这样的机会性感染在诸如 K.J. 这样接受化疗的免疫功能低下的患者非常常见。

案例 55-4，问题 2：哪种药物最适合治疗 K.J. 的 PHN 性疼痛？为 K.J. 选择药物时需要考虑哪些因素？

带状疱疹后遗神经痛的治疗

美国神经病学学会（American Academy of Neurology，

AAN)2004 年发布了 PHN 治疗指南。从那之后有更多相关的论文发表，但对于治疗神经性疼痛方式并无太多进展。AAN 指南表明 TCA 类（阿米替林、去甲替林、地昔帕明）、加巴喷丁、普瑞巴林、阿片类药物、局部利多卡因贴剂有效，推荐用于 PHN 的治疗[105]。国际疼痛研究联合协会（International Association for the Study of Pain）也发表了关于神经病性疼痛治疗的相关指南[20]。

理想的治疗是，患者应该获得最大的疗效而不良反应的风险最低。K.J. 外周疼痛范围局限，属于典型的 PHN，所以选择利多卡因贴剂作为一线治疗是合理的，但由于他的疼痛范围包括从腹部到背部的 10~12cm 的带状区域，面积相当大，因此他每日应使用至少两片贴剂以覆盖疼痛部位，这并未超过利多卡因贴剂每日 3 贴的最大推荐剂量，并且可有效避免衣服对疼痛部位的摩擦。另一种选择是局部辣椒素制剂（贴剂或乳膏剂）。辣椒素乳膏剂是非处方药，价格比利多卡因贴剂便宜，保险公司常要求患者在使用昂贵的利多卡因贴之前先试用辣椒素制剂。但不幸的是很多患者难以耐受它在使用时带来的烧灼痛。

另一种一线药物选择是 TCA 类药物，这可能改善他的睡眠。但是他患有 BPH，TCA 的抗胆碱作用可能加重尿潴留。这类药物还可引起直立性低血压，这对于需要夜间去卫生间排尿的 K.J. 来说存在风险（见表 55-8）。度洛西汀等 SNRI 类药物具有较少的抗胆碱能活性，但尚未被 FDA 批准用于 PHN。

加巴喷丁这类阻滞钙离子通道的抗痉挛药同样适用该类疼痛。如果睡前服用，其镇静作用有助于睡眠，并且不会像 TCA 类药物那样引起尿潴留、便秘和直立性低血压。鉴于他的年龄，从口服 100mg 每日 3 次开始缓慢增加剂量较为适合。对此类药物监测最重要的在于认知功能，如短期记忆问题或找词困难。

如果以上药物都未能达到足够的镇痛效果，可以考虑加用阿片类药物如吗啡或羟考酮。如前所述，阿片类药物与其他镇痛药物联用可能会则更加镇痛效果。起始可以使用短效阿片类药物，并逐渐滴定至理想剂量。曲马多具有 TCA 样活性和轻微的阿片类效应，也可以作为一种选择。然而，如果增加阿片类药物，那么可能增强上述药物的不良反应，如便秘、镇静、尿潴留、认知异常等。无论何时加用阿片类药物，都必须配合使用肠道制剂以治疗便秘。最常用的方案包括粪便软化剂多库酯钠 100mg，口服，每日 2 次，渗透性制剂如聚乙二醇 17g，口服，每日 1 次，以及轻度刺激性泻药如番泻叶 8.6mg，口服，1~2 片，每日 1 次。

> **案例 55-4，问题 3：** K.J. 2 个月后复诊，自述因无法忍受辣椒素乳膏剂的烧灼痛而停药。目前口服加巴喷丁（1 200mg 每日 3 次）和曲马多（50mg 每日 4 次）。他的右腹部和背部仍然存在 5 级烧灼痛。自述服用加巴喷丁有昏昏欲睡和思维不清晰的感觉，且效果并不显著，虽然已将加巴喷丁滴定至每日最大剂量 3 600mg。他的妻子报告说，他正在与朋友疏远并难以参与其中。他睡眠较前改善，并且认为曲马多有助于"消除"他的疼痛。根据以上信息，该如何对他的药物进行适当调整？

神经病理性疼痛治疗方案调整

像 K.J. 这样由抗痉挛药导致的认知异常十分常见，尤其是老年患者。记忆力、注意力、找词能力的问题最为常见。在这方面并没有哪种抗痉挛药明显优于其他药物；但一些不良反应是剂量相关的，且某些不良反应（如镇静）随时间可被患者耐受。K.J. 已经使用了加巴喷丁的最大推荐日剂量但效果并不明显。这时他可能需要逐渐减少加巴喷丁。有时患者直到停药后才会注意到药物的镇痛作用。开始治疗时逐渐加量滴定，停药时逐渐减量是一种理想的模式，以避免停药时疼痛明显加重以及抗抑郁类药物和抗痉挛药都有的戒断症状。他可以每 3~5 日减量 300mg 直至他的疼痛加重或停用加巴喷丁。

其他外用制剂可以考虑利多卡因贴剂。由于他和妻子都提到他存在抑郁迹象，那么抗抑郁类药物也是一种不错的选择。之前 K.J. 没有使用抗抑郁类药物是因为担心他的 BHP。然而，虽然目前尚未得到证据支持，但非三环类 SNRI 如度洛西汀可以作为治疗抑郁和疼痛的有效替代药物。另一种选择可能是改用其他抗痉挛药。普瑞巴林的药理活性与加巴喷丁非常相似，因此它不能提供更多的镇痛作用。或许可以试用阻滞钠离子通道的抗痉挛药如奥卡西平。然而，支持钠离子通道阻滞药应用于 PHN 相关的 C 类神经纤维介导的疼痛的证据很少。

> **案例 55-4，问题 4：** K.J. 的医生决定给他开度洛西丁和利多卡因贴剂，并逐渐减少加巴喷丁的剂量直至耐受。当他采用新疗法时，发现度洛西汀和曲马多之间存在药物相互作用。如何对 K.J. 这种治疗方案中潜在的药物相互作用给予建议？有什么需要进行调整？

镇痛药的药物相互作用

抗抑郁类药物可增加 NE 或 5-HT 的浓度或使两者同时增加。阿片类药物也具有血清素能活性，所以以上药物联合应用可能会导致一种或两种神经递质的净过量。过量的 NE 会激动中枢神经系统甚至导致惊厥。过量的 5-HT 会引起威胁生命的 5-羟色胺综合征（serotonin syndrome），其症状包括肌肉强直、高热、精神状态改变，甚至可能造成器官衰竭。这些严重不良反应均难以预测，尽管更可能与任何一种药物的大剂量有关。如果阿片类药物与抗抑郁药联合使用，应当采用最小的有效剂量进行治疗，并且建议患者必须十分警惕精神状态的变化。

联合应用多种镇痛药物更易发生药物间药效学相互作用。多种镇痛药物联合使用可以降低疼痛信号的兴奋性效应，所以，总有增加镇静、头晕甚至呼吸抑制的风险。镇痛药也可能存在药动学相互作用。对 K.J. 而言，曲马多和度洛西汀都是细胞色素 P450 2D6 的底物，可能会相互竞争这种酶，从而可能改变血药浓度和临床效果。表 55-13 中列出了疼痛治疗中常用药物的代谢酶及可能存在的药物相互作用。K.J. 需要抗抑郁药物来治疗他的抑郁症状，所以需要考虑其他替代药物。

表 55-13

疼痛管理常用药物、相关代谢酶及潜在的药物相互作用

CYP1A2	CYP2C9	CYP2C19	CYP2D6	CYP3A4
底物				
阿米替林	阿米替林	阿米替林	阿米替林,美西律	阿普唑仑,美沙酮
萘普生	塞来昔布	西酞普兰	去甲替林,吗啡	阿米替林,强的松
R-华法林	双氯芬酸	地西泮	环苯扎林,可待因	丁螺环酮,舍曲林
度洛西丁	氟西汀	吲哚美辛	地昔帕明,羟考酮	氯硝西泮,替马西泮
美沙酮	布洛芬	托吡酯	多塞平,帕罗西汀	可待因,扎来普隆
茶碱	萘普生		氟西汀,舍曲林	环苯扎林,唑吡坦
替扎尼定	吡罗昔康		氢可酮,曲马多	地西泮,R-华法林
	S-华法林		美沙酮,文拉法辛	芬太尼,卡马西平
	苯妥英		芬太尼,度洛西丁	利多卡因,红霉素
诱导剂				
卡马西平	卡马西平	卡马西平	卡马西平	卡马西平
苯妥英	氟西汀	苯妥英	苯妥因	奥卡西平
	西米替丁			苯妥因
	甲硝唑			
	氟康唑			
抑制剂				
西米替丁	卡马西平	氟西汀	塞来昔布	氟西汀
环丙沙星	帕罗西汀	吲哚美辛	地昔帕明	舍曲林
	舍曲林	帕罗西汀	氟西汀	酮康唑
	丙戊酸	托吡酯	美沙酮	环孢素
	苯妥英		帕罗西汀	
			舍曲林	
			丙戊酸	

CYP,细胞色素 P450

中枢神经性疼痛:卒中后疼痛

疼痛是卒中后最痛苦的症状之一。如前所述,卒中后疼痛是一种由中枢神经系统病变引起的中枢疼痛综合征。有时候中枢疼痛综合征的原因无法确定,即使卒中有特定的病变,仍然很难治疗。卒中后疼痛有几种不同的类型,患者可能不止有一种类型的疼痛。疼痛可能与制动、痉挛和/或肢体麻痹时的肌肉收缩有关。肩部是最常见的疼痛部位,但骨骼肌痛/肌筋膜痛可发生于上背部或是颈部,以及紧张性头痛。下肢可能受到关节废用的虚弱,肌肉痉挛和/或关节痛的影响。然而,到目前为止,最难治疗且最深远的疼痛是 CNS 产生的中枢神经病理性疼痛,称为中枢性卒中后疼痛(central post stroke pain,CPSP)。CPSP 在卒中后存活患者中的发病率为 1%~18%[106]。CPSP 诊断标准如下:①与中枢神经系统病灶对应区域的疼痛;②有卒中史,卒中

发作时或发作后出现疼痛;③影像学确认 CNS 病变,或与病变有关的阴性或阳性体征;④其他原因的疼痛,如伤害性或周围神经性疼痛,被排除或认为极不可能[107]。CPSP 的临床表现与其他神经病理性疼痛类似。疼痛起病的时间从卒中后即刻至数月不等。它可能累及身体的一个小区域或一个大区域(从头到脚)。卒中后对侧中枢性疼痛相当常见,尤其是丘脑卒中后(例如,大脑左侧卒中患者会在身体右侧出现症状)。因为丘脑是大脑的"中转站",任何异常信号都会被放大[108]。通过脊髓丘脑束的温度感觉失调很常见,还有感觉障碍和痛觉异常。它被描述为"烧灼""酸痛""挤压""刺痛"或"发冷"。这些症状常常由于寒冷的环境、心理压力、高温、疲劳或身体运动而加重。

CPSP 的治疗

目前尚无关于 CPSP 治疗的指南,很少有强有力的研究,也缺乏对疗效的对比。治疗通常是试错性质的。当前

数据支持阿米替林（从 10mg/d 滴定至 100mg/d）作为一线治疗药物[109]。去甲替林可作为难以耐受阿米替林患者的备选三环类药物。SNRIs 对其他类型神经性疼痛有效，但对 CPSP 无效。如果以上治疗疼痛缓解不佳，可使用抗痉挛药物。拉莫三嗪（滴定至 400mg/d）可与 TCA 合用或替换该类药物。研究显示，它对 CPSP 有一定疗效，耐受性良好[110]。其他对中枢及外周神经痛有效的药物见表 55-8[111]。阿片类药物已在 CPSP 患者进行了研究，但效果不佳，且戒断率较高[112]。其他如静脉注射利多卡因、吗啡、氯胺酮还处于试验阶段，不推荐使用。将不同作用机制的药物合用是很常见的，尽管没有数据支持 CPSP。单药治疗应当滴定至最大推荐剂量。

与卒中相关的疼痛如肩部疼痛等可使用对乙酰氨基酚或局部制剂进行治疗。NSAIDs 因增加心肌梗死或卒中的风险而禁用于该类患者。但可以考虑使用水杨酸盐。肌肉痉挛在卒中后十分常见，常使用巴氯芬或替扎尼定等抗痉挛药物进行治疗。肌松药长期使用对该类疼痛通常无效。

CPSP 的非药物治疗包括深部脑刺激、运动皮质刺激和经颅磁刺激。物理康复（身体康复或职业康复）对于改善患者功能至关重要，认知行为疗法可帮助患者处理应对他们的新环境以及认知或身体限制。

案例 55-5

问题 1：W. J.，男，50 岁，4 年前右侧小脑卒中史。他最初表现为颈部突然疼痛、恶心、呕吐和头晕。自卒中以来，身体出现刺痛感，包括四肢及脊柱。此外还伴随有颈部的搏动性疼痛和头痛。他自述有一些自发性抽搐和肌肉痉挛，影响他的四肢（主要是右侧），有时下至背部。同时他还存在右侧无力及肌肉萎缩。他还描述在长期耳鸣、头晕，伴随剧烈眼痛的头痛（每次检查视力正常）。他有慢性间歇性眼球震颤，当往双侧边缘看时眼睛"悸动"。他的头痛一周发作数次（额颞部，单侧），发病时明显畏光、畏声。他有恶心，但很少呕吐。他说，寒冷或压力大时疼痛加重。

他曾有 HTN、2 型糖尿病、抑郁症的用药史。每日口服阿司匹林 325mg；每日早晨皮下注射甘精胰岛素 72U；每日 3 次皮下注射赖脯胰岛素；每晚睡前口服阿托伐他汀 20mg；每日口服舍曲林 200mg。他曾经在一家工厂工作，但由于工作时摔倒数次只好辞职。颈部 MRI 仅显示轻度 C5~C6 椎间盘突出。

他双手捧着脑袋，脸部肌肉不时地抽搐着。除此之外，他的体格检查并无重要发现。

他的脚趾和脚到脚踝的振动感减弱。颈部触诊柔软，活动范围受限。他的步态正常但很缓慢，但据他自己报告脚非常不稳。其生命体征如下：

血压：126/75mmHg

心率：72 次/min　呼吸频率：16 次/min

体重：149kg

疼痛程度达到 10 级中的 9 级。

W. J. 有什么符合 CPSP 的症状？

虽然 W. J. 并无 CPSP 的肩部疼痛症状，但他有局部颈部疼痛。他没有任何明显的损伤（如从高处摔下）。由于他不是很活跃，坐着时双手抱着头或身体前倾，他的颈部疼痛很可能是肌筋膜痛。他经常头痛，并局限于额颞叶区域。

由于 W. J. 的卒中位于小脑，因此他有明显的平衡障碍、眩晕、耳鸣症状。以上症状虽然不会引起疼痛，但却令人困扰，限制了他的功能，使他易发生跌倒造成损伤。此外，他有间歇性眼球震颤，他自己描述为"悸动"。他的视力和听力正常，所以他的症状仅仅是感觉上的。

自从卒中以来，W. J. 出现累及四肢的麻刺感，同时伴有自发性抽搐、累及四肢的肌肉痉挛（主要累及右侧）、右侧肢体无力、部分肌肉萎缩。他声称以上为导致他疼痛和烦恼的最主要症状。但是，体格检查并未发现明显痉挛。他还被注意到脚部及单侧脚踝的振动感减弱。双侧症状更倾向于糖尿病所致。此外他自述天气和压力变化可使疼痛加重，但这并非 CPSP 特有的。

案例 55-5，问题 2：考虑到 W. J. 的合并症，推荐如何对其疼痛进行治疗？

W. J. 和任何卒中患者的治疗目标是：①减少不适和痛苦；②尽可能改善和恢复功能；③提升应对能力。由于目前对 CPSP 的病因知之甚少，因此难以进行针对性的镇痛治疗。W. J. 有糖尿病，有糖尿病神经病变的症状。阿米替林被认为是 CPSP 及糖尿病神经病变的一线用药。三环类抗抑郁药也用于治疗抑郁（但剂量更高）及预防头痛。由于 TCA 类药物会引起直立性低血压，目前不知道该类药物的抗胆碱能作用是否会加重他的平衡障碍。另一个需要考虑的问题是他目前在使用舍曲林。SSRIs 没有任何镇痛作用，但 SSRIs 与 TCA 合用会导致额外的 5-HT 效应，导致 W. J. 5-HT 综合征的风险增加（见表 55-13）。因此我们需要与精神科医师讨论使用具有潜在镇痛活性的药物，如尝试性使用度洛西汀。虽然目前缺乏证据支持，但加巴喷丁类药物或许可以作为治疗他的糖尿病性神经痛的备选药物。拉莫三嗪对 CPSP 可能是稍微有效的选择，但缺乏用于糖尿病神经病变的可靠数据。这两种抗惊厥药似乎没有药物相互作用及禁忌证。

W. J. 存在颈部骨骼肌痛，因此试用对乙酰氨基酚、水杨酸盐或是局部镇痛药物可能有效，但是，NSAIDs 禁用于卒中病史的患者。他还有间歇性的肌肉痉挛，因此抗痉挛药诸如替扎尼定或巴氯芬可能有效（见表 55-11）。此外，热疗法、按摩、物理疗法等非药物疗法可能最有效。

功能性疼痛综合征

功能性疼痛综合征（functional pain syndrome，FPS）是一组病理生理机制尚不明确的疾病总称[113]。FPS 包括医学上无法解释的胃肠道及非胃肠道症状，如消化不良、肠易激综合征、纤维肌痛、持续性疲劳、间质性膀胱炎。以上症状可与慢性疼痛重叠出现，合并相关的心理疾病如抑郁、焦虑、创伤后应激综合征（posttraumatic stress disorder，PSTD）[114,115]。

不符合解剖学或神经生理学发现的疼痛通常归因于精神病理学。躯体症状障碍（somatic symptom disorder，SSD）是《精神障碍诊断和统计手册（Diagnostic and Statistical Manual of Mental Disorders）》（第 5 版）中的一个诊断实体，它取代了躯体形式障碍的术语，包括疼痛障碍、躯体化障碍和难以区分的躯体障碍[116]。与日常生活的重大痛苦和破坏相关的躯体症状常见于 FPS。患有 FPS 的患者经常出现健康问题，表现为对严重症状的不成比例且持续的思虑、对症状的高度焦虑，以及把过多时间和精力用于担忧健康[116,117]。

纤维肌痛症（fibromyalgia）是一种使人衰弱的慢性疾病，主要症状为长期广泛的疼痛及疲劳，困扰着大约 300 万~600 万的美国人，发病率在男性中为 2.9%，女性中为 4.9%[118]。纤维肌痛症患者的医疗开支为不患有该疾病患者的 3 倍[119]。美国风湿协会（American College of Rheumatology，ACR）将其定义为一种慢性（超过 3 个月）与广泛性（可存在于腰部上下，身体两侧）疼痛。2010 年 ACR 发布了该病的诊断标准，建议使用广泛疼痛指数和症状严重程度量表，前者让患者指出身体有多少部位疼痛，后者让患者评估疲劳的严重程度、醒来后不清醒、认知和躯体症状[120]。纤维肌痛症以前被认为是与炎症或肌肉疾病相关的外周介导性疼痛，但现已证明它可能是中枢神经递质功能障碍的表现。纤维肌痛症患者既往更可能有过创伤事件，如车祸或儿童期性侵害[121]。有研究显示纤维肌痛症患者中枢神经系统神经递质失衡，兴奋性递质增多，包括谷氨酰胺（增加 2 倍）和 P 物质（增加 3 倍）；而抑制性递质如 NE 和 5-HT 减少。与对照组相比，纤维肌痛症患者在较低强度和较低刺激频率有更强的痛觉，痛觉的幅度更大、时间更长[122]。输入可能来自外周，也可能由中枢应激源刺激触发[123]。对于低刺激的高敏感性似乎是导致这些患者持续性疼痛的原因之一[124]。这可能是普片的，症状似乎主要受个人压力源、伤害性刺激（痛觉过敏）和非伤害感觉刺激（痛觉异常）的过度反应的影响。纤维肌痛症作为一种功能性疼痛综合征，与其他需要症状管理的合并症相关，需要对症处理，即使对这些症状的治疗可能不会直接有利于与该综合征相关的标志性触痛用于评估纤维肌痛症对日常生活和功能影响的工具称为纤维肌痛症影响问卷（Fibromyalgia Impact Questionnaire，FIQ）（图 55-6）[125]。

纤维肌痛症

案例 55-6

问题 1：G. R. ，女，38 岁，她的症状是从颈部到臀部以下长期广泛性肌肉疼痛，严重时也会头痛。自述在一次车祸中遭受颈椎挥鞭伤后开始发生疼痛。她描述了睡眠困难、注意力不集中和疲劳。大多数日子里疼痛分级为 8 级（共 10 级）。她平时在家兼职从事抄写工作，没有发现可以缓解疼痛的方法。体力活动可加重疼痛，因此她不做锻炼。当她有压力时，疼痛也更严重。她先前曾被告知患有纤维肌痛症，其他人则告诉她这些都是她的"幻觉"。既往史包括抑郁和 IBS 病史。曾试用过布洛芬、环苯扎林、SOMA（卡立普多，carisoprodol）、对乙酰氨基酚，均未能缓解。现在她服用曲马多 50mg，每次 1 片，每日 4 次，能得到 20% 的疼痛缓解。同时服用舍曲林治疗抑郁。G. R. 已婚，有 3 个孩子。每日抽烟 1 包。否认饮酒及药物滥用史。她的母亲和姐姐有纤维肌痛症及抑郁症。触诊时双侧脊椎旁肌肉、双侧斜方肌和肩胛提肌以及双侧臀肌有弥漫性压痛。可引出数个压痛点。唯一有明显变化的实验室指标是维生素 D 24ng/ml（正常值>30ng/ml）。

请问 G. R. 哪些临床表现支持功能性疼痛综合征的诊断？

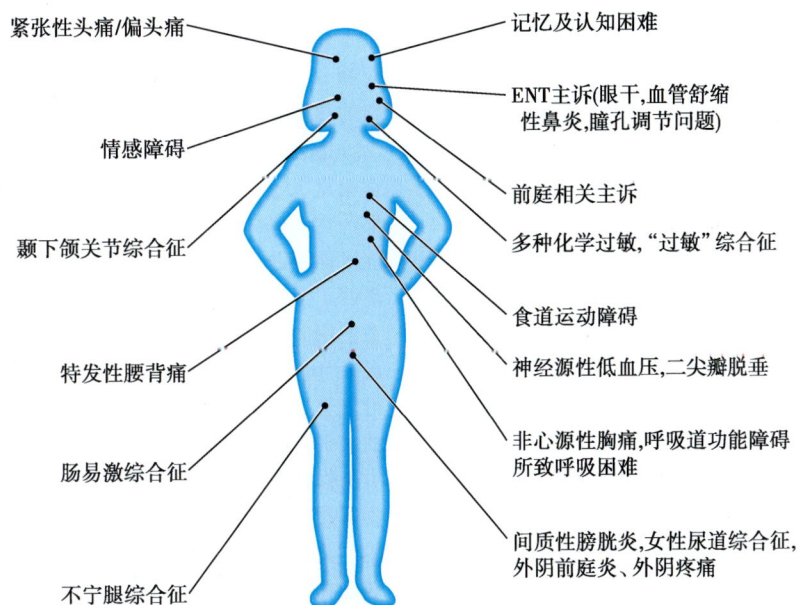

图 55-6　与纤维肌痛症重叠的系统性疾病。来源：Clauw DJ. Fibromyalgia. In：Fishman SM et al, eds. *Bonica's Management of Pain*. 4th ed. Philadelphia，PA：Lippincott Williams & Wilkins；2010:474.

考虑到她的弥漫性疼痛已持续 3 个月且由创伤事件(车祸)引起,G. R. 很可能患有纤维肌痛症。她睡眠较差、疲劳,有抑郁及 IBS 等合并症。体格检查有广泛的肌肉骨骼压痛,包括但不限于身体两侧、腰部上下纤维肌压痛点。她体内的维生素 D 水平属于轻度缺乏。

> **案例 55-6,问题 2:** 哪些药物及非药物治疗可推荐给 G. R. ?

目前有几个关于治疗纤维肌痛的循证指南发表[126-130]。这些指南推荐采用药物及非药物联合的多学科治疗方法。由于目前研究显示纤维肌痛与神经递质失衡有关,因此最有效的治疗方式即针对该机制。抗抑郁药物可通过增加中枢神经系统 5-HT 及 NE 的水平来减轻疼痛和改善功能。三环类药物(最常用的为阿米替林)已被证明可适度改善疼痛、睡眠不佳,并在一定程度上改善疲劳及健康相关的生活质量(health-related quality of life, HRQOL)。SSRIs 对疼痛、抑郁、HRQOL 有一定的帮助,但其效果很小[131]。度洛西汀和米那普仑都属于 SNRIs,且都被 FDA 批准用于纤维肌痛。米那普仑的 NE 活性比度洛西汀更强,但两药的治疗效果相当。这些药物都可以改善疼痛评分、FIQ 评分、身体机能和总体幸福感[132,133](表 55-14)。

表 55-14

纤维肌痛症的药物治疗

药物	口服剂量	不良反应	注意事项
阿米替林	25~50mg qhs	口干,便秘,尿潴留,直立性低血压,嗜睡	老年患者慎用
环苯扎林	10~30mg qhs	口干,便秘,尿潴留,嗜睡	老年患者慎用
度洛西汀[a]	30mg/d×1 周,然后 60mg/d	恶心、口干、便秘、疲劳、出汗、厌食	监测肝转氨酶
米那普仑[a]	12.5mg/d×1 日,随后 12.5mg bid×2 日,25mg bid×4 日,然后 50mg bid,直至 100mg bid	恶心、头痛、便秘、失眠、潮热	监测血压、心率
普瑞巴林[a]	75mg bid,直至 150mg tid	嗜睡、头晕、浮肿、认知功能障碍	肾损害者酌情减量
加巴喷丁	300mg qhs,直至 600mg tid	嗜睡、头晕、浮肿、认知功能障碍	肾损害者酌情减量

[a] FDA 批准用于治疗纤维肌痛症。

Bid,每日 2 次;qhs,每晚睡前;tid,每日 3 次

加巴喷丁类药物已被证明可以降低兴奋性神经递质尤其是谷氨酸的活性。普瑞巴林作为一种抗痉挛药于 2007 年被 FDA 批准用于治疗纤维肌痛症。该药与 CNS 电压门控钙通道 α2δ 亚单位相结合,阻止突触前末梢谷氨酸的释放(见图 55-3)。该药已被证明可以改善平均疼痛评分和患者的感觉,但未能改善 FIQ 评分[134,135]。一项长期的开放性研究显示,与安慰剂相比,短期内效果良好的患者可维持其疼痛改善状态长达 6 个月[136]。一种类似的药物加巴喷丁尚未正式批准用于纤维肌痛症,但已支持其使用。因为其费用较低,一些保险公司要求在使用普瑞巴林之前先尝试使用加巴喷丁[137]。Hauser 等比较了度洛西汀、米那普仑和普瑞巴林用于纤维肌痛症的效果,发现度洛西汀和普瑞巴林在改善疼痛及睡眠方面优于米那普仑[138]。度洛西汀对于改善抑郁症状较好,普瑞巴林和米那普仑则更有利于改善疲劳症状。头痛和恶心不良反应更常见于度洛西汀及米那普仑,腹泻更常见于度洛西汀。

其他药物治疗在纤维肌痛症及其合并症方面也有一定的受益,包括普拉克索,一种多巴胺受体激动药,对治疗不宁腿综合征症状以及疼痛和疲劳都有好处[139]。NSAIDs、对乙酰氨基酚及阿片类不推荐用于纤维肌痛症[126-130]。事实上,Goldenberg 等进行了文献综述,并没有发现阿片类药物对纤维肌痛症有效的证据。该研究显示,纤维肌痛症患者接受阿片类药物治疗的临床结局比接受非阿片类治疗的患者差[140]。最近发表的数据指出,低剂量纳曲酮(阿片类药物 μ 受体激动药),对于减轻疼痛、以及改善对生活和情绪的总体满意度有一定效果[141]。

适合 G. R. 的第一步是制定多学科治疗方案,包括物理康复、认知行为治疗、治疗药物调整。她正在服用的抗抑郁药物(舍曲林)可能有助于她的抑郁,但对她的纤维肌痛症可能帮助不大。可以考虑将她的药物调整为 SNRI,如度洛西丁或米那普仑,但必须先与她的心理医生商议。她正在使用曲马多并得到部分缓解,但未使用到最大剂量(每日最大剂量可达到 400mg);然而她同时服用了 SSRI 类药物,可能会导致她中枢神经系统中 5-HT 浓度上升到一个危险的水平。必须根据每个患者的不同情况来权衡联用抗抑郁类药物和曲马多的获益和风险。由于她有睡眠问题,可以尝试使用阿米替林或普瑞巴林,这两种药都具有镇静副作用。关于药物的剂量和注意事项参见表 55-7。推荐使用普瑞巴林,与她之前使用过的药物作用机制不同。如果治疗费用有问题,她可以试用加巴喷丁作为替代。同时应使用维生素 D 补剂来纠正轻度降低的维生素 D 水平。虽然对补充维生素 D 并无有力的证据支持,但纠正她的维生素 D

缺乏几乎没有害处。

Bernardy 等对纤维肌痛症的认知行为疗法做过一项系统性回顾，发现该疗法可以改善疼痛的应对能力、减少抑郁情绪、减少就医次数[142]。Hauser 等对不同形式的有氧运动进行荟萃分析发现，每周 2~3 次低到中等强度的陆上和水上有氧运动，持续 4 周以上时可改善抑郁情绪并提升健康相关生活质量评分（Health-Related Quality of Life）及机体舒适度。如果患者在家中继续锻炼，就能保持这种状态[143]。水上训练对于改善成人纤维肌痛症患者的症状、全身健康和体能有益[144]。Luciano 等发现，相比于 FDA 批准用于成人纤维肌痛综合征患者的常规药物，认知行为疗法的成本效益更高[145]。

心理合并症和阿片类风险管理

案例 55-7

问题 1：M. T.，女性，33 岁，慢性腹痛。她在 13 岁月经初潮后首次出现反复发作的腹痛。21 岁时，她被诊断为继发于饮酒的急性胰腺炎。她曾经使用过加巴喷丁、舍曲林、曲马多、氢可酮/对乙酰氨基酚，但疼痛仍然持续。她接受过多种方式的腹痛诊断评估，但所有结果均为阴性。在过去 1 年里，M. T. 由于严重腹痛为 8 次去急诊科就诊，通常接受静注氢吗啡酮治疗，然后带 1 周使用量的羟考酮/对乙酰氨基酚出院。除了急诊外，去年她还因腹痛 3 次住院。

今天，M. T. 在诊所接受初级保健医生为她治疗慢性疼痛，也就是她描述的"持续疼痛"。在过去 2 年里，M. T. 的保健医生一直为她开具羟考酮与阿片类药物协议，以减少她去急诊科治疗疼痛。M. T. 认为目前她重度疼痛时，每 4 小时口服羟考酮 5mg 是不够的，希望将其 30 日供应量由 180 片增加到 240 片。

她的医生自开始阿片治疗以来，一直关注 M. T. 的功能状态。尽管在过去 2 年里，M. T. 的 30 日羟考酮用量增加了 3 次，但疼痛的改善仍不明显。就诊时，M. T. 有时情绪不稳定，谈及其疼痛时泪流满面，但强调自己并不抑郁。她说，她在感觉"有压力"时饮用一到两杯"高球"（威士忌加苏打水），以帮助放松，大约每周 2 次。M. T. 否认吸烟及滥用药物。由于疼痛导致她难以正常工作，她目前处于失业状态，正在寻求永久残疾的证明，因为疼痛妨碍了她的工作能力。体格检查除了弥漫性腹部压痛之外并未发现明显异常。

M. T. 自己描述的腹痛，相关的临床意义是什么？

与腹痛相关的临床因素

M. T. 疼痛的自我报告与功能性腹痛（functional abdominal pain，FAP）一致。FAP 在女性中更为常见，高发于 40~50 岁之间。FAP 患者工作缺勤率较高，且就诊频率高[114,146]。腹痛超过 6 个月，且与胃肠道功能无关，是 FAP 诊断的主要特征。随着时间的推移，患者的日常活动通常会减少。区分 FAP 与其他胃肠道疾病（如胰腺炎）的主要

标准是该病持续疼痛，与摄食或排便无症状关联。当疼痛持续时间较长，并表现为影响患者生活的与症状相关的行为时，更容易出现心理障碍（表 55-15）[117,146]。

表 55-15

功能性腹痛症状相关的患者行为

通过语言或非语言的方式表达不同程度的疼痛
紧急报告的强烈症状与现有的临床和实验室数据不成比例
最小化或否认社会心理因素、焦虑、抑郁的作用；将焦虑或抑郁症状归因于疼痛
要求进行诊断试验或手术去证实疾病是"器质性"的
注意力集中于症状的完全缓解
频繁地寻求医疗援助
对自我管理中不负责任
在已实施其他治疗方案情况下，仍然要求使用麻醉性镇痛药

从生理学角度看，M. T. 腹痛很可能是由与月经及胰腺炎相关的躯体和内脏成分共同引起的。在 FAP，当疼痛症状频繁发生并伴有应激源时，疼痛调控发生改变的主要机制与内脏传入中枢如前额叶、扣带皮层和边缘结构等（如大脑中认知及情绪中枢）的信号放大不能抑制有关。这种对疼痛的内稳态抑制的失调与调控下行传导通路的 5-HT、NE、脑啡肽以及其他神经肽低水平有关。在 FAP 中识别肠-脑轴对于理解患者的临床表现、改善诊断方式和改进治疗策略至关重要[15,113]。

功能性腹痛的治疗

案例 55-7，问题 2：目前对于 FAP 的药物治疗有什么建议？哪种治疗方式对 M. T. 最有效？

对 FAP 患者的药物治疗多为经验性的，不是基于精心设计的临床试验的结果。临床试验还没有针对该诊断实体。因此，其治疗方式通常是参考其他慢性疼痛的治疗数据设计的。治疗的基石依赖于患者与医师之间的有效关系。本例中，医师需要倾听 M. T. 的意见，但安排测试、医疗干预和药物治疗时，要确立现实和一致的限制。M. T. 需要积极参与疼痛管理计划，并负起自我管理的责任[117,146]。

抗抑郁药，如每日低剂量的 TCAs，由于对去甲肾上腺素及血清素均有影响，在治疗 FAP 疼痛和抑郁时可能是有用的[147]。在其他慢性疼痛状态下，TCAs 相比 SSRIs 有更好的效果[128]。具有 5-HT 及 NE 再摄取活性的药物（如 SNRI 文拉法辛及度洛西汀）被认为可以有效缓解躯体疼痛，可能对 FAP 有效。为了保证治疗的依从性，M. T. 需要

确认,抗抑郁药不是简单地为治疗抑郁而开具的。医师教育患者抗抑郁药在治疗疼痛中的作用是很重要的。患者教育资源,如图表,有助于向患者展示治疗疼痛的生理学基础及描述下行抑制通路[117,148]。

成瘾风险

> **案例 55-7,问题 3:** 目前对于 M. T. 使用酒精及逐渐增加的阿片类使用存在忧虑。M. T. 阿片类成瘾的风险如何?

阿片类药物使用行为是根据药物滥用的风险分层的。异常的药物使用行为范围很广,从提示上瘾可能性低的,例如由医疗提供者偶尔批准增加阿片类药物剂量,到那些暗示成瘾可能性大的行为,如注射口服制剂。表 55-16 列出了阿片类药物误用的危险因素[148,150]。其他重要但不太一致的危险因素包括与疼痛相关的功能障碍,如睡眠障碍、心理健康问题、儿童性侵犯或忽视史和法律问题等[151,152]。关于性别,报告有重大情绪问题的慢性疼痛妇女,阿片类滥用的风险更高[153]。

表 55-16

阿片类药物成瘾的危险因素[149,150]

酒精或非法药物滥用并存
工作能力、家庭或社交能力衰退的证据,似乎与吸毒有关
注射口服剂型
不顾警告多次剂量升级或其他不依从治疗的行为
从非医疗途径获取处方药
伪造处方
尽管有明确的生理或心理影响的证据,仍然反复抵制调整治疗
多次向其他医师或急诊科寻求处方
出售处方药
从他人处窃取或借用药品

M. T. 有多种行为,其中一些行为更能说明成瘾,如同时饮酒,而其他行为则可以根据 FAP 的病因来解释。例如,用于疼痛验证的高医疗利用率在 FAP 患者中很常见。此外,由于疼痛缓解不明显导致她希望使用更高剂量的阿片类药物,也提示产生了耐受性(表 55-17)[149,154]。

目前对于 M. T. 最值得担忧的是酒精的使用。这同样会增加阿片类药物的副作用,尤其是镇静及呼吸抑制。已有许多报道证实了酒精滥用和阿片类药物成瘾之间的关系[155,156]。指南强烈推荐,医师在治疗慢性疼痛时对物质滥用、误用、成瘾等进行风险评估[50]。

表 55-17

与阿片类药物使用有关的术语[149,154]

类别	定义
误用	不按开处方的原因、剂量或频率服用药品非医疗用途或非处方目的使用药物。例如,改变剂量或分享药品,可能导致有害或潜在有害的结果
滥用	药品误用造成不良后果,包括以非法或对自己或他人有害的方式使用某种物质改变或控制情绪或精神状态。潜在的有害后果包括事故、受伤、暂时的意识丧失、法律问题和增加传染病风险的性行为
成瘾	一种原发的、慢性的、神经生物学疾病,遗传、社会心理、和环境因素影响其发展和表现。其特征包括以下一种或多种行为:对使用药品失去控制、强迫性使用、不顾伤害继续使用和心理渴求
生理依赖	由于突然停药、剂量快速减少、血药浓度降低或使用拮抗剂而导致的一种被药物戒断综合征所支配的状态
假性成瘾	表面上与成瘾相似,但实际上由缓解疼痛的渴望所驱动的一种药物使用行为(如不停地看时间以确保"按时"使用药物以使疼痛不至于变得严重)[5]
耐受性	由于药物暴露引起的变化导致的一种或多种阿片类效应随时间而减弱的状态

长期阿片类治疗的评价

> **案例 55-7,问题 4:** 尽管 M. T. 的初级保健医生有所担忧,但她仍然希望继续阿片类药物治疗。M. T. 适合阿片类药物长期治疗吗?

美国疾病控制中心发布针对阿片类药物治疗的新建议,支持在开始治疗之前与患者一起制定包含切实可行的镇痛和功能目标及风险超过获益时停药的治疗计划。只有当镇痛及功能改善的获益超过患者安全性风险时才应继续阿片类药物治疗[50]。对于 MT,即使最终目标是停止阿片类治疗,也应建立一份疼痛协议。目前有许多文献给出了关于医师及患者之间建立长期阿片类治疗(chronic opioid therapy,COT)书面协议的信息和指南。

COT 书面知情同意书应当包括治疗目标、阿片类药物处方及使用方式、对随访和监测的期望、COT 的替代方案、对伴随疗法的预期、逐渐减量并停药的可能性[150]。减量或停药的指征包括阿片类药物不能达到治疗目标、难以耐受的不良反应、反复或严重的药物相关异常行为。协议对患者依从性的要求包括计数药片以监控过量使用、随机尿药筛查非法物质或从其他途径获得的阿片类药物，必要时控制处方限量以帮助患者控制药物使用（限制数量，每2周处方1次）。在此案例中，M. T. 并没有达到逐渐减少急诊就诊次数的治疗目的，她继续在治疗期间使用酒精，尽管阿片类药物对她的疼痛没有效果，但她一直拒绝尝试其他治疗。这些行为表明，M. T. 并不适合 COT。

基于患者特征的评估阿片类药物误用潜在风险的筛查

工具有助于确定患者是否适合进行 COT。评估药物相关行为异常危险的患者自我报告问卷，包括疼痛患者阿片类药物筛查与评估表（Screener and Opioid Assessment for Patients with Pain，SOAPP）（第1版）、SOAPP 修订版（SOAPP-R）及 ORT[150,154,157]。

由医师实施的"DIRE 评分"，用于评估阿片类药物治疗的可能效果及危害[158]。在 M. T. 案例中，她的 DIRE 评分是10分，意味着她并不适合长期阿片类药物治疗。M. T. 的 DIRE 分数和评估参见表55-18。

表 55-18

患者 M. T. 的 DIRE 评分

分数	因素	解释
1	诊断	1＝良性慢性疾病，几乎无客观发现或无确切的临床诊断（如纤维肌痛综合征，偏头痛，非特异性背痛）
1	难治性	1＝尝试过较少治疗措施，患者在疼痛管理过程中消极被动
7	风险 心理的 物质滥用 可靠性 社会支持	心理因素+物质滥用+可靠性+社会支持 2＝中等程度的人格或心理健康冲突（如抑郁或焦虑） 1＝活跃的或最近使用非法药物，过量饮酒，或处方药滥用 2＝偶尔依从性较差，但总体依从性较好 2＝人际关系或生活角色的弱化
1	疗效评分	1＝尽管使用中等到高剂量的阿片类药物，但机体功能较差，疼痛缓解不明显
10	总分	7~13分：不适合长期阿片类药物治疗 14~21分：适合长期阿片类药物治疗

DIRE：诊断（diagnosis），难点（intractability），风险（risk），疗效评分（efficacy score）。
来源：Chou R et al. Clinical guidelines for the use of chronic opioid therapy in chronic noncancer pain. *J Pain*. 2009;10:113.

中止阿片类药物治疗

案例 55-7，问题 5：作为疼痛管理计划的一部分，M. T. 将停止使用阿片类药物。应采取什么适当措施可以安全地停止 M. T. 的阿片类药物治疗？

指南强烈建议医师在患者出现重复性异常药物相关行为，治疗没有向预期目标进展或出现不可耐受的药物不良反应时，停止患者的阿片类药物使用[50,150]。当长期使用阿片类药物的患者逐渐停药时，应当考虑患者服用阿片类药物的时间长短。停药方法包括从每周减少10%用量的缓慢方式到每隔几日减少25%用量的快速方式。目前缺乏关于减药速度的指导意见，但缓慢减量更有助于避免阿片类药物戒断带来的不适症状[150,157]。

关于选择短效阿片类药物还是长效阿片类药物，以及逐步减量过程中选择按需给药还是定时给药，并无充分的证据给出推荐[159]。在该病例中，M. T. 的羟考酮应在2个月内缓慢减量至停药。同时开始心理治疗，进行压力管理

和咨询酒精的使用。M. T. 需要监测是否有戒断症状或体征，包括焦虑、心动过速、出汗，以及其他自主神经症状。如果发生戒断症状，可口服可乐定 0.1~0.2mg，每日2次，以减轻症状[160]。

认知行为疗法

案例 55-7，问题 6：M. T. 的疼痛管理应当辅以什么样的非药物治疗？

心理咨询及认知行为疗法（cognitive behavioral therapies，CBT）是成功管理患者的关键组成部分。从心理途径到 CBT 都有益于 FAP 治疗。CBT 通常将压力管理、问题解决、目标设定、活动节奏和自主性整合到一个疼痛自我管理的策略中。生物反馈、冥想、引导意象和催眠都可以纳入 CBT 计划（表55-19）。目标是帮助患者获得希望感和智慧感，并培养积极的应对技巧[161]。

辅助和替代疗法，如脊柱推拿、按摩和针灸，也常用于慢性疼痛患者，但支持其在 FAPS 中使用的数据有限。经

皮神经电刺激也被尝试用于 FAPS 的患者,但其结果还不确定[148,161]。

表 55-19

认知行为疗法[161]

冥想——有意识地自我调节,将注意力集中于身体内部或外部的特定部分

生物反馈——自我调节技术,教患者如何对加重疼痛的生理过程实施控制。生物反馈设备以视觉或听觉信号的形式传递生理反应,患者可从电脑显示器进行观察。通过练习,患者学会如何通过操纵视觉或听觉信号来控制和改变自身的生理反应

引导意象——可以帮助疼痛患者放松并获得控制感和分散注意力的有效方法。这些方法包括产生不同的心理意象,该意象可由患者自己诱发或在治疗师的帮助下诱发

催眠——一种提高意识和集中注意力的状态,可以用于调控对疼痛的感知

癌痛及症状管理

疼痛是癌症患者最常见和最恐惧的症状之一。癌痛定义为因癌症治疗或肿瘤生长而直接导致的疼痛。在癌症治疗过程中,35% 到 56% 的患者会感到疼痛,其中三分之一的患者会经历严重疼痛[162,163]。癌痛的类型可分为躯体疼痛、神经性疼痛或内脏疼痛。大约半数的癌痛是躯体疼痛,由骨骼、肌肉、韧带、皮下组织或皮肤引起。

躯体疼痛常发生于乳腺癌、泌尿系统肿瘤、骨转移和淋巴系统恶性肿瘤。神经性疼痛可能由手术、癌症化疗、放疗、带状疱疹和晚期头颈部癌症等肿瘤进展引起。内脏疼痛常见于胃肠道肿瘤[163,164]。

与早期癌症患者相比,64% 的晚期癌症患者报告疼痛的频率和程度都有所增加[163]。影响疼痛程度的因素包括原发性肿瘤、疾病分期、转移的位置、合并症[164,165]。每一种疼痛都应当评估发作时间、躯体定位、进展模式、身体功能损害、心理影响以及其他相关症状,如恶心、疲劳、气促、便秘和精神状态变化。

癌痛的初始治疗基于患者报告的疼痛程度。开始镇痛药物治疗时应当考虑的因素包括疼痛的病因、患者的耐受性(如阿片类药物的剂量)、给药环境以及既往镇痛药物疗效或产生不良反应的经验。总的来说,轻度疼痛(如疼痛评分<4 分,最严重 10 分)可以用非阿片类药物或非阿片类药物联合低剂量阿片类镇痛药进行治疗;中至重度疼痛(如疼痛评分>4 分,最严重 10 分)通常需要使用更高剂量的阿片类镇痛药。神经性疼痛的治疗,可能需要使用抗痉挛药或抗抑郁药。神经阻滞和侵入性手术可作为传统药物治疗无效的疼痛的治疗方式[165]。

癌痛症状和治疗

癌痛病因学

案例 55-8

问题 1:L. V.,男性,58 岁,2 个月前被诊断为 IV 期声门下鳞状细胞癌。肿瘤为局部晚期并侵袭多个颈部淋巴结。他进行过改良的颈部切除术,切除原发肿瘤和淋巴结,同时保留了喉部。术后 3 周开始放、化疗,顺铂每 3 周 100mg/m²(第 1、22、43 日),以及体外放射治疗 7 周内共 70Gy。L. V. 目前接受放疗的第 4 周。尽管近期增加其口服长效吗啡剂量至 60mg,每日 2 次,并使用即释吗啡 10mg 口服,每 4 小时 PRN 以治疗爆发痛,但仍持续存在肩部及颈部疼痛。患者描述疼痛性质为"活动时突然的电击样感觉",疼痛评分为 6 分(最严重 10 分)。他还报告说,咽部越来越痛,以至于无法忍受吞咽,疼痛评分为 10 分。在与放疗医师会面时,L. V. 显得相当疲惫,昏昏欲睡。体格检查发现口腔黏膜干燥,口咽部有红斑及轻度溃疡;斜方肌和胸锁乳突肌轻度触摸痛,以左侧为著。

放疗医师要求进行实验室检查,结果如下:

常规化验:
钠离子:132mmol/L
钾离子:4.2mmol/L
氯离子:101mmol/L
CO_2:26mmol/L
阴离子间隙:5mmol/L
随机血糖:70mg/dl
尿素氮:28mg/dl
肌酐:1.5mg/dl
总钙离子:9.0mg/dl

全血细胞计数:
白细胞计数:7.1×10⁹/μl
红细胞计数:3.25×10⁶/μl
血红蛋白:14g/dL
血细胞比容:43%
平均血细胞体积:91×10⁶/μl
平均血红蛋白:30pg/cell
平均血红蛋白浓度:33g/dl
血小板:369×10³/L
中性粒细胞:5×10⁹/L
淋巴细胞:1.2×10⁹/L
单核细胞:0.2×10⁹/L
嗜酸性粒细胞:0×10⁹/L
嗜碱性粒细胞:0×10⁹/L

放疗医师决定让 L. V. 住院进行脱水治疗以及疼痛管理。请问,L. V. 疼痛可能的病因是什么?

L. V. 自述新近出现严重的喉咙痛和颈背部持续性疼痛。实验室检查排除了感染和骨髓抑制。他的肾功能可能因脱水和顺铂治疗而受损。引起 L. V. 疼痛的最可能原因

是最近的颈部手术和外放射治疗引起的黏膜炎。

L. V. 还存在手术后外周神经病变，其特点是肿瘤切除术后颈肩部电击样感觉。体检发现 L. V. 的颈肩部有明显的触摸痛，可能存在神经病变。颈部淋巴结切除术可能由于挤压、压迫、切口或炎症等导致神经损伤而引起神经病变。这导致异位放电和感受野的改变，引起神经兴奋和自发性电活动（如 wind-up）。神经元过度兴奋或许与钠离子通道的过度表达及 NMDA 受体的激活有关[166]。颈神经丛病变也可能导致不适。

像 L. V. 一样接受头颈部肿瘤放化疗治疗的患者，大约 45% 的人可出现黏膜炎[167,168]。放化疗直接影响上皮细胞和结缔组织的增殖，导致黏膜屏障的损伤和缺失。查体时，口咽部发红、溃疡，提示黏膜炎。化疗和靶向药物的不良反应提供了黏膜炎的体征和症状的信息，见第 94 章。黏膜炎相关的疼痛取决于组织损伤的程度、痛觉感受器的致敏以及炎症和疼痛介质的激活。L. V. 抱怨喉咙痛，限制了他的吞咽能力，是黏膜炎的常见表现。在接受放疗的头颈部癌症患者中，疼痛的严重程度评分直接与黏膜炎相对应，通常在第 3 周加重，第 5 周达到峰值，并在治疗结束后持续数周[166]。

此外，L. V. 可能还具有顺铂相关的神经毒性症状。大约 30%～40% 的患者可能由于顺铂直接导致的神经元 DNA 损伤和细胞凋亡，从而出现感觉丧失。神经毒性是所有铂类药物的剂量限制性不良反应。累积剂量达到或超过 $400\sim500mg/m^2$ 的患者可发生外周毒性[169]。所有的感觉类型都可能受到影响，但大纤维的功能缺失常常较突出。持续性感觉迟钝性疼痛（即，一种不愉快的感觉异常，可自发也可诱发）则是一种迟发现象，停止使用顺铂后可能持续几个月。

案例 55-8，问题 2： L. V. 开始使用患者自控镇痛装置（PCA）静注氢吗啡酮治疗，平均用量 14mg/d。现在疼痛评分为 4 级（共 10 级）。由于黏膜炎和口腔干燥引起吞咽困难，他放置了胃管以摄取营养。计划将静注氢吗啡酮改为芬太尼透皮贴剂。请问 L. V. 起始治疗时芬太尼剂量应为多少？应如何使用？

芬太尼透皮给药剂量计算

多年来，世界卫生组织（WHO）的阶梯镇痛疗法一直作为癌痛管理的指南[170]。阶梯镇痛疗法是阶梯式逐步升级镇痛药物。初始治疗使用对乙酰氨基酚、NSAIDs 及一些辅助药物（如联合使用抗痉挛药和抗抑郁药以治疗神经痛）。如果疼痛评分超过 4 分（共 10 分），可以考虑加用弱阿片类镇痛药。对于重度疼痛，推荐强阿片类镇痛药如吗啡、氢吗啡酮、芬太尼、羟考酮作为阶梯疗法中的第三级药物。这种方法的缺点是，癌痛的进展很少像 WHO 指南推荐的那样阶梯式进展。因此，包括 APS、美国国家综合癌症网络（National Comprehensive Cancer Network）、美国癌症协会（American Cancer Society）在内的组织根据对患者的评估、制定个性化疼痛治疗方案和症状管理，提出了不同的癌痛管理策略[42,165,171]。

开始静注氢吗啡酮之前，L. V. 有重度的咽喉疼痛（10 分），中度到重度的颈肩部疼痛（6 分）。由于疼痛的严重程度及吞咽困难，使用 PCA 进行阿片类药物静脉治疗是适当的。氢吗啡酮没有活性代谢物会在肾功能不全时蓄积，因此是静脉给药阿片类药物合适的选择。芬太尼透皮贴剂可以提供持续释放的阿片类药物，便于使用，因此是 L. V. 最终门诊疼痛管理的极好选择[172]。Kadian 是一种缓释吗啡胶囊，可以打开胶囊将内容物与水一起通过胃管给药[173]。L. V. 使用该制剂的局限性包括，患者自行给药时需对胃管进行操作，如果持续存在肾功能不全，其代谢产物蓄积可引起吗啡的副作用。

芬太尼透皮贴剂适用于阿片类药物耐受患者与稳定的慢性疼痛患者。阿片类耐受患者指每日口服吗啡 60mg、羟考酮 30mg 或至少氢吗啡酮 8mg 或其他等量阿片类药物达到或超过一周的患者[174]。与阿片类药物相关的呼吸抑制更可能发生在初治患者、术后疼痛患者或按需使用阿片类的间歇性疼痛或轻微疼痛患者[172,174]。在这次住院之前，L. V. 每日口服长效吗啡 120mg，外加口服即释吗啡治疗爆发痛。因此 L. V. 是使用芬太尼透皮贴剂的合适人选。

L. V. 需要通过使用等效镇痛剂量近似的静脉内氢吗啡酮的剂量来确定芬太尼的透皮给药方案。两种不同阿片类的剂量（或同一阿片类的两种不同给药途径），如果可以提供相同程度的止痛效果，则视为等效剂量。表 55-20 给出了阿片类药物的等效剂量[42,174]。L. V. 的静脉氢吗啡酮转换为芬太尼透皮贴剂（多瑞吉）的计算过程见图 55 7。

表 55-20

阿片类药物的等效剂量[42,179]

阿片类药物	等效镇痛剂量/mg		持续时间	注释
	口服（PO）	胃肠外途径（IV）		
吗啡	30	10	IM/IV/SC 3～4 小时	阿片类镇痛药的比较标准
			口服短效 3～6 小时	严重肾功损害患者不推荐使用吗啡
氢吗啡酮（Dilaudid，Exalgo）	7.5	1.5	IM/IV/SC 3～4 小时	长效制剂每 24 小时给药 1 次
			口服短效 3～6 小时	可用于肝、肾功能受损的患者

表 55-20

阿片类药物的等效剂量[42,179]（续）

阿片类药物	等效镇痛剂量/mg		持续时间	注释
	口服（PO）	胃肠外途径（IV）		
芬太尼[179]（fentanyl）		0.05~0.1	IV/SC 1~2 小时	芬太尼透皮转换示例见图 55-7。跨黏膜及口腔膜剂的等效镇痛剂量转化比例尚未建立。可用于肝、肾功能损害患者
羟考酮（oxycodone）	20		口服短效 3~6 小时	奥施康定（控释片）每 8~12 小时给药 1 次可用于肝、肾功能损害患者
丁丙诺啡[174,175]（bu-prenorphin）	0.3（SL）	0.4		有舌下片、舌下膜、透皮贴剂、注射剂 Suboxone（丁丙诺啡/纳洛酮）仅限于治疗阿片类药物依赖。系部分激动剂，不推荐用于癌痛管理
哌替啶[42,174]（meperi-dine）	300	100		不推荐常规临床使用，去甲哌替啶是一种有毒代谢产物，可导致焦虑、震颤、肌阵挛以及癫痫全面性发作

SL,舌下；SC,皮下；PO,口服；IV,静脉注射

步骤1：
确定需要转换的阿片类药物24小时总剂量。对L.V.来说，其静注氢吗啡酮的24小时总剂量为14mg。

步骤2：
从表55-20中选择相应阿片类药物和给药途径的等效镇痛剂量比。计算公式如下：

$$\frac{“X” mg新阿片类药物每日总剂量}{mg现在使用的阿片类药物总剂量} = \frac{新阿片类药物的等效镇痛系数}{现在使用的阿片类药物等效镇痛系数}$$

对于L.V.氢吗啡酮的剂量转换,1.5mg静注氢吗啡酮相当于30mg口服吗啡：

$$\frac{“X” mg新阿片类药物每日总剂量}{14mg静注氢吗啡酮} = \frac{30mg口服吗啡}{1.5mg静注氢吗啡酮}$$

步骤3：
交叉相乘,以确定口服吗啡的每日总剂量。

(1.5)(X)=(14)(30)
1.5X=420
X=280mg口服吗啡

步骤4：
确定L.V.芬太尼透皮贴剂的剂量相当于280mg口服吗啡,使用60mg/d口服吗啡相当于25μg/h芬太尼透皮贴剂的转换比例进行计算。

$$\frac{“X” mg新阿片类药物每日总剂量}{280mg/d口服吗啡} = \frac{25μg/h芬太尼贴剂}{60mg/d口服吗啡}$$

(60)(X)=(280)(25)
X=116μg/h芬太尼贴剂

图 55-7　静注氢吗啡酮转换为芬太尼透皮贴剂

芬太尼透皮贴剂的研究人员和制造商开发了一些将吗啡转化为经皮芬太尼的表格。它们提供的剂量转换建议略有不同。多瑞吉具有较宽的吗啡剂量范围，可能导致癌痛患者芬太尼透皮贴剂剂量不足[174,176]。Breitbart 等推荐口服吗啡和芬太尼透皮贴剂的比例为 2∶1（如 2mg/d 口服吗啡相当于 1μg/h 芬太尼透皮贴剂），但这会导致芬太尼的剂量较高，对老年患者可能过量[176]。Donner 等一项研究建议 60mg/d 口服吗啡相当于 25μg/h 芬太尼透皮贴剂，该剂量介于制造商表格与 Breitbart 等推荐的剂量之间[176-178]。Donner 的剂量转换比例因为较少出现过量或剂量不足，因此被多数人引用[178]。

按口服吗啡 60mg/d 相当于芬太尼透皮贴剂 25μg/h 剂量比例计算，L. V. 使用芬太尼透皮贴剂的剂量为 116μg/h（图 55-7）。由于目前 L. V. 的疼痛程度评分可以很好地维持在 4 分（最严重为 10 分），因此可以将其剂量四舍五入下调至最接近可获得的贴剂规格，即 100μg/h[179]。如果 L. V. 的疼痛没有得到有效控制，那么则应当四舍五入上调芬太尼透皮贴剂的剂量至最接近的可获得的贴剂规格[174]。

长时间接受阿片类药物治疗的患者可能对治疗效果表现出耐受性。但是，当改用另一种阿片类药物时，由于新的阿片类药物的药代动力学特性，耐受程度可能会发生变化（即对新阿片类药物的耐受性降低）。这种对新阿片类药物敏感性的变化称为不完全交叉耐受[174]。由于不完全交叉耐受，大多数阿片类药物在转换后剂量应下调 25%~50%[42]。这例外的是美沙酮和芬太尼。美沙酮和芬太尼的转化比例已经考虑到不完全交叉耐受，因此通常不需要进一步减量[179]。因此，L. V. 不需要因为不完全交叉耐受而减少芬太尼透皮贴剂的剂量。

初始芬太尼透皮贴剂敷后，需要 12 小时达到最低有效血药浓度，36 小时可达到最大血药浓度。芬太尼透皮贴剂应当每 72 小时更换 1 次以维持稳态血药浓度。老年患者、恶病质患者和极度虚弱的患者因皮下脂肪不足，其药代动力学可能会改变（即释药速度更快），因此这些患者需要每 48 小时更换 1 次[176]。

应指导 L. V. 将芬太尼透皮贴剂贴敷在无破损、无刺激、无辐射的平坦皮肤表面，如胸部、背部、体侧或上肢等[174]。同时应当提醒他体温升高（如 40℃）时会出现释药过快的危险。芬太尼浓度升高可导致严重的呼吸抑制。L. V. 同时也应当注意避免使用外部热源，如电热毯、电热垫、日晒床、日光浴、热水澡、热浴缸、桑拿及加热水床等[174]。芬太尼透皮贴剂破损或裁剪后不能使用，因为这可能会增加芬太尼的吸收。应该告诉 L. V.，如果接触到贴剂内面的芬太尼凝胶应当立即洗手。

案例 55-8，问题 3：L. V. 应该如何将静注氢吗啡酮转换为芬太尼透皮贴剂？

芬太尼贴剂剂量转换

初始使用芬太尼透皮贴剂 6 小时后，应逐渐将静滴氢

吗啡酮减少 50%；12 小时后应停止氢吗啡酮静脉给药和 PCA 的使用[174]。L. V. 可能需要使用短效（如即释剂型）阿片类药物直至达到芬太尼最大血药浓度。在 72 小时剂量间隔接近结束时发生的疼痛，可能需要额外的短效阿片类药物治疗。

案例 55-8，问题 4：对于 L. V. 的爆发痛处理，有什么方法？

阿片类药物治疗爆发痛

爆发痛可分为自发性疼痛（常为特发性疼痛，在没有已知刺激的情况下发生）、事件性疼痛（继发于某种患者可能或不可能控制的刺激）、剂量末期疼痛（如阿片类长效制剂剂量间隔结束时的疼痛）[174]。事件性疼痛可以通过教育患者在疼痛发作前 30 分钟使用短效阿片类药物控制。自发性爆发痛则需要在疼痛出现时尽快使用短效阿片类药物。对于使用 ER/LR 阿片类长效制剂出现剂量末期疼痛的患者，APS 指南推荐根据需要每 2 小时补加相当于每日总量 5%~15% 的短效阿片类药物[42]。短效阿片类药物/对乙酰氨基酚有对乙酰氨基酚的最大剂量限制，以避免肝毒性，因此，其镇痛效能存在上限。需要大剂量控制爆发痛的患者，应该使用普通短效阿片类药物（如吗啡、羟考酮、氢吗啡酮）。

对于 L. V. 来说，在终止静脉注射氢吗啡酮之前，应使用短效阿片类药物溶液治疗爆发痛。短效阿片类药物可以溶液的形式通过胃管给药；如果 L. V. 可以耐受吞咽，也可以口服片剂给药。他的肿瘤医师倾向于使用口服吗啡溶液治疗爆发痛。由于芬太尼透皮贴剂的每日总剂量接近于每日口服吗啡 280mg（见图 55-7），故每日吗啡总剂量的 10% 为 28mg。如果 L. V. 最终使用吗啡片剂，用药剂量应当四舍五入到最接近的短效片剂的含量 30mg。

如果每日需要超过 2 次补加 30mg 短效吗啡才能控制 L. V. 的疼痛，应考虑上调芬太尼透皮贴剂的剂量。如果患者疼痛评分为 4 分或以下，或每日补加吗啡剂量不超过 4 次，那么芬太尼透皮贴剂增加的剂量应等同于每日补加的短效阿片类药物的总剂量。中度至重度疼痛则需要将每日剂量增加 50%~100%[179]。

芬太尼经口腔和鼻黏膜途径给药已被批准用于癌痛患者的爆发痛管理。两种制剂的剂量是通过滴定法确定的（即从最低剂量开始并根据疼痛的缓解程度逐渐加量），而不是按每日总剂量的百分比来确定[179,180]。芬太尼黏膜即释制剂的等效镇痛剂量见表 55-21。由于 L. V. 放疗后口腔黏膜干燥会影响吸收，因此不宜首选经口腔黏膜途径给药。口干症是头颈部放疗的常见问题，80% 的患者在治疗第 7 周时出现。与口干症有关的问题包括说话困难、咀嚼困难、吞咽困难、感染、口腔疼痛和龋齿。有报道显示，高达 64% 的患者在接受放疗 3 年后可能会经历中度至重度的口干症[169,181]。第 94 章化疗和靶向制剂的不良反应，提供了黏膜炎和口干症的局部治疗信息干。

案例 55-8,问题 5:L. V. 现已完成了放化疗,黏膜炎疼痛已经解决。他的颈肩部仍然有持续性烧灼样神经病理性疼痛,疼痛评分为 10 分中的 8 分,每日使用芬太尼透皮贴剂 100μg/h,同时口服 5 剂即释吗啡,每日 30mg。他还口服加巴喷丁 900mg,每日 3 次;双肩处使用 5% 利多卡因贴剂。L. V. 的肿瘤医师想改用口服美沙酮治疗神经病理性疼痛。请问口服美沙酮起始剂量应为多少?

表 55-21

Actiq(芬太尼口颊片)和 Fentora(芬太尼口颊贴剂)等效镇痛剂量

Actiq 当前剂量/μg	Fentora 初始剂量/μg
200	100
400	100
600	200
800	200
1 200	400
1 600	400

表 55-22

吗啡与美沙酮等效镇痛剂量比

口服吗啡剂量/mg·d⁻¹	<100	101~300	301~600	601~800	801~1 000	≥1 001
口服吗啡与口服美沙酮的剂量比	3:1	5:1	10:1	12:1	15:1	20:1

将芬太尼透皮贴剂转换再加上即释吗啡,L. V. 的每日吗啡总量为 390mg。图 55-8 给出了将 L. V. 的芬太尼透皮贴剂转换为口服美沙酮的计算过程。L. V. 口服吗啡剂量范围为 301~600mg,对应于口服吗啡与口服美沙酮的比为 10:1(表 55-22),L. V. 每日口服美沙酮的总剂量约为 39mg(见图 55-8)。指南推荐,当从高剂量的其他阿片类药物转换到美沙酮时,美沙酮的起始剂量应不超过 30~40mg/d,每 5~7 日增加的剂量不超过 10mg/d[183]。对于大多数患者来说,推荐的美沙酮剂量间隔为每 8 小时一次。老年人或体质虚弱的患者可能需要将剂量间隔调整为 12 小时,以减少镇静等不良反应的发生[42,174]。

L. V. 每日美沙酮总剂量应分为 3 剂,每 8 小时服用 1 次。然而,美沙酮有片剂(5mg 和 10mg)或溶液剂。L. V. 每日美沙酮总剂量的问题是,使用片剂时不能被平均分为 3 份。不推荐拆分片剂,因为剂量拆分不均等。美沙酮溶液剂使用不方便,需要使用口服注射器准确吸取以防止用药过量。L. V. 每剂大约需要美沙酮溶液剂 11~13mg,使用口服注射器可能很难校准这一剂量。因此,L. V. 的美沙酮剂量应四舍五入到最接近的片剂规格(如 10mg)。在使用芬太尼透皮贴剂快速转换到美沙酮时,应指导 L. V. 移除芬太尼透皮贴剂,并在移除贴剂约 12 小时后,每 8 小时口服美沙酮 10mg。L. V. 可以继续按需使用硫酸吗啡即释剂型 30mg/2h 以治疗爆发痛。如果 L. V. 对美沙酮反应良好,即释吗啡的剂量可能需要减少。

由于美沙酮的半衰期较长,需要 4 日以上才能达到稳态。除非 L. V. 发生严重疼痛,5 日内不应当增加美沙酮剂量。L. V. 可以在过渡期间使用即释吗啡。美沙酮的剂量可以根据过渡期控制疼痛所需的每日吗啡总剂量进行调整[174]。

案例 55-8,问题 6:应告知 L. V. 美沙酮的毒性体征和症状是什么?

美沙酮毒性体征和症状

应该指导 L. V. 严格按照处方剂量服用美沙酮,以避免严重的呼吸问题。应当告知他美沙酮毒性反应的体征和症状,包括呼吸变浅、呼吸减慢继以出现呼吸暂停、言语不清或说话困难、大声打鼾和无法正常行走[174]。如果出现上述任何症状和体征,应当立即寻求医疗救助。还应当让与他住在一起的家人了解美沙酮的风险,以便他们可以意识到

美沙酮剂量计算

美沙酮(methadone)是一种对 μ 受体及 δ 受体具有镇痛活性的阿片类激动药。它对 5-HT 和 NE 再摄取的抑制作用及对 NMDA 受体的拮抗作用不同于其他阿片类药物,适用于神经性病理性疼痛患者。当患者对其他阿片类药物反应不佳或出现难以耐受的不良反应如谵妄、肌阵挛、恶心时,可推荐转为使用美沙酮。由于芬太尼透皮贴剂及其他辅助镇痛药包括加巴喷丁和利多卡因贴剂对 L. V. 的神经病理性疼痛疗效不佳,因此值得试用美沙酮。关于神经病理性疼痛的治疗参见案例 55-4。

与短效阿片类药物不同,美沙酮的半衰期长达 15~60 小时,作用时间为 6~12 小时[42]。与其他阿片类等效镇痛剂量计算方法不同,美沙酮的剂量转换不是成比例的。旧的阿片类药物剂量表列出单一转换因子为口服美沙酮 20mg(或静脉注射美沙酮 10mg)相当于口服吗啡 30mg。但单一美沙酮剂量转换系数是为急性疼痛设计的,不适用于慢性疼痛的治疗。转换比随着吗啡剂量的变化而变化。现用的表格包含 3 个或更多的吗啡与美沙酮的比,可以根据慢性非癌痛或癌痛患者所需要的更高剂量的吗啡来调整美沙酮的剂量强度的大小。最常用的吗啡与美沙酮的转换比见表 55-22[182]。

步骤1：
确定需要转换的阿片类药物24小时总剂量。对L.V.来说，芬太尼透皮贴剂100μg/h需要转换为口服吗啡。此外，他还使用口服即释吗啡150mg/d。

使用60mg/d口服吗啡相当于25μg/h芬太尼贴剂的转换比例进行计算。

$$\frac{"X" mg新阿片类药物每日总剂量}{100μg/h芬太尼透皮贴剂} = \frac{60mg/d口服吗啡}{25μg/h芬太尼透皮贴剂}$$

(25)(X)=(100)(60)
X=240mg口服吗啡
因此，每日口服吗啡的总剂量为390mg(240mg+150mg)。

步骤2：
从美沙酮表中选择对应于每日口服吗啡总剂量390mg(在步骤1中使用Donner法计算)[161,169]的等效镇痛药物比例。

根据美沙酮剂量表(表55-22)，吗啡剂量在301~600mg时对应的比例为10：1(口服吗啡对口服美沙酮)。

$$\frac{"X" mg新阿片类药物的每日总量}{390mg/d口服吗啡总剂量} = \frac{1mg口服美沙酮}{10mg口服吗啡}$$

(10)(X)=(390)(1)
10X=390
X=39mg/d口服美沙酮
如果在计算中使用340mg作为每日口服吗啡的总剂量，那么美沙酮的日剂量为34mg。

图 55-8　L.V. 芬太尼透皮贴剂与口服美沙酮的剂量转换

美沙酮毒性症状和体征。纳洛酮鼻喷雾剂和注射包目前可以在药店买到，用于防止阿片类药物引起的致命呼吸抑制。L.V 的家人应当被告知，在家里存放这种解药有助于应对美沙酮相关的风险。

案例 55-8,问题 7：对于使用美沙酮相关的心脏毒性监测，有哪些建议？

美沙酮毒性监测

美沙酮可能引起 QTc 间期延长，并增加尖端扭转型室速(致死性心律失常)的风险。与 QTc 间期延长有关的因素包括美沙酮剂量超过 100mg/d、低钾血症、低凝血酶原水平(提示肝功能减退)以及与 CYP 3A4 酶有关的药物相互作用[183,184]。

关于对服用美沙酮的患者进行心脏监测的共识指南已经发布。指南推荐治疗前筛查、心电图评估并对 QTc 间期超过 500 毫秒的患者进行危险分层。对于 QTc 间期超过 500 毫秒的患者，指南建议减少或停止使用美沙酮(表 55-23)[183,184]。L.V 应该在开始使用美沙酮之前进行心电图检查以检查他的基线心功能。如果剂量增加或 L.V. 出现新的症状，如头晕或晕厥，可能是心功能改变的信号，应当定期进行心电图监测。

案例 55-8,问题 8：如何处理 L.V. 与阿片类药物有关的副作用？

表 55-23

美沙酮 QTc 延长监测共识[183,184]

开具美沙酮之前,告知患者有心律失常的风险
了解患者结构性心脏病、心律失常、晕厥的病史
启动美沙酮前预处理 ECG 检查,启动美沙酮后 30 日进行随访。建议每年做一次 ECG 检查。如果美沙酮剂量超过 100mg/d 或患者出现原因不明的晕厥或痉挛,需附加 ECG 检查
如果 QTc 间期超过 500ms,减少或停用美沙酮
筛查可能延长或减慢美沙酮消除的药物(如 SSRIs、抗真菌药、蛋白酶抑制剂、苯妥英、利福平、苯巴比妥、氟哌利多)

阿片类药物副作用的管理

合理使用阿片类药物需要将其副作用的发生降至最低，包括镇静、恶心、呕吐、瘙痒、肌阵挛和认知障碍等[171]。表 55-24 提供了常见阿片类药物有关副作用治疗的资料。对于肿瘤患者，多种因素可能导致阿片类药物副作用的出现，如因肠道动力改变或化疗引起的肾功能不全、恶心和呕吐、因代谢紊乱引起的镇静以及同时使用其他镇静药或止吐药。对大多数阿片类药物副作用的耐受性可在 3~7 日内形成。如果副作用没有随时间的推移而减少，治疗方法可能包括改用不同的阿片类药物或添加另一种药物来抵消副作用[42]。

表 55-24

阿片类副作用的药物治疗[185]

副作用	治疗
便秘	大便软化剂,泻药,甲基纳曲酮,口服纳洛酮,纳洛塞醇
镇静	哌甲酯,莫达非尼
瘙痒	苯海拉明,羟嗪
恶心	普鲁氯嗪、氟哌啶醇、甲氧氯普胺,昂丹司琼,抗组胺药
烦躁不安	氟哌啶醇,阿片类轮换
认知障碍	哌甲酯,莫达非尼,阿片类轮换
肌阵挛	氯硝西泮,减少剂量,阿片类轮换

呼吸抑制是一种严重的不良事件,发生前通常先有镇静作用。与其他阿片类药物相比,美沙酮的呼吸抑制效应通常发生的较晚,持续时间也较长。纳洛酮是一种阿片类受体拮抗剂,可用于逆转阿片类药物引起的呼吸抑制。阿片类药物耐受患者对拮抗剂十分敏感。如果需要使用纳洛酮,应当滴定剂量,以避免停药反跳、惊厥、心律失常及严重疼痛的发生(如纳洛酮可逆转阿片类药物的镇静作用)[42]。由于美沙酮的消除半衰期较长,美沙酮过量的患者,需要持续静脉输注纳洛酮 24~36 小时。

> **案例 55-8,问题 9:** 如果常规药物治疗不能控制 L. V. 的疼痛,请问还可以选择什么治疗?

难治性癌痛的管理

椎管内阿片类给药(neuraxial opioid administration)(硬膜外或鞘内给药)可以用于常规阿片类药物以及其他复方镇痛药难以奏效的癌痛。接受长期椎管内阿片类给药治疗的患者,需要使用植入式鞘内泵以避免感染并发症。使用椎管内阿片类给药治疗的适应症包括神经病理性疼痛和混合神经病理性-伤害性疼痛。药物的选择基于患者的过敏史以及对筛选试验的反应。阿片类药物(如吗啡、氢吗啡酮和芬太尼)、局麻药(丁哌卡因、罗哌卡因)、可乐定、齐考诺肽(ziconotide)和巴氯芬通常用于椎管内给药。

补充和替代药物疗法广泛应用于治疗癌痛、呼吸困难、恶心和呕吐。耳针、触摸疗法和催眠可能有助于癌痛管理。音乐疗法、按摩、冥想和催眠可能有助于缓解呼吸困难引起的焦虑。针灸及引导意象对于化疗所致的恶心及呕吐可能有益[185]。

口服大麻素制剂(屈大麻酚和大麻隆)被美国 FDA 批准用于化疗引起的传统止吐药无效的难治性恶心和呕吐[186]。对内源性大麻素受体(CB₁ 和 CB₂)的几项研究已经证明了在疼痛治疗中的有效性[187]。在中枢神经系统中,CB_1 受体表达于参与疼痛处理的区域,包括导水管周围灰质和脊髓后角。CB_2 受体则表达于参与炎症和疼痛调控的免疫细胞。在神经病理性疼痛模型中,CB_2 受体激活已被证明具有镇痛作用[188,189]。大麻素的医疗用途在许多地区存在争议。2009 年 10 月,美国司法部向美国律师协会发布了一份备忘录,声明不应使用联邦资源起诉那些行为符合州法律医疗使用大麻的人。目前,美国已有 23 个州和华盛顿特区允许医用大麻治疗各种疾病,包括癌痛[190]。

(唐瑞 译,田方圆 校,汪林 审)

参考文献

1. International Association for the Study of Pain. http://www.iasp-pain.org/Taxonomy?navItemNumber=576#Pain. Accessed April 27, 2016.
2. Apfelbaum JL et al. Postoperative pain experience: results from a national survey suggest postoperative pain continues to be undermanaged. *Anesth Analg.* 2003;97:534–540.
3. Gan TJ et al. Incidence, patient satisfaction, and perceptions of postsurgical pain: results from a US national survey. *Curr Med Res Opin.* 2014;30:149–160.
4. National Center for Health Statistics. *Health, United States, 2006, Special Feature on Pain with Chartbook on Trends in the Health of Americans.* Hyattsville, MD: National Center for Health Statistics; 2006:68–86. http://www.cdc.gov/nchs/data/hus/hus06.pdf. Accessed April 27, 2016.
5. Gallup Organization for Merck & Co, Inc. *Pain in America: A Research Report.* New York, NY: Ogilvy Public Relations; 2000.
6. Tighe P et al. Acute pain medicine in the United States: a status report. *Pain Med.* 2015;16:1806–1826.
7. Institute of Medicine. Relieving pain in America: a blueprint for transforming prevention, care, education and research. http://www.nationalacademies.org/hmd/Reports/2011/Relieving-Pain-in-America-A-Blueprint-for-Transforming-Prevention-Care-Education-Research.aspx. Accessed April 30, 2016.
8. Pasquale MK et al. Pain conditions ranked by healthcare costs for members of a national health plan. *Pain Pract.* 2014;14(2):117–131.
9. Neogi T. The epidemiology and impact of pain in osteoarthritis. *Osteoarthritis Cartil.* 2013;21:1145–1153.
10. Murray CJ et al. Disability-adjusted life years (DALYS) for 291 diseases and injuries in 21 regions, 1990–2010: a systematic analysis for the global burden of disease study 2010. *Lancet.* 2012;380:2197–2223.
11. Petrenko A et al. The role of N-methyl-D-aspartate (NMDA) receptors in pain: a review. *Anesth Analg.* 2003;97:1108–1116.
12. Mika J et al. Importance of glial activation in neuropathic pain. *Eur J Pharmacol.* 2013;716:106–119.
13. Hameed H et al. The effect of morphine on glial cells as a potential therapeutic target for pharmacological development of analgesic drugs. *Curr Pain Headache Rep.* 2010;14:96–104.
14. Thomas J et al. The relationship between opioid and immune signaling in the spinal cord. *Handb Exp Pharmacol.* 2015;227:207–238.
15. Mayer EA, Tillisch K. The brain-gut axis in abdominal pain syndromes. *Ann Rev Med* 2011;62:381–396.
16. Marchand S. Applied pain neurophysiology. In: Beaulieu P et al, eds. *The Pharmacology of Pain.* Seattle, WA: IASP Press; 2010:3.
17. Hadjistavropoulos T et al. An interdisciplinary expert consensus statement on assessment of pain in older persons. *Clin J Pain.* 2007;23(1, Suppl): S1–S43.
18. Melzack R. The short-form McGill Pain Questionnaire. *Pain.* 1987;30:191.
19. MD Anderson Cancer Center. Symptom assessment tools. https://www.mdanderson.org/education-and-research/departments-programs-and-labs/departments-and-divisions/symptom-research/symptom-assessment-tools/brief-pain-inventory. Accessed June 13, 2016.
20. Finnerup NB et al. Pharmacotherapy for neuropathic pain in adults: a systematic review and meta-analysis. *Lancet Neurol.* 2015:162–173.
21. Dworkin RH et al. Interventional management of neuropathic pain: NeuPSIG recommendations. *Pain.* 2013;154:2249–2261.
22. Malfait AM, Schnitzer TJ. Towards a mechanism-based approach to pain management in osteoarthritis. *Nat Rev Rheumatol.* 2013;9(11):654–664.
23. Giamberardono MA et al. Myofascial pain syndromes and their elevation. *Best Pract Res Clin Rheumatol.* 2011;25:185–198.

24. Zhou Q, Verne GN. New insights into visceral hypersensitivity-clinical implications in IBS. *Nat Rev Gastroenterol Hepatol.* 2011;8:349–355.

25. Argoff CE. Recent management advances in acute postoperative pain. *Pain Pract.* 2013;14(5):477–487.

26. Prabhakar A et al. Perioperative analgesia outcomes and strategies. *Best Pract Res Clin Anaesthesiol.* 2014;28:105–115.

27. Katz J, Seltzer Z. Transition from acute to chronic postsurgical pain: risk factors and protective factors. *Expert Rev Neurother.* 2009;9(5):723–744.

28. Cregg R et al. Persistent postsurgical pain. *Curr Opin Support Palliat Care.* 2013;7:144–152.

29. Shipton EA. The transition from acute to chronic post-surgical pain. *Anaesth Intensive Care.* 2011;39:824–836.

30. Chou R et al. Guidelines on the management of postoperative pain. *J Pain.* 2016;17(2):131–157.

31. Liao P et al. Postoperative complications in patients with obstructive sleep apnea: a retrospective matched cohort study. *Can J Anaesth.* 2009;56:819–828.

32. American Sleep Association. Sleep Apnea Screening Questionnaire—'STOP BANG'. https://www.sleepassociation.org/sleep-apnea-screening-questionnaire-stop-bang. Accessed May 1, 2016.

33. Chia P et al. The association of pre-operative STOP-BANG scores with postoperative critical care admission. *Anaesthesia.* 2013;68(9):950–952.

34. The Joint Commission. National patient safety goals. www.jointcommission.org/assets/1/6/2015_npsg_hap.pdf. Accessed May 1, 2016

35. Moulton LS et al. Pre-operative education prior to elective hip arthroplasty surgery improves postoperative outcome. *Int Orthop.* 2015;39(8):1483–1486.

36. Ilfeld DM et al. Ambulatory continuous interscalene nerve bocks decrease the time to discharge readiness after total shoulder arthroplasty: a randomized, triple-masked, placebo-controlled study. *Anesthesiology.* 2006;105: 999–1007.

37. American Society of Regional Anesthesia and Pain Medicine. Checklist for treatment of local anesthetic systemic toxicity. www.asra.com/advisory-guidelines/article/3/checklist-for-treatment-of-local-anesthetic-systemic-toxicity. Accessed June 13, 2016.

38. Aubrun F et al. Postoperative intravenous morphine titration. *Br J Anaesth.* 2012;108(2):193–201.

39. Gregori S et al. Morphine metabolism, transport and brain disposition. *Metab Brain Dis* 2012;27:1–5.

40. Macintyre PE et al. Opioids, ventilation and acute pain management. *Anaesth Intensive Care.* 2011;39:545–558.

41. Kilmas R, Mikus G. Morphine-6-glucuronide is responsible for the analgesic effect after morphine administration: a quantitative review of morphine, morphine-3-glucuronide, and morphine-6-glucuronide. *Br J Anaesth.* 2014;113(6):935–944.

42. Principles of Analgesic Use. 7th Edition Chicago, IL: *American Pain Society,* 2016.

43. Sarhill N et al. Hydromorphone: pharmacology and clinical applications in cancer patients. *Support Care Cancer.* 2001;9:84–96.

44. Murray A, Hagen N. Hydromorphone. *J Pain Symptom Manag.* 2005;29:S57–S66.

45. Trescott AM et al. Opioid pharmacology. *Pain Physician.* 2008;11:S113–S153.

46. Peng PW, Sandler AN. A review of the use of fentanyl analgesia in the management of acute pain in adults. *Anesthesiology.* 1999;90:576–599.

47. Grass JA. Patient controlled analgesia. *Anesth Analg.* 2005;101:S44–S61.

48. Weber LM et al. Implementation of standard order sets for patient-controlled analgesia. *Am J Health-Syst Pharm.* 2008;65:1184–1191.

49. Dahan A et al. Incidence, reversal, and prevention of opioid-induced respiratory depression. *Anesthesiology.* 2010;112:226–238.

50. Dowell D et al. CDC Guideline for Prescribing Opioids for Chronic Pain — United States, 2016; *MMWR Recomm Rep.* 2016;65:1–50

51. Oscier CD, Milner QJW. Perioperative use of paracetamol. *Anesthesia.* 2009;64:65–72

52. Pogatzki-Zahn E et al. Nonopioid analgesics for postoperative pain management. *Curr Opin Anesthesiol.* 2014;27:513–519.

53. McCarthy GC et al. Impact of intravenous lidocaine infusion on postoperative analgesia and recovery from surgery. A systematic review of randomized controlled trials. *Drugs.* 2010;70(9):1149–1163.

54. Sun Y et al. Perioperative systemic lidocaine for postoperative analgesia and recovery after abdominal surgery:a meta-analysis of randomized controlled trials. *Dis Colon Rectum.* 2012;55(11):1183–1194.

55. Waterman BR et al. Low back pain in the United States: incidence and risk factors for presentation in the emergency setting. *Spine J.* 2012;12(1):63–70.

56. Becker A et al. Low back pain in primary care: costs of care and prediction of future health care utilization. *Spine (Phila Pa 1976).* 2010;35:1714–1720.

57. Hestbaek L et al. Low back pain: what is the long-term course? A review of studies of general patient populations. *Eur Spine J.* 2003;12:149.

58. Gatchel RJ et al. Psychosocial differences between high risk acute vs. chronic low back pain patients. *Pain Pract.* 2008;8:91.

59. Katz JN. Lumbar disc disorders and low-back pain: socioeconomic factors and consequences. *J Bone Joint Surg Am.* 2006;88(Suppl 2):21.

60. Clays E et al. The impact of psychosocial factors on low back pain. Longitudinal results from the Belstress study. *Spine (Phila Pa 1976).* 2007;32:262.

61. Stewart WF et al. Lost productive time and cost due to common pain conditions in the US workforce. *JAMA.* 2003;290:2443.

62. Nijs J et al. Low back pain: guidelines for the clinical classification of predominant neuropathic, nociceptive, or central sensitization pain. *Pain Physician.* 2015;18(3):E333–E346.

63. Deyo RA, Weinstein JN. Low back pain. *N Engl J Med.* 2001;344:363.

64. U.S. Agency for Health Care Policy and Research. Acute low back pain problems in adults: assessment and treatment. *Clin Pract Guidel Quick Ref Guide Clin.* 1994;(14):iii–iv, 1–25.

65. Koes BW et al. An updated overview of clinical guidelines for the management of non-specific low back pain in primary care. *Eur Spine J* 2010;19:2075.

66. Schnitzer TJ et al. A comprehensive review of clinical trials on the efficacy and safety of drugs for the treatment of low back pain. *J Pain Symptom Manag.* 2004;28:72.

67. Roelofs PD et al. Non-steroidal anti-inflammatory drugs for low back pain. *Cochrane Database Syst Rev.* 2008;(1):CD000396.

68. Machado GC et al. Efficacy and safety of paracetamol for spinal pain and osteoarthritis: systematic review and meta-analysis of randomized placebo controlled trials. *BMJ* 2015;350h:1225 1–12.

69. van Tulder MW et al. Muscle relaxants for non-specific low back pain. *Cochrane Database Syst Rev.* 2003;(2):CD004252.

70. Chou R et al. Medications for acute and chronic low back pain: a review of the evidence for an American Pain Society/American College of Physicians clinical practice guideline [published correction appears in *Ann Intern Med.* 2008;148:247]. *Ann Intern Med.* 2007;147:505.

71. Vorsanger GJ et al. Extended-release tramadol (tramadol ER) in the treatment of chronic low back pain. *J Opioid Manag.* 2008;4:87.

72. Hale ME et al. Efficacy and safety of oxymorphone extended release in chronic low back pain: results of a randomized, double-blind, placebo-a nd active-controlled phase III study. *J Pain.* 2005;6:21.

73. Buynak R et al. Efficacy and safety of tapentadol extended release for the management of chronic low back pain: results of a prospective, randomized, double-blind, placebo- and active-controlled Phase III study. *Expert Opin Pharmacother.* 2010;11:1787.

74. Deshpande A et al. Opioids for chronic low back pain. *Cochrane Database Syst Rev.* 2007;(3):CD004959. doi:10.1002/14651858.CD004959.pub3.

75. Salerno SM et al. The effect of antidepressant treatment on chronic back pain: a meta-analysis. *Arch Intern Med.* 2002;162:19.

76. Staiger TO et al. Systematic review of antidepressants in the treatment of chronic low back pain. *Spine (Phila Pa 1976).* 2003;28:2540.

77. Skljarevski V et al. Duloxetine versus placebo in patients with chronic low back pain: a 12 week fixed-dose, randomized, double-blind trial. *J Pain* 2010;11(12):1282–1290.

78. Yildirim K et al. Gabapentin monotherapy in patients with chronic radiculopathy: the efficacy and impact on life quality. *J Back Musculoskelet Rehabil.* 2009;22:17.

79. Khoromi S et al. Topiramate in chronic lumbar radicular pain. *J Pain.* 2005;6:829.

80. Muehlbacher M et al. Topiramate in treatment of patients with chronic low back pain: a randomized, double-blind, placebo-controlled study. *Clin J Pain.* 2006;22:526.

81. McBeth J et al. Musculoskeletal pain is associated with very low levels of vitamin D in men: results from the European Male Ageing Study. *Ann Rheum Dis.* 2010;69:1448.

82. Warner AE, Arnspiger SA. Diffuse musculoskeletal pain is not associated with low vitamin D levels or improved by treatment with vitamin D. *J Clin Rheumatol.* 2008;14:12.

83. Opioidrisk. Risk assessment tools. http://www.opioidrisk.com/node/774. Accessed May 1, 2016.

84. Kessler RC et al. The epidemiology of major depressive disorder: results from the National Comorbidity Survey Replication (NCS-R). *JAMA.* 2003;289:3095.

85. Currie SR, Wang J. More data on major depression as an antecedent risk factor for first onset of chronic back pain. *Psychol Med.* 2005;35:1275.

86. Bair MJ et al. Depression and pain comorbidity: a literature review. *Arch Intern Med.* 2003;163:2433.

87. Chang V et al. Evidence-informed management of chronic low back pain with adjunctive analgesics. *Spine J.* 2008;8:21.

88. Malanga GA et al. Tizanidine is effective in the treatment of myofascial pain syndrome. *Pain Physician.* 2002;5(4):422–432.

89. Chaparro LE et al. Opioids compared to placebo or other treatments for

chronic low back pain. *Cochrane Database of Syst Rev.* 2013;(8):CD004959.

90. Gilron I et al. Nortriptyline and gabapentin, alone and in combination for neuropathic pain: a double-blind, randomised, controlled crossover trial. *Lancet.* 2009;374:1252.

91. Gilron I et al. Morphine, gabapentin, or their combination for neuropathic pain. *N Engl J Med.* 2005;352:1324.

92. Pain-Outlet Clinical Guide. Monitoring treatment: the 5 A's. www.pain-outlet.info/5-as.html. Accessed May 1, 2016.

93. Chou R et al. Interventional therapies, surgery, and interdisciplinary rehabilitation for low backpain: an evidence-based clinical practice guideline from the American Pain Society. *Spine (Phila Pa 1976).* 2009;34:1066.

94. Hagen KB et al. The updated Cochrane review of bed rest for low back pain and sciatica. *Spine (Phila Pa 1976).* 2005;30:542.

95. Cherkin DC et al. Effect of mindfulness based stress reduction vs cognitive behavioral therapy or usual care on back pain and functional limitations in adults with chronic low back pain. *JAMA* 2016;215(12):1240–1249.

96. Insinga RP et al. The incidence of herpes zoster in a United States administrative database. *J Gen Intern Med.* 2005;20:748.

97. Volpi A. Severe complications of herpes zoster. *Herpes.* 2007;14(Suppl 2):35A.

98. Lunn MPT et al. Duloxetine for treating painful neuropathy, chronic pain or fibromyalgia. *Cochrane Database of Syst Rev.* 2014;(1):CD007115.

99. Cymbalta® [package insert]. Indianapolis, IN: Lilly USA, LLC; 2015.

100. Moore RA et al. Gabapentin for chronic neuropathic pain and fibromyalgia in adults. *Cochrane Database Syst Rev.* 2014;(4):CD007938.

101. Dworkin RH et al. Pregabalin for the treatment of postherpetic neuralgia: a randomized, placebo-controlled trial. *Neurology.* 2003;60:1274.

102. Wiffen PJ et al. Antiepileptic drugs for neuropathic pain and fibromyalgia—an overview of Cochrane reviews. *Cochrane Database Syst Rev.* 2013;(11):CD010567.

103. Qutenza® [package insert]. Ardsley, NY: Acorda Therapeutics;2013.

104. Vinik AI et al. A randomized withdrawal, placebo-controlled study evaluating the efficacy and tolerability of tapentadol extended release in patients with chronic painful diabetic peripheral neuropathy. *Diabetes Care.* 2014;37(8):2302–2309.

105. Dubinsky RM et al. Practice parameter: treatment of postherpetic neuralgia: an evidence-based report of the Quality Standards Subcommittee of the American Academy of Neurology. *Neurology.* 2004;63:959.

106. Kong KH et al. Prevalence of chronic pain and its impact on health-related quality of life in stroke survivors. *Arch Phys Med Rehabil.* 2004;85:35–40.

107. Klit H et al. Central post-stroke pain: clinical characteristics, pathophysiology, and management. *Lancet Neurol.* 2009;8:857–868.

108. Kim JS. Pharmacological management of central post-stroke pain: practical guide. *CNS Drugs.* 2014;28:787–797.

109. Leijon G et al. Central post-stroke pain—a controlled trial of amitriptyline and carbamazepine. *Pain.* 1989;36:27–36.

110. Vestergaard K et al. Lamotrigine for central poststroke pain: a randomized controlled trial. *Neurology.* 2001;56:184–90.

111. Vranken JH et al. Pregabalin in patients with central neuropathic pain: a randomized, double-blind, placebo-controlled trial of a flexible-dose regimen. *Pain.* 2008;136:150–157.

112. Rowbotham MC et al. Oral opioid therapy for chronic peripheral and central neuropathic pain. *N Engl J Med.* 2003;348:1223–1232.

113. Sperber AD, Drossman DA. Functional abdominal pain syndrome: constant or frequently recurring abdominal pain. *Am J Gastroenterol.* 2010;105:770.

114. Kim SE, Chang L. Overlap between functional GI disorders and other functional syndromes: what are the underlying mechanisms. *Neurogastroenterol Motil* 2012;24:895–913.

115. Katz J, Rosenbloom, Fashier S. Chronic pain, psychopathology, and DSM-5 somatic symptom disorder. *Can J Psychiatry* 2015;60(4):160–167.

116. American Psychiatric Association. *Diagnostic and Statistical Manual of Mental Disorders.* 5th ed. Arlington, VA: American Psychiatric Publishing; 2013.

117. Egloff N et al. Hypersensitivity and hyperalgesia in somatoform pain disorders. *General Hospital Psychiatry.* 2014;36:284–290.

118. Lacasse A et al. Fibromyalgia-related costs and loss of productivity: a substantial societal burden. *BMC Musculoskelet Disord.* 2016;17:168–176.

119. Berger A et al. Characteristics and healthcare costs of patients with fibromyalgia syndrome. *Int J Clin Pract.* 2007;61(9):1498–508.

120. Wolfe F et al. The American College of Rheumatology preliminary diagnostic criteria for fibromyalgia and measurement of symptom severity. *Arthritis Care Res (Hoboken).* 2010;62:600–610.

121. Hauser W et al. Emotional, physical, and sexual abuse in fibromyalgia syndrome: a systematic review with meta-analysis. *Arthritis Care Res.* 2011;63(6):808–820.

122. Staud R et al. Temporal summation of pain from mechanical stimulation of muscle tissue in normal controls and subjects with fibromyalgia syndrome.

Pain. 2003;102:87–95.

123. Staud R et al. Enhanced central pain processing of fibromyalgia patients is maintained by muscle afferent input: a randomized, double-blind, placebo-controlled study. *Pain.* 2009;145:96–104.

124. Staud R et al. Maintenance of windup of second pain requires less frequent stimulation in fibromyalgia patients compared to normal controls. *Pain.* 2004;110:689–696.

125. Fibromyalgia Impact Questionnaire. http://fiqrinfo.ipage.com/Original%20FIQ.pdf. Accessed May 22, 2016.

126. Carville DF et al. EULAR evidence-based recommendations for the management of fibromyalgia syndrome. *Ann Rheum Dis.* 2008;67:536.

127. Häuser W et al. Management of fibromyalgia syndrome—an interdisciplinary evidence-based guideline. *Ger Med Sci.* 2008;6:Doc14.

128. Mease PJ et al. Pharmacotherapy of fibromyalgia. *Best Pract Res Clin Rheumatol.* 2011;25:285–297.

129. Fitzcharles M et al. Fibromyalgia: evolving concepts over the past 2 decades. *Can Med Assoc J.* 2013;185(13):E645–E651.

130. Goldenberg DL et al. Management of fibromyalgia. *JAMA.* 2004;292(19):2388–2395.

131. Hauser W et al. The role of antidepressants in the management of fibromyalgia syndrome: a systematic review and meta-analysis. *CNS Drugs* 2012;26 (4):297–307.

132. Clauw DJ et al. Milnacipran for the treatment of fibromyalgia in adults: a 15-week, multicenter, randomized, double-blind, placebo-controlled, multiple-dose clinical trial [published corrections appear in *Clin Ther.* 2009;31:446; *Clin Ther.* 2009;31:1617]. *Clin Ther.* 2008;30:1988.

133. Russell IJ et al. Efficacy and safety of duloxetine for treatment of fibromyalgia in patients with or without major depressive disorder: results from a 6 month, randomized, double-blind, placebo-controlled, fixed-dose trial. *Pain.* 2008;136:432.

134. Mease PJ et al. A randomized, double-blind, placebo-controlled, phase III trial of pregabalin in the treatment of patients with fibromyalgia. *J Rheumatol.* 2008;35:502.

135. Arnold LM et al. A 14-week, randomized, double-blinded, placebo-controlled monotherapy trial of pregabalin in patients with fibromyalgia. *J Pain.* 2008;9:792.

136. Crofford LJ et al. Fibromyalgia relapse evaluation and efficacy for durability of meaningful relief (FREEDOM): a 6-month, double-blind, placebo-controlled trial with pregabalin. *Pain.* 2008;136:419.

137. Arnold LM et al. Gabapentin in the treatment of fibromyalgia: a randomized, double-blind, placebo-controlled, multicenter trial. *Arthritis Rheum.* 2007;56:1336.

138. Häuser W et al. Comparative efficacy and harms of duloxetine, milnacipran, and pregabalin in fibromyalgia syndrome. *J Pain.* 2010;11:505.

139. Holman AJ, Myers RR. A randomized, double-blind, placebo-controlled trial of pramipexole, a dopamine agonist, in patients with fibromyalgia receiving concomitant medications. *Arthritis Rheum.* 2005;52:2495.

140. Goldenberg DL et al. Opioid use in fibromyalgia: a cautionary tale. *Mayo Clin Proc.* 2016;91(5):640–648.

141. Younger J et al. Low-dose naltrexone for the treatment of fibromyalgia findings of a small, randomized, double-blind, placebo-controlled, counterbalanced, crossover trial assessing daily pain levels. *Arthritis Rheum.* 2013;65(2):529–538.

142. Bernardy K et al. Efficacy of cognitive-behavioral therapies in fibromyalgia syndrome—a systematic review and meta-analysis of randomized controlled trials. *J Rheumatol.* 2010;37:1991.

143. Häuser W et al. Efficacy of different types of aerobic exercise in fibromyalgia syndrome: a systematic review and meta-analysis of randomized controlled trials. *Arthritis Res Ther.* 2010;12:R79.

144. Bidonde J et al. Aquatic exercise training for fibromyalgia. *Cochrane Database of Syst Rev.* 2014;(10):CD011336.

145. Luciano JV et al. Cost-utility of cognitive behavioral therapy versus U.S. Food and Drug Administration recommended drugs and usual care in the treatment of patients with fibromyalgia: an economic evaluation alongside a 6-month randomized controlled trial. *Arthritis Res Ther.* 2014;16:451–468.

146. Clouse RE et al. Functional abdominal pain syndrome. *Gastroenterology.* 2006;130:1492.

147. Jackson JL et al. Treatment of functional gastrointestinal disorders with antidepressant medications: a meta-analysis. *Am J Med.* 2000;108:65.

148. Drossman DA. Severe and refractory chronic abdominal pain: treatment strategies. *Clin Gastroenterol Hepatol.* 2008;6:978.

149. Passik SD. Issues in long-term opioid therapy: unmet needs, risks, and solutions. *Mayo Clin Proc.* 2009;84:593.

150. Manchikanti L et al. American society of interventional pain physicians (ASIPP) guidelines for responsible opioid prescribing in chronic non-cancer pain: part 2 guidance. *Pain Physician.* 2012;15:S67–S116.

151. Liebschutz JM et al. Clinical factors associated with prescription drug use disorder in urban primary care patients with chronic pain. *J Pain.* 2010;11(11):1047–1055.

152. Wasan AD et al. Psychiatric history and psychological adjustment as risk factors for aberrant drug-related behavior among patients with chronic pain. *Clin J Pain.* 2007;23(4):307–315.

153. Jamison RN et al. Gender differences in risk factors for aberrant prescription opioid use. *J Pain.* 2010;11(4):312–320.

154. Chang YP, Compton P. Management of chronic pain with chronic opioid therapy in patient with substance use disorders. *Addict Sci Clin Pract.* 2013;8:21. doi:10.1186/1940-0640-8-21.

155. Turk DC et al. Predicting opioid misuse by chronic pain patients: a systematic review and literature synthesis. *Clin J Pain.* 2008;24:497.

156. Fishbain DA et al. What percentage of chronic nonmalignant pain patients exposed to chronic opioid analgesic therapy develop abuse / addiction and / or aberrant drug-related behaviors? A structured evidenced-based review. *Pain Med.* 2008;9:444.

157. Substance Abuse and Mental Health Services Administration. *Managing Chronic Pain in Adults With or in Recovery from Substance Use Disorders.* Treatment Improvement Protocol (TIP) Series 54. HHS Publication No. (SMA)12-4671. Rockville, MD: Substance Abuse and Mental Health Services Administration, 2011.

158. Belgrade MJ et al. The DIRE score: predicting outcomes of opioid prescribing for chronic pain. *J Pain.* 2006;7:671–681.

159. Pedersen L et al. Long- or short-acting opioids for chronic non-malignant pain? A qualitative systematic review. *Acta Anaesthesiol Scand.* 2014;58:390–401.

160. Gowing LR et al. Alpha$_2$-adrenergic agonists in opioid withdrawal. *Addiction.* 2002;97:49.

161. Turk DC et al. Psychological approaches in the treatment of chronic pain patients—when pills, scalpels and needles are not enough. *Can J Psychiatry.* 2008;53:213.

162. Davis MP, Walsh D. Epidemiology of cancer pain and factors influencing poor pain control. *Am J Hosp Palliat Care.* 2004;21:137.

163. van den Beuken-van Everdingen MH et al. Prevalence of pain in patients with cancer: a systematic review of the past 40 years. *Ann Oncol.* 2007;18:1437.

164. Vainio A, Auvinen A. Prevalence of symptoms among patients with advanced cancer: an international collaborative study. Symptom Prevalence Group. *J Pain Symptom Manag.* 1996;12:3.

165. Swarm R, et al. Adult cancer pain: clinical practice guidelines. National Comprehensive Cancer Network. *J Natl Compr Canc Netw.* 2013;11(8):992–1021.

166. Epstein JB et al. Pain caused by cancer of the head and neck and oral mucositis. In: Fishman SA et al, eds. *Bonica's Management of Pain.* 4th edition. Philadelphia, PA: Lippincott Williams & Wilkins; 2010

167. Pancari P, Mehra R. Systemic therapy for squamous cell carcinoma of the head and neck. *Surg Oncol Clin N Am.* 2015;24:437–454.

168. Scarpace SL et al. Treatment of head and neck cancers: issues for clinical pharmacists. *Pharmacotherapy.* 2009;29:578.

169. Windebank AJ, Grisold W Chemotherapy-induced neuropathy. *J Peripher Nerv Syst.* 2008;13:27.

170. World Health Organization. *Cancer Pain Relief and Palliative Care.* Report of a WHO Expert Committee (WHO Technical Report Series, No. 804). Geneva, Switzerland: World Health Organization; 1990.

171. Burton AW et al. Transformation of acute cancer pain to chronic cancer pain syndromes. *Support Oncol.* 2012;10(3):89–95.

172. Prommer E. The role of fentanyl in cancer-related pain. *J Palliat Med.* 2009;12:947.

173. Kadian® [package insert]. Parsippany, NJ: Actavis Pharma; 2014.

174. McPherson ML. *Demystifying Opioid Conversion Calculations: A Guide for Effective Dosing.* Bethesda, MD: American Society of Health-System Pharmacists; 2010.

175. Heit HA, Gourlay DL. Buprenorphine: new tricks with an old molecule for pain management. *Clin J Pain.* 2008;24:93.

176. Fentanyl. Drug Facts and Comparisons. Facts & Comparisons [database online]. St. Louis, MO: Wolters Kluwer Health; 2016. Accessed May 9, 2016.

177. Breitbart W et al. An alternative algorithm for dosing transdermal fentanyl for cancer-related pain. *Oncology (Williston Park).* 2000;14:695.

178. Donner B et al. Direct conversion from oral morphine to transdermal fentanyl: a multicenter study in patients with cancer pain. *Pain* 1996;64:527.

179. Portenoy RK, Ahmed E. Principles of opioid use in cancer pain. *J Clin Oncol.* 2014;32:1662–1670.

180. Transmucosal fentanyl. *Drug Facts and Comparisons. Facts & Comparisons [database online].* St. Louis, MO: Wolters Kluwer Health; 2016. Accessed May 9, 2016.

181. Dirix P et al. Radiation-induced xerostomia in patients with head and neck cancer: a literature review. *Cancer.* 2006;107:2525.

182. Ayonrinde OT, Bridge DT. The rediscovery of methadone for cancer pain management. *Med J Aust.* 2000;173:536.

183. Chou R et al. Methadone Safety Guidelines. Methadone safety: a clinical practice guideline from the American Pain Society and College of Problems of Drug Dependence, in collaboration with the Heart Rhythm Society. *J Pain.* 2014;15(4):321–337.

184. Krantz MJ et al. QTc interval screening in methadone treatment. *Ann Intern Med.* 2009;150:387.

185. Strickland JM. Palliative pharmacy care. *Can J Hosp Pharm.* 2010;63(1):56.

186. Meiri E et al. Efficacy of dronabinol alone and in combination with ondansetron versus ondansetron alone for delayed chemotherapy-induced nausea and vomiting. *Curr Med Res Opin.* 2007;23:533–543.

187. Hill KP. Medical marijuana for treatment of chronic pain and other medical and psychiatric problems; a clinical review. *JAMA.* 2015;313(24):2474–2483.

188. Agarwal SK. Cannabinergic pain medicine: a concise clinical primer and survey of randomized-controlled trial results. *Clin J Pain.* 2012;29:162–171.

189. Russo EB, Hohmann AG. Role of cannabinoids in pain management. In: Deer TR,et al, eds. *Comprehensive Treatment of Chronic Pain by Medical, Interventional, and Behavioral Approaches: The American Academy of Pain Medicine Textbook on Patient Management.* New York, NY: Springer, 2012.

190. Whiting P et al. Cannabinoids for the medical use: a systematic review and meta-analysis. *JAMA.* 2015;313(24):2456–2473.

56

第 56 章　成人重症监护

Matthew Hafermann, Philip Grgurich, and John Marshall

核心原则

		章节案例

重症监护室慢性病用药

① 只要不会对患者造成伤害,用于治疗慢性病的药物通常可以在重症监护室(intensive care unit,ICU)使用。会引起出血的(如华法林、氯吡格雷)、具有血流动力学效应的(如降压药物)、低血糖效应的(如降糖药物)以及/或与ICU内其他用药可能发生相互作用的药物,是否继续使用或停用,取决于个体患者的获益和风险。

案例 56-1(问题 1)
案例 56-2(问题 1)

药代动力学概述及药物选择

① 药代动力学数据通常是由健康受试者测得的。危重患者所有的药代动力学参数可能都有显著变化。临床医生应当洞察那些最有可能发生变化的疾病状态,并为具体药物制定恰当的监测和管理策略。

案例 56-3(问题 1~7)

疼痛、躁动和谵妄

① 危重患者由于各种原因往往会发生疼痛、躁动和谵妄。临床医生应警惕地为患者评估疼痛,并提供足够的镇痛治疗。同时,应尝试识别和处理导致躁动和谵妄的潜在病因。

案例 56-4(问题 1 和 2)
案例 56-5(问题 1)
案例 56-6(问题 1)
表 56-1

② 阿片类药物是 ICU 最常用的镇痛药。在为患者设计最佳镇痛方案时,应考虑患者的具体特点以及氢吗啡酮、芬太尼和吗啡之间的差异。

案例 56-4(问题 3)
表 56-2

③ 在彻底解决了可逆性躁动的病因后,一些患者如仍处于躁动状态,可以使用镇静药。大多数患者推荐丙泊酚和右美托咪定作为一线镇静药,剂量应滴定至轻度镇静。

案例 56-5(问题 2)
表 56-3

④ 临床医生可通过减少患者对谵妄危险因素的暴露和实施早期活动降低谵妄的发生率。有限的证据表明,非典型抗精神病药可能有助于治疗谵妄。

案例 56-6(问题 2)

重症监护室应激性溃疡预防

① 应激相关黏膜损伤可导致高危重症患者隐匿性胃肠道出血。ICU 所有高危患者应该予以评估,以确定应激性溃疡预防药物的适宜性。

案例 56-7(问题 1~3)

重症监护室血糖控制

① 低血糖和高血糖都会对重症患者产生负面影响。通常临床医生应使用胰岛素治疗高血糖症,目标血糖浓度<180mg/dl。

案例 56-8(问题 1)

重症监护室慢性病用药

重症监护室(intensive care unit,ICU)中慢性病用药的管理对于医疗团队来说非常具有挑战性。药物重整(medi-cation reconciliation)已成为医院越来越优先考虑的问题,药师发挥着至关重要的作用。一项研究发现,36%的住院患者至少有过一次用药错误,85%的错误源于患者的用药史[1]。通常,获取慢性病用药清单的理想方法是通过患者访谈得到信息。然而,这在 ICU 中却难以做到,因为多数患者由于插管、使用镇静药、神志不清和/或无法参与访谈。因此,需要用其他方法包括询问患者家人或朋友、致电零售药店、查询院外医疗记录或查阅既往住院病历等了解情况。结果显示,药物重整可以减少出院带药错误的发生率,内科病房从57%减少到33%,外科病房从80%减少到47%[2]。在ICU重新启动慢性病用药的重要性因不同的药品和药品类别而有所不同。美国有多种类型的成人ICU,包括内科、外科、烧伤科和神经外科等。本节限于讨论外科ICU和非外科ICU常见的慢性病用药问题。

根据定义,ICU患者可能病情非常复杂,而且很难确保日常重症监护的所有重要问题都能得到处理。为了加强患者的照护和安全,医疗领域已经开始采用一种借鉴于航空业的有效工具:检查表。其中世界各地最广泛使用的ICU检查表是"FAST HUG",代表喂养(feeding)、镇痛(analgesia)、镇静(sedation)、血栓栓塞预防(thromboembolic prophylaxis)、床头抬高(head of bed elevation)、应激性溃疡预防(stress ulcer prophylaxis)和血糖控制(glycemic control)[3]。这些都是每日应该处理的问题,因为它们影响发病率、死亡率和ICU住院时间的长短。在ICU工作的临床药师可以选择使用个人检查表或其他可用的检查表,包括修改版的FAST HUG,如FASTHUG-MAIDENS。该首字母缩写词代表:喂养(feeding),镇痛(analgesia),镇静(sedation),血栓栓塞预防(thromboembolic prophylaxis),低能或亢进性谵妄(hypoactive or hyperactive delirium),药物重整(medication reconciliation),抗生素(antibiotics),药物适应证(indications for medications),给药剂量(drug dosing),电解质(electrolytes),无药物相互作用(no drug interactions)、过敏(allergies)、重复(duplications)或副作用(side effects),以及停药日期(stop dates of medications)[4]。这些检查表可以在所有的ICU使用。然而,每个药师需要找出最适合自己的方法,以确保为患者提供最佳的医疗服务。

案例 56-1

问题1:患者S.M,男性,62岁,因上消化道出血就诊ICU。诉称食欲缺乏、体重减少已2周,近2日来多次出现血便。今日被送到当地诊所,生命体征:血压90/51mmHg,心率110次/min,体温36.2℃。立刻送急诊室,实验室检查结果为:Hct 17%,WBC 8.2×10⁹/L,INR 5.2,Na 128mmol/L,K 3.1mmol/L,SCr 1.9mg/dl。患者目前慢性病用药为:每日服用阿司匹林(aspirin)81mg,氯吡格雷(clopidogrel)75mg,阿托伐他汀(atorvastatin)40mg,美托洛尔缓释片(metoprolol XL)50mg,赖诺普利(lisinopril)10mg,华法林(warfarin)7.5mg。患者立即输注2单位红细胞,并送往ICU。该患者入住ICU后,哪些慢性病用药应予停用?

非外科ICU患者

对于非外科ICU患者,入院指征是决定什么药物能重新使用的主要因素。ICU患者通常会出现血流动力学不稳

定、左室射血分数减少和/或肾功能或肝功能改变,这意味着药代动力学基线会发生显著改变。这些患者必须逐个进行评估,以确定是否应该重新启动慢性病用药。患者入住ICU是因为他们需要频繁的监护和不断的评估。医疗小组必须考虑到,停止慢性病用药(如β-受体阻断药、巴氯芬)或停止其他非法药物如海洛因(heroin)、可卡因(cocaine)、甲基苯丙胺(methamphetamine)均可出现戒断症状。获得完整的患者病史有助于防止出现戒断症状。然而,由于经常无法获得病史,ICU小组必须根据生命体征和体格检查确定撤药治疗是否恰当。本节将讨论慢性病用药以及如何处理ICU患者中遇到的常见问题。

血流动力学不稳定性是ICU患者最常见的问题之一,低血压的常见原因包括低血容量、心力衰竭和感染。了解患者的基础血压有助于确定低血压的严重程度。基础血压下降可导致灌注不足和休克。如果患者不能维持足够的血压,则需要使用血管活性药物,例如去甲肾上腺素(norepinephrine)、肾上腺素(epinephrine)、苯肾上腺素(phenylephrine)和加压素(vasopressin)等。在ICU监测中,灌注不足的常见指标包括皮肤变冷、代谢性酸中毒、精神状态改变、血清乳酸水平升高和尿量减少。如果入住ICU的患者有低血压和低灌注症状,则各类降压药都要停用,直到弄清低血压和低灌注的潜在原因。在医院的药物治疗方案中,控制血压药物应该以小剂量方式缓慢地添加。

ICU中的严重高血压病例必须紧急处理,以预防卒中和/或终止器官损害。ICU高血压的常见原因是血液透析漏诊、不依从用药、容量超负荷和疼痛。高血压的差异是广泛的,因此确定血压升高的原因将有助于确定治疗方向。高血压急症(hypertensive emergencies)定义为收缩压(SBP)或舒张压(DBP)大幅度升高,分别为SBP>180mmHg或DBP>120mmHg,需要立即治疗,可能的并发症包括脑梗死、颅内出血、主动脉夹层和肾功能衰竭[5]。在急诊室或入住ICU早期,通常需要静脉注射药物来控制血压,常用药物有尼卡地平(nicardipine)、地尔硫䓬(diltiazem)、肼酞嗪(hydralazine)、艾司洛尔(esmolol)、拉贝洛尔(labetalol)和依那普利拉(enalaprilat)。这些药物能立即起效并可进行剂量滴定,使血压降至期望目标。在可以使用慢性抗高血压药滴定之前,可短期使用静脉给药。在ICU重新开始慢性病用药治疗高血压是很重要的,除非有禁忌证(如新肾功能障碍)或患者有新情况需要改变药物类别(如β-受体阻断药和ACEI治疗新发心力衰竭)。

由于ICU患者的肾功能往往是不可预测和不稳定的,许多类别的药物在ICU被停用。ICU患者的肾功能可能改变很快,而且用肌酐清除率方程如Cockcroft-Gault公式及其简化的四变量MDRD公式计算得到的肾功能经典指标血清肌酐(SCr),在急性肾衰患者是延时的,老年患者是虚低的。因此,可以开展治疗监测的药物,如万古霉素(vancomycin)应该经常监测。经肾脏消除的药物,在确定给药剂量时应参考其他监测指标包括尿量、血压和容量状态等。医院内使用的所有药物都应该每日监测,并根据肾功能进行调整。

糖尿病药物用于ICU患者会导致并发症。给予肾功能

不全患者二甲双胍（metformin）可引起代谢性酸中毒，故多数 ICU 患者予以停用。由于 ICU 的饮食经常变化，磺脲类药物（sulfonylureas）可能导致低血糖也予以停用。考虑到 ICU 患者经口摄入不足或营养不良，作为预防高血糖的替代措施，大多数患者转换为短效滑动胰岛素注射法（sliding scale insulin，SSI）方案。SSI 根据患者最近血糖水平给予不同剂量的胰岛素。已知的糖尿病患者未能从 SSI 获得足够控制的，可考虑给予基础胰岛素。

疼痛和用于治疗疼痛的药物在本书的各个章节中都有讨论（详见第 55 章疼痛及其管理）。对于 ICU 新患者，了解其家庭药物治疗疼痛方案是非常有帮助的，往往对规范患者照护至关重要。长期服用阿片类（opioids）药物的患者应继续延用疼痛治疗方案，包括使用阿片类药物，除非有禁忌证。通常情况下，治疗方案必须根据肾功能和给药途径进行调整。例如，许多长效药物不能压碎放入管饲，肾功能不全的患者可能需要更低的剂量或者转换为阿片类药物，阿片类不是通过肾脏清除。

ICU 的动态性使得抗凝成为其一个非常具有挑战性的课题。除非患者可能在 ICU 中留待的时间很短，否则维生素 K 拮抗药[如华法林（warfarin）]或新型口服抗凝药[如达比加群（dabigatran）、利伐沙班（rivaroxaban）、阿哌西班（apixiban）]通常会保留使用，以预防患者由于治疗程序和药代动力学变化发生并发症。详细的病史是确定抗凝适应证的必要条件。这将有助于医疗团队决定是否应该继续全量抗凝（full anticoagulation）治疗。根据个案的具体情况权衡抗凝治疗的风险和获益，并且通常在与例如心脏病学、血管外科和初级保健人员等咨询服务部门讨论之后作出决定。如果在 ICU 需要全量抗凝，普通肝素（unfractionated heparin，UFH）可能是最好的选择，因为如果需要，它可以被停用和逆转。由于缺乏活动能力、高龄（≥70 岁）、心力衰竭、呼吸衰竭、既往静脉血栓栓塞（venous thromboembolism，VTE）、急性感染、肥胖和/或持续的激素治疗，几乎所有 ICU 患者的 VTE 风险都在增加。由于 VTE 风险增加，除非存在禁忌证，否则患者应使用低分子肝素（low-molecular-weight heparin，LMWH）每日 2 次、低剂量普通肝素（low-dose unfractionated heparin，LDUH）每日 2～3 次或磺达肝癸钠（fondaparinux）抗凝预防血栓[6]。

对于 ICU 药师来说，最大的难题之一是为不能口服药物或使用管饲的患者制定理想的药物治疗方案。对于管饲的患者，在某些情况下可以通过饲管给药，药师必须确定哪些慢性病用药可以研粉或以液体形式给药。通常缓释药物必须转换为即释药物，或必须更换药物以便可以研粉进入饲管。美国安全用药研究所（Institute for Safe Medication Practices，ISMP）创建了不可粉碎服用药品工具网：http://www.ismp.org/tools/donotcrush.pdf。ICU 中某些患者的医嘱禁止进食，包括药物。无论是 NPO（禁食）还是"nothing by mouth"（不得进食）医嘱，都应该向医疗组澄清是否包括药物。在许多情况下，NOP 医嘱允许患者接受口服药物。如果药物不能口服或关系到胃肠道的吸收，ICU 医疗组要求将口服剂型转换为静脉注射剂型。虽然一些药物有静脉注射剂型，但许多药物没有。临床药师可以协助

进行剂量换算、调整给药频率及选择无静脉等效药物的替代药品。

由于患者 S. M. 正在活动性出血，应停用所有的抗凝药和抗血小板药。阿司匹林、氯吡格雷和华法林应予停用。此外，由于该患者 INR 升高，应接受维生素 K 逆转华法林的作用。一旦出血停止，医疗组必须确定哪些药物可以重新开始使用以及何时开始使用。

手术患者

案例 56-2

问题 1：患者 D. H. ，68 岁，既往冠心病史（于 11 个月前放置药物洗脱支架）、糖尿病、心房颤动，拟在 1 周内行膝关节置换术。今日入院，其慢性病用药包括：阿司匹林 81mg/d，氯吡格雷 75mg/d，美托洛尔缓释剂 100mg/d，二甲双胍 1 000mg，每日 2 次。入院当日所有实验室检查均属正常范围。手术组征询你的建议：手术全程哪些药物应该继续使用，哪些药物应该停止使用？

术前停用慢性病治疗药物或术后未能重新启用慢性病治疗药物的后果可能会很严重。例如，长期接受 β-受体阻断药治疗的患者在围手术期突然停用 β-受体阻断药，会增加术中和术后的死亡风险。美国心脏病学会（American College of Cardiology，ACC）/美国心脏协会（American Heart Association，AHA）建议，具有 ACC/AHC 指南 I 级推荐适应证（如心绞痛、症状性心律失常、心肌梗死后）的患者，在接受手术期间继续使用 β-受体阻断药（β-blocker）[7]。血管紧张素转换酶抑制药（ACEIs）和血管紧张素受体阻断药（ARBs），如在术前 24 小时不停止使用，会增加麻醉诱导后的低血压风险[8]。然而，术前停用 ACEI 可能会导致术后不良反应，如反跳性高血压和房颤。因此，术前决定是否续用或停用 ACEI 或 ARB，是基于患者个体情况，同时考虑到 ACEI 或 ARB 的适应证和手术类型。钙通道阻滞药（Calcium-channel blockers）、可乐定（clonidine）、胺碘酮（amiodarone）、地高辛（digoxin）和他汀类药物（statins）应继续使用。例如，接受大血管手术的患者术前停用他汀类药物，会增加术后心肌梗死和心血管病的死亡风险[9]。利尿药（diuretics）通常在手术日早晨停用，以减少低血容量和电解质异常的风险。

口服抗糖尿病药和非胰岛素注射剂通常在手术当日早上停用，直到恢复正常进食后再重新开始使用。肾功能不全患者和可能接受静脉造影剂的患者，应在术前 24～48 小时停用二甲双胍，以减少围手术期乳酸性酸中毒的风险。对于接受胰岛素治疗的患者，手术当日早上的中效或长效胰岛素给药剂量份额，通常在检查血糖之后使用。注意密切监测血糖以指导后续的胰岛素剂量调整，避免低血糖[10]。

抗癫痫药（antiepileptics）、抗精神病药（antipsychotics）、苯二氮䓬类（benzodiazepines）、锂盐（lithium）、选择性 5-羟色胺再摄取抑制药（selective serotonin reuptake inhibitors，SSRIs）和选择性去甲肾上腺素再摄取抑制剂（selective norepinephrine reuptake inhibitors, SNRIs)、三环类抗抑郁药(tricyclic antidepressants, TCAs)和卡比多巴/左旋多巴(carbidopa/levodopa),出现戒断症状或疾病失代偿的风险比围手术期并发症的风险更高。因此,这些药物甚至应该持续使用至手术当日上午。

非选择性非甾体抗炎药(NSAIDs)有可逆性抑制血小板聚集作用,根据其作用时间通常在手术前 1~3 日停用。塞来昔布(Celecoxib)不影响血小板聚集,可以持续使用至手术当日(包括当日)。如果担心术中或术后损害肾功能,应停用塞来昔布和非选择性 NSAIDs。

接受抗凝或抗血小板治疗的患者,必须权衡血栓栓塞与术中及术后出血的风险。服用华法林的患者,如处于围手术期血栓栓塞的高风险,建议术前用肝素或低分子肝素桥接抗凝治疗。如果患者接受小手术(例如某些眼科、牙科或皮肤科手术),华法林可能无需停用。对于近期植入冠状动脉支架的患者,过早停止抗血小板治疗会显著增加围手术期支架内血栓形成的风险,并产生灾难性后果[11]。2014 年 ACC/AHA《非心脏手术患者围手术期心血管评估与管理指南:行动纲要》(Guideline on Perioperative Cardiovascular Evaluation and Management of Patients Undergoing Noncardiac Surgery: Executive Summary)建议,在裸金属支架或药物支架植入术后的最初 4~6 周内,接受非心脏急诊手术的患者应继续双联抗血小板治疗(阿司匹林 + P2Y12 血小板受体抑制药),除非出血相对风险胜过预防支架内血栓形成获益。同时还建议,围手术期抗血小板治疗管理应由外科医生、麻醉师、心脏病专家和患者统一认识,应该权衡出血与预防支架内血栓形成的相对风险[12]。

习惯上认为,长期服用皮质类固醇的患者在围手术期会出现肾上腺皮质功能不全,应在手术期间和术后 2~3 日内给予补充应激剂量的氢化可的松(hydrocortisone)或甲强龙(methylprednisolone)[13]。然而,最近一篇文献综述发现,长期接受皮质类固醇治疗的患者只要在围手术期维持其每日标准剂量的皮质类固醇,通常能够使其内源性肾上腺功能揣升到皮质类固醇基线剂量之上以满足手术需求,没有必要补充应激剂量的皮质类固醇。这些患者可以密切监测,如果出现低血压,必须给予应激剂量的皮质类固醇。另一方面,已知功能性下丘脑-垂体-肾上腺轴功能减退患者,例如艾迪生病(Addison's disease)患者在围手术期需要追加皮质类固醇剂量,因为此类患者无法增加内源性皮质醇生成以应对外科手术的需求[14]。

阿片类药物依赖性慢性疼痛患者往往在术后会经历更严重的急性疼痛。这些患者应于手术当日早上接受长效阿片类药物或静脉注射等效剂量的阿片类药物,以满足其每日需求,避免无法控制的疼痛和阿片戒断症状。围手术期镇痛应尽量使用非阿片类镇痛药或镇痛技术(例如,对乙酰氨基酚、周围神经阻滞、硬膜外镇痛)[15]。对于患者 D. H.,由于支架植入已超过 6 周,氯吡格雷在术前 7 日停用,华法林也应在术前 5~7 日停用,可能不需用 UFH 或 LWMH 桥接。阿司匹林可以继续服用。

重症监护室药代动力学变化及管理策略

重症患者药代动力学

危重疾病的动态特性可能引起许多药物的药代动力学特征发生重大变化。在描述这些变化之前,重要的是首先考虑大多数可获得的药代动力学数据从哪儿来的。

在药品生产研发过程中,药代动力学数据是通过 I 期试验由非危重患者获得的。人体 I 期试验通常是在高度受控的环境下在健康受试者身上进行的。当在 II/III 期试验中获得药代动力学数据时,危重患者被排除在外。因此,如果假设相关疾病的患者,甚至重症患者有相似的药代动力学参数就可能会出现错误。虽然,在制定治疗方案时总是要参考现有的药代动力学数据,但是药师应当了解数据固有的局限性。

案例 56-3

问题 1:J. K. 是一名 67 岁的男性,因咳嗽、呼吸短促 3 日送进 ICU,诊断为肺炎引起的严重脓毒血症(sepsis),且入住时插管。开始静脉注射广谱抗生素,包括哌拉西林-他唑巴坦(piperacillin-tazobactam)和万古霉素。在接受 6L 乳酸林格液后,患者仍然处于低血压状态,予输注去甲肾上腺素(norepinephrine)维持平均动脉压>65mmHg。每日皮下注射依诺肝素(enoxaparin)40mg,静脉注射泮托拉唑(pantoprazole),分别用于预防深静脉血栓(DVT)和应激性溃疡预防(stress ulcer prophylaxis,SUP)。在 ICU 的第 3 日,患者病情发展为继发于脓毒血症/低灌注急性肾损伤(acute kidney injury,AKI),血清肌酐从基线 1.1mg/dl 升到 3.4mg/dl。患者置鼻胃管接受肠内营养。入住 ICU 的第 6 日,患者出现重度难治性梭状芽孢杆菌性结肠炎,开始口服万古霉素。

患者 J. K. 潜在的药物吸收异常是什么?

除静脉给药外,所有药物必须经过吸收才能到达体循环。生物利用度(bioavailability,F)是指进入体循环的给药剂量的百分比。

由于多种原因,患者 J. K. 的肠道功能可能发生改变,包括胃排空延迟、缺血性肠炎和同时服用存在相互作用的药物。其中的每一个问题都可能导致明显的口服/肠内给药吸收的延迟和/或减少。

胃排空延迟是 ICU 患者群体的一种常见现象,发生率为 40%~60%[16]。它可由许多因素引起,包括术后肠梗阻、创伤、颅脑损伤、败血症、烧伤或使用阿片类药物[17]。如果患者 J. K. 表现出胃残留量高或肠内喂养不耐受,那么胃排空延迟是很明显的。由于大多数药物是在小肠中吸收的,因此排空延迟很可能影响药物的吸收速度,从而使起效减慢。

肠缺血也可能导致患者 J. K. 口服/肠内用药的吸收能力发生改变,这取决于肠道的哪一部分受到影响以及影响的程度如何。对于 J. K., 其缺血性肠病可能是由于使用升压药物和/或处于休克状态引起的。因为药物的吸收主要发生在小肠, 该区域的血流受损更可能减少药物的吸收程度。

J. K. 出现急性肠道炎症会增加某些药物的吸收。入院第 6 日随着其重度梭状芽孢杆菌性结肠炎的发展, 可能增加口服万古霉素的吸收。在正常情况下, 万古霉素口服给药由于其解离作用和分子体积较大不被吸收。有几篇关于口服万古霉素治疗重度梭状芽孢杆菌感染的血药浓度监测报道[18-21], 假定的机制是严重的结肠炎症允许较大的带电分子透过屏障进入血流。

在 ICU, 口服给药并非药物吸收可能发生改变的唯一途径。ICU 患者的皮下吸收也会发生显著的变化, 尤其是使用血管收缩药(升压药)治疗的患者。据推测, 升压药引起皮下组织灌注减少, 从而导致皮下给药的吸收受到影响。研究表明, 与其他住院患者相比, 同时接受血管收缩药治疗的患者低分子肝素峰值和总抗 Xa 因子活性明显地降低[22-24]。

案例 56-3, 问题 2: 患者 J. K. 的药物吸收问题应该如何解决?

一般来说, 当 ICU 出现胃肠功能问题时, 静脉制剂是首选。如果给予的药物能产生客观反应(降压药, 降糖药), 可以尝试肠内给药治疗来评估患者的反应。如上所述, 药师应该了解特定药物的药效学反应, 以评估口服/肠内给药的治疗反应。

就 J. K. 这个病例来说, 在保持升压治疗期间, 可以考虑监测依诺肝素的抗 Xa 因子水平, 谷值水平<0.1IU/ml 可能增加 DVT 形成的风险[25]。此外, 如果该患者适于肠内药物治疗, 质子泵抑制药可以改为可溶性(溶解片)制剂, 通常认为将口服片剂压碎和溶解比较好, 以防止堵塞管道和易于给药。因为该患者在接受全身性万古霉素治疗的同时, 还口服万古霉素治疗严重的严重梭状芽孢杆菌感染, 可能存在增加万古霉素吸收的风险, 故也可以考虑更积极地监测血清万古霉素浓度。

案例 56-3, 问题 3: 患者 J. K. 潜在的药物分布变化有哪些?

药物的分布简单地定义为药物一旦被吸收进入血液中转运的去向。药物的分布程度取决于药物的理化性质和患者个体因素。决定药物在组织分布范围的理化性质包括亲脂性和蛋白质结合率, 高亲脂性导致广泛的组织分布, 低血浆蛋白结合率有助于更广泛的分布。决定药物分布的患者特异性因素包括体重、容量状态和血管通透性。

患者 J. K. 有许多因素可能影响亲水性(低分布容积)药物的分布, 包括脓毒症和给予大容量晶体液体(生理盐水)。这些情况引起亲水性药物的血浆浓度降低, 导致可能达不到治疗浓度[26]。

脓毒血症患者可能有若干因素导致亲水性药物的血浆

浓度下降, 包括存在毛细血管泄漏(第三隔室), 引起血管内液体分布到组织; 大剂量静脉输注晶体药物以及减少组织灌注。这在使用抗生素治疗的患者群体中得到了很好的证明。大多数感染发生在组织的间质液中, 因此间质抗生素浓度与疗效最为相关。研究表明, 与正常对照组相比, 脓毒血症患者的间质液和皮下抗生素浓度分别低 5~10 倍和 1~5 倍。

ICU 脓毒血症患者的血浆蛋白(白蛋白)浓度也可能发生剧烈变化, 这是由于白蛋白的肝脏产量减少和进入组织的第三隔室。血浆蛋白低将引起游离药物的增加, 增加了药物的组织分布。不幸的是, 这种增加的组织分布被间质组织液体的增加(继发于毛细血管渗漏和容量管理)所抵消, 导致间质液中的抗生素浓度降低。

患者 J. K. 使用的亲水性抗生素(哌拉西林/他唑巴坦, 万古霉素)的分布可能有所增加, 有几种策略可以用来抵消这些变化, 干预措施包括增加 β-内酰胺给药频次或连续输注, 加大万古霉素的初始剂量[30~40mg/(kg·d)], 同时目标谷浓度为 15~20mg/L[26]。

案例 56-3, 问题 4: 患者 J. K. 潜在的药物代谢变化有哪些?

药物代谢可以发生在身体各种组织中, 包括肾脏、胃肠道、肺和肝脏。肝脏无疑是最主要的代谢器官, 也是本节的重点。ICU 患者的肝酶活性、肝血流量和蛋白结合可能发生改变, 所有这些改变都可能影响肝代谢药物的生物转化速度。

肝脏代谢分为两大类, 即 I 相代谢和 II 相代谢, 这两类代谢都将药物转化为更容易排泄的极性物质。I 相代谢是指细胞色素 P450 酶系统通过氧化、还原和水解起作用。相比之下, II 相代谢是在母体化合物上添加大的极性分子, 包括葡萄糖醛酸化、硫酸化和乙酰化反应。

就患者 J. K. 而言, 可能有一些重要的因素改变了 I 相代谢, 包括肾损伤、炎症和体温过低。

肝功能障碍可通过减少肝细胞对药物的摄取和减少胆汁排泄来减少 I 相代谢[27,28]。创伤后的炎症反应对酶活性的影响各不相同, CYP 450 3A4、2C19 和 2E1 活性降低, 2C9 活性增加。

治疗性低温已被充分证明可以降低所有细胞色素同工酶家族的活性。对于给予诸如神经肌肉阻滞药、芬太尼(fentanyl)、苯妥英(phenytoin)和咪达唑仑(midazolam)之类药物的患者, 这一点尤为明确。重要的是要考虑到在复温过程中如何恢复酶活性, 需要密切监测和潜在的剂量调整[29]。

对于患者 J. K., 由于低血压(休克)或分流(肝硬化), 肝血流量(灌注)也可能发生改变, 这可能对延长依赖肝血流量进行代谢的药物的半衰期有显著影响。这些药物被认为具有较高的肝提取率(E>0.7), 包括咪达唑仑和芬太尼[17]。

危重患者的蛋白质结合率也可能发生改变, 并可能随后影响某些药物的代谢。特别是危重患者的白蛋白浓度可能会急剧下降，因此，通常会引起游离药物的份量增加。这对于萃取率高的药物尤其重要，因为更多的药物被消除，导致药物半衰期减少。

案例 56-3,问题 5：患者 J. K. 的药物代谢问题如何管理？

为了正确管理 ICU 患者的代谢变化，药师应该首先了解最有可能发生代谢率/代谢途径改变的患者群体，包括肾功能障碍、烧伤、治疗性低温和肝脏灌注减少的患者。除了识别高危患者外，药师还应该意识到那些最有可能发生代谢改变的药物，包括通过 CYP450 系统代谢的药物以及那些萃取率高（E>0.7）的药物。在对高危患者中加强对这些药物的治疗效果/毒性监测是必要的[17,29]。

案例 56-3,问题 6：患者 J. K. 的药物消除变化如何？

消除是指药物或其代谢物从体内去除的过程。虽然肾脏是消除药物的主要器官，但重要的是其他器官（肝/肺）也可能发生消除[17]。此外，ICU 中存在一些有助于药物消除的治疗干预，包括持续肾脏替代疗法（continuous renal replacement therapy，CRRT）和体外膜肺氧合（extracorporeal membrane oxygenation，ECMO）[30]。

肾小球滤过是肾脏清除药物的主要方法，肾脏药物清除通常与肾小球滤过率（glomerular filtration rate，GFR）直接相关。AKI 是 ICU 人群中常见的合并症，发生率为 1%～25%，可直接导致药物消除减少[17]。其他因素可能会增加 ICU 患者的 GFR，包括创伤、烧伤和使用收缩血管药物。

肾功能评估对于适当调整经肾脏消除药物的剂量至关重要，在 ICU 患者中尤其困难。血清肌酐测定往往滞后于实际的 GFR，因为肌酐的生成管状分泌存在变化。此外，大多数肾功能估算方法，包括 Cockcroft-Gault（CG）方程和肾病改良饮食（Modified Diet in Renal Disease，MDRD）方程，仅在肾功能稳定的患者中得到验证[31,32]。将这些方程应用于血清肌酐测定值波动的患者可能导致肾清除率的估计不准确。

除了肾功能外，在特定的 ICU 患者群体中还存在其他有助于药物消除的方式，包括 CRRT 和 ECMO。虽然对这些过程的详细描述超出了本章的范围，但临床医生应该记住，这两种方式都可以去除患者体内相关数量的药物。

同样重要的是，药师不仅要考虑母体化合物的消除，还要考虑活性/毒性代谢物的消除。具有临床显著毒性代谢物的药物如硝普钠和哌替啶[33,34]。肾功能不全可能导致毒性代谢物的蓄积，从而导致患者机体受到伤害。在 ICU 中给予的具有活性代谢物的常用药物包括咪达唑仑和地西泮。这些活性代谢物可能在肾功能不全患者体内蓄积，并导致过度/长期镇静/谵妄[35,36]。

案例 56-3,问题 7：患者 J. K. 的药物消除变化如何管理？

在 ICU 中,肾功能评估对于合理用药至关重要。如上所述,通常使用的肾功能计算方法往往是不准确的,CG/MDRD 标准方程只能应用于肌酐值稳定的患者。对于肌酐值不稳定的患者,应考虑收集 24 小时尿液来计算肌酐清除率。在决定危重症的适宜剂量时,还应考虑其他数据点,包括尿量、血清肌酐趋势和需要服用的特定药物。对于患者 J. K.,意味着要经常监测血清万古霉素浓度、依诺肝素抗 Xa 监测,以及每日评估肌酐和尿量趋势。此外,如果可能的话,应避免使用需要肾脏消除活性代谢物的药物（咪达唑仑）。

重症监护室患者的疼痛、躁动和谵妄

危重患者通常会发生疼痛、躁动和谵妄,原因多种多样,侵入性干预措施诸如插管和机械通气、急性和原先存在的疾病状态以及外科手术等,只是危重患者疼痛的几个常见原因。[37]由于未经治疗或治疗不充分的疼痛,或由于许多其他原因,包括药物滥用或停药、药物不良反应、睡眠不足以及合并症或严重疾病的影响,患者可能变得焦躁不安并发展为谵妄。疼痛、躁动和谵妄是相互关联的,通常很难根据重症患者的症状加以区分,因为这些患者往往无法进行交流,需要及时有效的干预,因为它们可能导致患者不适、增加交感神经活性及患者负面结果。临床医生应该明智地平衡对疼痛、躁动和谵妄的管理,以保持患者清醒、平静、互动、无疼痛并与医疗相配合[38]。

案例 56-4

问题 1：J. A. 是一名 28 岁的男性,在一起严重机动车交通事故后被送往急诊室。患者表现为失血性休克、多发肋骨和腿骨骨折以及脑外伤,立即插管并送往手术室,以控制出血和进行骨折的初步处理。既往史:阿片类药物滥用、双向情感障碍。术后,J. A. 行机械通气并放置了多根胸腔导管,转移到外科 ICU 接受治疗。

J. A. 疼痛的原因是什么? 可能会导致什么并发症?

高达 77% 的 ICU 出院患者报告在 ICU 期间经历了中度或重度疼痛[39,40]。这种疼痛发生在休息和活动期间,是 ICU 患者最常见的记忆[41]。疼痛可因受伤或疾病、治疗干预、常规 ICU 护理或监护而发生。常见的疼痛原因列于表 56-1。患者们一致报告,疼痛是他们在 ICU 期间最痛苦的记忆[42]。在 ICU 期间,未经治疗的疼痛可导致能量需求增加、高血糖、肌肉分解、免疫抑制、伤口感染风险增加、组织灌注减少、心理困扰和睡眠受损。未经治疗的疼痛的长期并发症包括慢性疼痛综合征、神经病、创伤后应激障碍以及与健康相关的生活质量下降[37,43]。鉴于疼痛的急性和长期后果以及未治疗的疼痛在危重患者中普遍存在,有必要认真评估患者,并在需要时使用适当的止痛药。

患者 J. A. 潜在的疼痛原因包括创伤、术后疼痛、气管插管和胸腔置管。在 ICU 期间,他可能会经历常规护理带来的疼痛,包括翻身、吸痰及最终接受物理治疗。

案例 56-4,问题 2：J. A. 在 ICU 的疼痛如何评估?

表 56-1

危重患者疼痛的常见原因

损伤和疾病	干预和监测	常规护理
外伤	气管插管	翻身
烧伤	气管内机械通气置管	呼吸道分泌物
胰腺炎	胸腔置管	物理治疗
坏死性筋膜炎	伤口护理	
褥疮	手术	
制动	血管通路（动脉内置管）	
先前疾病状态（如癌症、慢性背部疼痛）		

既然患者报告疼痛评估（patient-reported pain assessment）是评估疼痛的最佳方法，只要有可能，临床医生就应该要求患者为自己的疼痛打分，从 0 到 10 分，0 代表没有疼痛，10 代表可以想象的最重度的疼痛。对于因机械通气或其他限制而无法与护理人员交流的患者，临床医生应使用有效的非语言疼痛评估工具（nonverbal pain assessment tools）为患者的疼痛评分，该工具利用患者的行为作为疼痛的指标。指南推荐的两种非语言疼痛评估工具分别称为行为疼痛量表（Behavioral Pain Scale）和重症监护疼痛观察工具（Critical-Care Pain Observation Tool），[37] 其最高分分别为 12 分和 8 分，得分越高表示疼痛越严重。疼痛评估应该有明确的规定，以便 ICU 患者每日都能例行测评。临床医生应设定镇痛目标，并根据需要使用止痛药，同时考虑潜在的药物副作用。一般来说，血压、心率和呼吸频率等血流动力学参数不应用于评估疼痛，因为它们可能受到其他因素的影响，且与自我报告疼痛无关。然而，生命体征的变化可以作为进一步评估患者的线索。

案例 56-4,问题 3：像 J. A. 这样的重症患者，临床医生应如何处理疼痛？

阿片类药物，包括芬太尼、氢吗啡酮（hydromorphone）、吗啡（morphine）、美沙酮和瑞芬太尼，是危重患者使用的主要镇痛药。其中，芬太尼、氢吗啡酮和吗啡最常用。美沙酮主要用于长期疼痛或其他阿片类药物难以缓解的疼痛。瑞芬太尼由于作用时间很短，药效很强，并且在血浆中代谢，所以最适合用于持续时间很短的疼痛，如机械通气患者和严重肾功能或肝功能障碍患者的疼痛。哌替啶不能使用，因为它可能导致癫痫发作和其他并发症[44]。对于急性疼痛的治疗，阿片类药物应该静脉注射，因为危重患者肠内给药可能不可靠，患者的胃肠动力改变吸收不完全，肌内吸收可能不稳定[37]。在某些情况下，由于剂量限制的副作用，例如呼吸抑制或精神状态改变，可能无法完全减轻疼痛。此时，临床医生应尽量使患者感到舒适，而不引起严重的不良反应。

具体的阿片类药物选择与药物的药代动力学和药效学有关，取决于患者个体的特性以及患者所经历的疼痛性质。表 56-2 列出了在可用阿片类药物中进行选择的关键注意事项。与二氢吗啡酮和吗啡相比，芬太尼单次静脉注射的起效更快，作用时间更短。这使得静脉注射芬太尼最适合治疗短暂性疼痛，例如可能与放置胸管或静脉导管有关的操作性疼痛。事实上，操作性疼痛最好的治疗方法是在术前给药[37]。当静脉给药用于治疗长期慢性疼痛时，氢吗啡酮和吗啡的作用时间越长效果越好。另外，芬太尼、氢吗啡酮和吗啡都可以持续静脉注射给药用于持续镇痛或重度疼痛患者。

表 56-2

重症患者阿片类药物选用特点

	起效时间	持续时间（静推单剂量）	活性代谢产物	副作用及注意事项	IV 等效剂量
吗啡	5~10min	2~4h	有（肾脏清除）	组胺释放（低血压，支气管痉挛，面部潮红）	10mg
氢吗啡酮	5~15min	2~4h	无		1.5mg
芬太尼	1~2min	30~60min	无	长时间输注可在脂肪组织蓄积	0.1mg

所有阿片类药物在大剂量使用时均可引起便秘、精神错乱、幻觉、精神状态改变和呼吸抑制。临床医生应定期监测接受阿片类药物镇痛治疗的患者的肠道运动，必要时应给予同时含有刺激性泻药和粪便软化剂的肠道治疗。如果患者因疼痛和低血容量而血压升高，阿片类药物可能会导致其血压下降。重要的是，吗啡是唯一能引起组胺释放的阿片类药物，组胺释放可导致面红、支气管痉挛和低血压。这些并发症构成了血液动力学不稳定、有低血压风险的或支气管哮喘患者避免使用吗啡的基础。

吗啡的活性代谢物经肾脏清除。芬太尼和氢吗啡酮在肝脏转化成无活性代谢物。因此，肾功能衰竭患者优先选择氢吗啡酮和芬太尼而不是吗啡。QTc延长是美沙酮罕见的副作用。由于QTc延长可能导致心脏骤停，因此使用美沙酮的患者尤其是同时接受其他可导致QTc延长药物的患者应定期监测心电图。应监测血清镁和钾的浓度，必要时补足这些电解质，以尽量减少心律失常。这三种最常用的阿片类镇痛药中，芬太尼的亲脂性最强，长期静脉注射可在脂肪组织中形成贮库，停止输注后，芬太尼可从脂肪组织中分布到血液中，从而延长作用时间。

除了阿片类药物，临床医生还可以考虑在选定的患者中使用辅助镇痛药。例如，非甾体抗炎药和对乙酰氨基酚可以减少阿片类药物的总体需求，并减少阿片类药物相关的并发症。对于神经性疼痛患者，加巴喷丁（gabapentin）和卡马西平肠内给药可能有帮助。最后，对于肋骨骨折或接受过胸腹外科手术的患者，胸椎硬膜外镇痛比阿片类药物单药镇痛效果更好[37]。

由于患者J. A.可能因创伤、多发骨折和手术而持续疼痛，所以他应该开始服用阿片类镇痛药。如果他仍然低血压，有血流动力学不稳定或肾功能衰竭风险，应避免使用吗啡。一些医疗中心对大多数患者会常规使用芬太尼或氢吗啡酮，以减少血流动力学并发症。芬太尼最合适的给药方式是持续输注，而氢吗啡酮可以持续给药或重复静脉注射。由于肋骨骨折，该患者也可以考虑用阿片类药物进行胸段硬膜外镇痛。

案例56-5

问题1：在外科ICU期间，J. A.开始表现出躁动症状，包括出汗、心动过速、拉扯气管插管，甚至试图攻击护理人员。J. A.躁动的原因是什么？其初始治疗应该如何进行？

躁动在危重患者中很常见，可由于拟交感神经效应导致不良后果[45]。如果躁动导致患者拔除照护所必需的装置，如气管插管或静脉导管，患者护理就会变得超复杂。患者可能由于各种原因表现出躁动症状，包括疼痛、谵妄、低氧血症、低血糖、低血压或酒精和其他药物戒断。鉴于疼痛在危重患者中普遍存在，且难以评估无法沟通的患者，临床医生应始终将疼痛视为引起躁动的潜在原因，并在怀疑疼痛时使用止痛药。事实上，当前指南推荐镇痛优先的镇静策略（analgesia-frst sedation strategies），强调在使用镇静药之前积极使用止痛药[37]。治疗危重患者焦虑和

躁动的其他一般策略包括尽可能让患者感到舒适，纠正空间定位障碍，通过帮助患者白天保持清醒和减少夜间睡眠障碍，促进建立正常的睡眠觉醒周期。只要有可能，临床医生应该在开始使用镇静药之前，尝试识别和治疗引起躁动的基本病因。例如，如果发现焦虑不安的患者有低血糖，其低血糖应该予以纠正，且该患者在开始使用镇静药之前应该重新评估。通过识别和处理引起躁动的原因，临床医生可以避免与镇静药相关的并发症，如过度镇静和谵妄[37]。

临床医生应使用经过验证的镇静评估工具评估躁动的危重患者[37]。两种最严格的评估工具是里士满躁动-镇静量表（Richmond Agitation-Sedation Scale，RASS）和镇静-躁动量表（Sedation-Agitation Scale，SAS）。这两种工具都能有效区分不同程度的镇静作用，具有较高的可信度，并已被证明与大脑功能的客观测量具有良好的相关性[46-48]。RASS评分为-5~+4，SAS评分为1~7。量表数据最低分表示患者无法被唤醒，RASS最高分和SAS最高分分别对应好斗和危险的躁动。通过使用其中一种评分工具量化患者的镇静水平，多学科医务人员可以确定期望的意识水平，并适当地用药以达到该目标意识水平，同时又避免过度镇静。一般来说，使用镇静药应通过滴定达到轻度镇静水平，这相当于RASS评分1~0和SAS评分3~4[37]，将患者维持在轻度镇静状态，而不是深度镇静状态。因为在这种状态下，患者较难以唤醒，几乎也没有互动，这已被证明可以减少机械通气的持续时间和ICU的住院时间[49,50]。有时，患者的临床情况可能需要更深层次的镇静。在某些临床情况下，深度镇静可能是适当的，包括主动重度酒精戒断、难治性癫痫持续状态、颅内高压、呼吸机不同步、严重的肺损伤或神经肌肉受体阻断药引起的瘫痪。

患者J. A.可能因为创伤疼痛、代谢紊乱或其他原因表现为烦躁不安。他的意识水平应该用RASS或SAS来评估。由于患者插管，应该使用有效的非语言疼痛评估工具进行疼痛评估，如果有疼痛迹象，应该进行疼痛治疗。应评估其生命体征，以确定是否处于低血压或缺氧，并应当测定血糖浓度，若有异常应该根据需要采取措施纠正。临床医生应该审查J. A.的既往医疗史、社会史和家庭用药清单，以确定他是否有可能存在任何潜在问题，是否可能经历戒除酒精和违禁物质，或入院前服用处方药如苯二氮䓬类药物或阿片类药物。如果患者浑然不知周围的环境或当前情况，应该重新定位。患者的睡眠模式应该得到改善。最后，应审查患者当前的药物清单，例如类固醇和抗胆碱能药物可能导致行为改变，如果确定，应停止使用这些药物。只有在对患者潜在的可逆性躁动的病因彻底评估之后，医疗团队才能考虑开始使用镇静药。针对患者J. A.目标是达到轻度镇静水平。

案例56-5，问题2：如果患者J. A.需要镇静，优选的药物是什么？

包括丙泊酚（propofol）、右美托咪定（dexmedetomidine）和苯二氮䓬类在内的几种药物可用于治疗危重患者的躁

动。没有一种特定的镇静药对所有患者都是最好的。虽然苯二氮䓬类药物在临床上广泛使用,但最近的指南建议,大多数患者首选丙泊酚和右美托咪定,因为与苯二氮䓬类药物相比,它们可能会缩短患者的 ICU 住院时间和机械通气时间[37,51-53]。关于个体患者的最佳镇静药物的决策,取决于镇静的原因和镇静的目标、预期的镇静时间、药物在特定患者的药理学特点和成本效益[37]。常用镇静药相关的临床应用注意事项见表 56-3。

表 56-3

镇静药临床使用注意事项

药物	受体结合位点	起效时间/min	肾衰的影响	肝衰的影响
咪达唑仑	GABA$_A$	2~5	作用时间延长(母药及活性代谢产物蓄积)	作用时间延长
劳拉西泮	GABA$_A$	15~20	丙二醇蓄积	作用时间延长
丙泊酚	GABA,烟碱受体,甘氨酸受体,M 受体	1~2	无重要影响	无重要影响
右美托咪定	中枢 α$_2$	5~10	无重要影响	严重肝衰患者作用时间可能延长

丙泊酚是一种高亲脂性镇静药,可与多种受体结合,具有镇静、催眠、抗焦虑、止吐和抗惊厥作用[37]。丙泊酚由于其亲脂性高及 10% 脂乳配方,容易透过血-脑屏障,短期使用后起效快,撤效快。然而,由于丙泊酚在脂肪组织中的沉积[54],长时间使用后患者的觉醒是多变的。丙泊酚可以快速滴定达到期望镇静水平,适用于脑损伤患者进行神经学检查需要的麻醉唤醒(regular awakenings)。此外,它用于镇静药和呼吸机脱机方案时,有利于白天唤醒[53,55]。丙泊酚的副作用包括呼吸抑制、血管舒张引起的低血压、心动过缓、高甘油三酯血症、胰腺炎、肌阵挛以及尿液颜色变绿或变白[56,57]。由于剂量依赖性呼吸抑制,持续输注丙泊酚仅限于机械通气的患者。患者连续几日使用丙泊酚后,应定期监测甘油三酯,如果出现明显的高甘油三酯血症应停药。对鸡蛋、大豆和亚硫酸盐过敏的患者,可能会因为脂乳和某些通用配方的成分出现过敏反应[58]。为了减少与给药相关的烧灼和刺痛感,丙泊酚应尽可能通过大口径静脉注射给药。虽然丙泊酚制剂中含有防腐剂以防止细菌生长,但药品说明书建议输液瓶和输液管道应每 12 小时更换一次,并应评估输液管道的完整性以防止细菌污染。使用丙泊酚的患者在营养评估时,应考虑其制剂中脂质载体所含的热量。

约 1% 使用丙泊酚的患者可能会导致一种危及生命的综合征,称作丙泊酚输注综合征(propofol infusion syndrome,PRIS)。PRIS 的特征是代谢性酸中毒、高甘油三酯血症、进行性低血压、心动过速和心血管性虚脱。PRIS 的其他并发症可能包括 AKI、高钾血症、横纹肌溶解症和肝功能衰竭[59,60]。临床观察到 PRIS 最常见于剂量超过 70μg/(kg·min)且输注时间超过 48 小时的患者,但也有报道见于输注速率较慢和输注时间较短的患者[61,62]。

由于 PRIS 与重症患者的其他病情难以区分,而且死亡率高,因此医疗团队成员应勤于监测,以便迅速识别 PRIS。

当怀疑 PRIS 时,应停用丙泊酚,患者应该接受适当的支持治疗[37]。

右美托咪定是一种类似于可乐定(clonidine)的中枢 α-受体激动药。与可乐定相比,它的抗焦虑作用较强而拟交感活性较弱。除了抗焦虑,右美托咪定也有镇静和弱阿片样作用。它不具有抗惊厥特性、不诱发失忆或引起呼吸抑制[37]。与丙泊酚和苯二氮䓬类药物相比,右美托咪定往往使患者更容易唤醒,并能更好地与医护人员互动,但它不适用于需要深度镇静的患者和使用神经肌肉受体阻断药的瘫痪患者[63]。右美托咪定在输注开始后约 15 分钟起效并在 1 小时达峰[64,65]。临床医生可以静脉注射给药以达到更快起效,但是静脉注射给药会增加血流动力学不稳定的风险,表现为高血压或低血压和心动过缓[66]。其他不良反应包括恶心、房颤以及罕见的心源性休克[67]。在美国,右美托咪定被批准用于连续输注,最高剂量为 0.7μg/(kg·h),输注时间最长可达 24 小时;但临床试验已经证明,在长达 28 日的时间里,1.5μg/(kg·h)的剂量是安全有效的[68-70]。剂量可每 30 分钟滴定 1 次。严重肝病患者可能需要较低剂量的右美托咪定,以避免延长抵消效应(offset of effect)和过度的血流动力学效应。右美托咪定诱发的低血压和心动过缓可能更常见于低血容量或心血管不稳定的患者[71]。重要的是,因为右美托咪定不会引起呼吸抑制,所以可以在拔管过程中和拔管后继续使用,这点与丙泊酚不同[71,72]。当继续以这种方式给予右美托咪定时,临床医生应该意识到它可能导致口咽肌张力丧失,导致气道阻塞。因此,没有机械通气而使用右美托咪定的患者必须接受持续的呼吸监测。

苯二氮䓬类药物是 GABA 受体激动药,具有抗焦虑、镇静、催眠和抗惊厥作用[73]。目前的指南不再建议苯二氮䓬类药物作为大多数重症患者的一线镇静药,尽管它们仍然是酒精戒断治疗的主要药物[37]。苯二氮䓬类药物会加重呼吸衰竭和低血压，尤其是与阿片类药物合用时[35]。它们也可以引起精神状态的改变，是诱发谵妄的危险因素[70,74,75]。患者偶尔会出现躁动和不安等矛盾的表现。老年患者更容易出现不良反应，而住院前服用苯二氮䓬类药物的患者和长期服用苯二氮䓬类药物的患者则可能表现出敏感性下降。通常，在重症监护室中苯二氮䓬类药物是肠胃外给药，最常用的药物是劳拉西泮和咪达唑仑。劳拉西泮或咪达唑仑均可通过间歇或持续静脉输注给药，但这两种药物在药代动力学、药效学和不良反应方面存在关键差异。咪达唑仑亲脂性更强，因此比劳拉西泮起效更快、作用时间更短。然而，由于咪达唑仑在脂肪组织中贮存，如果连续几日给药，可导致不可控的延长觉醒[76]。咪达唑仑通过肝脏代谢为活性代谢物，该代谢物经肾脏清除，而劳拉西泮则在肝脏中灭活。由于终末器官损害会延长两种药物的消除半衰期，因此在肝肾功能障碍时应谨慎使用。劳拉西泮配方中含有赋形剂丙二醇，其剂量低至1mg/（kg·d）也可累积并引起代谢性酸中毒和AKI[77,78]。当必须使用苯二氮䓬类药物时，临床医生应该谨慎设计给药方案，以尽可能低的剂量达到所需的镇静水平。苯二氮䓬类药物应根据躁动症状的需要，避免大剂量持续输注给药，可减少药物的总暴露量，降低苯二氮䓬类药物相关并发症的发生率。

在对患者J. A. 进行全面评估并处理了代谢紊乱和戒断综合征等可逆转的躁动原因之后，如果患者仍处于躁动状态且血流动力学正常，应考虑使用丙泊酚进行镇静治疗。丙泊酚和右美托咪定都是现行指南推荐的一线镇静药。但是，患者J. A. 可能需要频繁唤醒进行神经功能检查，丙泊酚的抵消效应更快可能更适用。当启用丙泊酚时，应监测患者的血压和心率，并应根据RASS评分或SAS评分将其滴定至轻度镇静水平。如果丙泊酚给药数日，应定期评估患者血甘油三酯浓度。临床医生应注意PRIS的症状，以便能尽快识别任何可能发生的事件。

案例 56-6

问题1：在ICU接受治疗后，几日来患者J. A. 仍处于插管和轻度镇静状态。J. A. 的镇静作用减轻了，但他似乎不像他自己了，他时而无动于衷，时而激动不安。他无法告诉照护者他在哪里，也不能回答一些简单的问题。该患者会是谵妄吗？

谵妄是一种急性脑功能障碍症状，包括以下症状的组合：基本精神状态的急性改变或波动、注意力不集中、思维紊乱或意识水平的改变[79,80]。精神错乱的患者可出现幻觉、妄想或多动，但并非所有精神错乱的患者都出现这些症状。事实上，根据患者表现出的症状，业已描述了三种不同形式的谵妄。极度活跃型谵妄（hyperactive delirium）患者表现为激动不安；活动抑制型谵妄（hypoactive delirium）患者表现为平静或昏睡；混合型谵妄（mixed delirium）患者介于两种亚型之间波动。

在ICU期间，多达80%的危重患者至少发生一次谵妄，并且与患者的不良预后相关，包括死亡率增加、ICU和

住院时间延长，长期认知功能障碍（cognitive impairment）和医疗费用增加[81-84]。如果患者表现为活动抑制型谵妄而非极度活跃型谵妄，临床医生更有可能无法鉴别谵妄[85]。为了鉴别谵妄患者，目前的指南建议临床医生使用经过验证的谵妄评估工具，每日对患者进行数次常规评估[37]。推荐的两种谵妄评估工具为ICU意识模糊评估法（Confusion Assessment Method for the ICU，CAM-ICU）和重症监护谵妄筛查量表（Intensive Care Delirium Screening Checklist，ICDSC）。

根据临床症状，患者J. A. 可能正处于谵妄。显然，他的精神状态已经从基本状态改变了，因为"他似乎不像他自己"。此外，他表现出的无动于衷和激动不安之间的波动，加上注意力不集中和思维紊乱，不能够回答简单的问题，完全符合谵妄的其他标准。临床医生应使用有效的工具例如CAM-ICU或ICDSC对患者J. A. 的谵妄进行正式评估。

案例 56-6，问题 2：临床医生应该如何预防和治疗像J. A. 这样的危重患者的谵妄？

危重症患者发生谵妄有多种可改变的和不可改变的危险因素[37]。不可改变的危险因素包括基础痴呆、高血压、酒精中毒和更严重的疾病[37,75,86]。目前的证据表明，苯二氮䓬类药物暴露、深度镇静和抗胆碱能药物可能增加患者发生谵妄的风险。阿片类药物和丙泊酚与谵妄之间是否存在关联，目前尚不清楚，因为相关证据分别相互矛盾或证据有限[37]。

有证据表明，早期活动（early mobilization protocols）可以预防谵妄。在早期活动中，护士、理疗师和其他临床医生帮助危重患者起床和走动。研究表明，早期活动是安全的，并与显著性减少危重患者谵妄、普通病房和ICU住院日及机械通气时间相关[87,88]。对于不同类型的危重患者，尚未证明任何药物治疗可以预防谵妄[37]。

虽然氟哌啶醇（haloperidol）历来用于治疗重症患者的谵妄，但在广泛的重症患者群体中尚缺乏高质量的已发表文献。因此，目前的指南没有建议使用氟哌啶醇治疗谵妄。非典型抗精神病药物或许被认为有助于减少谵妄的持续时间，然而，支持其使用的文献发表非常有限[37,89]。证据表明，用右美托咪定代替苯二氮䓬类药物治疗躁动可减少谵妄[68,70,90]。

像J. A 这样的患者可以通过早期活动和将危险因素（例如使用苯二氮䓬类药物）最小化来预防谵妄。虽然有证据表明非典型抗精神病药物对谵妄可能有一定的作用可予以考虑，但目前还没有任何令人信服的药物治疗策略可以减少谵妄。

重症患者应激性溃疡预防

重症患者发生应激性溃疡（stress ulcers，SU）是在ICU中常见的并发症。20世纪60年代，当时的一项研究发现，8/150（5%）的ICU患者接连不断地因应激性溃疡导致大出血，危重症引起的应激性溃疡开始被认识[91]。应激性溃疡通常发生在高应急事件后的胃黏膜层，可导致溃疡并进展

为临床意义上的大出血[92]。如果不给予应激性溃疡预防（stress ulcers prophylaxis，SUP），ICU 中多达 15% 的患者将发生明显的胃肠道出血（occult gastrointestinal bleeding），这是一种可预防的危重病并发症[93]。尽管在该领域有大量的研究，但对应激性溃疡预防和管理尚缺乏共识。

患有严重疾病或创伤的患者可能在应激事件发生后数小时内发展为应激性溃疡。应激性溃疡的程度有所不同，可在入院后数小时至数周后发生。危重症常导致血管收缩增加、心输出量减少以及促炎状态导致内脏低灌注[94]。ICU 应激性溃疡的病因包括胃酸分泌、黏膜缺血和上消化道返流等，造成肠细胞灌注和供氧不足，导致黏膜损伤。

案例 56-7

问题 1：患者 A.K.，男，76 岁，因尿源性脓毒症入住 ICU。患者到达急诊科时即发现酸中毒并予以插管。既往有高血压、糖尿病、多发性肺栓塞和数次尿路感染病史，每日饮 10~12 瓶啤酒。他的慢性病用药包括美托洛尔缓释片（metoprolol XL）100mg/d，二甲双胍 1g，每日 2 次，阿托伐他汀（atorvastatin）20mg/d，赖诺普利（lisinopril）20mg/d，华法林 7.5mg/d。实验室检查：Na^+ 131mmol/L，K^+ 3.2mmol/L，BUN 33mg/dl，Scr 2.7mg/dl，Hct 20%，PLT 47 $10^3/\mu l$，INR 5.9。患者 A.K. 有什么危险因素使得他应当接受 SUP？

业已认同的几个危险因素有助于确定什么人应该接受 SUP。Cook 等[95]调查了 2 252 例 ICU 患者，发现临床上有两个主要危险因素导致重度胃肠道出血：①机械通气时间超过 48 小时（OR，15.6）；②凝血障碍（OR，4.3），界定为血小板计数 <50 000/mm^3，INR>1.5 或部分凝血活酶时间（partial thromboplastin time）>2 倍对照值[95]。其他已确定的危险因素包括头部受伤、烧伤（>35%体表面积）、肝脏部分切除、肝或肾移植、多发伤（损伤严重程度评分>16）、脊

髓损伤、肝功衰竭、入院前一年内有胃溃疡或出血病史，以及符合以下两条或两条以上：脓毒血症、ICU 住院时间 >1 周、隐匿性出血至少 6 日、使用大剂量皮质类固醇[（氢化可的松）>250mg/d 或其他等效剂量激素][96]。对于主要危险因素 ≥1 的患者，大多数临床医生会开始 SUP。对于有多个次要危险因素的患者或排除主要危险因素（脊髓损伤，脑外伤或热损伤）的患者，由医疗组根据具体情况决定是否采用 SUP。患者 A.K. 有一个主要危险因素，那就是他可能至少要插管 48 小时，因此应该开始 SUP。

案例 56-7，问题 2：患者 A.K. 初始应使用什么药物预防应激性溃疡？

预防应激性溃疡的药理学机制是在胃壁覆盖一层保护层，或者通过中和胃酸或阻止胃酸分泌来降低胃 pH。用于 SUP 的 3 类药物是 H_2 受体阻断药、质子泵抑制药（PPIs）和产生保护性屏障的药物。第 4 类药物是前列腺素类似物，过去已经用于 SUP 但未能显示出有益，在本章中不做进一步讨论[97]。

在决定启动 SUP 之后，下一步要做的决定是使用什么药物。最常用的两种药物是 H_2 受体阻断药和 PPIs。在两个不同的试验中，发现 H_2 受体阻断药优于抗酸药和硫糖铝（sucralfate）[98,99]。已经有过多的研究将 PPIs 与 H_2 受体阻断药进行比较，但基于数据相互矛盾，对于使用何种药物仍然缺乏共识。最近一项对超过 35 000 例 ICU 患者的荟萃分析显示，与 PPIs 相比，H_2 受体阻断药 GI 出血的风险较低（6% vs 2%；校正 OR 2.24；95%CI 1.81~2.76）[100]。这与先前对 13 项随机试验的 meta 分析不同，该 meta 分析显示 PPIs 预防组与 H_2 受体阻断药组相比，胃肠道出血减少（1.3% vs 6.6%；OR，0.30；95%CI 0.17~0.54）[101]。一项纳入 14 项试验和 1 720 例患者的 meta 分析发现，与 H_2 受体阻断药相比，PPIs 可减少临床重度上消化道出血和显性上消化道出血[102]。SUP 常用药物列于表 56-4。

表 56-4

应激性溃疡预防常用药物

药物	商品名	成人剂量	途径	一般可用
质子泵抑制药				
右兰索拉唑[a]	Dexilant	30mg 或 60mg	PO	否
埃索美拉唑[a]	Nexium	20~40mg qd，餐前 ≥1h 服用	PO，IV	是
兰索拉唑[a]	Prevacid	15mg 或 30mg qd，餐前服用	PO	是
奥美拉唑[a]	Prilosec	20mg 或 40mg qd，空腹或餐前 ≥1h 服用	PO，IV	是
泮托拉唑[a]	Protonix	40mg qd（混悬液，餐前 30min）服用	PO，IV	是
雷贝拉唑[a]	Aciphex	20~60mg qd（胶囊，餐前 30min 服用；若打开胶囊将药物分散于食物中，应于 15min 内服用）	PO	是

表 56-4
应激性溃疡预防常用药物（续）

药物	商品名	成人剂量	途径	一般可用
H₂ 受体阻断药				
法莫替丁ᵃ	Pepcid	20mg bid（CrCl<30ml/min 时，20mg qd）	PO,IV	是
尼扎替丁ᵃ	Axid	150～300mg qd（CrCl 20～50ml/min 时，150mg/d；CrCl<20ml/min 时，150mg qod）	PO	是
雷尼替丁ᵃ	Zantac	150mg bid（CrCl<50ml/min 时，150mg qd）	PO,IV	是
胃黏膜保护药				
硫糖铝ᵃ	Carafate	1g qid	PO	是

ᵃ 用于应激性溃疡属超说明书适应证用药。
Bid，每日 2 次；IV，静脉注射；PO，口服；qd，每日 1 次；qid，每日 4 次；qod，隔日 1 次。
源自：Facts & Comparisons eAnswers. http://online. factsandcomparisons. com/MonoDisp. aspx? monoid=fandc-hcp14911&book=DFC. Accessed September 28，2015.

通过管饲接受全营养支持的患者是否需要 SUP 用药，尚存争议。已经证明，与 H₂ 受体阻断药或 PPIs 相比，通常肠内营养更可以提升胃 pH>3.5[103]。动物模型显示，肠内营养有益于保护胃黏膜，使其免受应急损害。如果已经开始肠内营养，是否中止 SUP 用药？不同的医疗机构做法有所不同。

> **案例 56-7，问题 3**：患者 A. K. 安排 SUP 会有什么相关的不良反应吗？

虽然药物性 SUP 已表明出可减少出血事件，但这似乎并非没有风险。胃酸在上消化道灭菌中起着重要的作用，生理 pH 的改变已显示有副作用。pH 升高，胃肠道中潜在的致病菌定植增加。

在 ICUs 实施 SUP 作为护理标准后，有几项研究和 meta 分析发现，接受 H₂ 受体阻断药或 PPIs 的患者发生医院获得性肺炎（nosocomial pneumonia）和艰难梭菌感染（C. difcile infections）的风险增加。这些药物引起的 pH 升高被认为是一种作用机制。在改变胃 pH 的药物中，医院获得性肺炎的发生率，现有的数据存在矛盾。有两项研究显示，与未接受抑酸药或硫糖铝治疗的患者相比，接受 H₂ 受体阻断药治疗，医院获得性肺炎发生率的风险更高[99,104]。一项 meta 分析显示，PPIs 与 H₂ 阻断药相比，医院获得性肺炎发生率无差异[101]。最近的一项研究表明，PPIs 的肺炎发病率高于 H₂ 受体阻断药[100]。PPIs 和 H₂ 受体阻断药都与艰难梭菌感染的风险增加有关[105]。这些研究大多数是观察性的，并没有控制合并症，所以在重症监护领域仍然有很多争论。

虽然硫糖铝不会改变胃液的 pH，但它会干扰许多药物的吸收，包括环丙沙星（ciprofloxacin）、苯妥英、地高辛和左甲状腺素（levothyroxine）。为了防止这种情况发生，应该在服用这些药物 2 小时后，再服用硫糖铝。已经证明，硫糖铝

可以与饲管结合并导致管壁结痂，也不能通过十二指肠或空肠造瘘喂养管给药。对于患者 A. K.，SUP 有几种选择，PPI 或 H₂ 受体阻断药将是最佳选择。由于他插管，还没有喂养管，静脉注射 H₂ 受体阻断药如法莫替丁（根据肾功能调整剂量）或静脉注射 PPI 如泮托拉唑将是适当的。

ICU 患者血糖控制

危重症患者可能由于多种原因而发生高血糖，包括急性疾病、基础疾病状态和药物的影响。ICU 患者与在其他环境中治疗的患者（包括在门诊接受慢病治疗的糖尿病患者）相比，其血糖目标和治疗方法有所不同。

> **案例 56-8**
>
> **问题 1**：D. M. 是一名 74 岁的女性，因肺炎和慢性阻塞性肺部疾病（COPD）急性加重而入住 ICU。既往病史包括高血压、高脂血症和 COPD。在 ICU 住院的第 1 日，她出现呼吸失代偿进而呼吸衰竭而需要气管插管。在其他实验室检查异常项目中，她的血糖浓度为 212mg/dl。临床医生应该如何管理该患者的高血糖症（hyperglycemia）？

多种生化介质如皮质醇、胰高血糖素、儿茶酚胺和生长因子等在危重症时可能升高，并通过增加糖原分解和减少糖异生而导致高血糖[106]。除了危重疾病的影响外，糖尿病治疗不当，诸如糖皮质激素等药物的副作用以及营养疗法或葡萄糖作为静脉基础输液产生的热量也会导致高血糖症。尽管研究表明，危重症高血糖与预后不良有关，但尚不清楚高血糖是导致预后恶化，还是仅仅是反应疾病严重程度的一个指标[107-109]。除了血糖升高的幅度，血糖的波动也与不良预后有关[110]。

危重患者的最佳血糖范围尚未确定[111]。不受控制的高血糖有可能导致严重的后果。单中心研究的初步结果提

示，外科和内科 ICU 患者接受强化胰岛素治疗（aggressive insulin therapy），使血糖浓度达到 80～110mg/dl，预后有所改善，但这些发现在随后的试验中未能得到重复[112,113]。事实上，一些研究表明，与通常以 140～180mg/dl 为目标的宽松血糖控制相比，强化胰岛素治疗可能会增加死亡率[114-117]。有人认为，在接受强化胰岛素治疗的患者中观察到低血糖发生率更高，这可能会导致神经系统并发症，从而增加死亡率。基于这些发现，大多数临床医生试图将患者的血糖维持在 140～180mg/dl 之间。由于胰岛素胃肠外给药比口服给药起效更快、疗效更可靠，因此 ICU 患者通常使用皮下注射或静脉输注的方式给予胰岛素。皮下给药方案通常包括按需给予含有速效或短效胰岛素的滑动胰岛素制剂。在某些患者中，预定的长效胰岛素可以与滑动胰岛素制剂联合使用，但是临床医生应小心胰岛素剂量，以避免发生低血糖。一些需要大量胰岛素的患者，可以从持续静脉输注普通胰岛素获益，应该小心滴定至血糖控制目标。

由于患者 D.M. 的血糖超过 180mg/dl，临床医生应尝试实现更好的血糖控制。首先，应尽量减少含有葡萄糖的液体，并应评估她正在接受的所有肠内营养。药物，如类固醇会增加血糖浓度，应该评估和尽量少用。如果采取这些措施后患者的血糖仍然很高，那么最初可以考虑使用滑动胰岛素和普通胰岛素。

（王长连、林珅 译，吴朝晖、林荣芳 校，吴钢 审）

参考文献

1. Bluml BM. Definition of medication therapy management: development of professionwide consensus. *J Am Pharm Assoc (2003)*. 2005;45(5):566–572.
2. Murphy EM et al. Medication reconciliation at an academic medical center: implementation of a comprehensive program from admission to discharge. *Am J Health Syst Pharm*. 2009;66(23):2126–2131.
3. Vincent JL. Give your patient a fast hug (at least) once a day. *Crit Care Med*. 2005;33(6):1225–1229.
4. Mabasa VH et al. A standardized, structured approach to identifying drug-related problems in the intensive care unit: FASTHUG-MAIDENS. *Can J Hosp Pharm*. 2011;64:366–669.
5. ESH/ESC Task Force for the Management of Arterial Hypertension. 2013 Practice guidelines for the management of arterial hypertension of the European Society of Hypertension (ESH) and the European Society of Cardiology (ESC): ESH/ESC Task Force for the Management of Arterial Hypertension. *J Hypertens*. 2013;31(10):1925–1938.
6. Guyatt GH et al.; American College of Chest Physicians Antithrombotic Therapy and Prevention of Thrombosis Panel. Executive summary: Antithrombotic Therapy and Prevention of Thrombosis, 9th ed: American College of Chest Physicians Evidence-Based Clinical Practice Guidelines. *Chest*. 2012;141(2, Suppl):7S–47S.
7. American College of Cardiology Foundation/American Heart Association Task Force on Practice Guidelines; American Society of Echocardiography; American Society of Nuclear Cardiology, et al. 2009 ACCF/AHA focused update on perioperative beta blockade. *J Am Coll Cardiol*. 2009;54(22):2102–2128. Erratum in: *J Am Coll Cardiol*. 2012;59:2306.
8. Rosenman DJ et al. Clinical consequences of withholding versus administering renin-angiotensin-aldosterone system antagonists in the preoperative period. *J Hosp Med*. 2008;3(4):319–325.
9. Fleisher LA et al. ACC/AHA 2007 guidelines on perioperative cardiovascular evaluation and care for noncardiac surgery: a report of the American College of Cardiology/American Heart Association Task Force on Practice Guidelines (Writing Committee to Revise the 2002 Guidelines on Perioperative Cardiovascular Evaluation for Noncardiac Surgery): developed in collaboration with the American Society of Echocardiography, American Society of Nuclear Cardiology, Heart Rhythm Society, Society of Cardiovascular Anesthesiologists, Society for Cardiovascular Angiography and Interventions, Society for Vascular Medicine and Biology, and Society for Vascular Surgery. *Circulation*. 2007;116(17):e418–e499. Erratum in: *Circulation*. 2008;117(5):e154.
10. Joshi GP et al. Society for Ambulatory Anesthesia consensus statement on perioperative blood glucose management in diabetic patients undergoing ambulatory surgery. *Anesth Analg*. 2010;111(6):1378–1387.
11. Jaffer AK. Perioperative management of warfarin and antiplatelet therapy. *Cleve Clin J Med*. 2009;76(Suppl 4):S37–S44.
12. Fleisher LA et al. 2014 ACC/AHA guideline on perioperative cardiovascular evaluation and management of patients undergoing noncardiac surgery: a report of the American College of Cardiology/American Heart Association Task Force on practice guidelines. *J Am Coll Cardiol*. 2014;64(22):e77–e137.
13. Axelrod L. Perioperative management of patients treated with glucocorticoids. *Endocrinol Metab Clin North Am*. 2003;32(2):367–383.
14. Marik PE, Varon J. Requirement of perioperative stress doses of corticosteroids: a systematic review of the literature. *Arch Surg*. 2008;143(12):1222–1226.
15. Golembiewski J, Rakic AM. Sublingual buprenorphine. *J Perianesth Nurs*. 2010;25(6):413–415.
16. Nguyen NQ et al. The impact of admission diagnosis on gastric emptying in critically ill patients. *Crit Care*. 2007;11(1):R16.
17. Smith BS et al. Introduction to drug pharmacokinetics in the critically ill patient. *Chest*. 2012;141(5):1327–1336.
18. Aradhyula S et al. Significant absorption of oral vancomycin in a patient with clostridium difficile colitis and normal renal function. *South Med J*. 2006;99(5):518–520.
19. Spitzer PG, Eliopoulos GM. Systemic absorption of enteral vancomycin in a patient with pseudomembranous colitis. *Ann Intern Med*. 1984;100(4):533–534.
20. Yamazaki S et al. Unexpected serum level of vancomycin after oral administration in a patient with severe colitis and renal insufficiency. *Int J Clin Pharmacol Ther*. 2009;47(11):701–706.
21. Rao S et al. Systemic absorption of oral vancomycin in patients with Clostridium difficile infection. *Scand J Infect Dis*. 2011;43(5):386–388.
22. Dörffler-Melly J et al. Bioavailability of subcutaneous low-molecular-weight heparin to patients on vasopressors. *Lancet*. 2002;359(9309):849–850.
23. Cheng SS et al. Standard subcutaneous dosing of unfractionated heparin for venous thromboembolismprophylaxis in surgical ICU patients leads to subtherapeutic factor Xa inhibition. *Intensive Care Med*. 2012;38(4):642–648.
24. Jochberger S et al. Antifactor Xa activity in critically ill patients receiving antithrombotic prophylaxis with standard dosages of certoparin: a prospective, clinical study. *Crit Care*. 2005;9(5):R541–R548.
25. Malinoski D et al. Standard prophylactic enoxaparin dosing leads to inadequate anti-Xa levels and increased deep venous thrombosis rates in critically ill trauma and surgical patients. *J Trauma*. 2010;68(4):874–880.
26. Varghese JM et al. Antimicrobial pharmacokinetic and pharmacodynamic issues in the critically ill with severe sepsis and septic shock. *Crit Care Clin*. 2011;27(1):19–34.
27. Sun H et al. Effects of renal failure on drug transport and metabolism. *Pharmacol Ther*. 2006;109(1–2):1–11.
28. Vilay AM et al. Clinical review: drug metabolism and nonrenal clearance in acute kidney injury. *Crit Care*. 2008;12(6):235.
29. Šunjić KM et al. Pharmacokinetic and other considerations for drug therapy during targeted temperature management. *Crit Care Med*. 2015;43(10):2228–2238.
30. Shekar K et al. Pharmacokinetic changes in patients receiving extracorporeal membrane oxygenation. *J Crit Care*. 2012;27(6):741.e9–741.e18.
31. Cockcroft DW, Gault MH. Prediction of creatinine clearance from serum creatinine. *Nephron*. 1976;16(1):31–41.
32. Levey AS et al. A new equation to estimate glomerular filtration rate. *Ann Intern Med*. 2009;150(9):604–612. Erratum in: *Ann Intern Med*. 2011;155(6):408.
33. Schulz V. Clinical pharmacokinetics of nitroprusside, cyanide, thiosulphate and thiocyanate. *Clin Pharmacokinet*. 1984;9(3):239–251.
34. Shochet RB, Murray GB. Analytic reviews: neuropsychiatric toxicity of meperidine. *J Intensive Care Med*. 1988;3(5):246–252.
35. Shafer A. Complications of sedation with midazolam in the intensive care unit and a comparison with other sedative regimens. *Crit Care Med*. 1998;26(5):947–956.
36. Mandelli M et al. Clinical pharmacokinetics of diazepam. *Clin Pharmacokinet*. 1978;3(1):72–91.
37. Barr J et al. Clinical practice guidelines for the management of pain, agitation, and delirium in adult patients in the intensive care unit. *Crit Care Med*. 2013;41(1):263–306.
38. Reade MC, Finfer S. Sedation and delirium in the intensive care unit. *N Engl J Med*. 2014;370(5):444–454.
39. Chanques G et al. A prospective study of pain at rest: incidence and characteristics of an unrecognized symptom in surgical and trauma versus medical

intensive care unit patients. *Anesthesiology*. 2007;107(5):858–860.

40. Gélinas C. Management of pain in cardiac surgery ICU patients: have we improved over time? *Intensive Crit Care Nurs*. 2007;23(5):298–303.

41. Stein-Parbury J, McKinley S. Patients' experiences of being in an intensive care unit: a select literature review. *Am J Crit Care*. 2000;9(1):20–27.

42. Schelling G et al. Exposure to high stress in the intensive care unit may have negative effects on health-related quality-of-life outcomes after cardiac surgery. *Crit Care Med*. 2003;31(7):1971–1980.

43. Schelling G et al. Health-related quality of life and posttraumatic stress disorder in survivors of the acute respiratory distress syndrome. *Crit Care Med*. 1998;26(4):651–659.

44. Erstad BL et al. Pain management principles in the critically ill. *Chest*. 2009;135(4):1075–1086.

45. Fraser GL et al. Frequency, severity, and treatment of agitation in young versus elderly patients in the ICU. *Pharmacotherapy*. 2000;20(1):75–82.

46. Ryder-Lewis MC, Nelson KM. Reliability of the Sedation-Agitation Scale between nurses and doctors. *Intensive Crit Care Nurs*. 2008;24(4):211–217.

47. Ely EW et al. Monitoring sedation status over time in ICU patients: reliability and validity of the Richmond Agitation-Sedation Scale (RASS). *JAMA*. 2003;289(22):2983–2991.

48. Riker RR et al. Validating the Sedation-Agitation Scale with the Bispectral Index and Visual Analog Scale in adult ICU patients after cardiac surgery. *Intensive Care Med*. 2001;27(5):853–858.

49. Girard TD et al. Efficacy and safety of a paired sedation and ventilator weaning protocol for mechanically ventilated patients in intensive care (Awakening and Breathing Controlled trial): a randomised controlled trial. *Lancet*. 2008;371(9607):126–134.

50. Kress JP et al. Daily interruption of sedative infusions in critically ill patients undergoing mechanical ventilation. *N Engl J Med*. 2000;342(20):1471–1477.

51. Jacobi J et al. Clinical practice guidelines for the sustained use of sedatives and analgesics in the critically ill adult. *Crit Care Med*. 2002;30(1):119–141. Erratum in: *Crit Care Med*. 2002;30(3):726.

52. Payen JF et al. Current practices in sedation and analgesia for mechanically ventilated critically ill patients: a prospective multicenter patient-based study. *Anesthesiology*. 2007;106(4):687–695.

53. Carson SS et al. A randomized trial of intermittent lorazepam versus propofol with daily interruption in mechanically ventilated patients. *Crit Care Med*. 2006;34(5):1326–1332.

54. Barr J et al. Propofol dosing regimens for ICU sedation based upon an Integrated pharmacokinetic-pharmacodynamic model. *Anesthesiology*. 2001;95(2):324–333.

55. Tanios MA et al. Perceived barriers to the use of sedation protocols and daily sedation interruption: a multidisciplinary survey. *J Crit Care*. 2009;24(1):66–73.

56. Riker RR, Fraser GL. Adverse events associated with sedatives, analgesics, and other drugs that provide patient comfort in the intensive care unit. *Pharmacotherapy*. 2005;25(5, Pt 2):8S–18S.

57. Walder B et al. Seizure-like phenomena and propofol: a systematic review. *Neurology*. 2002;58(9):1327–1332.

58. Marik PE. Propofol: therapeutic indications and side-effects. *Curr Pharm Des*. 2004;10(29):3639–3649.

59. Fong JJ et al. Predictors of mortality in patients with suspected propofol infusion syndrome. *Crit Care Med*. 2008;36(8):2281–2287.

60. Diedrich DA, Brown DR. Analytic reviews: propofol infusion syndrome in the ICU. *J Intensive Care Med*. 2011;26(2):59–72.

61. Merz TM et al. Propofol infusion syndrome – a fatal case at a low infusion rate. *Anesth Analg*. 2006;103(4):1050.

62. Chukwuemeka A et al. Short-term low-dose propofol anaesthesia associated with severe metabolic acidosis. *Anaesth Intensive Care*. 2006;34(5):651–655.

63. Triltsch AE et al. Bispectral index-guided sedation with dexmedetomidine in intensive care: a prospective, multicenter, double blind, placebo-controlled phase II study. *Crit Care Med*. 2002;30(5):1007–1014.

64. Szumita PM et al. Sedation and analgesia in the intensive care unit: evaluating the role of dexmedetomidine. *Am J Health Syst Pharm*. 2007;64(1):37–44.

65. Venn RM et al. Pharmacokinetics of dexmedetomidine infusions for sedation of postoperative patients requiring intensive care. *Br J Anaesth*. 2002;88(5):669–675.

66. Dasta JF et al. Comparing dexmedetomidine prescribing patterns and safety in the naturalistic setting versus published data. *Ann Pharmacother*. 2004;38(7–8):1130–1135.

67. Sichrovsky TC et al. Dexmedetomidine sedation leading to refractory cardiogenic shock. *Anesth Analg*. 2008;106(6):1784–1786.

68. Riker RR et al. Dexmedetomidine vs midazolam for sedation of critically ill patients: a randomized trial. *JAMA*. 2009;301(5):489–499.

69. Shehabi Y et al. Dexmedetomidine infusion for more than 24 hours in critically ill patients: sedative and cardiovascular effects. *Intensive Care Med*. 2004;30(12):2188–2196.

70. Pandharipande PP et al. Effect of sedation with dexmedetomidine vs lorazepam on acute brain dysfunction in mechanically ventilated patients: the MENDS randomized controlled trial. *JAMA*. 2007;298(22):2644–2653.

71. Venn M et al. A phase II study to evaluate the efficacy of dexmedetomidine for sedation in the medical intensive care unit. *Intensive Care Med*. 2003;29(2):201–207.

72. Martin E et al. The role of the alpha2-adrenoceptor agonist dexmedetomidine in postsurgical sedation in the intensive care unit. *J Intensive Care Med*. 2003;18(1):29–41.

73. Young CC, Prielipp RC. Benzodiazepines in the intensive care unit. *Crit Care Clin*. 2001;17(4):843–862.

74. Pandharipande P et al. Lorazepam is an independent risk factor for transitioning to delirium in intensive care unit patients. *Anesthesiology*. 2006;104(1):21–26.

75. Pisani MA et al. Benzodiazepine and opioid use and the duration of intensive care unit delirium in an older population. *Crit Care Med*. 2009;37(1):177–183.

76. Spina SP, Ensom MH. Clinical pharmacokinetic monitoring of midazolam in critically ill patients. *Pharmacotherapy*. 2007;27(3):389–398.

77. Yaucher NE et al. Propylene glycol-associated renal toxicity from lorazepam infusion. *Pharmacotherapy*. 2003;23(9):1094–1099.

78. Yahwak JA et al. Determination of a lorazepam dose threshold for using the osmol gap to monitor for propylene glycol toxicity. *Pharmacotherapy*. 2008;28(8):984–991.

79. Gupta N et al. Delirium phenomenology: what can we learn from the symptoms of delirium? *J Psychosom Res*. 2008;65(3):215–222.

80. American Psychiatric Association. *Diagnostic and Statistical Manual of Mental Disorders*. 5th ed. Arlington, VA: American Psychiatric Association; 2013.

81. Milbrandt EB et al. Costs associated with delirium in mechanically ventilated patients. *Crit Care Med*. 2004;32(4):955–962.

82. Shehabi Y et al. Delirium duration and mortality in lightly sedated, mechanically ventilated intensive care patients. *Crit Care Med*. 2010;38(12):2311–2318.

83. Pisani MA et al. Days of delirium are associated with 1-year mortality in an older intensive care unit population. *Am J Respir Crit Care Med*. 2009;180(11):1092–1097.

84. Ely EW et al. Delirium as a predictor of mortality in mechanically ventilated patients in the intensive care unit. *JAMA*. 2004;291(14):1753–1762.

85. Peterson JF et al. Delirium and its motoric subtypes: a study of 614 critically ill patients. *J Am Geriatr Soc*. 2006;54(3):479–484.

86. Ouimet S et al. Incidence, risk factors and consequences of ICU delirium. *Intensive Care Med*. 2007;33(1):66–73.

87. Schweickert WD et al. Early physical and occupational therapy in mechanically ventilated, critically ill patients: a randomised controlled trial. *Lancet*. 2009;373(9678):1874–1882.

88. Needham DM et al. Early physical medicine and rehabilitation for patients with acute respiratory failure: a quality improvement project. *Arch Phys Med Rehabil*. 2010;91(4):536–542.

89. Devlin JW et al. Efficacy and safety of quetiapine in critically ill patients with delirium: a prospective, multicenter, randomized, double-blind, placebo-controlled pilot study. *Crit Care Med*. 2010;38(2):419–427.

90. Jakob SM et al. Dexmedetomidine vs midazolam or propofol for sedation during prolonged mechanical ventilation: two randomized controlled trials. *JAMA*. 2012;307(11):1151–1160.

91. Skillman JJ et al. Respiratory failure, hypotension, sepsis, and jaundice. A clinical syndrome associated with lethal hemorrhage from acute stress ulceration of the stomach. *Am J Surg*. 1969;117(4):523–530.

92. Anderberg B, Sjödahl R. Prophylaxis and management of stress ulcers. *Scand J Gastroenterol Suppl*. 1985;110:101–104.

93. Shuman RB et al. Prophylactic therapy for stress ulcer bleeding: a reappraisal. *Ann Intern Med*. 1987;106(4):562–567.

94. Stollman N, Metz DC. Pathophysiology and prophylaxis of stress ulcer in intensive care unit patients. *J Crit Care*. 2005r;20(1):35–45.

95. Cook DJ et al. Risk factors for gastrointestinal bleeding in critically ill patients. Canadian Critical Care Trials Group. *N Engl J Med*. 1994;330(6):377–381.

96. ASHP Commission on Therapeutics and approved by the ASHP Board of Directors on November 14, 1998. ASHP Therapeutic Guidelines on Stress Ulcer Prophylaxis. *Am J Health Syst Pharm*. 1999;56(4):347–379.

97. Guth PH. Mucosal coating agents and other nonantisecretory agents. Are they cytoprotective? *Dig Dis Sci*. 1987;32(6):647–654.

98. Cook DJ et al. Stress ulcer prophylaxis in the critically ill: a meta-analysis. *Am J Med*. 1991;91(5):519–527. Erratum in: *Am J Med* 1991;91(6):670.

99. Cook D et al. A comparison of sucralfate and ranitidine for the prevention of upper gastrointestinal bleeding in patients requiring mechanical ventilation.

Canadian Critical Care Trials Group. *N Engl J Med*. 1998;338(12):791–797.

100. MacLaren R et al. Histamine-2 receptor antagonists vs proton pump inhibitors on gastrointestinal tract hemorrhage and infectious complications in the intensive care unit. *JAMA Intern Med*. 2014;174(4):564–574.

101. Barkun AN et al. Proton pump inhibitors vs histamine 2 receptor antagonists for stress-related mucosal bleeding prophylaxis in critically ill patients: a meta-analysis. *Am J Gastroenterol*. 2012;107(4):507–520.

102. Alhazzani W et al. Proton pump inhibitors versus histamine 2 receptor antagonists for stress ulcer prophylaxis in critically ill patients: a systematic review and meta-analysis. *Crit Care Med*. 2013;41(3):693–705.

103. Bonten MJ et al. Continuous enteral feeding counteracts preventive measures for gastric colonization in intensive care unit patients. *Crit Care Med*. 1994;22(6):939–944.

104. Eom CS et al. Use of acid-suppressive drugs and risk of pneumonia: a systematic review and meta-analysis. *CMAJ*. 2011;183(3):310–319.

105. Dial S et al. Use of gastric acid-suppressive agents and the risk of community-acquired Clostridium difficile-associated disease. *JAMA*. 2005;294(23):2989–2995.

106. McCowen KC et al. Stress-induced hyperglycemia. *Crit Care Clin*. 2001;17(1):107–124.

107. Yendamuri S et al. Admission hyperglycemia as a prognostic indicator in trauma. *J Trauma*. 2003;55(1):33–38.

108. Jeremitsky E et al. The impact of hyperglycemia on patients with severe brain injury. *J Trauma*. 2005;58(1):47–50.

109. Falciglia M et al. Hyperglycemia-related mortality in critically ill patients varies with admission diagnosis. *Crit Care Med*. 2009;37(12):3001–3009.

110. Bochicchio GV et al. Persistent hyperglycemia is predictive of outcome in critically ill trauma patients. *J Trauma*. 2005;58(5):921–924. Erratum in: *J Trauma*. 2005;59(5):1277–1278.

111. Qaseem A et al; Clinical Guidelines Committee of the American College of Physicians. Use of intensive insulin therapy for the management of glycemic control in hospitalized patients: a clinical practice guideline from the American College of Physicians. *Ann Intern Med*. 2011;154(4):260–267.

112. van den Berghe G et al. Intensive insulin therapy in critically ill patients. *N Engl J Med*. 2001;345(19):1359–1367.

113. van den Berghe G et al. Intensive insulin therapy in the medical ICU. *N Engl J Med*. 2006;354(5):449–461.

114. NICE-SUGAR Study Investigators, Finfer S, Chittock DR et al. Intensive versus conventional glucose control in critically ill patients. *N Engl J Med*. 2009;360(13):1283–1297.

115. COIITSS Study Investigators, Annane D, Cariou A et al. Corticosteroid treatment and intensive insulin therapy for septic shock in adults: a randomized controlled trial. *JAMA*. 2010;303(4):341–348.

116. Brunkhorst FM et al. Intensive insulin therapy and pentastarch resuscitation in severe sepsis. *N Engl J Med*. 2008;358(2):125–139.

117. Preiser JC et al. A prospective randomised multi-centre controlled trial on tight glucose control by intensive insulin therapy in adult intensive care units: the Glucontrol study. *Intensive Care Med*. 2009;35(10):1738–1748.

57 第57章 多发性硬化症

Melody Ryan

核心原则

		章节案例
1	多发性硬化(multiple sclerosis,MS)是中枢神经系统慢性炎症性、退行性病变,同时伴有脱髓鞘和轴突损伤发生。MS 通常表现为以下几种形式:复发-缓解型、继发-进展型及最常见的原发-进展型。	案例 57-1(问题 1 和 5) 图 57-1
2	MS 的诊断以临床症状为基础,辅以磁共振成像(MRI)和实验室检查(脑脊液寡克隆带和 IgG 合成率,诱发电位测试)。就个体患者而言,在作出 MS 诊断之前,必须证明其空间多发和时间多发。	案例 57-1(问题 1 和 5)
3	糖皮质激素是治疗急性 MS 复发的首选药物。	案例 57-1(问题 7)
4	临床孤立综合征(clinically isolated syndrome,CIS)是一个术语,用来描述作出 MS 诊断之前的首次脱髓鞘神经事件。当患者出现 CIS 和 MRI 异常时,很可能发展为 MS,干扰素 β 和醋酸格拉默有助于防止这种进展。	案例 57-1(问题 1 和 2)
5	富马酸二甲酯、醋酸格拉默、干扰素 β-1a、干扰素 β-1b、特立氟胺和芬戈莫德是复发型 MS 的潜在一线治疗药物。治疗方案的选择通常取决于药品提供者或患者的偏好。	案例 57-1(问题 3 和 5~8) 案例 57-2(问题 1) 表 57-3
6	干扰素 β-1a、干扰素 β-1b 和醋酸格拉默的自我注射治疗依从性较低。	案例 57-1(问题 4) 表 57-7
7	阿伦单抗、芬戈莫德、那他珠单抗和米托蒽醌因担忧副作用,一般只适用于复发型 MS 恶化的患者。	案例 57-1(问题 7) 案例 57-2(问题 3)
8	MS 患者可出现许多症状,如步行困难或行走障碍、性功能障碍、疼痛、膀胱功能障碍、疲乏、认知功能障碍、痉挛、肠道功能障碍、吞咽困难、构音障碍、假性延髓性麻痹等。这些症状可能不仅需要药物治疗,而且需要非药物治疗。	案例 57-1(问题 10) 案例 57-2(问题 4) 表 57-2 和表 57-4

流行病学及疾病的自然过程和预后

多发性硬化(multiple sclerosis,MS)是一种中枢神经系统慢性炎症性、退行性病变,同时伴有脱髓鞘和轴突损伤发生[1]。该病平均发病年龄为 30 岁,接触诊断通常在 20~50 岁[2,3]。由于发病年龄较早,MS 对就业有显著影响。事实上,它是青年人致残的常见原因[4]。与年龄与性别相匹配的对照组相比,MS 患者的总体预期寿命减少了约 6 年[5],死亡率比一般人群高 3 倍[5]。与对照组相似,感染和心脏病是最常见的报告死亡原因,但在 MS 患者中发生率更高[5,6]。MS 患者的生活质量比普通人群低,这与 MS 的严重程度有关[7]。

全球约 250 万人罹患 MS,其中大约 40 万为美国人(发病率 0.1%)[3],[4]。女性发病率是男性的 2~3 倍[3]。许多环境因素和遗传因素与 MS 有关(表 57-1),然而其中的任何因果关系均尚未确定[8-18]。目前认为,在遗传易感个体中起作用的环境触发因素是 MS 的可能原因[19]。

MS 最常见于南、北纬 40°~60°。流行率高的地区包括西欧和北欧、加拿大、俄罗斯、以色列、美国北部、新西兰和澳大利亚东南部[20]。此外,复发率可能随维度和季节的变化而变化[21]。这一发现引发了许多研究和假设。其中一个假设考虑 MS 的进展与阳光暴露或维生素 D 有关。高血清浓度的 25-羟维生素 D(循环中的主要形式,临床实验室检测项目之一)能降低 MS 复发的风险,较低的血清浓度与较高的 MS 诊断率相关[22-23]。从遗传学上讲,缺乏维生素

D 受体和 CYP27B1(编码激活维生素 D 的酶,将 25-羟维生素 D 转化为 1,25-二羟维生素 D)与免疫系统受损有关[24]。一些研究人员发现了出生季节和 MS 的发展之间的联系,表明产妇的维生素 D 水平可能很重要[24]。复发也遵循季节规律,高峰期在早春,低谷期在秋季,两个半球都一样,这进一步提示维生素 D 在复发中的作用[21]。

表 57-1

与多发性硬化有关的因素

女性[3,8]	日晒不足[9,10]
白种人[11]	血清中维生素 D(25-羟维生素 D)含量低[10]
居住在高纬度地区[12]	北欧人遗传[13]
高 EB 病毒滴度[14,15]	吸烟[14,16]
感染性单核细胞增多症[17]	盐的摄入[18]

EB 病毒(Epstein-Barr virus)感染普遍存在,然而高 EB 病毒滴度和感染性单核细胞增多症的病史都可增加罹患 MS 的风险[17,24]。吸烟也是危险因素,吸烟水平越高,罹患 MS 的风险越大。饮食中盐的摄入可能与较高的复发率和脑损伤的增加有关[18]。

MS 的发病可能具有遗传倾向。MS 患者的一级亲属罹患 MS 的风险是一般人群的 10~25 倍;同卵双胞胎的一致性为 35%[11],[13]。几个遗传因素可能增加 MS 的风险,包括 HLA 基因型和控制 T 细胞受体、维生素 D 受体和雌激素受体的各种单核苷酸多态性[23,25,26]。一种与 MS 相关的特异性主要组织相容性复合体(major histocompatibility complex,MHC)为 HLA-DRB1 * 1501 Ⅱ类,但有 100 多种不同的基因型变异与 MS 有关[24]。未发现特定的临床病程或病程进展速度与遗传相关[24]。

虽然 MS 在美国高加索人群中更为普遍,但有证据表明,非洲裔美国患者更有可能出现原发性进展型,并可能有更严重的病程[27-29]。

根据该病的病程和临床表现,MS 一般分为 3 种主要类型:复发-缓解型(relapsing-remitting)、继发-进展型(secondary-progressive)和原发-进展型(primary-progressive)。这 3 种类型的 MS 根据其自然病史加以区分。复发-缓解型 MS 因疾病活动期的复发(也称为急性加重或发作)与症状缓解期交替存在而命名,患者在缓解期可以完全恢复,或可能继续有些临床不足之处[30]。80%~90%的患者在首次诊断时即为复发-缓解型 MS[1,31]。患者数据库信息能提供复发-缓解型 MS 患者的预后情况。发病时诊断为复发-缓解型 MS 的患者比原发-进展型 MS 患者的致残进程较为缓慢;首次发病后完全恢复或接近完全恢复的 MS 患者与首次发病后持续存在明显疗效不足的患者相比,致残的时间也更长[1,31]。

大约 80%最初诊诊断为复发-缓解型 MS 的患者可能发展为继发-进展型,其复发率较低,但致残继续进展[1,2]。由复发-缓解型 MS 向继发-进展型转变的原因尚不清楚,但有

一种假设认为:当中枢神经系统中轴突消失量达到临界阈值时,将发生这种转变[32]。发展到继发-进展型 MS 的时间变数相当大,通常转变时间为确诊后的 20~25 年,转变时患者年龄中位数为 43 岁,不过这可能会发生地更快些[1,30,33]。治疗如何影响这个过程尚不清楚。在一项研究中,早期复发(确诊后 2 年内)的病例数与较短时间内发展为继发-进展型 MS 相关联[34],因此早采取措施治疗,减少复发可望延缓发展为继发-进展型 MS。

大约 10%~15%的患者为原发-进展型 MS[1,35],这类 MS 从发病开始病情就有进展,偶尔有轻微的缓解或稳定期[30]。原发-进展型 MS 确诊时多见于 50 岁以上的患者[1]。选择研究发现,此型 MS 在男性中更为常见,但也有研究发现与性别无关[1,35]。对于原发-进展型 MS 患者,从确诊到需要拄拐行走的平均时间约为 9 年[36]。

在缺乏治疗的情况下,最初出现复发-缓解型 MS 的患者,在确诊后 7 年的平均扩展残疾状态量表(expanded disability status scale,EDSS)得分为 4.0 或更高(提示严重残疾)[20]。EDSS 是一种常用的 MS 量表,用于评估残疾程度和疾病进展[37]。一些更先进的病程预测因素包括:男性性别、多系统症状、疾病初发阶段未完全恢复、自从诊断以来的疾病进展、发病年龄偏大以及异常的基线 MRI 结果[30,38]。虽然患者表现为不同类型的 MS,但病情一旦开始进展,所有类型的 MS 在后续进展中都遵循相似的时间过程[30]。

目前提出了一种表示疾病活动和进展的新分类系统[39]。MRI 有新的、活动性病灶或在特定时间内出现临床复发的患者归类为活动型 MS,而那些无新的病变或无复发的患者归类为非活动型 MS。类似地,如果患者有客观记录的神经功能障碍稳步加重,但未恢复或无好转,则归类为进展型 MS。例如,一例复发-缓解型 MS 患者在过去 1 年有过临床复发,但已经完全康复,将被归类为复发-缓解型 MS 活动无进展[39]。由于 MS 多于青年和中年期发病,因此与该病相关的经济负担很重。一项新诊断的 MS 患者与健康对照组相匹配的研究发现[40],在 1 年期间,MS 患者的住院率是对照组的 3.5 倍,到急诊科就诊至少 1 次的患者是对照组的 2 倍,至少接受 1 次体检、就业指导或言语治疗的患者是对照组的 2.4 倍。这些额外的服务与更高的年平均全因医疗费用相关(MS 患者 vs 对照组为 $32,051 vs $4732)[41]。这些估计数不包括患者失业或照护人员失业,如果考虑到这些因素,MS 患者的费用会超过 $77,938/年[42]。

确诊 10 年后,50%~80%的 MS 患者失业。令人惊讶的是,只有 15%的失业与身体条件限制有关[34]。在最常被引用的导致失业的因素中,只有行走能力下降与身体残疾有关。其他常见的因素是年龄增长、语言流畅减弱和记忆缺失等[34,42]。

病理生理学

MS 病理生理学研究进展迅速,但许多问题仍不清楚。在尚未解决的问题中,最重要的是具有 MS 特征的自身免

疫和炎症过程的实际启动因子。多年来,人们提出了几十种诱因,目前的观点认为,基因易感个体有一种环境因素,可以触发免疫系统导致 MS[44]。

MS 的发生有两个病理学过程。第一个是炎症(inflammatory),在这个过程中,机体自身免疫反应攻击 CNS 白质中覆盖着神经纤维的髓鞘,这些脱髓鞘的区域可呈现斑块或病变,可在脑组织(如尸检时)或通过 MRI 造影直接观察到(图 57-1)[25]。正是这种炎症导致了临床上的复发,而这些复发的解决被视为缓解。

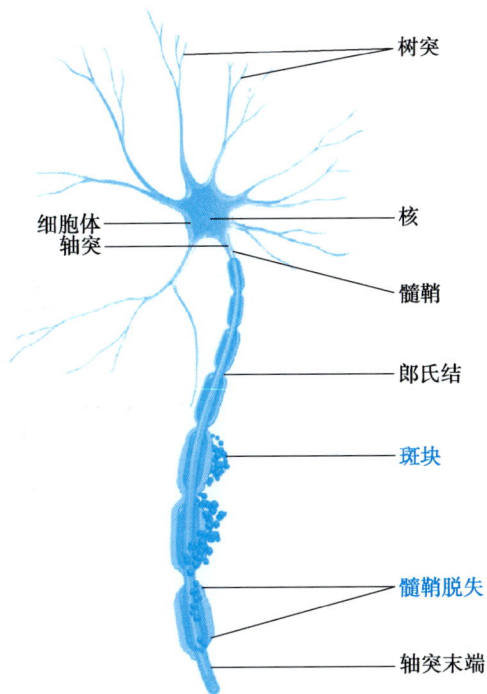

图 57-1　髓鞘破坏性多发性硬化

第二个过程是神经退行性病变(neurodegenerative)。在这个过程中,脑白质中的神经轴突受损伤,有些损伤是不可逆转的。当神经信息通过神经细胞的传输速度减慢或完全无法传输时,这种神经退行性病变导致进行性残疾。这种病变是随着时间累积的,可能是不可逆的。目前,尚不清楚在多发性硬化症中是先发生炎症过程还是先发生神经退行性病变过程,或是否两者同时发生[19]。

炎症

MS 的炎症级联反应非常复杂,各种类型的 T 细胞在这一过程的早期均发挥作用[4]。未知抗原与主要组织相容性复合体(major histocompatibility complex,MHC)发生耦合[14,44];这些抗原-MHC 复合物与抗原呈递细胞(antigen-presenting cells,APC)如树突、巨噬细胞和小胶质细胞配对结合[9,20];T 细胞识别这种抗原-MHC-APC 复合物并被激活,于是启动免疫级联反应[4]。

正常情况下,调节性 T 细胞(regulatory T cells,T_{reg})监控外周自身免疫 T 细胞的形成。据推测,MS 患者的 T_{reg} 细胞功能失调[19]。

被激活的 T 细胞随后回流至体内淋巴组织如脾和淋巴结,继续增殖[4]。在适当的时候,T 细胞又会离开淋巴组织重新进入体循环。鞘氨醇磷酸酯(Sphingosine-1-phosphate,S1P)是一种微小的循环脂质分子,在这个过程中起着重要作用。T 细胞要离开淋巴组织,必须在其表面表达 S1P 受体 1[46],T 细胞随着 S1P 浓度梯度离开淋巴组织加入血液循环。

激活的 T 细胞必须透过血-脑屏障才能攻击中枢神经系统的髓鞘。在 T 细胞表面存在一种黏附分子 $\alpha_4\beta_1$-整合蛋白(VLA4)[25],当 T 细胞接近血-脑屏障时,它们会减速并与 α4-整合素和 p-选择素糖蛋白配体 1 结合。这种结合使 T 细胞得以通过血管内皮细胞进行转位[46]。

这时在血管周围空间,T 细胞必须被新的 APC 重新激活[4];接着在基质金属蛋白酶 2 和 9 的作用下,激活的 T 细胞侵入脑实质[46]。T 细胞一旦在大脑中安置下来,会开始分泌各种促炎细胞因子,进一步刺激包括小胶质细胞在内的细胞发生炎症级联反应[25,47,48]。

小胶质细胞产生蛋白水解酶、脂肪分解酶、活性氧、活性氮、神经毒素以及更多的促炎细胞因子。激活的小胶质细胞也可以作为激活其他 T 细胞的 APC[47]。一氧化氮是一种活性氮,在炎症过程中增多,可抑制线粒体呼吸,抑制 ATP 酶钠-钾泵,引起细胞内钙的释放,过量的钙会导致细胞的退化[4,32]。

虽然 T 细胞的作用是 MS 病理的核心,但 B 细胞和 NK 细胞的作用则不那么明确。B 细胞可能参与 MS 患者脑脊液抗原表达和免疫球蛋白的产生[19]。NK 细胞被认为既有有益的作用,也有有害的作用[19]。

在某一时间点,炎症开始消退。在炎症级联反应过程中,髓鞘被分解,髓鞘碎片抑制髓鞘再生。小胶质细胞利用吞噬作用清除髓鞘结构、轴突、凋亡细胞及炎症区域的髓鞘碎片[47],在这个过程之后,小胶质细胞开始产生免疫调节细胞因子[47],辅助性 T 细胞变得更加突出,并开始分泌免疫调节细胞因子[47]。

随后髓鞘再生(remyelination)开始。一些证据提示,机体的髓鞘再生能力随着年龄的增长而下降[4]。小胶质细胞产生更多的细胞因子和一些生长因子,导致少突胶质细胞的祖细胞迁移到该区域。当少突胶质细胞祖细胞分化成新的少突胶质细胞时,髓鞘开始再生[47]。在少突胶质细胞上存在的 S1P 受体 1 和 5 有助于分化[49]。髓鞘再生可能不完全,而且某些情况下根本不会发生。髓鞘也可能比原来更薄更短[4]。

神经退行性病变

轴突损伤(axonal injury)可以发生在疾病的整个过程中,甚至可能发生在任何临床症状之前[3,50]。在慢性 MS 病变中,同一患者病灶部位的脑白质与正常部位相比,轴突减少了 60%~70%[32]。少突胶质细胞除了产生髓鞘外,还可通过产生 I 型胰岛素样生长因子和神经调节因子支持轴突。因此,如果失去少突胶质细胞的支持,轴突会迅速瓦解。然而,已证明即使在未发生 MS 病变的区域,特别是在丘脑,也可能发生轴突缺失[4,32,50]。虽然少突胶质细胞为轴突提供营养支持,但它们也会抑制新的轴突生长,阻止神经突的随机萌发。3 种髓鞘相关抑制因子,髓鞘相关糖蛋白、轴突过度生长抑制因子和少突胶质细胞髓鞘糖蛋白,位于髓鞘最靠近轴突的鞘内,在那里阻止了这种萌发[3]。

微管(microtubules)在神经突的生长中也起非常重要作用。微管的装配受脑衰蛋白反应调节蛋白-2(collapsin response mediator protein 2,CRMP-2)调控[3],当 CRMP-2 被磷酸化后,神经突生长受到抑制[3]。Ras 基因家族成员 A(RhoA)-三磷酸鸟苷(guanosine triphosphate,GTP)对髓鞘相关抑制因子和 CRMP-2 均有作用。髓鞘相关抑制因子信号 RhoA-GTP 并不刺激神经突的生长,相反的是起抑制作用[3];髓鞘相关抑制因子还会激活 Rho 激酶,从而使 CRMP-2 发生磷酸化[3]。

髓鞘通常允许神经冲动在郎氏结跳跃式快速传导(即跳跃式传导),因此,髓鞘的丢失会减缓或阻止神经冲动的传导[4]。

发生脱髓鞘时,髓鞘下的钠离子通道可被激活,以改善神经传导[1]。但激活的钠离子通道导致钠离子进入细胞内,过多的钠离子激活钠-钙交换体,导致钠离子流出和钙离子流入,这一过程会加速神经元退变[4,32]。此外,在脱髓鞘轴突中可见大量由谷氨酸调控的 α-氨基-3-羟基-5-甲基-4-异唑丙酸(glutamate-regulated α-amino-3-hydroxy-5-methyl-4-isoxazolepropionic acid,AMPA)受体,这些受体的激活导致细胞内钠和钙水平升高,进一步加剧了神经退变[32]。

临床表现

由于 MS 相关的脱髓鞘病变可以发生在 CNS 的任何部位,导致本病相关的许多不同的症状。在首次出现时,最常见的临床症状是感觉障碍,尤其是四肢末梢、部分或完全丧失视力、肢体运动功能障碍、复视和步态异常[20]。有两种脱髓鞘综合征是如此独特,已被认识和命名,特别值得一提的是:视神经炎和横贯性脊髓炎。视神经炎(optic neuritis)是急性视神经脱髓鞘,症状可能包括眼部疼痛、视力模糊、或颜色感知改变[51]。横贯性脊髓炎(transverse myelitis)表现为运动控制或感觉功能障碍,或膀胱、肠道功能和性功能减退。该病为脊髓特定部位病变,但无结构性原因,如椎间盘突出[51]。

随着对 MS 早期发生的神经退行性病变的关注,在出现症状后早期治疗以延缓或减少 MS 的进展,人们的兴趣越来越大。临床孤立综合征(clinically isolated syndrome,CIS)一词,描述首次脱髓鞘神经事件,涉及视神经、大脑、小脑、脑干或脊髓[51]。高达 85% 的 MS 患者可能首次出现 CIS[52]。在出现 CIS 的患者中,63% 将在随后的 20 年内发展成 MS[52]。

40 岁以下的患者较 ≥40 岁的患者更易从 CIS 转为临床确诊的 MS[53]。与伴有其他症状的患者相比,伴视神经炎的患者较少发展为临床确诊的 MS。脑脊液(cerebrospinal fluid,CSF)中检出寡克隆区带(oligoclonal bands)、维生素 D 血清浓度低以及 MRI 有多发病灶的患者,与罹患高度相关[53,54]。

偶尔,由于其他原因,MRI 扫描会发现 MS 型病变。如果患者没有其他症状,这种情况称为放射学孤立综合征(radiologic-isolated syndrome)[55]。大约 30% 的患者在发现 MRI 异常后的 5 年内出现临床症状[56]。年轻男性患者和脊髓损伤的患者更容易发生 CIS[56]。目前有这些发现的患者不建议进行治疗[56]。

随着时间的推移和神经退行性变,MS 患者还会出现其他症状,最常见的症状列于表 57-2[57-65]。

表 57-2

慢性多发性硬化常见的症状

症状	患病率/%
性功能障碍[57]	85
行走困难或行动不便[58]	64
疼痛[59]	30~90
膀胱功能障碍[60]	75
疲乏[61]	74
认知功能障碍[62]	70
痉挛[59]	60
肠道功能障碍[60]	50
抑郁[63]	50
吞咽困难或构音障碍[63]	40
假性延髓性麻痹[65]	10

诊断

当患者首次出现 MS 症状就医时,感染、癌症、血管疾病或者其他炎性脱髓鞘疾病等多种疾病,通常是鉴别诊断的一部分。因此,增加 MRI 和其他实验室检查有助于诊断。其他时候,直到第二次发作时,诊断才很明确[66]。

为规范 MS 的诊断和促进早期治疗,人们提出了各种诊断标准。最初的标准是,患者必须经历过至少两次脱髓鞘相关的发作,在时间(按时间间隔)和空间上是不同的(即至少两次发作涉及 CNS 的不同区域)[67]。2001 年提出并于 2005 年和 2010 年修订的指南,允许在初次临床发作后使用 MRI 和 CSF 检查结果来满足 MS 的诊断[68-70]。在一年内神经症状持续发展,并有特征性 MRI 异常和 CSF 检查阳性结果,即可诊断为原发-进展型 MS[70]。

治疗概述

虽然 MS 药物治疗的作用机制多种多样,但通常都可归类为免疫调节药。迄今为止,所有针对 MS 的治疗都针对炎症反应,而不是伴随的神经退行性改变。

急性复发的治疗

糖皮质激素类(corticosteroids)用于 MS 的治疗,以控制急性复发期的炎症。虽然大多数患者对糖皮质激素治疗有反应,但也有一些患者无效。这些药物有几种作用,有助于急性抗炎效应。糖皮质激素增加调节性 T 细胞的活性,降低 T 细胞和 B 细胞的活性,减少黏附分子的产生,减少促炎细胞因子[71-73]。

复发-缓解型多发性硬化的治疗

多数 MS 治疗研究集中于复发-缓解型,该型 MS 为最常见的 MS 类型,并且与炎症反应关系密切。目前美国食品药品管理局(Food and Drug Administration,FDA)批准的 MS 治疗药物包括阿仑单抗、β 干扰素、富马酸二甲酯、芬戈莫德、醋酸格拉默、米托蒽醌、那他珠单抗和特立氟胺。

阿仑单抗

阿仑单抗(alemtuzumab)是一种针对 CD52 的单克隆抗体,它减少了血液中 B 细胞和 T 细胞的数量。在注射几分钟内外周循环系统中无法检测到淋巴细胞[74]。这些细胞的再生相当缓慢;B 细胞的中位恢复时间为 8 个月,CD8+细胞为 20 个月,CD4+T 细胞是 35 个月。然而,一些患者需要长达 12 年才能恢复到基线水平[75]。与皮下注射干扰素 β-1a 相比,阿仑单抗减少了复发和 MRI 病变,但两者致残率相似;有 77% 使用阿仑单抗的患者在 2 年后完全无复发[76]。一项长期研究发现阿仑单抗受益可超过 5 年[77]。

β 干扰素

β 干扰素(beta interferons)被认为是通过抑制 T 细胞活性、下调 Ⅱ 型 MHC 分子表面抗原的表达、降低黏附分子和基质金属蛋白酶 9 水平和增加抗炎细胞因子而减少促炎细胞因子起作用的[4,47,48,78]。β 干扰素有两种类型(干扰素 β-1a 和干扰素 β-1b)共 3 种剂型可用于治疗 MS(表 57-3)[79-82]。安慰剂对照试验显示,使用干扰素的患者复发次数减少,EDSS 评分的疾病进展也有所缓和[83-85]。

表 57-3
β 干扰素制剂用于治疗多发性硬化[79-82]

干扰素类型	给药途径	注射频次
干扰素 β-1a	肌内注射	每周 1 次
干扰素 β-1a	皮下注射	每周 3 次
干扰素 β-1b	皮下注射	隔日 1 次
聚乙二醇干扰素 β-1a	皮下注射	每 2 周 1 次

从使用干扰素 β-1b 长达 16 年的患者随访数据来看,与接受安慰剂或干扰素短程治疗的患者相比,长期接受干扰素治疗的患者复发率持续下降 40%,其治疗效果也更佳。长期干扰素治疗还可延缓疾病进展[86,87]。干扰素 β-1a 肌内注射 8 年随访数据虽未显示复发率持续下降,但确实表明,那些较早开始治疗的患者远期疗效更好[86]。

富马酸二甲酯

富马酸二甲酯(dimethyl fumarate)在肠内迅速裂解,形成其活性形式富马酸单甲酯。该药物可导致由干扰素-γ 和肿瘤坏死因子 α 产生的细胞因子转变为白介素-4 和白介素-5[88]。富马酸二甲酯也能激活红系衍生的核因子 2 相关核因子 1[(erythroid-related 2)-like 2(Nrf2)]转录通路的抗氧化作用,可能有助于延缓 MS 的神经变性[88]。病灶 MRI 扫描发现,与安慰剂相比,富马酸二甲酯可降低一半的复发率[89]。

芬戈莫德

芬戈莫德(fingolimod)是一种 S1P 受体调节剂[4]。它与 T 细胞上表达的 S1P 受体 1 结合[49]。这种结合使受体在 T 细胞内被内化,导致 T 细胞对正常信号失去反应,无法离开淋巴组织进入再循环[49],[90]。没有 T 细胞的循环,它们就不会被激活,从而破坏了炎症循环。业已证明,与安慰剂相比,芬戈莫德可将复发率降低约一半,并可延缓残疾进展[91-92]。

醋酸格拉默

醋酸格拉默(glatiramer acetate)能减少 Ⅰ 型 T 辅助细胞(T_H1)数量,并同时增加 Ⅱ 型 T 辅助细胞(T_H2)数量。此外,还能促进神经生长因子的生成[4,7,8]。醋酸格拉默的短期疗效与长期疗效与干扰素相似[86,93]。与安慰剂比较,每日 1 次 20mg 皮下注射,或每周 3 次,每次 40mg 皮下注射的治疗方案均有效[94]。

米托蒽醌

米托蒽醌(mitoxantrone)是一种通用的免疫调剂剂。它减少单核细胞和巨噬细胞数量,并抑制 T 细胞和 B 细胞功能[4]。与安慰剂相比,米托蒽醌减少了患者病情恶化的次数,并改善其 MRI 表现[95,96]。

那他珠单抗

那他珠单抗(natalizumab)是一种人源化单克隆 IgG4-抗体,能与淋巴细胞上的 α4β1-整合素结合,使其无法与血管内皮细胞上的血管黏附分子-1 结合,从而阻止 T 细胞进入 CNS[4,97,98]。在临床试验中,那他珠单抗疗效很好,可使 1 年复发率降低 68%,2 年内进展为残疾的风险减少 42%,MRI 出现新病灶的概率减少 83%[99]。

特立氟胺

特立氟胺(teriflunomide)是来氟米特(natalizumab)的活性代谢物,它被认为通过阻断新生嘧啶的合成、抑制 B 细胞和 T 细胞的分裂、阻断 MS 中突触的炎性通路而发挥作用[100]。它还可抑制 T 细胞和抗原递呈细胞的识别,从而阻止 T 细胞的活化。与安慰剂相比,特立氟胺可将年复发率降低约 20% ~ 30%,并可将 MRI 新病变的风险降低 60% ~ 80%[101-102]。

进展型多发性硬化的治疗

继发-进展型和原发-进展型 MS 患者都可能复发。在这些情况下，所有用于复发缓解 MS 的药物都可能有助于减少复发的次数[103-106]。一些证据表明，治疗（特别是干扰素 β-1a-）对继发-进展型 MS 不如对缓解复发型 MS 有效。进展型 MS 的治疗是一个迫切需要科学研究的领域。2017年 3 月，FDA 批准了 Ocrevus（ocrelizumab），这是首个原发-进展型 MS 的治疗药物。

并发症和综合征的处理

随着残疾的增加，许多 MS 患者出现其他需进行对症治疗的临床症状（见表 57-2）。

膀胱、肠道和性功能障碍

膀胱、肠道和性功能障碍在 MS 患者中很常见，高达 75% 的患者有膀胱症状，约 50% 的患者出现便秘或尿失禁，84% 男性和 85% 的女性发生性功能障碍[57,60]。有膀胱症状或性功能障碍的患者比没有相关症状的患者的生活质量更低[57,107]，MS 患者性功能障碍和尿失禁的治疗方法与这些症状作为原发疾病的一部分出现时的治疗方法相似。

行动障碍

在一项由美国 MS 协会委托进行的调查中，64% 的 MS 患者表示，他们出现了一定的程度行动障碍，导致其行走和活动不便。物理治疗和康复训练可部分缓解这一症状[59]。达伐吡啶（dalfampridine）缓释片为近期批准的另一种药物，该药能阻滞钾离子通道，防止细胞的复极化，从而延长脱髓鞘轴突的动作电位和神经冲动传导。

达伐吡啶缓释制剂的临床研究中，57% 接受治疗的患者无法缩短步行 7.62m 的时间，另外 43% 能够缩短步行时间的患者视为治疗有效，即平均每走 7.62m 缩短原时长的 25%（约 3 秒）[108]。临床上，除非通过测定 7.62m 步行速度，否则很难判断达伐吡啶缓释制剂治疗是否有效[59]。

达伐吡啶缓释制剂相关的副作用包括尿路感染、失眠、头晕、头痛和恶心，偶见癫痫，与剂量和使用即释达伐吡啶有关。因此，该药禁用于有癫痫病史的患者[109]。

疼痛

30%~90% 的 MS 患者出现疼痛[59]，MS 相关的疼痛有两种类型：非神经性疼痛（non-neurogenic pain）和神经性疼痛（neurogenic pain）。非神经性疼痛常表现为麻痹、不能动和痉挛状态，如紧张性头痛、腰背痛和肢体疼痛，与行动不便或姿势改变有关[110]。物理治疗、肢体重新定位和典型的止痛药对非神经性疼痛可能有效。

MS 相关的神经性疼痛有很多种（表 57-4）[111]，患者常常将其描述为烧灼、酸痛、刺痛或剧痛[86]，止痛药对其有效。对三叉神经痛，卡马西平和奥卡西平是一线治疗药物[112]，巴氯芬（baclofen）、拉莫三嗪（lamotrigine）、加巴喷丁（gabapentin）、托吡酯（topiramate）、米索前列醇（misoprostol）或妥卡尼（tocainide）可作为二线治疗药物[59,112]。如果

药物治疗无效可进行外科手术缓解疼痛[59,112]。抗癫痫药和抗抑郁药也常用于其他不同类型的神经痛。

表 57-4

多发性硬化相关的疼痛类型

三叉神经痛（trigeminal neuralgia）——呈突发性，通常是单侧的、严重的、短暂的、刺痛的，常于三叉神经的一个或多个分支反复发作[87]
Lhermitte 征（Lhermitte's phenomenon）——突然发作的、短暂的、电休克似的感觉，迅速下传到脊柱或胳膊或腿。通常是由弯曲颈部引起的，有时短时间内偶而发生
强直性痉挛
四肢和躯干烧灼感
偏头痛

疲乏

疲乏（fatigue）通常被 MS 患者认为是最致残的症状，74% 的患者感到疲劳[59,61]。患者表现疲乏的原因尚不清楚。然而，假设包括细胞因子的直接影响、轴突丧失或皮质紊乱等[63,113]。脱髓鞘的轴突传导受损，体温升高可能进一步恶化传导[113]。疲乏可能由其他机制引起或加重，如睡眠障碍、抑郁或药物副作用[64,114]。

非药物疗法通常是治疗疲乏的主要方法，可能包括改善睡眠质量的干预措施、抑郁症的治疗、改善饮食和增加体育活动[59]。认知行为疗法对一些患者有帮助[63]。在临床试验中，穿夹克降温疗法和磁疗疗法被证明是有益的[115-117]。在一项小型研究中发现，穴位按摩可以帮助女性患者缓解疲乏[118]。

金刚烷胺（amantadine）是治疗疲乏唯一有效的药物。然而，该药临床试验仅纳入少量患者[119]。法莫替丁缓释制剂（famotidine sustained release agent）对某些患者有效[120]。曾有两项关于莫达非尼（modafinil）的安慰剂对照研究，但均未显示莫达非尼和安慰剂的疗效有显著差异[121,122]。

认知障碍

认知障碍（cognitive dysfunction）可能发生在病程早期，对生活质量有负面影响[33]。在 CIS 患者中，29% 在就诊时即有认知障碍。MRI 的病灶数是唯一能够预测认知功能障碍的指标[123]。40%~70% 的 MS 患者最终都会发生认知障碍[59]，其中最常见的是记忆力衰退、反应减慢、思维迟钝和执行能力受损[62]。认知障碍也会限制 MS 患者理解、讨论病情和治疗方案的能力。拆分讨论（例如预期效果，不良反应）有助于理解[124]。

非药物干预，如认知康复，以发展使用完整的认知技能来弥补认知能力差的领域，可能是有益的[125,126]。免疫调节药物治疗 MS 显示出对认知障碍有一定疗效[127]。此外，乙酰胆碱酯酶抑制剂的小型研究也很有前景[128-130]。但是，美金刚（memantine）、金刚烷胺、匹莫林（pemoline）和银杏叶提取物（gingko biloba）的试验均为阴性[59,130]。

痉挛

痉挛(spasticity)可认为是肌肉对外界施加拉伸力的一种抵抗[131]。大约60%的MS患者出现痉挛,其他伤害刺激如膀胱或结肠充盈、感染或MS恶化会进一步加剧痉挛症状[59,131]。痉挛的并发症可能包括疼痛、肌痉挛、行动不便、活动范围受限、挛缩、疲劳、睡眠质量减退、心肺功能退化、褥疮和皮肤破裂等[59,131]。

非药物疗法,如重新定位物理疗法(repositioning physical therapy)、伸展、或用夹板固定,有助于改善痉挛状态[131],且对局限于身体某一处的痉挛效果较好。肌内注射肉毒杆菌毒素(botulinum toxin)也可改善局部痉挛状态[59]。除了非药物疗法之外,全身许多部位的痉挛最好采用系统治疗。巴氯芬和替扎尼定(tizanidine)是治疗痉挛的一线药物,加巴喷丁、苯二氮䓬类和丹曲洛林(dantrolene)可作为二线药物[59]。严重病例可以通过输液泵鞘内注射巴氯芬[59]。人们对大麻素的研究取得了一定的成功,据报道,大麻素可以改善痉挛,但几乎没有客观证据支持[117,132,133]。美国FDA并未批准这种用法。

精神障碍

精神障碍(psychiatric disfunction)包括抑郁症、双相情感障碍、假性延髓性麻痹(情绪不稳)和精神病,与普通人群相比,MS患者的精神障碍发生率增加[134-136]。高达50%的MS患者受抑郁症困扰[63]。针对MS患者抑郁症治疗的一些临床试验表明,认知行为疗法、氟西汀和舍曲林可改善抑郁症状[59,137]。

大约10%的MS患者会发生假性延髓性麻痹(pseudobulbar affect),表现为频繁和不适宜的哭或笑,或哭笑同时发作,这可能与潜在的情绪无关。发生假性延髓性麻痹的确切原因未知,可能与脑干和小脑间的神经通路中断有关。5-羟色胺、多巴胺和谷氨酸对假性延髓性麻痹的发生至关重要。假性延髓性麻痹并非只发生于MS患者,其他神经系统疾病如卒中也可发生。这种疾病可能遭受社会歧视和严重致残[138-140]。

右美沙芬和奎尼丁联用治疗假性延髓性麻痹有效,FDA已批准该复方制剂的适应症。右美沙芬(dextromethorphan)是一种σ-1受体激动剂,能够抑制兴奋性神经递质的释放,并能拮抗N-甲基-天冬氨酸谷氨酸受体[138]。右美沙芬由细胞色素P-450(cytochrome P-450,CYP)2D6代谢成去甲右美沙分,后者不透过血-脑屏障,当与低剂量的CYP2D6抑制剂奎尼丁合用时,右美沙芬的血清浓度升高了20倍。一项283例患者参与的为期12周的研究结果显示,患者不良情绪可改善49%[140]。

补充治疗和替代治疗

目前正在进行几项临床试验,以评估补充维生素D对MS患者的治疗潜力[141]。在一项研究中,49例MS患者随机分配到维生素D治疗组和对照组,治疗组给予维生素D以提高25-二羟维生素 D_3 的血清浓度。研究第一阶段,维生素D剂量在28周内从4 000IU/d增加至40 000IU/d;第

二阶段,维生素D剂量改为10 000IU/d连续服用12周;结果治疗组与对照组相比,年复发率下降,无复发人群比例更高[141]。但是,维生素D不能随意补充[143,144]。美国医学研究所的一份报告警告说,维生素D剂量不要超过10 000IU/d,因为这与肾脏和组织损伤有关。血清维生素D浓度升高还与高钙血症、厌食、体重减轻、多尿、心律失常、血管和组织钙化、全因死亡率增加、某些癌症、心血管疾病风险、骨折和跌倒有关。因此,成人的推荐维生素D膳食摄入量为600IU/d,最高摄入量为4 000IU/d[145]。

案例 57-1

问题 1: 患者C.B.,女性,32岁,芬兰人。她言语含糊不清,复视,这些症状在2周前出现,持续至今。C.B.当时找私人初级保健医师看病,医师把她转到神经内科诊所。患者除了3年前正常妊娠和顺产女婴外,既往史并无特殊。今日她的生命体征:血压126/82mmHg,心率78次/min,呼吸20次/min,体温37.4℃。全身体检除了上述症状,余未发现异常。神经系统检查中,患者很警觉,说话很流利,但是语无伦次。她的脑神经检查显示第六神经麻痹,右眼右转受限,视野无缺损;舌头和上颚居中线,无面部不对称。运动系统检查显示正常的音调和力量。感觉检查对轻触、针刺、振动和方位感正常。指鼻试验、快速轮替动作试验、跟-膝胫试验和步态均正常。MRI示右侧脑桥中段有2个钆增强病灶。脑脊液的检查结果如下:

红细胞:0
白细胞:0
蛋白:24mg/dl
葡萄糖:60mg/dl

患者脑脊液寡克隆条带呈阳性,IgG合成率为4.3mg/24h(正常值应<3.3mg/24h)。目前用药包括:每日早上口服复合维生素片1片、氯雷他定10mg;放置左炔诺孕酮宫内节育器。

患者C.B.提示MS的危险因素、体征和症状有哪些?她的MRI和CSF检查结果是否支持MS的诊断?

患者C.B.有以下与MS相关的流行病学因素(见表57-2):她32岁,发病年龄在20~50岁;她是女性,患MS的可能性是男性的2~3倍;而且,她有北欧血统,这也增加了她患MS的风险。患者症状体征和体格检查结果均与其脑干上脑桥区域的脱髓鞘病变表现一致。此外,MRI显示患者在上述区域有两个处于活动期的(钆增强)病灶。钆增强这一影像学异常在MS患者很常见。此外,其腰穿CSF检查显示存在寡克隆条带及IgG异常增殖,这些结果也支持MS的诊断。虽然她的既往史、实验室检查、脑脊液和MRI结果支持诊断MS,但尚未达到MS的诊断标准,因患者的症状尚未出现时间和空间上多发。如需得出时间上多发结论,患者需进一步出现其他临床事件或是MRI上出现新的病灶;如判断空间上多发,尚需有另一影响身体其他部位的临床事件或MRI检查提示大脑另一区域存在病灶[54]。

因此该患者目前仅可诊断为 CIS。

案例 57-1,问题 2: 该患者此时该开始治疗吗? 如果是,什么治疗方案合适?

识别 CIS 后,使用大部分干扰素 β 制剂、醋酸格拉默和特立氟胺治疗均可延缓其进展为 MS[146-150]。需指出的是,皮下注射干扰素 β-1a 治疗 MS 的给药频次比每周 3 次的常规给药方案少[149],这或许可以解释该方案的临床应答率

比其他试验低(表 57-5)[149]。该患者应接受临床确诊 MS 风险的教育,她应该开始用其中一种治疗方案进行治疗。尚无证据支持哪一种方案更好,医生通常会根据与患者的讨论而有所偏好。

案例 57-1,问题 3: 患者开始使用醋酸格拉默 20mg,皮下注射,每日 1 次。应告知患者醋酸格拉默治疗方案有哪些风险? 如何帮助她减轻或避免这些不良反应? 需进行什么监测?

表 57-5

多发性硬化药物治疗方案的比较(安慰剂对照)

临床研究	治疗方案	多发性硬化进展	
		治疗组/%	安慰剂组/%
CHAMPS[146]	干扰素 β-1a 30μg IM 每周 1 次	20	38
ETOMS[147]	干扰素 β-1a 30μg IC 每周 1 次	34	45
BENEFIT[148]	干扰素 β-1b 250μg IC 隔日 1 次	28	45
PreCISe[150]	醋酸格拉默 20μg IC 每日 1 次	25	43
TOPIC[150]	特立氟胺 7mg PO 每日 1 次 特立氟胺 14mg PO 每日 1 次	19 18	28

IC,皮下注射;IM,肌内注射;PO,口服

醋酸格拉默为一次性预充式注射剂,其用法与其他皮下给药类似,用药咨询要点列于表 57-6。肌内注射给药方法略有不同,不同产品在剂量准备上可能存在差异。因此,查阅药品信息很重要。应指导患者自我给药技术,建议第一次自行注射给药应在卫生保健专业人士指导下进行。

表 57-6

醋酸格拉默和干扰素 β-1b 产品用药咨询要点[79-82,151]

对于所有产品:

清洁:用肥皂和清水洗手,用酒精棉球清洁注射部位。请勿用其他物体或手指触碰注射部位或注射针头

选择合适的注射部位:

皮下注射——上臂外侧肌肉、大腿前侧、下腹部、臀部
肌内注射——大腿前侧、大腿侧面、上臂
轮换不同注射部位,避免在同一部位多次注射

检查产品溶解后是否存在颗粒、浑浊或颜色改变

该产品应为无色至淡黄色

皮下注射——用拇指和食指捏起皮肤进行注射
肌内注射——用拇指和食指撑开皮肤进行注射

注射针与皮肤呈 90° 插入

松开手指

推动注射器柱塞,直至所有药液注入

拔出针头,将其置于坚固的塑料容器中

醋酸格拉默初始剂量为 20mg,皮下注射,每日 1 次,无须进行剂量滴定。然而,干扰素 β-1b 类产品建议采用特定的剂量滴定方案,以尽可能减少流感样症状[79-82]。

醋酸格拉默常见不良反应包括注射部位反应和全身反应[152]。注射部位反应包括出血、过敏、炎症、皮疹、疼痛、水肿和注射部位萎缩。注射部位坏死罕见,长期用药患者可出现高达 45% 的脂肪萎缩[153]。注射前热敷或冰敷注射部位、加热药品至室温或在注射时确保针头完全扎入皮肤可减少急性注射部位反应[154,155]。注射后全身反应症状包括面部潮红、胸闷、呼吸困难、心悸、心动过速和焦虑[151]。大约 16% 的患者出现上述反应,通常在注射后几秒钟到几分钟内发生,可能持续 30 分钟[152]。醋酸格拉默注射后出现的全身反应,不推荐使用特殊的治疗。

β 干扰素的不良反应相当常见,包括白细胞减少(36%~86%)、注射部位反应(6%~92%)、注射部位坏死(3%~6%)、流感样症状(49%~57%)、月经期突破性出血(28%)和肝功能异常(12%~27%)[79-82,156]。抑郁症和自杀可见于使用 β 干扰素的患者,然而,很难区分干扰素还是 MS 并发症导致[157-159]。

流感样反应包括发烧、寒战、肌肉酸痛、全身乏力、盗汗等。刚开始使用 β 干扰素的患者有一半可能出现上述症状[78],常在治疗 3~6 小时后出现,可持续约 24 小时。女性和体重指数低的患者流感样症状更严重[156]。大多数患者的症状随着时间的推移而减轻,只有 10% 的患者在治疗后 1 年仍有流感样症状[78]。减少流感样症状的措施包括在夜间注射,这样症状高峰期处于睡眠时段,注射前服用布洛芬或对乙酰氨基酚,必要时注射后每 4~6 小时服用一次;缓

慢滴定剂量至足量[156,160]。注射部位反应发生率从肌内注射的6%至皮下注射的92%不等[79-82]。除了不会出现注射部位脂肪萎缩，其余症状与醋酸格拉默类似。女性似乎比男性更容易出现注射部位反应[156]。减少此不良反应的措施包括：选择皮下脂肪多的部位注射（腹部或者臀部）、更换注射部位、使用自动注射装置、注射后冰敷或者使用维生素K乳霜涂抹注射部位[156,161-164]。

β干扰素和醋酸格拉默一般需要监测注射部位是否出现感染、坏死和萎缩。对于β干扰素，需检查全血计数和肝功能[79-82]。说明书中没有指出监测频率，但合理的方案是在治疗前、治疗1~3个月后、维持治疗阶段每6~12个月时进行监测。除此之外，还应监测患者抑郁症的症状和体征。该患者用药教育包括：指导如何进行皮下注射，告知注射部位反应防治和监测方法，告知注射后可能出现的全身反应；还应告知醋酸格拉默用药期间进行临床监测（疗效、注射部位反应和注射后全身反应）的意义。

案例57-1，问题4：6个月后患者C.B.去神经内科复查，问诊时患者诉其未发生任何注射技术问题或注射部位的不良反应，但其醋酸格拉默的使用频次为每周3~4次，未按医嘱要求的剂量滴定过程注射。当被询问此事时，患者诉"我不知道该怎么做。"请问，医师应该如何处理这种情况？

使用β干扰素和醋酸格拉默自行注射的患者依从性往往很差，过2~5年后，只有60%~76%的患者坚持治疗[165]。表57-7中列出了导致依从性降低的患者特征和其他因素[166-168]。一项研究表明，疗效感觉良好和对药品的信任预示依从性良好；而认知困难、发生不良反应、抑郁、残疾和生活质量差预示依从性差[169]。依从性好的患者复发风险低、急诊次数少、住院率低[170]。

表57-7

β干扰素和醋酸格拉默依从性与患者特征及其他因素

继发-进展型MS	低龄
女性	认知障碍
抑郁	自我感觉缺乏治疗效果
期望过高	副作用
不方便	恐惧打针
生活方式或经济来源不稳定	缺乏家庭或其他支持

MS，多发性硬化

对于患者C.B.，她似乎觉得醋酸格拉默缺乏疗效，然而，应该寻找有关依从性的其他因素，并与她讨论。患者不可能清楚如不治疗疾病会进一步发展，因此很多患者没有意识到所用药物有积极的影响。尤其对于那些没有持续症状的CIS患者，接受终身治疗是很有挑战性的。此外，与其他疾病如糖尿病能通过手指血糖测定来判断是否取得疗效，MS无评估疗效的直观指标[166]。一些证据表明，患者

宁愿不接受可能导致不良反应的药物，直到他们感觉MS的症状恶化比不良反应更严重为止[171]。改善依从性的策略包括：建立良好的医-患关系、定期强化患者用药和健康教育、药物不良反应管理、良好的陪护人员、抑郁症治疗等[166]。

案例57-1，问题5：经过再教育和坦率的讨论后，C.B.的依从性提高了。她在一年的醋酸格拉默治疗中表现良好。然而，常规MRI扫描显示，她的右视神经处出现新的钆增强病变。此外，还提示有新的非增强病灶出现。这些新信息会改变她的诊断和治疗方案吗？

这些新的MRI病灶，符合多发性硬化症"空间和时间分离"的诊断标准。因此，现在C.B.可以诊断为多发性硬化症。结合她的病史，看起来她应属于复发缓解型多发性硬化症（relapsing-remitting MS）。为了指导临床医生选择最有效的治疗方法，一些临床试验数据直接比较了一线治疗方法（表57-8）[76,89,172-177]。从现有数据来看，干扰素β-1a肌内注射，每周一次比其他一线治疗方法更有效。否则，这些药物大致相当于复发缓解期的治疗。最近提出的一种治疗方法，建议复发缓解型多发性硬化症患者应该接受富马酸二甲酯（teriflunomide）、醋酸格拉默（glatiramer acetate）、干扰素β或特立氟胺（teriflunomide）作为一线治疗。如果检测到疾病活动，患者可以转换为另一种一线治疗，或者转换到二线治疗，如那他珠单抗（natalizumab）、芬戈莫德（fingolimod）或阿仑单抗（natalizumab）[178]。

案例57-1，问题6：该患者诉其不喜欢自行注射药物，并开始口服富马酸二甲酯缓释120mg，每日2次，治疗7日后，口服240mg，每日2次。应告知其有何有关该药物不良反应的信息？

富马酸二甲酯通常会引起面部潮红和胃肠道（GI）不良反应；其缓释产品可以帮助解决这些问题。在临床试验中，约30%~38%服用富马酸二甲酯的患者出现潮红[89,179]。胃肠道不良反应包括腹泻（13%）、恶心（11%）和上腹痛（10%）[9,179]。与食物同服有助于减少这两种不良反应。在一项专门检验面部潮红和胃肠道反应的小型研究中，潮红的发生率要高得多，在某些组高达98%，但继续使用后有所减少。每次发作持续1~2小时。服药前30分钟服用阿司匹林325mg，可使潮红的发生率降低约14%。受试者胃肠道反应发生率也高得多，约79%~81%，在使用的第2个月降至53%~61%。GI事件发生的中位时间为2周。阿司匹林对胃肠道症状没有影响[180]。甲氧氯普胺、昂丹司琼、多潘立酮、抗酸剂、H₂受体阻断药、质子泵抑制药和止泻药可用于缓解胃肠道症状，抗组胺药可用于缓解潮红，但尚未对这些方法进行监测[181]。在大约2%服用富马酸二甲酯的患者中出现淋巴细胞减少。然而，在治疗的第1年，平均淋巴细胞计数减少约30%，后趋稳定。患者应进行血常规基线测定，然后每年监测1次[182]。

表 57-8

各项临床试验关于药物有效性的比较

试验名称	治疗方案	结果
一线治疗		
INCOMIN[172]	干扰素 β-1b 250μg,SC 隔日 1 次 vs 干扰素 β-1a 30μg,IM 每周 1 次	与干扰素 β-1a 相比,干扰素 β-1b 治疗组患者无复发率更高(51% vs 36%),平均复发率更低(0.38% vs 0.5%),EDSS 评分进展为 1 分的患者更少(13% vs 30%)
EVIDENCE[173]	干扰素 β-1b 250μg,SC 隔日 1 次 vs 干扰素 β-1a 30mg,IM 每周 1 次	与干扰素 β-1a IM 相比,干扰素 β-1aSC 组中位复发率更低(0.29%vs 0.4%)和 24 周后 MRI 上病灶更少
REGARD[174]	干扰素 β-1a 44μg,SC 每周 3 次 vs 醋酸格拉默 20mg,SC 每日 1 次	首次复发时间或 MRI 变化无显著差异
BEYOND[175]	干扰素 β-1b 250μg,SC 隔日 1 次 vs 干扰素 β-1b 500μg,SC 隔日 1 次 vs 醋酸格拉默 20mg,SC 每日 1 次	复发率、EDSS 进展或 MRI 病灶无差异
CONFIRM[89]	富马酸二甲酯 240mg,每日 2 次,PO vs 富马酸二甲酯 240mg,每日 3 次,PO vs 醋酸格拉默每日 20mg,SC vs 安慰剂	与安慰剂相比,各治疗组年复发率均降低。(0.22,0.20,0.29 vs 0.40)。除了一种类型的 MRI 病变外,富马酸二甲酯 240mg,每日 2 次与格拉替雷之间,EDSS 进展及 MRI 病灶的结果无差异
TENERE[176]	特立氟胺 7mg/d vs 特立氟胺 14mg/d vs 干扰素 β-1a 44μg,SC 每周 3 次	复发率、治疗失败率无差异
二线治疗		
CAREMS I[76]	阿仑单抗 12mg,IV,每日 1 次,共 5 日;然后 12mg,IV,持续 3 日;12 个月后 vs 干扰素 β-1a 44μg,SC,每周 1 次	与干扰素组(59%)相比,阿仑单抗组 2 年复发率较高(78%)。阿仑单抗组有疾病进展患者较少(8% 对 11%)
CAREMS II[177]	阿仑单抗 12mg,IV,每日 1 次,共 5 日;然后 12mg,IV,qd,持续 3 日;12 个月后 vs 干扰素 β-1a 44μg,SC,每周 3 次	与干扰素组(46.7%)相比,阿仑单抗组年无复发的患者较多(65.4%)阿仑单抗组患者疾病进展少(12.71%vs 21.13%)。阿仑单抗组患者疾病进展少,MRI 新病灶较少(9% vs 23%)

EDSS,平均残疾状态量表;IM,肌内注射;MRI,磁共振;SC,皮下注射

应建议该患者在进食时。该药为缓释制剂,胶囊应整个吞下。若出现面部潮红,建议在给药前 30 分钟服用阿司匹林 325mg。如果出现胃肠道反应,可以对症治疗。

案例 57-1,问题 7:患者 C. B. 继续使用醋酸格拉默治疗,然而,1 年后症状复发,目前正在住院治疗,治疗依从性良好。其 MRI 显示有几处新的钆增强病变。应推荐什么样的方案治疗患者当前的复发?此时需要更改其治疗方案吗?

使用糖皮质激素可缩短患者复发急性期恢复的时间。最常用的方案是每日静脉注射甲强龙 500~1 000mg,3~5 日后,停药或改为口服给药 1~3 周,剂量逐渐减小[183]。口服和静脉注射糖皮质激素治疗临床无明显差异,疗效和安全性相当[72]。口服糖皮质激素建议使用强的松 1 250mg,隔日 1 次,5 日 1 疗程[184]。对于慢性疾病,一些研究人员

尝试采取冲击疗法,每个月用药 1 日至数日,但这种方案无法延缓残疾故不被推荐[183,185]。由于患者 C. B. 已入院,应每日给予甲强龙 1 000mg 静脉注射,疗程 3 日。若是门诊患者,静脉注射或口服方案均可采纳,但口服会更方便。

随着 MS 疗法有效率的提高,患者对复发的耐受性降低。无疾病活动证据(no evidence of disease activity,NEDA)是一个综合考量,包括:①MRI 上没有新的或扩大的 T2 加权病变;②MRI 上没有新的钆增强病灶;③没有复发;④在一段时间内 EDSS 评分无进展[186]。有专家小组对 NEDA 的分类进行说明。该小组开发了一种 MS 决策模型(multiple sclerosis decision model,MSDM),该模型考虑了复发、进展、神经心理学因素和 MRI 诊断等领域[187]。根据评估为每个领域分配分数,并指导用户维护治疗、密切监测或更改治疗方案。在治疗的前两年,达到 NEDA 状态的临床试验患者的百分比为 28%~42%;然而,在某一个研究队列中,该数字在 7 年后似乎下降到 8% 左右[188]。

由于 C. B. 在大约 1 年内经历了两次复发,并且在 MRI 上有大量新的病灶形成,她使用富马酸二甲酯治疗是失败的。此时有几种方案可选:改为另一种一线治疗(β 干扰素或特立氟胺)或者启用二线药物治疗:米托蒽醌,那他珠单抗或芬戈莫德。一线和二线药物的直接比较见表 57-8。此外,一项观察性研究解决了二线治疗方案中那他珠单抗和芬戈莫德的疗效问题[189]。那些在一线注射治疗中出现复发的患者改为使用那他珠单抗或芬戈莫德,改为使用那他珠单抗患者的年复发率从 1.5 降至 0.2,而改为使用芬戈莫德患者的年复发率从 1.5 降至 0.4(P = 0.02)。仔细讨论每一种治疗可能的潜在风险和益处,将确保患者对各种治疗有充分的了解,并做出适当的选择。

案例 57-1,问题 8:经过讨论,患者 C. B. 选择停用醋酸格拉默并改为使用芬戈莫德,每日口服 0.5mg。应告知患者哪些有关使用芬戈莫德的利弊?需要进行什么监护?

有关芬戈莫德的研究资料显示,70.4% 的患者在 2 年内无复发,而安慰剂组仅有 45.6%;1 年内,使用芬戈莫德的患者 82.6% 无复发,而用干扰素 β-1a 肌内注射的患者 69.3% 无复发。芬戈莫德的年复发率为 0.16/年,安慰剂为 0.40/年,干扰素 β-1a 肌内注射年复发率为 0.33/年[91,92]。患者 C. B. 应用芬戈莫德治疗,可望良好控制 MS。

因为 S1P 受体(芬戈莫德的治疗靶点)并不局限于淋巴细胞,所以,芬戈莫德的不良反应可能会累及肌体体的其他器官和组织。例如,给予芬戈莫德首剂后的 1 小时内可能出现剂量依赖的心率减慢,也可出现 I 度或 II 度房室传导阻滞[91,190]。既往有窦性心动过缓病史或有心肌梗死后心脏起搏器植入的患者不推荐使用芬戈莫德。其他不良反应包括黄斑水肿和最大肺活量下降[91]。由于芬戈莫德的作用机制是抑制淋巴细胞循环,使外周血中的淋巴细胞减少,这会增加感染概率,甚至可能导致癌症[91]。芬戈莫德所致的外周血中淋巴细胞减少在停药 4~8 周后可恢复[49]。感染时芬戈莫德不抑制机体的体液免疫[49]。据报道,服用芬戈莫德的患者可出现渐进性多灶性白质脑病(progressive multifocal leukoencephalopathy, PML)[191]。PML 由 JC DNA 多瘤病毒(JC DNA polyomavirus, JCV)再激活引起。继而 JCV 引起少突胶质细胞的感染,这种感染通常可致命或导致永久性残疾[4]。潜伏期 JCV 感染相对常见,50%~86% 的成人具有抗 JCV 抗体。当患者免疫抑制时,JCV 可能会重新激活[192]。PML 进展迅速,死亡率约为 50%[193],PML 的症状包括神经行为、运动、语言和认知改变、癫痫发作、视力变化、偏瘫和震颤[194,195]。值得注意的是,所有这些症状都可能被误认为 MS 复发。

临床上还观察到肝酶(转氨酶和胆红素)的升高[91,92]。由于芬戈莫德的半衰期长达 9~10 日,在停止治疗后,其药理作用可长达 2 个月[196]。表 57-9 总结了使用芬戈莫德需进行的基线检测和治疗过程监测项目。芬戈莫德应单药治疗,在开始治疗后 30 日内复发或接受皮质类固醇治疗的患者不宜使用。如果患者无水痘、带状疱疹感染或疫苗接种史,应

进行疫苗接种评估[196]。水痘感染率为(7~11)/(1 000 人·年)[197]。患者 C. B. 应在复发后或接受任何皮质类固醇治疗 30 日后才可进行芬戈莫德的治疗。在此期间,她可以进行治疗前基线检查。她应该了解芬戈莫德潜在的不良反应和药理持久的作用,即疗效在停药后可持续 2 个月。

表 57-9

芬戈莫德相关的基线测评和监测项目[196]

基线测评

- 免疫学评估:水痘带状疱疹及疫苗接种(如有需要)
- 眼科学评估:黄斑水肿
- 皮肤病学评估:黑色素瘤
- 若有哮喘或 COPD 病史:1 秒用力呼气量(FEV₁)或全肺功能测试
- 脉搏和血压
- 全血细胞计数
- 肝功能检查

监测

- 首剂给药后,留院观察 6 小时,监测血压和脉搏
- 于 4 个月接受眼科评估,随后根据需要进行
- 每 6 个月复查全血细胞计数
- 每 6 个月进行肝功能检查
- 根据需要进行皮肤评价
- 根据需要复查 FEV₁

COPD,慢性阻塞性肺部疾病

案例 57-1,问题 9:C. B. 开始用芬戈莫德治疗是恰当的,并每 6 个月定期到神经内科随访。2 年后,患者告知医生,计划怀二胎。对芬戈莫德的孕期治疗有何建议?

已有资料记载,MS 的复发率在女性妊娠期降低,在产后头 3 个月增加,之后回到孕前水平[198]。尚无 MS 患者妊娠期的治疗推荐方案。一些药物如米托蒽醌,在每次给药前都要进行妊娠测试。然而,有关妊娠早期婴儿暴露于 MS 治疗药物的安全性资料有限。使用 β 干扰素和醋酸格拉默均未发现自然流产或死胎的概率增加[199-210],但是这些暴露很少发生在整个孕期。一项关于 66 例服用芬戈莫德的孕妇的报告发现,胎儿畸形率为 7.6%。在所有这些病例中,药物暴露都发生在妊娠早期[202]。使用特立氟胺治疗期间严禁怀孕,女性和男性都需要避孕[203]。89 位孕妇中(包括 70 例为使用特立氟胺的女性,19 例为使用特立氟胺的男性的伴侣)有 42 例健康活产,31 例人工流产和 14 例自然流产。需指出,特立氟胺都是在知道怀孕后立即停药,并加速清除药物,以尽量减少胎儿接触[204]。阿仑单抗同样禁用于孕妇。治疗期间和治疗后 4 个月,妇女应采取适当的避孕措施。阿仑单抗可引起甲状腺疾病,在怀孕期间,可对胎儿产生严重的不良影响[205]。

MS 的治疗一般应在怀孕前停止。对于 C. B. ,应在停用芬戈莫德至少 2 个月后才能受孕,并在怀孕期间停止用

药。目前尚不清楚芬戈莫德是否可以分泌进入母乳。由于芬戈莫德对婴儿的免疫系统有潜在不良反应,因此建议患者不要哺乳或在哺乳期禁用芬戈莫德。

案例 57-1,问题 10: 患者 C.B. 停用芬戈莫德 4 个月后怀孕,并顺利产下 1 名健康男婴。2 个月后,患者 MS 复发,立即停止哺乳,并使用糖皮质激素治疗。治疗 2 个月后,患者就诊于神经内科门诊,要求重启芬戈莫德治疗方案。她说自己时常感到疲劳,觉得"无法继续坚持治疗"。她也承认,这种感觉与再为人母有关,婴儿由其丈夫和女儿共同照顾。她发现自己步态有些不稳,有时候脚趾会不由自主地向头部方向蜷缩。神经系统检查显示下肢痉挛。应如何处理患者的痉挛状态? 疲劳又应如何解决?

非药物疗法如拉伸动作可能有助于 C.B. 缓解痉挛症状,但她的症状更广泛(波及下肢末端),因此系统性治疗如夹板疗法或注射肉毒杆菌(当症状只波及下肢末端时)可能比局部注射治疗更有效[59,131]。系统性疗法可以缓解痉挛症状,患者可选择巴氯芬和替扎尼定。因为两种药品似乎效果相当,所以均可作为首选方案。

虽然照顾婴儿容易出现疲劳,但 C.B. 的疲劳感也可能是 MS 相关症状。她应尽可能集中在早上照顾婴儿,下午和晚上寻求更多帮助,以保证充足的睡眠,这种方式的非药物疗法可能缓解其疲劳。同时她也应进行抑郁症相关的检查评估[59]。

案例 57-2

问题 1: 患者 N.R.,女,47 岁,5 年前诊断为复发-缓解型 MS,确诊后每隔 1 日皮下注射干扰素 β-1b 250μg。治疗的前 4 年效果良好,仅复发 1 次。但在过去 1 年中出现 2 次复发,而且患者认为疗效不如从前。神经科医师送检一份中和抗体滴度血液标本,结果为 160 中和单位/ml(该结果偏高)。这一结果对该患者的后续治疗有何帮助?

许多接受治疗的 MS 患者会产生中和抗体,包括 β 干扰素、那他珠单抗和阿仑单抗。在接受 β 干扰素治疗的患者中,有 44% 中和抗体呈阳性[79,83];接受干扰素 β-1a 每周肌内注射 1 次治疗的患者,中和抗体的检出率低于每周皮下注射 3 次或干扰素 β-1b 隔日皮下注射 1 次的患者[93]。若抗体滴度居高不下,复发率也随之增高[95]。随着时间的推移,中和抗体常会消失[87]。

尽管已有上述发现,中和抗体滴度测定以及检查结果的解读仍持续存在争议。美国神经病学学会治疗和技术评估委员会就 β 干扰素相关中和抗体发表了如下声明:(a)中和抗体的产生与 β 干扰素治疗相关;(b)中和抗体,尤其是持续高滴度状态可能与放射学和临床疗效下降有关;(c)干扰素 β-1a 产生的中和抗体量可能比干扰素 β-1b 产生的抗体量少;(d)中和抗体的血清阳性率可能受以下一个或多个因素影响:剂型、剂量、β 干扰素的给药途径或给药频次;(e)目前尚无足够的资料明确指出中和抗体滴度测定适用范围,以及如何解读检测结果[206]。

一个 MS 和中和抗体专家小组于 2009 年召开会议,并出台了一些可行性建议,建议如下:(a)持续高滴度抗体提示患者疗效不佳,建议停药;然而,对于低滴度或中等滴度的患者是否继续治疗还需商榷;(b)不同的 β 干扰素会产生不同的抗体滴度;化学配方、给药途径、给药频率似乎有影响。同一分子的不同剂型免疫原性可能不同;(c)为保证检测误差最小,应在具备相应资质的实验室进行抗体检测,并使用干扰素 β-1a 校准[207]。因此,关于 β 干扰素中和抗体检测的合理使用,还在继续讨论中。

除了 β 干扰素,其他 MS 治疗方案也可产生抗体。使用醋酸格拉默治疗的患者中多达 95% 产生抗体,但这并不影响醋酸格拉默的疗效[152,208]。那他珠单抗也可产生抗体,并且可能会影响其治疗效果或增加输液反应的可能性。很多患者在那他珠单抗治疗的头 6 个月内表达抗体,但在后续治疗中抗体往往会消失。如果那他珠单抗疗程超过 6 个月才出现抗体,则该抗体更可能会持续存在[194]。抗体滴度高与复发率增加相关[209]。应用阿仑单抗已经检测到中和抗体,但似乎不影响疗效[177]。

患者 N.R. 抗体滴度高,似乎与其干扰素 β-1b 疗效降低有关。因此,可考虑改变治疗方案。可选方案包括醋酸格拉默、富马酸二甲酯、特立氟胺、阿仑单抗、米托蒽醌、那他珠单抗或芬戈莫德。由于不同 β 干扰素产生的中和抗体存在交叉反应可能,所以改用其他类型的 β 干扰素获益不大。

案例 57-2,问题 2: N.R. 停止了干扰素 β-1b 治疗,开始每日服用特立氟胺 14mg。服用此药时需要进行哪些监测?

在临床试验中,10%～20% 的患者出现 ALT 升高、脱发和腹泻,特立氟胺单药治疗的患者比安慰剂更为常见[203]。在特立氟胺治疗的前 6 周,白细胞计数减少约 15%,血小板减少约 10%,且在整个治疗期间保持低水平。建议在给药前检查基线血常规[203]。由于免疫抑制,应监测患者的感染情况,在特立氟胺的作用下,患者不应接种活病毒疫苗[203]。可能出现血压轻度升高。其他监测包括基线肝酶和胆红素、血压和潜伏性结核感染的筛查。在治疗前 6 个月应每月监测 ALT,之后定期监测[203]。特立氟胺很少引起周围神经病变、急性肾功能衰竭、高钾血症和骨髓抑制等严重不良反应[101]。未见特立氟胺的严重不良反应报道,但其前药来氟米特的不良反应有史蒂文斯约翰逊综合征、间质性肺病和肝毒性[203]。特立氟胺的半衰期很长,约为 18 日[203]。因此,可能需要 3 个月才能达到稳态血清浓度,清除药物需要相当长的时间(8～24 个月)。在需要迅速清除特立氟胺的情况下(如严重不良反应、预期的怀孕),建议采取加速清除策略。推荐的加速清除方案是每 8 小时使用消胆胺 8g,持续 11 日,或者每 12 小时使用活性炭粉 50g,持续 11 日。消除的验证,可在两种方案给药后 2 周,测定特立氟胺血清浓度<0.02μg/ml[203]。

在 N. R. 开始特立氟胺治疗之前，首先应该仔细检查其免疫状况，并筛查结核菌。如有必要，在开始治疗前应重新接种疫苗，彻底治疗所有感染性疾病。她应在治疗前检查 CBC、肝酶、胆红素和血压。在治疗的前 6 个月中，应每月抽血检查 ALT，这也是监测血压和筛查感染迹象的好时期。

> 案例 57-2,问题 3：患者 N. R. 开始服用特立氟胺,持续 1 年无不良反应。然而,年度 MRI 检查中,她的大脑出现了 5 个新病灶。她又坚持了 6 个月,并进行 MRI 随访,检测到另外 3 个病灶。在与神经科医生讨论时,她决定改变治疗方法。阿仑单抗、米托蒽醌和那他珠单抗可作为该患者的替代方案。对于这些药物的潜在不良反应和监测,应如何为该患者提供咨询?

米托蒽醌常见的不良反应包括恶心、月经异常、脱发、上呼吸道和尿路感染、中性粒细胞减少以及小便和巩膜暂时性变蓝[210]。米托蒽醌会发生剂量相关的心脏毒性,需要在每次决定剂量前估计左室射血分数[211]。米托蒽醌治疗 MS 的剂量为 12mg/m²,每 3 个月 1 次,静脉滴注 5~15 分钟。由于米托蒽醌心脏毒性,其总剂量不得超过 140mg/m²,或用药不可超过 3 年[211]。其最常见的心脏毒性反应有心肌病、左室射血分数下降和不可逆充血性心力衰竭。使用米托蒽醌的患者大约有 12% 出现左室射血分数下降,0.4% 出现充血性心力衰竭[212]。有 0.81% 的患者可能出现治疗相关的急性白血病,且大多出现在治疗的头几年,其发展可能与剂量相关[212]。看来,限制米托蒽醌的累积剂量<60mg/m² 可以降低白血病的风险[213]。表 57-10 中列出了米托蒽醌治疗患者需监测的项目。值得注意的是,很少有使用米托蒽醌患者能够坚持监测相关项目。一项对 548 名患者的回顾性分析发现,在每次给药前,78% 的患者检查全血细胞计数,54% 的患者进行肝功能检查,18% 的患者监测左室射血分数,而只有 10% 的女性患者有进行妊娠测试[214]。出于对心脏和白血病的担忧,米托蒽醌很少用于 MS。

表 57-10

米托蒽醌用药监测项目

基线监测和每次给药前监测
■ 左心室射血分数
■ 全血细胞计数
■ 肝功能测试
■ 女性怀孕测试
治疗期间监测
■ 每年监测左心室射血分数,以评估治疗后期心脏毒性的发展

那他珠单抗的不良反应包括疲劳、肝功能异常、感染、过敏反应和输液反应[215]。IgE 介导的过敏反应发生于给药后 2 小时。携带 HLA-DRB1 * 13 或 HLA-DRB * 14 的患者更容易发生过敏反应[216]。基因分型可能有助于在使用那他珠单抗前判断过敏反应,症状包括荨麻疹、呼吸困难、循环和生命体征变化。一旦出现这些症状,必须立刻停止输液[194]。超敏反应需与输液反应相鉴别。输液反应是非过敏性的,症状包括头痛、头晕、疲劳、恶心、出汗和寒战。若出现此类反应,就没有必要停止治疗,可用 H_1 或 H_2 受体拮抗剂和对乙酰氨基酚进行预处理[194]。那他珠单抗上市后不久,出现 3 例 PML,之后那他珠单抗被暂停销售[217]。那他珠单抗后来被重新引入市场,但限定在特定医疗机构使用,并且要求进行广泛的监测。

2005 年至 2009 年,接受那他珠单抗治疗的患者,除了之前报道的 3 例,另外还报道了 28 例 PML。在此期间,大约有 65 000 例 MS 患者接受那他珠单抗治疗。但是,PML 发生风险似乎与那他珠单抗暴露时间成正比:接受治疗次数>24 的患者中,每 1 000 个患者报道 1 例[195]。总的来说,每个月都报道 1~2 例[195]。在这 28 例患者中,只有 8 例是致命的[195]。这可能由于临床对该药物所致 PML 的相关症状高度警觉,以及 PML 确诊后通过血浆置换或免疫吸附措施进行免疫重建。然而,这种免疫重建会导致免疫重建炎性综合征(immune reconstitution inflammatory syndrome, IRIS),这本身就是致命的。IRIS 通常表现为 MS 症状的急性恶化,可用大剂量的糖皮质激素治疗[195]。一些研究小组已提出那他珠单抗用药降低 PML 风险的建议(表 57-11)。

表 57-11

那他珠单抗的使用建议[146,150,155]

不应接受那他珠单抗治疗的患者
■ 免疫功能低下
■ 病毒性肝炎活跃期
■ 需要治疗的增殖期恶性肿瘤
■ 无法进行磁共振检查
使用说明
■ 那他珠单抗只能用于单药治疗
■ 干扰素或醋酸格拉默治疗失败后
■ 干扰素或醋酸格拉默停止用药 14 日后,硫唑嘌呤停止用药 3 个月后或米托蒽醌停止用药 6 个月后
用药前基线检查
■ 临床神经系统检查
■ 人类免疫缺陷病毒检测
■ 全血细胞计数
■ 肝功能检查
■ MRI 检查(IV 对比剂)
监测
■ 神经系统检查:3 个月、6 个月,而后每年 1 次
■ MRI(IV 对比剂):6 个月,而后每年 1 次

IV,静脉注射;MRI,磁共振

与使用阿仑单抗相关的几种严重不良反应包括输液反应、自身免疫疾病和恶性肿瘤。FDA 要求该药物实行限购。与阿仑单抗相关的输注反应是由细胞因子释放引发，可能包括皮疹、发热、头痛、瘙痒、恶心和寒战，约 90% 的患者出现；3% 的患者可发生严重反应[74,76,205]。患者每次输注后应观察 2 小时，但反应可能发生在 2 小时之后[205]。预处理应在首次给药前和每个疗程的前 3 日注射甲强龙 1 000mg。抗组胺药和对乙酰氨基酚也可能有所帮助[205]。自身免疫性疾病与阿仑单抗有关，可能包括甲状腺疾病（34%）、免疫血小板减少症（2%）和抗肾小球基底膜疾病（0.3%）[76,77,205]。阿仑单抗治疗后 60 个月可能出现甲状腺疾病[177]。在甲状腺功能紊乱患者中，79% 为甲状腺功能亢进，21% 为甲状腺功能减退[218]。接受阿仑单抗治疗的患者中某些恶性肿瘤的发生率较高，包括甲状腺癌和黑色素瘤，各占 0.3%[205]。阿仑单抗治疗的患者比接受干扰素治疗的患者更易发生尿路感染（17%）、疱疹病毒感染（16%）、呼吸道感染（16%）和真菌感染（12%）[76,177,205]。疱疹病毒感染常见于在输注后的 1 个月，通过预防可显著减少[74]。建议患者在每个疗程的第 1 日开始接受抗疱疹病毒感染的预防治疗，并在治疗后至少持续 2 个月或直至 CD4$^+$ 淋巴细胞计数 ≥200 个细胞/μL，以较晚者为准[205]。阿仑单抗治疗 MS 的剂量是独特的，即 12mg/d 的剂量输注 5 日，然后在第一疗程后 12 个月以 12mg/d 输注 3 日[205]。治疗期间不应接种疫苗。如果患者未接种疫苗且没有感染史，所有疫苗应在治疗前至少 6 周接种完毕，包括水痘带状疱疹病毒疫苗[205]。监测建议见表 57-12。

表 57-12

阿仑单抗的用药监测建议[205]

检查项目	监测频率
血常规	基线水平和每个月 1 次，至最后 1 次给药后 48 个月
血清肌酐	基线水平和每个月 1 次，至最后 1 次给药后 48 个月
尿常规与尿细胞计数	基线水平和每个月 1 次，至最后 1 次给药后 48 个月
促甲状腺激素	基线水平和每 3 个月 1 次，至最后 1 次给药后 48 个月
皮肤检查	基线水平和每年 1 次
人乳头状瘤病毒	每年 1 次
结核病	基线水平

上述治疗方案中，患者 N. R. 可能应该开始使用阿仑单抗或那他珠单抗。需告知她这两种疗法都有严重不良反应。此外，她还需注册药物限购申请。另一个需要考虑的是，在服用特立氟胺后再服用这些药物时，她可能有较高的 PML 或其他机会性感染风险。相反，完全不用药将会导致疾病活动的反复或可能的症状"反弹"。可行的策略包括

加速清除特立氟胺，进而：①给予洗脱期，此期间不接受任何治疗；②给予洗脱期，但每月提供 1 次甲强龙治疗；③直接转入另一种治疗，不需要洗脱期[219]。目前还未知哪种方案对该患者最优。

> **案例 57-2，问题 4：** N. R. 在考虑选择哪种治疗方案时，又一次出现 MS 复发。在结束糖皮质激素治疗后 1 个月，她回到神经内科复诊，诉近 1 个月反复出现无法控制的大笑。在刚开始发作的时候，她认为这可能是糖皮质激素的不良反应。然而，在停止治疗 1 个月后，仍有这些发作。她说，这些插曲非常令人尴尬，常常发生在不适宜的时间或地点，如在电影院、家长会或是食品杂货店。她被诊断为假性延髓性麻痹。治疗假性延髓性麻痹有哪些方法？对此有什么建议吗？

右美沙芬联合奎尼丁可以有效减少假性延髓性麻痹的发作频率，最近 FDA 批准用了这一适应证，每日口服 2 次，每次 1 粒（含右美沙芬 20mg/奎尼丁 10mg）[220]。右美沙芬的不良反应可能包括眩晕和可能的 5-羟色胺综合征。与奎尼丁有关的不良反应包括免疫介导的血小板减少症、狼疮样综合征、肝毒性、剂量相关的 QT 间期延长和抗胆碱能作用[220]。

右美沙芬-奎尼丁存在多种药物相互作用[220]。本品禁止与单胺氧化酶抑制剂合用，后者需停药洗脱 14 日才能启用本品治疗。同样，本品与选择性 5-羟色胺抑制剂和三环类抗抑郁药同用时亦需谨慎。本品禁止与可延长 QT 间期和通过 CYP2D6 代谢的药物同用。右美沙芬-奎尼丁与抑制 CYP3A4 代谢的药物合用应谨慎。因为奎尼丁会抑制 CYP2D6，故调整 CYP2D6 底物的剂量是必要的。奎尼丁还是 P-糖蛋白抑制剂，因此，当与地高辛联合治疗时需要谨慎，可能还需要调整剂量。

（黄品芳、林慧芬 译，韩文迪、黄小婷 校，王长连 审）

参考文献

1. Tremlett H et al. New perspectives in the natural history of multiple sclerosis. *Neurology*. 2010;74:2004–2015.

2. Weinshenker BG et al. The natural history of multiple sclerosis: a geographically based study: I: clinical course and disability. *Brain*. 1989;112(Pt 1):133–146.

3. Petratos S et al. Novel therapeutic targets for axonal degeneration in multiple sclerosis. *J Neuropathol Exp Neurol*. 2010;69:323–334.

4. Aktas O et al. Neuroprotection, regeneration and immunomodulation: broadening the therapeutic repertoire in multiple sclerosis. *Trends Neurosci*. 2010;33:140–152.

5. Manouchehrinia A et al. Mortality in multiple sclerosis: meta-analysis of standardized mortality ratios. *J Neurol Neurosurg Psychiatry*. 2016. doi: 10.1136/jnnp-2015-310361.

6. Goodin DS et al. Causes of death among commercially insured multiple sclerosis patients in the United States. *PLoS One*. 2014;9:e105207.

7. Rudick RA et al. Health-related quality of life in multiple sclerosis: effects of natalizumab. *Ann Neurol*. 2007;62:335–346.

8. Hirst C et al. Increasing prevalence and incidence of multiple sclerosis in South East Wales. *J Neurol Neurosurg Psychiatry*. 2009;80:386–391.

9. Orton SM et al. Association of UV radiation with multiple sclerosis prevalence and sex ratio in France. *Neurology*. 2011;76:425–431.

10. Lucas RM et al. Sun exposure and vitamin D are independent risk factors for CNS demyelination. *Neurology*. 2011;76:540–548.

11. Ramagopalan SV et al. Multiple sclerosis: risk factors, prodromes, and

potential causal pathways. *Lancet Neurol*. 2010;9:727–739.

12. Handel AE et al. The epidemiology of multiple sclerosis in Scotland: inferences from hospital admissions. *PLoS One*. 2011;6:e14606.

13. Gold R, Wolinsky JS. Pathophysiology of multiple sclerosis and the place of teriflunomide. *Acta Neurol Scand*. 2011;124:75–84.

14. Simon KC et al. Combined effects of smoking, anti-EBNA antibodies, and HLA-DRB1*1501 on multiple sclerosis risk. *Neurology*. 2010;74:1365–1371.

15. Ascherio A, Munger KL. Environmental risk factors for multiple sclerosis. Part I: the role of infection. *Ann Neurol*. 2007;61:288–299.

16. Hawkes CH. Smoking is a risk factor for multiple sclerosis: a meta-analysis. *Mult Scler*. 2007;13:610–615.

17. Belbasis L et al. Environmental risk factors and multiple sclerosis: an umbrella review of systemic reviews and meta-analyses. *Lancet Neurol*. 2015;14:263–273.

18. Farez MF et al. Sodium intake is associated with increased disease activity in multiple sclerosis. *J Neurol Neurosurg Psychiatry*. 2015;86:26–31.

19. Hoglund RA, Maghazachi AA. Multiple sclerosis and the role of immune cells. *World J Exp Med*. 2014;4:27–37.

20. Stuve O, Oksenberg J. Multiple sclerosis overview. In: Pagon RA et al, eds. *GeneReviews*. Seattle, WA: University of Washington; 2010.

21. Spelman T et al. Seasonal variation of relapse rate in multiple sclerosis is latitude dependent. *Ann Neurol*. 2014;76:880–890.

22. Simpson S Jr et al. Higher 25-hydroxyvitamin D is associated with lower relapse risk in multiple sclerosis. *Ann Neurol*. 2010;68:193–203.

23. Solomon AJ, Whitham RH. Multiple sclerosis and vitamin D: a review and recommendations. *Curr Neurol Neurosci Rep*. 2010;10:389–396.

24. Disanto G et al. Multiple sclerosis: risk factors and their interactions. *CNS Neurol Disord*. 2012;11:545–555.

25. Glass CK et al. Mechanisms underlying inflammation in neurodegeneration. *Cell*. 2010;140:918–934.

26. Kemppinen A et al. Genome-wide association studies in multiple sclerosis: lessons and future prospects. *Brief Funct Genomics*. 2011;10:61–70.

27. Naismith RT et al. Phenotype and prognosis in African-Americans with multiple sclerosis: a retrospective chart review. *Mult Scler*. 2006;12:775–781.

28. Weinstock-Guttman B et al. Increased tissue damage and lesion volumes in African Americans with multiple sclerosis. *Neurology*. 2010;74:538–544.

29. Cree BA et al. Clinical characteristics of African Americans vs Caucasian Americans with multiple sclerosis. *Neurology*. 2004;63:2039–2045.

30. Hurwitz BJ. Analysis of current multiple sclerosis registries. *Neurology*. 2011;76(Suppl 1):S7–S13.

31. Scott TF, Schramke CJ. Poor recovery after the first two attacks of multiple sclerosis is associated with poor outcome five years later. *J Neurol Sci*. 2010;292:52–56.

32. Van der Walt A et al. Neuroprotection in multiple sclerosis: a therapeutic challenge for the next decade. *Pharmacol Ther*. 2010;126:82–93.

33. Gold R et al. Evolving expectations around early management of multiple sclerosis. *Ther Adv Neurol Disord*. 2010;3:351–367.

34. Scalfari A et al. The natural history of multiple sclerosis, a geographically based study 10: relapses and long-term disability. *Brain*. 2010;133(Pt 7):1914–1929.

35. Koch M et al; UBC MS Clinic Neurologists. The natural history of secondary progressive multiple sclerosis. *J Neurol Neurosurg Psychiatry*. 2010;81:1039–1043.

36. Harding KE et al. Modelling the natural history of primary progressive multiple sclerosis. *J Neurol Neurosurg Psychiatry*. 2015;86:13–19.

37. Kurtzke JF. Rating neurologic impairment in multiple sclerosis: an expanded disability status scale (EDSS). *Neurology*. 1983;33:1444–1452.

38. Bergamaschi R et al. BREMSO: a simple score to predict early the natural course of multiple sclerosis. *Euro J Neurol*. 2015;22:981–989.

39. Lublin FD et al. Defining the clinical course of multiple sclerosis: the 2013 revisions. *Neurology*. 2014;83:278–286.

40. Asche CV et al. All-cause health care utilization and costs associated with newly diagnosed multiple sclerosis in the United States. *J Manag Care Pharm*. 2010;16:703–712.

41. Campbell JD et al. Burden of multiple sclerosis on direct, indirect costs and quality of life: national US estimates. *Mult Scler Relat Disord*. 2014;3:227–236.

42. Kobelt G et al. Costs and quality of life in multiple sclerosis: a cross-sectional study in the United States. *Neurology*. 2006;66:1696–1702.

43. Beatty WW et al. Demographic, clinical, and cognitive characteristics of multiple sclerosis patients who continue to work. *Neurorehabil Neural Repair*. 1995;9:167–173.

44. Hemmer B et al. Role of the innate and adaptive immune responses in the course of multiple sclerosis. *Lancet Neurol*. 2015;14:406–419.

45. Brandes DW et al. Quantifying the role of natalizumab in health and economic outcomes in multiple sclerosis. *Am J Manag Care*. 2010;16(6, Suppl):S171–S177.

46. Walter S, Fassbender K. Spingolipids in multiple sclerosis. *Cell Physiol Biochem*. 2010;26:49–56.

47. Merson TD et al. Role of cytokines as mediators and regulators of microglial activity in inflammatory demyelination of the CNS. *Neuromolecular Med*. 2010;12:99–132.

48. Codarri L et al. Cytokine networks in multiple sclerosis: lost in translation. *Curr Opin Neurol*. 2010;23:205–211.

49. Chun J, Hartung HP. Mechanism of action of oral fingolimod (FTY720) in multiple sclerosis. *Clin Neuropharmacol*. 2010;33:91–101.

50. Azevedo CJ et al. Early CNS neurodegeneration in radiologically isolated syndrome. *Neurol Neuroimmunol Neuroinflamm*. 2015;2:e102.

51. Miller D et al. Clinically isolated syndromes suggestive of multiple sclerosis, part I: natural history, pathogenesis, diagnosis, and prognosis. *Lancet Neurol*. 2005;4:281–288.

52. Fisniku LK et al. Disability and T2 MRI lesions: a 20-year follow-up of patients with relapse onset of multiple sclerosis. *Brain*. 2008;131(Pt 3):808–817.

53. Tintore M et al. Defining high, medium and low impact prognostic factors for developing multiple sclerosis. *Brain*. 2015;138:1863–1874.

54. Kuhle J et al. Conversion from clinically isolated syndrome to multiple sclerosis: a large multicentre study. *Mult Scler J*. 2015;21:1013–1024.

55. Okuda DT et al. Radiologically isolated syndrome: 5-year risk for an initial clinical event. *PLoS One*. 2014;9:e90509.

56. Lebrun C et al. A prospective study of patients with brain MRI showing incidental T2 hyperintensities addressed as multiple sclerosis: a lot of work to do before treating. *Neurol Ther*. 2014;3:123–132.

57. Tepavcevic DK et al. The impact of sexual dysfunction on the quality of life measured by MSQoL-54 in patients with multiple sclerosis. *Mult Scler*. 2008;14:1131–1136.

58. National Multiple Sclerosis Society. Survey finds majority of people with multiple sclerosis report difficulty walking or maintaining balance; 2011. **http://www.nationalmssociety.org/About-the-Society/News/Survey-Finds-Majority-of-People-with-Multiple-Scle**. Accessed June 18, 2015.

59. Thompson AJ et al. Pharmacological management of symptoms in multiple sclerosis: current approaches and future directions. *Lancet Neurol*. 2010;9:1182–1199.

60. DasGupta R et al. Bladder, bowel and sexual dysfunction in multiple sclerosis: management strategies. *Drugs*. 2003;63:153–166.

61. Lerdal A et al. A prospective study of patterns of fatigue in multiple sclerosis. *Eur J Neurol*. 2007;14:1338–1343.

62. Chiaravalloti ND, DeLuca J. Cognitive impairment in multiple sclerosis. *Lancet Neurol*. 2008;7:1139–1151.

63. Braley TJ, Chervin RD. Fatigue in multiple sclerosis: mechanisms, evaluation, and treatment. *Sleep*. 2010;33:1061–1067.

64. National Multiple Sclerosis Society. Swallowing problems. **http://www.nationalmssociety.org/Symptoms-Diagnosis/MS-Symptoms/Swallowing-Problems**. Accessed June 18, 2015.

65. Feinstein A et al. Prevalence and neurobehavioral correlates of pathological laughing and crying in multiple sclerosis. *Arch Neurol*. 1997;54:1116–1121.

66. Miller DH et al. Differential diagnosis of suspected multiple sclerosis: a consensus approach. *Mult Scler*. 2008;14:1157–1174.

67. Schumacker GA et al. Problems of experimental trials of therapy in multiple sclerosis: report by the panel on the evaluation of experimental trials of therapy in multiple sclerosis. *Ann N Y Acad Sci*. 1965;122:552–568.

68. McDonald WI et al. Recommended diagnostic criteria for multiple sclerosis: guidelines from the international panel on diagnosis of multiple sclerosis. *Ann Neurol*. 2001;50:121–127.

69. Polman CH et al. Diagnostic criteria for multiple sclerosis: 2005 revision to the "McDonald Criteria". *Ann Neurol*. 2005;58:840–846.

70. Polman CH et al. Diagnostic criteria for multiple sclerosis: 2010 revisions to the McDonald criteria. *Ann Neurol*. 2011;69:292–302.

71. Xu L et al. Glucocorticoid treatment restores the impaired suppressive function of regulatory T cells in patients with relapsing-remitting multiple sclerosis. *Clin Exp Immunol*. 2009;158:26–30.

72. Burton JM et al. Oral versus intravenous steroids for treatment of relapses in multiple sclerosis. *Cochrane Database Syst Rev*. 2012;(12):CD006921.

73. van Winsen LM et al. Suppressive effect of glucocorticoids on TNF-α production is associated with their clinical effect in multiple sclerosis. *Mult Scler*. 2010;16:500–502.

74. Jones JL, Coles AJ. Mode of action and clinical studies with alemtuzumab. *Exp Neurol*. 2014;262:37–43.

75. Hill-Cawthorne G et al. Long term lymphocyte reconstitution after alemtuzumab treatment of multiple sclerosis. *J Neurol Neurosurg Psychiatry*. 2012;83:298–304.

76. Cohen JA et al. Alemtuzumab versus interferon beta1a as first-line treatment for patients with relapsing-remitting multiple sclerosis: a randomised controlled phase 3 trial. *Lancet*. 2012;380:1819–1828.

77. Coles AJ et al. Alemtuzumab more effective than interferon β-1a at five-year follow-up of CAMMS223 clinical trial. *Neurology*. 2012;78:1069–1078.

78. Grabber JJ et al. Overlapping and distinct mechanisms of action of multiple sclerosis therapies. *Clin Neurol Neurosurg*. 2010;112:583–591.

79. *Betaseron (interferon beta-1b)* [package insert]. Whippany, NJ: Bayer HealthCare Pharmaceuticals; 2014.

80. *Rebif (interferon beta-1b)* [package insert]. Rockland, MA: EMD Serono; 2014.

81. *Avonex (interferon beta-1a)* [package insert]. Cambridge, MA: Biogen IDEC; 2014.

82. *Plegridy (peginterferon beta-1a)* [package insert]. Cambridge, MA: Biogen IDEC; 2014.

83. The IFNB Multiple Sclerosis Study Group. Interferon beta-1b is effective in relapsing-remitting multiple sclerosis: I: clinical results of a multicenter, randomized, double-blind, placebo-controlled trial: The IFNB Multiple Sclerosis Study Group. *Neurology*. 1993;43:655–651.

84. Jacobs LD et al. Intramuscular interferon beta-1a for disease progression in relapsing multiple sclerosis: The Multiple Sclerosis Collaborative Research Group (MSCRG) [published correction appears in *Ann Neurol*. 1996;40:480]. *Ann Neurol*. 1996;39:285–294.

85. PRISMS (Prevention of Relapses and Disability by Interferon beta-1a Subcutaneously in Multiple Sclerosis) Study Group. Randomised double-blind placebo-controlled study of interferon beta-1a in relapsing/remitting multiple sclerosis. PRISMS (Prevention of Relapses and Disability by Interferon beta-1a Subcutaneously in Multiple Sclerosis) Study Group [published correction appears in *Lancet*. 1999;353:678]. *Lancet*. 1998;352:1498–1504.

86. Freedman MS. Long-term follow-up of clinical trials of multiple sclerosis therapies. *Neurology*. 2011;76(1, Suppl 1):S26–S34.

87. Reder AT et al. Cross-sectional study assessing long-term safety of interferon-B-1b for relapsing-remitting MS. *Neurology*. 2010;74:1877–1885.

88. Linker RA, Gold R. Dimethyl fumarate for treatment of multiple sclerosis: mechanism of action, effectiveness, and side effects. *Curr Neurol Neurosci Rep*. 2013;13:394.

89. Fox RJ et al. Placebo-controlled phase 3 study of oral BG-12 or glatiramer in multiple sclerosis. *New Engl J Med*. 2012;367:1087–1097.

90. Jones JL, Coles AJ. New treatment strategies in multiple sclerosis. *Exp Neurol*. 2010;225:34–39.

91. Cohen JA et al. Oral fingolimod or intramuscular interferon for relapsing multiple sclerosis. *N Engl J Med*. 2010;362:402–415.

92. Kappos L et al. A placebo-controlled trial of oral fingolimod in relapsing multiple sclerosis. *N Engl J Med*. 2010;362:387–401.

93. Multiple Sclerosis Therapy Consensus Group (MSTCG); Wiendl H et al. Basic and escalating immunomodulatory treatments in multiple sclerosis: current therapeutic recommendations. *J Neurol*. 2008;255:1449–1463.

94. Kahn O et al. Three times weekly glatiramer acetate in relapsing-remitting multiple sclerosis. *Ann Neurol*. 2013;73:705–713.

95. Millefiorini E et al. Randomized placebo-controlled trial of mitoxantrone in relpasing-remitting multiple sclerosis: 24-month clinical and MRI outcome. *J Neurol*. 1997;244:153–159.

96. Hartung HP et al. Mitoxantrone in progressive multiple sclerosis: a placebo-controlled, double-blind, randomised, multicentre trial. *Lancet*. 2002;360:2018–2025.

97. Coyle PK. The role of natalizumab in the treatment of multiple sclerosis. *Am J Manag Care*. 2010;16(6, Suppl):S164–S170.

98. Warnke C et al. Identification of targets and new developments in the treatment of multiple sclerosis—focus on cladribine. *Drug Des Develop Ther*. 2010;4:117–126.

99. Polman CH et al. A randomized, placebo-controlled trial of natalizumab for relapsing multiple sclerosis. *N Engl J Med*. 2006;354:899–910.

100. Brunetti L et al. Teriflunomide for the treatment of relapsing-remitting multiple sclerosis: a review of clinical data. *Ann Pharmacother*. 2013;47:1153–1160.

101. O'Connor P et al. Randomized trial of oral teriflunomide for relapsing multiple sclerosis. *N Engl J Med*. 2011;365:1293–1303.

102. Confavreux C et al. Oral teriflunomide for patients with relapsing multiple sclerosis (TOWER): a randomised, double-blind, placebo-controlled, phase 3 trial. *Lancet Neurol*. 2014;13:247–256.

103. Secondary Progressive Efficacy Clinical Trial of Recombinant Interferon-beta-1a in MS (SPECTRIMS) Study Group. Randomized controlled trial of interferon-beta-1a in secondary progressive MS: clinical results. *Neurology*. 2001;56:1496–1504.

104. European Study Group on Interferon Beta-1b in Secondary Progressive MS. Placebo-controlled multicentre randomised trial of interferon beta-1b in treatment of secondary progressive multiple sclerosis. European Study Group on Interferon Beta-1b in Secondary Progressive MS. *Lancet*. 1998;352:1491–1497.

105. Cohen JA et al. Benefit of interferon beta-1a on MSFC progression in secondary progressive MS. *Neurology*. 2002;59:679–687.

106. Panitch H et al; North American Study Group on Interferon beta-1b in Secondary Progressive MS. Interferon beta-1b in secondary multiple progressive MS: results from a 3-year controlled study. *Neurology*. 2004;63:1788–1795.

107. Mahajan ST et al. Under treatment of overactive bladder symptoms in patients with multiple sclerosis: an ancillary analysis of the NARCOMS patient registry. *J Urol*. 2010;183:1432–1437.

108. Goodman AD et al. A phase 3 trial of extended release oral dalfampridine in multiple sclerosis. *Ann Neurol*. 2010;68:494–502.

109. *Ampyra (dalfampridine)* [package insert]. Ardsley, NY: Acorda Therapeutics; 2014.

110. Nurmikko TJ et al. Multiple sclerosis-related central pain disorders. *Curr Pain Headache Rep*. 2010;14:189–195.

111. Merskey H, Bogduk N. Detailed descriptions of pain syndromes. In: Merskey H, Bogduk N, eds. *Classification of Chronic Pain: Descriptions of Chronic Pain Syndromes and Definitions of Pain Terms*. 2nd ed. Seattle, WA: IASP Press; 1994:59.

112. Cruccu G et al. AAN-EFNS guidelines on trigeminal neuralgia management. *Eur J Neurol*. 2008;15:1013–1026.

113. Vucic S et al. Fatigue in multiple sclerosis: mechanisms and management. *Clin Neurophysiol*. 2010;121:809–817.

114. Strober LB. Fatigue in multiple sclerosis: a look at the role of poor sleep. *Front Neurol*. 2015;6:21.

115. Schwid SR et al. A randomized controlled study of the acute and chronic effects of cooling therapy for MS. *Neurology*. 2003;60:1955–1960.

116. Beenakker EA et al. Cooling garment treatment in MS: clinical improvement and decrease in leukocyte NO production. *Neurology*. 2001;57:892–894.

117. Yadav V et al. Summary of evidence-based guideline: complementary and alternative medicine in multiple sclerosis. Report of the Guideline Development Subcommittee of the American Academy of Neurology. *Neurology*. 2014;82:1083–1092.

118. Bastani F et al. Effect of acupressure on fatigue in women with multiple sclerosis. *Glob J Health Sci*. 2015;7:42021.

119. Pucci E et al. Amantadine for fatigue in multiple sclerosis. *Cochrane Database Syst Rev*. 2007;(1):CD002818.

120. Allart E et al. Sustained-released fampridine in multiple sclerosis: effects on gait parameters, arm function, fatigue, and quality of life. *J Neurol*. 2015;262:1936–1945.

121. Stankoff B et al. Modafinil for fatigue in MS: a randomized placebo-controlled double-blind study. *Neurology*. 2005;64:1139–1143.

122. Rammohan KW et al. Efficacy and safety of modafinil (Provigil) for the treatment of fatigue in multiple sclerosis: a two centre phase 2 study. *J Neurol Neurosurg Psychiatry*. 2002;72:179–183.

123. Reuter F et al. Frequency of cognitive impairment dramatically increases during the first 5 years of multiple sclerosis. *J Neurol Neurosurg Psychiatry*. 2011;82:1157–1159.

124. Basso MR et al. Capacity to make medical treatment decisions in multiple sclerosis: a potentially remediable deficit. *J Clin Exp Neuropsychol*. 2010;32:1050–1061.

125. Benedict RHB et al. *Assessment and Management of Cognitive Impairment in Multiple Sclerosis*. New York, NY: National Multiple Sclerosis Society; 2008.

126. Mitolo M et al. Cognitive rehabilitation in multiple sclerosis: a systematic review. *J Neurol Sci*. 2015;354:1–9.

127. Kunkel A et al. Impact of natalizumab treatment on fatigue, mood, and aspects of cognition in relapsing-remitting multiple sclerosis. *Front Neurol*. 2015;6:97.

128. Krupp LB et al. Donepezil improved memory in multiple sclerosis in a randomized clinical trial. *Neurology*. 2004;63:1579–1585.

129. Christodoulou C et al. Effects of donepezil on memory and cognition in multiple sclerosis. *J Neurol Sci*. 2006;245:127–136.

130. He D et al. Pharmacological treatment for memory disorder in multiple sclerosis. *Cochrane Database of Syst Rev*. 2013;12:CD008876.

131. Haselkorn JK et al. Overview of spasticity management in multiple sclerosis. Evidence-based management strategies for spasticity treatment in multiple sclerosis. *J Spinal Cord Med*. 2005;28:167–169.

132. Fernandez O. Advances in the management of multiple sclerosis spasticity: recent clinical trials. *Eur Neurol*. 2014;72(Suppl 1):9–11.

133. Koppel BS et al. Systematic review: efficacy and safety of medical marijuana in selected neurologic disorders. Report of the Guideline Development Subcommittee of the American Academy of Neurology. *Neurology*. 2014;82:1556–1563.

134. Patten SB et al. Major depression in multiple sclerosis: a population-based perspective. *Neurology*. 2003;61:1524–1527.

135. Patten SB et al. Psychotic disorders in MS: population-based evidence of an association. *Neurology*. 2005;65:1123–1125.

136. Schiffer RB et al. Association between bipolar affective disorder and multiple sclerosis. *Am J Psychiatry*. 1986;143:94–95.

137. Minden SL et al. Evidence-based guideline: assessment and management of psychiatric disorders in individuals with MS. Report of the Guideline Development Subcommittee of the American Academy of Neurology. *Neurology*. 2014;82:174–181.

138. Panitch HS et al. Randomized, controlled trial of dextromethorphan/quinidine for pseudobulbar affect in multiple sclerosis. *Ann Neurol.* 2006;59:780–787.

139. Miller A, Panitch H. Therapeutic use of dextromethorphan: key learnings from treatment of pseudobulbar affect. *J Neurol Sci.* 2007;259:67–73.

140. Pioro EP et al. Dextromethorphan plus ultra low-dose quinidine reduces pseudobulbar affect. *Ann Neurol.* 2010;68:693–702.

141. Bhargava P et al. The vitamin D to ameliorate multiple sclerosis (VIDAMS) trial: study design for a multicenter, randomized, double-blind controlled trial of vitamin D in multiple sclerosis. *Contemp Clin Trials.* 2014;39:288–293.

142. Burton JM et al. A phase I/II dose-escalation trial of vitamin D3 and calcium in multiple sclerosis [published corrections appear in *Neurology.* 2010;75:1029, Dosage error in article text; *Neurology.* 2010;75:480]. *Neurology.* 2010;74:1852–1859.

143. Soilu-Hanninen M et al. A randomised, double blind, placebo controlled trial with vitamin D$_3$ as an add on treatment to interferon β-1b in patients with multiple sclerosis. *J Neurol Neurosurg Psychiatry.* 2012;83:565–571.

144. Stein MS et al. A randomized trial of high-dose vitamin D2 in relapsing-remitting multiple sclerosis. *Neurology.* 2011;77:1611–1618.

145. Institute of Medicine, Food and Nutrition Board. *Dietary Reference Intakes for Calcium and Vitamin D.* Washington, DC: National Academy of Sciences; 2011.

146. Jacobs LD et al. Intramuscular interferon beta-1a therapy initiated during a first demyelinating event in multiple sclerosis: CHAMPS Study Group. *N Engl J Med.* 2000;343:898–904.

147. Comi G et al. Effect of early interferon treatment on conversion to definite multiple sclerosis: a randomised study. *Lancet.* 2001;357:1579–1582.

148. Kappos L et al. Treatment with interferon beta-1b delays conversion to clinically definite and McDonald MS in patients with clinically isolate syndromes. *Neurology.* 2006;67:1242–1249.

149. Comi G et al. Effect of glatiramer acetate on conversion to clinically definite multiple sclerosis in patients with clinically isolated syndrome (PreCISe study): a randomised, double-blind, placebo-controlled trial [published correction appears in *Lancet.* 2010;375:1436]. *Lancet.* 2009;374:1503–1511.

150. Miller AE et al. Oral teriflunomide for patients with a first clinical episode suggestive of multiple sclerosis (TOPIC): a randomized, double-blind, placebo-controlled, phase 3 trial. *Lancet Neurol.* 2014;13:977–986.

151. *Copaxone (Glatiramer Acetate Injection)* [package insert]. North Wales, PA: Teva Neuroscience; 2014.

152. Carter NJ, Keating GM. Glatiramer acetate: a review of its use in relapsing-remitting multiple sclerosis and in delaying the onset of clinically definite multiple sclerosis. *Drugs.* 2010;70:1545–1577.

153. Edgar CM et al. Lipoatrophy in patients with multiple sclerosis on glatiramer acetate. *Can J Neurol Sci.* 2004;31:58–63.

154. Jolly H et al. Impact of warm compresses on local injection site reactions with self-administered glatiramer acetate. *J Neurosci Nurs.* 2008;40:232–239.

155. Galetta SL, Markowitz C. US FDA-approved disease modifying treatments for multiple sclerosis: review of adverse effect profiles. *CNS Drugs.* 2005;19:239–252.

156. Walther EU, Hohlfeld R. Multiple sclerosis: side effects of interferon beta therapy and their management. *Neurology.* 1999;53:1622–1627.

157. Nikfar S et al. A meta-analysis of the efficacy and tolerability of interferon-β in multiple sclerosis, overall and by drug and disease type. *Clin Ther.* 2010;32:1871–1888.

158. Patten SB et al. Anti-depressant use in association with interferon and glatiramer acetate treatment in multiple sclerosis. *Mult Scler.* 2008;14:406–411.

159. Porcel J et al. Long-term emotional state of multiple sclerosis patients treated with interferon beta. *Mult Scler.* 2005;12:802–807.

160. Brandes DW et al. Alleviating flu-like symptoms with dose titration and analgesics in MS patients on intramuscular interferon beta-1a therapy: a pilot study. *Curr Med Res Opin.* 2007;23:1667–1672.

161. Rio J et al. Corticosteroids, ibuprofen, and acetaminophen for IFNbeta-1a flu symptoms in MS: a randomized trial. *Neurology.* 2004;63:525–528.

162. Bayas A, Rieckmann P. Managing the adverse effects of interferon-beta therapy in multiple sclerosis. *Drug Saf.* 2000;22:149–159.

163. Mikol D et al; Rebiject Study Group. A randomized, multicentre, open-label, parallel-group trial of the tolerability of interferon beta-1a (Rebif) administered by autoinjection or manual injection in relapsing-remitting multiple sclerosis. *Mult Scler.* 2005;11:585–591.

164. Lanzillo R et al. Vitamin K cream reduces reaction at the injection site in patients with relapsing-remitting multiple sclerosis treated with subcutaneous interferon beta—VIKING study. *Mult Scler.* 2015;21:1215–1216. pii: 1352458514562989.

165. Costello K et al. Recognizing nonadherence inpatients with multiple sclerosis and maintaining treatment adherence in the long term. *Medscape J Med.* 2008;10:225.

166. Saunders C et al. Factors that influence adherence and strategies to maintain adherence to injected therapies for patients with multiple sclerosis. *J Neurosci Nurs.* 2010;42(5, Suppl):S10–S18.

167. Patti F. Optimizing the benefit of multiple sclerosis therapy: the importance of treatment adherence. *Patient Prefer Adherence.* 2010;4:1–9.

168. Kleinman NL et al. Medication adherence with disease modifying treatments for multiple sclerosis among US employees. *J Med Econ.* 2010;13:633–640.

169. Caon C et al. Injectable disease-modifying therapy for relapsing-remitting multiple sclerosis: a review of adherence data. *J Neurosci Nurs.* 2010;42(5, Suppl):S5–S9.

170. Steinberg SC et al. Impact of adherence to interferons in the treatment of multiple sclerosis: a non-experimental, retrospective, cohort study. *Clin Drug Investig.* 2010;30:89–100.

171. Prosser LA et al. Patient and community preferences for treatments and health states in multiple sclerosis. *Mult Scler.* 2003;9:311–319.

172. Durelli L et al. Every-other-day interferon beta-1b versus once-weekly interferon beta-1a for multiple sclerosis: results of a 2-year prospective randomised multicentre study (INCOMIN). *Lancet.* 2002;359:1453–1460.

173. Panitch H et al. Randomized, comparative study of interferon beta-1a treatment regimens in MS: the EVIDENCE trial. *Neurology.* 2002;59:1496–1506.

174. Mikol DD et al. Comparison of subcutaneous interferon beta-1a with glatiramer acetate in patients with relapsing multiple sclerosis (the REbif vs Glatiramer Acetate in Relapsing MS Disease [REGARD] study): a multicentre, randomised, parallel, open-label trial. *Lancet Neurol.* 2008;7:903–914.

175. O'Connor P et al. 250 microg or 500 microg interferon beta-1b versus 20 mg glatiramer acetate in relapsing-remitting multiple sclerosis: a prospective, randomised, multicentre study [published corrections appear in *Lancet Neurol.* 2009;8:981; *Lancet Neurol.* 2011;10:115]. *Lancet Neurol.* 2009;8:889–897.

176. Vermersch P et al. Teriflunomide versus subcutaneous interferon beta-1a in patients with relapsing multiple sclerosis: a randomised, controlled phase 3 trial. *Mult Scler.* 2014;20:705–716.

177. Coles AJ et al. Alemtuzumab for patients with relapsing multiple sclerosis after disease-modifying therapy: a randomised controlled phase 3 trial. *Lancet.* 2012;380:1829–1839.

178. Sorenson PS. New management algorithms in multiple sclerosis. *Curr Opin Neurol.* 2014;27:246–259.

179. Gold R et al. Placebo-controlled phase 3 study of oral BG-12 for relapsing multiple sclerosis. *New Engl J Med.* 2012;367:1098–1107.

180. O'Gorman J et al. Effect of aspirin pre-treatment or slow dose titration on flushing and gastrointestinal events in healthy volunteers receiving delayed-release dimethyl fumarate. *Clin Ther.* 2015;37:1402.e5–1419.e5. pii: S0149-2918(15)00188-5.

181. Phillips JT et al. Managing flushing and gastrointestinal events associated with delayed-release dimethyl fumarate: experiences of an international panel. *Mult Scler Relat Disord.* 2014;3:513–519.

182. *Tecfidera (Dimethyl Fumarate Delayed-Release Capsules)* [package insert]. Cambridge, MA: Biogen; 2015.

183. Thrower BW. Relapse management in multiple sclerosis. *Neurologist.* 2009;15:1–5.

184. Alam SM et al. Methylprednisolone in multiple sclerosis: a comparison of oral with intravenous therapy at equivalent high dose. *J Neurol Neurosurg Psychiatry.* 1993;56:1219–1220.

185. Ravnborg M et al. Methylprednisolone in combination with interferon beta-1a for relapsing-remitting multiple sclerosis (MECOMBIN study): a multicentre, double-blind, randomised, placebo-controlled, parallel-group trial [published correction appears in *Lancet Neurol.* 2010;9:759]. *Lancet Neurol.* 2010;9:672–680.

186. Imitola J, Racke MK. Is no evidence of disease activity a realistic goal for patients with multiple sclerosis? *JAMA Neurol.* 2015;72:145–147.

187. Stangel M et al. Towards the implementation of 'no evidence of disease activity' in multiple sclerosis treatment: the multiple sclerosis decision model. *Ther Adv Neurol Disord.* 2015;8:3–13.

188. Rotstein DL et al. Evaluation of no evidence of disease activity in a 7-year longitudinal multiple sclerosis cohort. *JAMA Neurol.* 2015;72:152–158.

189. Kalincik T et al. Switch to natalizumab versus fingolimod in active relapsing-remitting multiple sclerosis. *Ann Neurol.* 2015;77:425–435.

190. Laroni A et al. Safety of the first dose of fingolimod for multiple sclerosis: results of an open-label clinical trial. *BMC Neurol.* 2014;14:65.

191. Multiple sclerosis patient taking Novartis' Gilenya contracts PML. http://www.healthline.com/health-news/multiple-sclerosis-patient-taking-novartis-gilenya-contracts-pml-030915. Accessed June 18, 2015.

192. Miravalle A, Corboy JR. Therapeutic options in multiple sclerosis: five new things. *Neurology.* 2010;75(18, Suppl 1):S22–S27.

193. Focosi D et al. Progressive multifocal leukoencephalopathy: what's new? *Neuroscientist.* 2010;16:308–323.

194. Foley J. Recommendations for the selection, treatment, and management of patients utilizing natalizumab therapy for multiple sclerosis. *Am J Manag Care.* 2010;16(6, Suppl):S178–S183.

195. Clifford DB et al. Natalizumab-associated progressive multifocal leuko-encephalopathy in patients with multiple sclerosis: lessons from 28 cases. *Lancet Neurol*. 2010;9:438–446.

196. *Gilenya (fingolimod)* [package insert]. Stein, Switzerland: Novartis Pharma Stein AG; 2015.

197. Arvin AM et al. Varicella-zoster virus infections in patients treated with fingolimod: risk assessment and consensus recommendations for management. *JAMA Neurol*. 2015;72:31–39.

198. Confavreux C et al. Rate of pregnancy-related relapse in multiple sclerosis: pregnancy in Multiple Sclerosis Group. *N Engl J Med*. 1998;339:285–291.

199. Amato MP et al. Pregnancy and fetal outcomes after interferon-β exposure in multiple sclerosis. *Neurology*. 2010;75:1794–1802.

200. Sandberg-Wollheim M et al. Pregnancy outcomes in multiple sclerosis following subcutaneous interferon beta-1a therapy. *Mult Scler*. 2011;17:423–430.

201. Fragoso YD et al. Long-term use of glatiramer acetate by 11 pregnant women with multiple sclerosis: a retrospective, multicentre case series. *CNS Drugs*. 2010;24:969–976.

202. Karlsson G et al. Pregnancy outcomes in the clinical development program of fingolimod in multiple sclerosis. *Neurology*. 2014;82:1–7.

203. *Aubagio (teriflunomide)* [package insert]. Cambridge, MA: Genzyme Corporation; 2014.

204. Kieseier BC, Benamor M. Pregnancy outcomes following maternal and paternal exposure to teriflunomide during treatment for relapsing-remitting multiple sclerosis. *Neurol Ther*. 2014;3:133–138.

205. *Lemtrada (alemtuzumab)* [package insert]. Cambridge, MA: Genzyme Corporation; 2014.

206. Goodin DS et al. Neutralizing antibodies to interferon beta: assessment of their clinical and radiographic impact: an evidence report: report of the Therapeutics and Technology Assessment Subcommittee of the American Academy of Neurology [published correction appears in *Neurology*. 2007;69:712]. *Neurology*. 2007;68:977–984.

207. Polman CH et al. Recommendations for clinical use of data on neutralizing antibodies to interferon-beta therapy in multiple sclerosis. *Lancet Neurol*. 2010;9:740–750.

208. Karussis D et al; AC001 Multi-center Israeli Study Group. Long-term treatment of multiple sclerosis with glatiramer acetate: natural history of the subtypes of anti-glatiramer acetate antibodies and their correlation with clinical efficacy. *J Neuroimmunol*. 2010;220:125–130.

209. Vennegoor A et al. Clinical relevance of serum natalizumab concentration and anti-natalizumab antibodies in multiple sclerosis. *Mult Scler*. 2012;19:593–600.

210. Goodin DS et al. The use of mitoxantrone (Novantrone) for the treatment of multiple sclerosis: report of the Therapeutics and Technology Assessment Subcommittee of the American Academy of Neurology. *Neurology*. 2003;61:1332–1338.

211. *Novantrone (mitoxantrone injection)* [package insert]. Rockland, MA: EMD Serono; 2010.

212. Marriott JJ et al. Evidence report: the efficacy and safety of mitoxantrone (Novantrone) in the treatment of multiple sclerosis: report of the Therapeutics and Technology Assessment Subcommittee of the American Academy of Neurology. *Neurology*. 2010;74:1463–1470.

213. Ellis R et al. Therapy-related acute leukaemia with mitoxantrone: four years on, what is the risk and can it be limited? *Mult Scler*. 2015;21:642–645.

214. Funch D et al. Adherence to recommended dosing and monitoring for mitox-antrone in patients with multiple sclerosis: a healthcare claims database study supplemented with medical records—the RETRO study. *Pharmacoepidemiol Drug Saf*. 2010;19:448–456.

215. *Tysabri (natalizumab)* [package insert]. Cambridge, MA: Biogen Idec; 2015.

216. de la Hera B et al. Natalizumab-related anaphylactoid reactions in MS patients are associated with HLA class II alleles. *Neurol Neuroimmunol Neuroinflamm*. 2014;1e47.

217. Berger JR, Koralnik IJ. Progressive multifocal leukoencephalopathy and natalizumab—unforeseen consequences. *N Engl J Med*. 2005;353:414–416.

218. Daniels GH et al. Altemtuzumab-related thyroid dysfunction in a phase 2 trial of patients with relapsing-remitting multiple sclerosis. *J Clin Endocrinol Metab*. 2014;99:80–89.

219. Havla J et al. Bridging, switching or drug holidays—how to treat a patient who stops natalizumab? *Ther Clin Risk Manag*. 2013;9:361–369.

220. *Nuedexta (Dextromethorphan and Quinidine)* [package insert]. Aliso Viejo, CA: Avanir Pharmaceuticals; 2015.

第58章 头痛

Steven J. Crosby

核心原则

		章节案例
1	原发性头痛包括偏头痛、紧张型头痛和丛集性头痛,其症状特点的微妙差别和附加症状有助于定义头痛类型。	案例 58-1(问题 1~3 和 6) 案例 58-2(问题 1 和 3) 案例 58-4(问题 1)
2	几乎所有患有偏头痛、紧张型头痛和丛集性头痛的患者在急性发作期间都可能接受顿挫(或对症)药物治疗。对于所有原发性头痛都可考虑预防性治疗,并且头痛频率、头痛对生活的影响程度和对急性期治疗的反应都是启动预防性治疗的驱动因素。	案例 58-1(问题 4 和 7~12) 案例 58-2(问题 2、4 和 5) 案例 58-4(问题 2 和 3) 案例 58-5(问题 1 和 2)
3	曲坦类药物是偏头痛急性发作期特异性治疗的首选药物,曲坦类药物能有效控制偏头痛的相关症状(如恶心、畏光和畏声)。各类别的药代动力学是有差异性的。	案例 58-1(问题 5、7 和 8) 案例 58-2(问题 4) 表 58-1
4	证据支持使用普萘洛尔、阿米替林或托吡酯作为预防偏头痛的一线药物。开始预防治疗的决定要考虑到头痛的频率、对患者功能的影响以及对急性治疗的反应。用药史和不良反应是药物选择的考虑因素。	案例 58-1(问题 12) 案例 58-2(问题 5)
5	过度使用对症的或顿挫药物(包括曲坦类药物和非处方药、复方药物和阿片类镇痛药)会增加所有类型头痛的强度和慢性程度。为了防止药物过度使用引起的头痛,这些药物的使用应限制在 10 日/月以内。	案例 58-3(问题 1)
6	丛集性头痛是一种严重的疼痛,短时间发作,往往容易在夜间发,然后进入缓解期,持续数月或数年。包括皮下注射舒马曲坦、鼻内给予佐米曲坦和吸氧。	案例 58-4(问题 1~3)
7	紧张型头痛(以前称为紧张性头痛或肌收缩性头痛)通常会引起轻度至中度的不适。急性期一般选择常规止痛药。一些紧张型头痛患者可能需要预防性治疗,阿米替林、米氮平和文拉法辛已经证实有效。	案例 58-5(问题 1 和 2)

流行病学和概述

患病率

以前的调查已经确定偏头痛患病率接近 12%。来自美国偏头痛患病率和预防研究(2004 年)的调查数据支持相同的百分比,符合国际头痛疾病分类-2 标准[1-2]。在门诊中,偏头痛患者占所有就诊患者的 0.5%,其中大部分发生在初级医疗机构,而其急诊科的就诊率约为 3%[3],在美国急诊科就诊的前十大原因中还可以细分[4]。在性别和年龄方面都存在差异,女性偏头痛的发病率较高[1-3],在 30~39 岁之间的患病率较高[1],这种与年龄和性别有关的患病率

在监测调查中得到进一步证实[4]。

分类

在头痛的评估和分类方面存在固有的差异,因为这种症状可能归因于生理、心理或病理过程,也可能是与药物相关的不良后果。由于导致头痛的机制非常广泛,因此必须对患者进行全面的评估。广义上,头痛被定义为原发性和继发性,后者通常归因于器质性疾病。原发性头痛(primary headache)包括偏头痛、紧张型头痛和三叉神经性头痛(丛集性头痛的一种)。此外,与体力活动/外源性刺激暴露或在睡眠周期中发生的相关的头痛也归类为原发性[5]。继发性头痛(secondary headache)可归因但不限于创伤性损伤、血管或非血管性颅内病变、肿瘤形成(神经纤维瘤)或感染

过程等[5]。

适当的分类最终涉及到更大的问题，即通过医疗程序或药物治疗来实现优化管理。由于继发性头痛与致病因素有关，因此对因治疗成为一种主要的干预策略。

原发性头痛

偏头痛

偏头痛（migraine）的发作过程通常可以用分钟来计算。鉴别头痛类型的临床评估过程取决于识别偏头痛的一般特征，并进一步将这些特征与原发性头痛的其他类型区分开来。头痛的部位评估是有用的，但不应作为区分头痛类型的主要方法。因为实际上偏头痛的位置可能是单侧的或双侧的。患者评估应包括对疼痛强度和疼痛性质的评估，因为偏头痛通常被描述为中度至重度的搏动性疼痛（pulsating pain）[5]。偏头痛持续时间通常为4~72小时，可能伴有听觉（畏声）和光（畏光）敏感性以及恶心和呕吐[5-6]。这些辅助症状是通过下丘脑和化学感受器触发区介导的，提示弥漫性神经解剖受累。上述特征在偏头痛诊断中显示出可靠的预测价值，如POUND记忆法［搏动（pulsating），持续时间（hour duration）4~72小时，单侧（unilateral）性质，伴有恶心（nausea）或呕吐，致残效应（disabling effect）］，5项标准中存在4项表明偏头痛的可能性很大[7]。

偏头痛发作之前可能有一系列的视觉或感觉特征，定义为先兆。先兆的存在与否突出了偏头痛诊断中的一个重要区别。国际头痛疾病分类标准表明，无先兆偏头痛（至少5次发作）与有先兆偏头痛（至少两次发作）的诊断在发作次数上存在差异[5]。这个标准不是唯一考虑的因素，因为与头痛特征有关的附加标准也需要满足，才能做出适当的偏头痛诊断。先兆最常影响视觉，要么是正面的（视觉特征），要么是负面的（局部盲区）症状[5]。感觉效果的特征类似于阳性（针和针刺感）或阴性（感觉丧失或麻木）的表现[5]。视觉和感觉之外的先兆特征，如运动或言语不规律，与偏头痛的诊断有更大的关系[5]。对疑似偏头痛的患者应该记录先兆时间和描述，因为这些信息对于准确诊断很有价值。

偏头痛患者报告的疼痛部位可能由于三叉神经的分支而广泛分布，这促进了跨越面部区域的感觉效果。在解剖学上，三叉神经有V1、V2和V3三个分支[8]。V1分支支配头皮、眼眶和脑膜，V2分支支配上颌骨和鼻窦区域，V3分支支配下颌骨区域[8]。此外，由于枕神经与脊柱核之间的距离很近，患者可能会报告疼痛转移到枕下区域[8]。

丛集性头痛

丛集性头痛（cluster headache）是原发性头痛疾患的典型特征。偏头痛可以呈单侧或双侧发作，而丛集性头痛主要是单侧的，包括眼眶和/或颞部疼痛，可持续长达3小时[5]，与持续时间无关，这样的发作可能在同一天中发生多次。丛集性头痛发作期间多见的相关症状包括流泪、流鼻涕、瞳孔缩小、上睑下垂、发汗和潮红等[5]。男性的丛集性头痛发病率更高，但年龄相关患病率与偏头痛相似。

紧张型头痛

紧张型头痛（tension-type headache）具有双侧性特征，与偏头痛相比，常有些剧烈疼痛，但无搏动性。患者对疼痛性质和强度的主观描述有助于鉴别诊断。患者可以使用"紧缩感"这样的术语来表征症状。畏光、畏声和恶心/呕吐的综合症状被认为与紧张型头痛的诊断不相符。然而，个别紧张型头痛患者可伴有畏光或畏声的症状[5]。

为了完成关于原发性头痛病理学的讨论，国际头痛学会（International Headache Society, IHS）将咳嗽、运动、性活动、寒冷刺激和外部压迫等因素引起的头痛定义为原发性头痛病（primary headache disorders）[5]。

继发性头痛

继发性头痛的关键原则是找病因。这些病因包括头部或颈部创伤、颈部血管功能障碍、非血管性颅功能障碍、感染、精神病理学或药物戒断效应等。病因成为患者评估中需要考虑的一个至关重要的因素，特别是当头痛发作与现有患病率和流行病学数据有很大偏差时。

急性头痛

急性头痛（acute Headaches）可能与蛛网膜下腔出血、脑卒中、脑膜炎或颅内肿物（如神经纤维瘤、脓肿等）有关。正是在这种临床背景下，常见的诊断措施包括神经系统影像学和腰椎穿刺等。与此病理相关的头痛的共性是性质严重和进展迅速，可能被描述为经历的"最严重的头痛"。颅内压升高尤为重要，对识别影响颅内压的因素在患者评估中变得至关重要。

亚急性头痛

亚急性头痛（subacute Headaches）可能是颅内压增高、颅内肿块病变、颞动脉炎、鼻窦炎或三叉神经痛的征兆。三叉神经痛通常发生在40岁以后，女性比在男性更常见。疼痛通常发生在三叉神经（面神经）的第二或第三分支，且仅持续片刻。三叉神经痛的特征是突然剧烈疼痛、阵发性反复发作，通常是由说话、咀嚼或剃须等触发。

头痛病理学评估应综合考虑患病率、患者年龄、触发因素或加重因素、既往史对头痛起源的影响、患者对症状和频率的描述及任何记录的自我保健干预措施。评估头痛对日常活动和功能的影响也是一个同样重要的考虑因素。可以基于以上信息确认诊断，而无需进一步的辅助检查。如果客观或主观信息提示临床异常如迟发性头痛、疑似结构或神经组织病理学异常等），则需要进行更全面的评估，包括其他诊断措施（如影像学、腰椎穿刺等）。

病理基础

头痛的病理状况需要了解血管生理学和三叉神经血管回路及神经肽的功能。头痛涉及外周和中枢的疼痛处理、传入神经元的兴奋性以及脑动脉和静脉窦的疼痛敏感性[5-9]，这种病理常是在血管系统和神经系统相互作用的背景下描述的[6-10]，肌肉压痛同样会导致头痛[9-11]，这种效应通常被认为与紧张性头痛有关。

最近的证据支持血管和神经功能之间的相互作用，存储在三叉神经血管回路的传入和传出纤维的血管活性神经肽和5-羟色胺(5-HT)有显著的病理学重要性[6,12,13]，如神经肽、P物质、神经激肽A、一氧化氮、降钙素基因相关肽和腺苷酸环化酶激活肽等，是神经炎症和血管扩张的激动剂[6,13]。最近的证据进一步表明，与对照组相比，偏头痛患者的炎症指标C-反应蛋白升高[14]。因此，最近治疗干预中针对神经肽功能的调节的研究重点集中在调节5-HT的作用。

药物治疗

治疗的主要目标是解决头痛症状、最突出的疼痛以及减少头痛对生活质量的影响。也应推荐与治疗相匹配的非药物治疗。药物治疗方案可分为顿挫治疗和预防治疗，前者解决急性发作，后者长期服用以减少头痛的复发。顿挫治疗可以充分控制紧张型头痛，通常无需进行预防性治疗。然而，当急性治疗无效、过度使用或头痛是慢性的或频繁发作时，可以考虑预防性治疗。相反，偏头痛和丛集性头痛患者虽然需要顿挫治疗，通常也需要长期的预防性治疗。

通常使用常规镇痛药或头痛特异性药物(如二氢麦角胺、曲坦类)可以成功地控制急性发作。药物选择应基于患者既往的治疗经验和头痛发作对生活质量的影响。关于预防性治疗，有证据支持选择使用抗抑郁药、抗惊厥药和降压药等。这些药剂的选择应充分考虑不良反应以及其他合并疾病等情况(如给有高血压病史的患者开具偏头痛预防的β-受体拮抗剂)。合理的处方限制了多种药物潜在的药理作用以及发生不良反应的风险。

偏头痛

偏头痛的特征是搏动性疼痛，强度中度至重度，并伴有相关症状包括恶心、呕吐、畏光、畏声等[5,6]。偏头痛可以是单侧或的，也可以是双侧的，根据是否有先兆可以进一步分类。先兆的出现具有基于发作次数的诊断相关性，可以包含一系列感觉障碍，而不仅仅局限于视野效应[5]。

病理生理学

血管收缩是早期偏头痛病理的一个中心焦点，导致低灌注，并通过代偿性血管舒张得到解决[6,15]。在偏头痛患者的神经影像中观察到血流的这种变化[6,16-18]。神经元去极化也有进一步的改变，称为皮质扩散抑制[6,19,20]。有进一步的证据表明皮质扩散抑制与三叉神经血管回路激活之间存在因果关系[6,21]。皮质扩散抑制的含义包括pH，一氧化氮浓度和谷氨酸能系统的变化[21]。三叉神经血管系统由以三叉神经节为基础的传入神经纤维组成，向后投射到颅内血管、静脉窦和颅外组织[6,22]。三叉神经分支支配头皮、眼眶、脑膜和下颌区域[8]。三叉神经血管系统的激活，促进血管舒张性神经肽(P物质、神经激肽A、降钙素基因相关肽和一氧化氮)的释放，导致血管扩张和炎

症[6,13,23,24]。进一步的影响包括激活唾液腺上核和副交感神经传出纤维[20]。

正电子发射断层扫描(一种测量局部脑血流量作为神经元活动指数的技术)的证据表明，脑干的间歇性功能障碍与三叉神经系统的相应影响有关[25]。Weiller等[25]在一小样本患者偏头痛发作时对脑干(导水管周围灰质、中缝背核和蓝斑)的激活进行了研究。这一区域可能代表了内源性"偏头痛发生器"。虽然脑干被认为是一个解剖起点，但偏头痛的感觉信息是通过下丘脑、丘脑和皮质的较高区域传播的。据推测，痛觉系统(导水管周围灰质和中缝背核)的偶发性功能障碍以及脑血流的神经(中缝背核和蓝斑)控制对三叉神经血管系统的影响而触发偏头痛。

药物的治疗效果刺激5-HT$_1$受体(如二氢麦角胺、舒马曲坦)，对抗5-HT$_2$受体(如赛庚啶)，抑制5-HT再摄取(如阿米替林)或释放(如钙通道阻滞剂)，或抑制脑干中缝5-羟色胺能神经元(如丙戊酸钠)，都支持5-HT是偏头痛的重要介质的假说。此外，在偏头痛发作期间激活的脑干神经核具有高密度的5-羟色胺能神经元，特异性5-HT受体亚型5-HT$_{1B}$和5-HT$_{1D}$主要分布在血液和神经中[26,27]。这些相同的5-HT受体亚型是曲坦类和麦角生物碱抗偏头痛药物的靶点。

遗传学

偏头痛的基因基础可能在家族性偏头痛背景下得到最有效的理解。该亚型进一步分为多种突变诱导形式与相关基因：CACNA1A、ATP1A2、SLC1A3、SLC4A4和SCN1A[6,28]。这些基因编码α$_1$亚基(CACNA1A、SCN1A)和α$_2$亚基(ATP1A2)，或者与谷氨酸(SLC1A3)、碳酸氢钠转运蛋白(SLC4A4)有关[6,28]。前α亚基编码器通过钙和钠离子交换通道调节，已经在钾通道TRESK中证实了与偏头痛病理学的进一步遗传联系[28]。这一级突变会影响神经元的静息膜电位，因为移码突变会抵消TRESK的作用[28,29]。流行病学上性别不成比例进一步支持遗传学对偏头痛病理学的影响。由于女性的患病率较高，雌激素受体-1(ESR-1)基因的多态性与偏头痛风险的增加联系在一起[1,30,31]。病理学遗传基础认识的进展仍然很重要，因为这些发展为新的治疗策略带来了希望。

偏头痛病理是多方面的，在神经解剖学上是弥散的，包括脑干三叉神经核、三叉神经血管传入神经、丘脑、下丘脑、化学感受器触发区和皮质区。偏头痛的治疗策略主要针对这些区域的功能障碍和相关症状的调节以及神经肽和神经递质的调节。

定量评估工具

用于评估头痛影响的各种患者评估工具，包括头痛影响测试(Headache Impact Test, HIT-6)、偏头痛残疾评估(Migraine Disability Assessment, MIDAS)和偏头痛特异性生活质量问卷(Migraine-Specific Quality of Life Questionnaire, MSQ)。李克特量表利用HIT-6评估疼痛、社交和认知功能以及心理影响[32,33]，此评分越高，头痛的影响越大。Rendas-Baum等[33]证实了该量表在慢性偏头痛中的作用。MI-

DAS 是一项自我管理的 7 项问卷调查,评估头痛导致的旷工、活动受限以及头痛的频率和强度。该量表具有良好的可靠性和有效性[34-36]。回归分析证实,MIDAS 评分与疼痛强度、频率和患者年龄之间存在显著的独立关联。MSQ 研究了偏头痛对患者社交活动、情绪活动和偏头痛预防能力的影响[33]。在慢性偏头痛的研究中,MSQ 和 HIT-6 之间的强相关性得到了证实[37-39]。

无先兆偏头痛

案例 58-1

问题 1:L. P. 是一名 27 岁的女性,她向初级保健医生(primary care physician,PCP)主诉为"剧烈的、搏动性头痛",头痛是在 18 个月前开始的,但在过去的 3 个月中,头痛发生频率越来越高,大约每 2~3 周发作一次。她进一步描述了双侧头痛,在"毫无征兆"的情况下,发生同时伴有恶心、呕吐、畏光和枕下疼痛等症状。先前的发作都使用对乙酰氨基酚 500mg(需 4~8 片/次)自我治疗,疗效不稳定。既往有广泛性焦虑症(GAD)、胃食管反流和季节性过敏病史。目前用药包括:每日口服左炔诺孕酮/乙炔雌二醇(0.10mg/0.02mg);每日口服文拉法辛缓释制剂 75mg 用于焦虑症;每日口服奥美拉唑 20mg 用于胃食管反流症(近 2 个月)。否认吸烟和非法物质使用史。偶尔饮酒,如周五下班后喝 1~2 杯鸡尾酒。由于头痛发生频率越来越高,导致了旷工。这一问题促使她找 PCP,体格检查和神经学检查未见明显异常。

哪些主观和客观的信息与偏头痛的诊断相一致,这些体征/症状与紧张型头痛有何不同?

L. P. 报告的症状与偏头痛一致。Kelman 的一项研究解决了偏头痛的定位问题,67% 的研究对象有单侧特征,近 24% 的研究对象有双侧特征[40]。L. P. 头痛的位置并不是偏头痛和紧张型头痛的区别特征,因为紧张型头痛通常与双侧特征有关[9]。疼痛的性质,描述为"剧烈"和"搏动",与偏头痛相一致,并与紧张型头痛相对照。紧张型头痛与"紧绷感"有关,会突然中断日常活动(如,旷工)[9]。类似地,恶心、呕吐和畏光症的发生与偏头痛更相符[5]。

女性偏头痛患病率高于男性,约为 17%[2],女性累积发病率为 43%[41]。据报道,18~29 岁偏头痛患病率接近 21%[2]。L. P. 的性别和年龄与流行病学数据相一致,但值得注意的是,统计数据报告,在 30~39 岁年龄段中,女性患病率为 28%[2]。

案例 58-1,问题 2:哪些特征可归类为偏头痛的诱发因素或"触发因素"?患者 L. P. 可能的诱发因素是什么?

所有患者都应定期评估诱发偏头痛的相关因素。评估应考虑患者的病史、用药情况、社会病史和环境等因素。L. P. 的病史对广泛性焦虑症很重要,她否认使用烟草和非法物质,她确实报告偶尔使用酒精。偏头痛患者的神经营养因子的变化和焦虑症状的增加已经得到证实[42]。这些

证据对评估患者 L. P. 的病史这一方面具有价值。虽然应该解决饮酒问题,但饮酒与偏头痛之间的联系尚不太清楚[43,44]。潜在的皮质扩散抑制刺激,是偏头痛病理基础的电生理因素,被认为与酒精有关[45]。虽然 L. P. 没有报告,但对饮食的评估可能为确定偏头痛的诱因提供有用的信息。对饮食模式和质量的评估发现有差异,据报道,偏头痛患者摄入的膳食质量较差[46]。

案例 58-1,问题 3:L. P. 病例是否需要进一步的诊断和实验室检查?

头痛患者最重要的诊断评估应基于全面的病史和体格检查。非复杂偏头痛通常不需要影像学检查(如 CT 和 MRI)。L. P. 报告的症状与偏头痛一致,足以作出诊断。她的症状与继发性原因无关,例如头部或颈部的创伤或其他损伤,神经学检查也未见异常。同样,如果没有理由怀疑蛛网膜下腔出血或脑膜炎继发症状,不需要做腰穿。临床表现可能需要神经影像学来鉴别尾影或结构异常,包括协调障碍、局部神经病理学、感觉表现、异常神经检查或存在非典型头痛特征[7,47]。此外,头痛性质改变和老年头痛需要神经影像学检查。

案例 58-1,问题 4:L. P. 治疗头痛的目标是什么?

LP 的管理方法和治疗目标包括:解决急性疼痛、恶心和光敏等症状,对 LP 进行处方和自我护理治疗方面的教育,解决过去病史和联合用药对头痛发作的影响,并识别潜在的诱因。

案例 58-1,问题 5:关于患者 L. P. 使用对乙酰氨基酚治疗头痛发作,最合适的建议是什么?

L. P. 已确认使用对乙酰氨基酚对头痛进行了自我治疗。在这种情况下,不仅要评估每个患者的自我治疗的潜力,而且要确定自我治疗方案是否能够有效和安全地管理,这是至关重要的。报道的对乙酰氨基酚的疗效不一。有证据支持对乙酰氨基酚对偏头痛患者的疗效[48,49],与安慰剂相比,对乙酰氨基酚对头痛的缓解效果有近 20% 的差异[48,49]。然而,一项评估对乙酰氨基酚肠外给药用于急性治疗的研究发现,与安慰剂相比,疗效无显著差异[48,50]。考虑到 L. P. 报告的疗效多变和头痛频率的增加,她不是一个合适的自我医疗候选人,不推荐继续常规使用对乙酰氨基酚处理急性发作[48]。

案例 58-1,问题 6:L. P. 有什么与偏头痛的恶化有关的药物相关问题应该得到解决?

无偏头痛病史的妇女,口服避孕药可能加重或加速偏头痛的发作[51]。发病率可能与雌激素的剂量[52]和/或口服避孕药的使用时间有关[52,53]。另外,偏头痛被认为是雌

激素分泌减少的结果[52,54]。这类患者可受益于连续使用复合口服避孕药(如无激素间隔的产品),21日后补充使用低剂量雌激素,或仅使用孕激素口服避孕药[51,55,56]。

美国妇产科医师协会支持偏头痛患者使用口服避孕药,但建议35岁以上的吸烟患者和/或有神经体征的患者避免使用[57]。患者L.P.不存在这些因素,因此,口服避孕药可继续使用。但是,应与L.P.讨论口服避孕药的使用及其对头痛的影响,以便做出明智的决策。

此外,与L.P.的磋商应解决广泛性焦虑症是否得到了最佳管理。神经递质(如去甲肾上腺素和5-HT)对三叉神经血管回路的神经支配与情感病理(如焦虑和抑郁)有关[58],据了解与患者出现头痛频率增加相关[59]。谨慎的做法是处理L.P.的焦虑管理,并进一步评估她对文拉法辛的反应,以确定是否需要调整剂量或改变药物。

> **案例58-1,问题7**:请为患者L.P.确定偏头痛治疗策略并推荐第一线药物。

偏头痛的治疗应以迅速缓解症状和恢复患者的日常活动为目标[47,60],可通过"分步"或"阶梯"的方法进行治疗管理[60,61]。采用"分步"治疗模式,首先使用常规镇痛药,并有机会在必要时使用更多的靶向治疗[60,61]。"阶梯"治疗模式是基于偏头痛的特征,并进一步将经过验证的评估措施纳入治疗决策[60,61]。在这个模式中,一种更有针对性的偏头痛特异性治疗可能被认为是首选。对治疗方法的比较有利于"阶梯"治疗模式[61]。目前,针对患者L.P.的治疗方法模仿"分步"治疗模式,使用对乙酰氨基酚作为一线药物。

曲坦类药物(5-HT$_{1B/1D}$受体激动药)

曲坦类药物(triptans),分为第一代(舒马曲坦)和第二代(佐米曲普坦、那拉曲坦、利扎曲坦、阿莫曲坦、弗罗曲坦和依曲普坦),在急性偏头痛治疗中有效,且耐受性良好,适合于那些对常规镇痛药无反应的患者。曲坦类药物可以根据疗效、发作和复发趋势进行比较。那拉曲坦和夫罗曲坦有较低的复发趋势,而该类别中的其余药物(舒马曲坦、利扎曲坦、阿莫曲坦、依曲普坦和佐米曲坦)产生更高的疗效和更快的起效[60]。与麦角衍生物相比,曲坦类药物表现出更强的受体亚型特异性,靶向5-HT$_{1B}$和5-HT$_{1D}$受体[60,62]。重要的是要注意,这种效应的具体性质因受体亚型的不同而不同。血管收缩是通过5-HT$_{1B}$的相互作用介导的[60,62,63],而通过5-HT$_{1D}$的相互作用可以拮抗神经肽的释放[60,63]。曲普坦类药物进一步降低三叉神经血管回路中的神经元兴奋性[64],有证据表明其对基于一氧化氮的信号转导有影响[63]。表58-1描述了曲坦类的给药和药代动力学参数。

表58-1
曲坦类药物剂量和药代动力学参数的比较
曲坦类药物在健康志愿者和偏头痛患者体内的药代动力学参数[a],[214-227]

药物	剂量和给药途径	T_{max}/h	C_{max}/h	生物利用度/%	$t_{1/2}$/h	AUC/ μg·L^{-1}·h^{-1}	血浆蛋白结合率/%
阿莫曲坦	12.5~25mg 口服	1~3	—	≈70	3~4	—	≈35
依曲普坦	20~40mg 口服	2	—	≈50	≈4	—	≈85
夫罗曲坦	2.5mg 口服	3	4.2/7[b]	29.6	25.7	94	≈15
	40mg 口服	5	24.7/53.4[b]	17.5	29.7	881	
那拉曲坦	2.5mg 口服	2	12.6	74	5.5	98	≈28
利扎曲坦	5~10mg 口服	1~1.5,3.2[c]	—	45	2~3	—	14
舒马曲坦	6mg 皮下	0.17	72	96	2	90	14~21
	100mg 口服	1.5	54	14	2	158	—
	20mg 鼻内	1.5	13	15.8	1.8	48	
	6.5mg/4h 经皮	1.1	22	—	3.1	110	14~21
佐米曲坦	2.5mg 口服	1.5,3[c]	3.3/3.8[b]	39	2.3/2.6[b]	18/21[b]	≈25
	5mg 口服	1.5,3[c]	10	46	3	42	
	5mg 鼻内	3	3.93[d]	102[e]	≈3	22.4[d]	

[a] AUC(药时曲线下面积);C_{max},最大药物浓度;T_{max},最大药物浓度的时间;$t_{1/2}$,半衰期。
[b] 分别为男性和女性的数据。
[c] 口腔崩解片。
[d] 基于2.5mg剂量的值。
[e] 与口服片剂相比。
来源:Facts & Comparisons. eAnswers. http://online.factsandcomparisons.com/MonoDisp.aspx? monoID=fandc-hcp10008#fandc-hcp10008. b11. Accessed June 16,2015.

舒马曲坦

舒马曲坦（sumatriptan）是曲坦类药物的原型，有几种剂型可供选择，包括口服片剂、鼻喷雾剂和皮下注射剂（笔式装置和无针头溶液）。最近的一项分析证实了与安慰剂对比舒马曲坦剂量和制剂的疗效，然而，皮下给药产生更强的镇痛效应[65]。偏头痛的强度和相关症状（如恶心和呕吐的严重程度，早发性恶心）影响制剂的选择。对于在急性发作期间恶心、呕吐的患者，优选皮下和鼻内剂型。这两种制剂起效都较快。皮下注射后 10 分钟内和喷鼻后 15 分钟内头痛强度减轻。口服舒马曲坦（剂量为 25mg、50mg 和 100mg）与安慰剂相比在 2 小时内头痛缓解的有效率更高[66]。舒马曲坦 50mg 和 100mg 4 小时内头痛缓解效果优于安慰剂[66]。舒马曲坦比较疗效的研究结果各有优缺点。皮下注射舒马曲坦比二氢麦角胺（DHE）鼻喷雾更有效，起效更快[67]。与皮下注射 DHE 相比，皮下注射舒马曲坦在 1 小时和 2 小时更有效，但两种治疗在 3 小时和 4 小时同样有效[68]。在这项试验中，皮下注射 DHE 的 24 小时头痛复发率更低[68]。经鼻给药支持舒马曲坦在给药后 60 分钟缓解头痛及相关症状（如恶心）的有效性[69]。据报道，与阿莫曲坦（almotriptan）[70]和佐米曲坦（zolmitriptan）[65]相比效果相似，与依曲普坦（eletriptan）[71]和利扎曲坦（rizatriptan）[65]相比疗效较低。

不良反应

尽管舒马曲坦耐受性良好，但不同剂型的不良反应存在差异。总的说来，口服和鼻用舒马曲坦制剂的全身不良事件发生率均较低。口服舒马曲坦的不良反应包括头晕、疲劳、恶心和呕吐[66,72]，而鼻内给药可能引起异味和鼻腔不适[73,74]。肠外给药与注射部位的瘀青、发红和不适有关[75]。由于使用曲坦类药物有引起血管收缩的风险，心血管疾病或有相关危险因素的患者需要特别注意。尽管心血管不良事件发生率较低[76]，舒马曲坦不应该用于未控制的高血压、外周或脑血管疾病、Wolff-Parkinson-White 综合征或与其他心脏辅助传导通路障碍相关的心律失常、冠状动脉疾病、既往心肌梗死、变异型心绞痛或冠状动脉痉挛。舒马曲坦引起的的冠状动脉痉挛已经在变异型心绞痛患者中得到证实，这种效应可能是通过 1B 受体亚型介导的[77]。在曲坦类药物给药之前，有潜在心脏风险的患者，建议进行基线心电图检查。对于那些没有心血管危险因素但服用曲坦后出现胸闷的患者，可以考虑采用这样的干预措施[78]。对于有心脏病危险因素但被认为适合治疗方案的患者，应在医疗监督下进行初始给药。

药物相互作用

与舒马曲坦有关的潜在药物相互作用集中在 5-羟色胺能活性的调节，表现为 5-羟色胺综合征的风险增加以及可能导致加重血管收缩。舒马曲坦和麦角衍生物、选择性 5-羟色胺再摄取抑制剂（SSRIs）、锂或单胺氧化酶抑制剂（MAOI）同时使用时，存在 5-羟色胺综合征的可能性[79]。2006 年美国 FDA 的一份咨询报告进一步强调了谨慎曲坦类与 SSRIs 或 5-羟色胺-去甲肾上腺素再摄取抑制药（SNRIs）联合使用的必要性，并考虑风险与效益的关系[80]。

患者 L. P. 的用药包括用于治疗 GAD 的文拉法辛（一种 SNRI），然而，这并不排除使用曲坦类药物治疗偏头痛的可能性。临床医生应评估整个治疗方案，以确保所有适应证的最佳管理。如果认为添加曲坦类药物是适当的，应教育 L. P. 了解潜在的相互作用和联合用药的临床意义。由于 L. P. 已经尝试过用传统镇痛药进行治疗，所以她可能是开始使用舒马曲坦的候选人。

案例 58-1，问题 8： 在年度体检中，患者 L. P 报告说，用舒马曲坦治疗偏头痛取得了成功，但注意到通常需要两剂才能缓解症状。她询问，另一种曲坦类药物是否更有效。第二代曲坦类药物与舒马曲坦相比如何？是否有另一种曲坦类药物适合 L. P. 的替代治疗？

第二代曲普坦类药物

第二代曲坦类包括佐米曲普坦（almotriptan）、那拉曲坦（eletriptan）、利扎曲坦（fro vatriptan）、阿莫曲坦（rizatriptan）、弗罗曲坦（naratriptan）和依曲普坦（zolmitriptan）。所有曲坦类药物在疗效方面都显示出优于安慰剂[62,81]。这些药物的药代动力学特征和治疗头痛复发的效果有所不同[60,82]。与那拉曲坦和弗罗曲坦相比，佐米曲普坦，利扎曲坦，依曲普坦和阿莫曲坦治疗后头痛复发的可能性更高，前两者的起效较慢，复发风险较低[60,82]。特别是那拉曲坦由多种同工酶代谢，无强大的酶抑制或诱导潜力，CYP 诱导的相互作用的可能性小[83]，而弗罗曲坦经历 CYP1A2 代谢和肾脏排泄双重消除途径。相对于舒马曲坦，第二代曲坦类药物口服生物利用度增加[83]。

Meta 分析为曲坦类药物的比较提供了思路。关于在服药 2 小时的头痛反应，以舒马曲坦 100mg 作为参照，依曲普坦 80mg 和利扎曲坦 10mg 的反应率较高，而依曲普坦 20mg、弗罗曲坦 2.5mg 和那拉曲坦 2.5mg 的反应率低于舒马曲坦[83]。在评估止痛持续时间时，观察到利扎曲坦 10mg、依曲普坦 80mg 和阿莫曲坦 12.5mg 的疗效更好[83]。在以舒马曲坦 50mg 作为参照的平行小组研究中，阿莫曲坦 12.5mg 的疗效终点出现了相反的结果[84]。进一步比较了 74 项随机试验发现，在曲坦类药物中，依来曲普坦在 2 小时和 24 小时产生无痛状态的潜力最大[85]。利扎曲坦（2 小时）和佐米曲普坦（24 小时）进一步观察到较好的疗效[85]。利扎曲坦和弗罗曲坦对比，在 2 小时时的两者止痛效果类似，在 4 小时时弗罗曲坦的效果更佳[86]。近来，有关偏头痛的研究中采用止痛效果和不良反应发生率作为治疗终点[87-90]。在欧洲多中心试验中，以这个终点作为比较佐米曲普坦（2.5mg）和阿莫曲坦（12.5mg）疗效的主要指标，两药都被认为同样有效[87]。

药物相互作用

在曲坦类药物理论上的相互作用风险和临床实践中观察到的相互作用风险之间取得平衡是一个挑战，尤其是因为它与 5-羟色胺综合征的风险有关[80,91,92]。对于患者 L. P. 来说，曲坦类与文拉法辛（SNRI）、左炔诺孕酮/炔雌醇（口服避孕药）之间存在潜在的药物相互作用。已观察到,由于经 CYP1A2 代谢,口服避孕药可使弗罗曲坦的 AUC 轻微增加[93]。对帕罗西汀与利扎曲坦[91]及氟西汀与佐米曲坦[91]联合用药的前瞻性研究,未发现 5-羟色胺综合征的病例。这些研究与曲坦类与 SSRIs 或 SNRIs 联合用药的 5-羟色胺综合征的报道形成对比[41]。根据患者 L. P. 的用药情况,不应排除使用曲坦类药物。然而,有必要对她进行教育,告知她潜在的药物相互作用。

利扎曲普坦和佐米曲普坦暴露增加,是由 MAO 抑制引起的[92]。抑制 CYP3A4 促进了依曲普坦和阿莫曲坦的增加[92,94]。可以认为患者 L. P. 是曲坦类药物的合适候选人。虽然她报告了偏头痛相关的症状,但这些症状(如恶心和呕吐)的发作速度不那么明显,应该与患者讨论。这些信息对于选择最佳配方很重要。非口服制剂可以推荐用于早发性呕吐。虽然疗效减退与停用曲坦类药物有关,但在停药前使用曲坦类药物已经持续了数年[95]。用一种曲坦类药物替换另一种曲坦类药物的证据有好有坏。如果使用一种曲坦类药物治疗的效果不理想,可以使用另一种曲坦类药物[82]。然而,最近评估这种变化的影响的证据并没有显示出有实质性的好处[96,97]。

> 案例 58-1,问题 9:患者 L. P. 注意到有时候偏头痛发作时恶心和呕吐很严重,并询问了麦角生物碱和止吐药的使用情况。麦角生物碱和/或止吐药在偏头痛治疗中的作用是什么?

麦角生物碱

与曲坦类药物相比,麦角生物碱(ergot alkaloids)对 5-HT_{1A}、5-HT_{1B} 和 5-HT_{1D} 具有较强的受体激动作用[98]。此外,这些药物对 5-HT_{1F}、α 受体和多巴胺受体也有活性[98,99]。这种药理学性质与曲坦类不同。因为曲坦类对多巴胺受体或 α-受体不起作用[98]。麦角生物碱的作用是多方面的,可阻断神经肽的释放、刺激丘脑腹后内侧和阻断传入信号在三叉神经回路中的传导[98]。虽然麦角生物碱治疗偏头痛有一定的疗效,但曲坦类药物更有针对性的药理学特性获得青睐[82,100,101]。

与安慰剂相比,经鼻给药的二氢麦角胺(dihydroergotamine,DHE)在减轻疼痛和改善功能状态方面均有显著效果[102]。DHE 2mg 给药后 4 小时,70% 的受试者头痛得到缓解,而安慰剂组只有 28%[102]。与舒马曲坦相比,DHE 在 4 小时时间点药效水平得到了进一步的证实[103]。皮下注射 DHE 1mg 或舒马曲坦 6mg 有类似的止痛效果[103],给药后 1 小时功能的改善,2 小时疼痛缓解的患者比例支持舒马曲坦[103]。使用 DHE 的患者,恶心、呕吐和注射部位疼痛不良反应更为明显,而舒马曲坦发生胸痛更为常见[103]。DHE 经口吸入制剂(TEMPO 吸入器)是一种新型无创给药系统[104,105],与安慰剂相比,FREEDOM-301 研究显示出优势,可以缓解疼痛,减轻畏光、畏声和恶心[104],相关的不良反应包括产品的味道和恶心,分别为 6% 和 4%[104]。这个给药系统尚未投放市场。

外周和脑血管疾病、肾脏和肝脏疾病及败血症和心脏病等是麦角生物碱的禁忌证[98,100]。此外,由于有可能引起子宫收缩并可分布到母乳中,在怀孕和哺乳期间禁用[98,106]。对于有高血压病史的患者,在考虑使用这些药物治疗偏头痛之前,确定血压是否得到了适当控制是很重要的,因为这些药物可能会导致周围动脉收缩[107]。与麦角胺相比,DHE 对血压的影响更为多变[107]。

不良反应

恶心是麦角生物碱最显著的不良反应[107],这种反应与剂量相关,与 5-HT_2 和 5-HT_3 受体激活有关[60]。鼻内 DHE 和经口吸入 DHE 与长期的鼻塞[60]和味觉改变有关[104],肠外给药与头晕和腿部痉挛有关[107]。

止吐药

在大多数患者中,曲坦类药物可有效缓解偏头痛相关的恶心,因此,通常不需要特殊的止吐治疗。然而,如前所述,持续性恶心在使用麦角胺进行急性偏头痛治疗的患者中更为常见。这些患者及接受曲坦类药物治疗患者中,如果恶心症状未完全缓解,应考虑辅助止吐治疗。最近的一项比较试验的结果表明,丙氯拉嗪 10mg 静脉注射与甲氧氯普胺 20mg 静脉注射治疗恶心的效果相似[108]。甲氧氯普胺在剂量范围低端(10mg)的疗效已得到证实,但较高的剂量(20~40mg)与改善预后无关[109]。

> 案例 58-1,问题 10:除了曲坦类药物和麦角衍生物,还有哪些药物可用于门诊治疗急性偏头痛?

非甾体抗炎药和联合镇痛药

许多非甾体抗炎药和含有咖啡因的联合镇痛药已被证明对治疗急性偏头痛有效[110,111]。在双盲安慰剂对照试验中,阿司匹林、布洛芬、萘普生和含有对乙酰氨基酚、阿司匹林和咖啡因的复方镇痛药显示出显著的临床获益[47,111,112]。与安慰剂相比,酮洛芬 75mg 或 150mg 对减轻偏头痛的严重程度有较好的疗效[113]。

> 案例 58-1,问题 11:患者 L. P. 报告说,她的偏头痛治疗靠服用那拉曲坦 2.5~5mg/次获得成功。大部分发作使用较低的剂量即可解决。选择那拉曲坦是基于复发的可能性较低。但是,在过去几天里,L. P. 经历了一次严重的偏头痛,用那拉曲坦治疗没有成功。她现正在附近的医院寻求治疗,并被诊断为偏头痛。L. P. 偏头痛状态最合适的治疗方法是什么?

难治性偏头痛

偏头痛持续状态或顽固性偏头痛的特征是头痛持续时间延长,超过 72 小时[5]。典型的治疗策略通常需要用麦角衍生物、舒马曲坦或阿片类镇痛药进行补液和肠外治疗。

二氢麦角胺

二氢麦角胺(DHE)间歇给药或持续给药治疗难治性

偏头痛显示出疗效[114]。DHE 成功地解决了头痛症状,避免了为达到同样目的而使用皮质类固醇和阿片类药物。对于恶心,应使用辅助止吐药[114,115]。

舒马曲坦

舒马曲坦(sumatriptan)6mg 皮下注射,也能有效地治疗偏头痛[41]。如果第一次注射后 1 小时内未缓解症状,可以进行第二次注射。但在麦角生物碱给药后 24 小时内,不应该使用舒马曲坦,因为它可能延长血管痉挛反应。

奋乃静

奋乃静(prochlorperazine)偏头痛相关的恶心有效,对于顽固性偏头痛,奋乃静静脉注射有效[47,114,116]。在随机对照试验中,急诊科治疗急性偏头痛,奋乃静 10mg 静脉注射比安慰剂、甲氧氯普胺(metoclopramide)、酮洛拉克(ketorolac)和丙戊酸静脉注射更有效[116]。

皮质类固醇

地塞米松(dexamethasone)胃肠外给药可用于顽固性偏头痛的治疗[114]。在一组偏头痛症状超过 72 小时的患者中,与安慰剂比较,更多的患者在地塞米松胃肠外给药后达到了无痛状态[117]。此外,在接受地塞米松标准急性治疗后,患者头痛的复发率较低[118]。患者 L.P. 可以使用二氢麦角胺、舒马曲坦、丙氯拉嗪或甲氧氯普胺治疗,因为与其他治疗方案相比,显示了出疗效和耐受性[119]。

> **案例 58-1,问题 12:** 患者 L.P. 在回访保健医生期间报告说,大部分偏头痛发作已经成功地使用那拉曲坦治疗。虽然有效,但她表达了对发作频率的关注,注意到在某些情况下,她每周使用那拉曲坦 3 次。她的保健医生正在考虑预防性治疗,并打算开具普萘洛尔。普萘洛尔对 L.P. 是合适的选择吗?

预防性治疗

使用标准

偏头痛预防性治疗的相关性并不仅仅因为患者的一个共同特征而被削弱。相反,偏头痛对个体患者的影响需要评估。有关患病率的估计表明,只有一小部分患者(约 5%)接受预防性治疗[120]。预防性治疗的目标包括减少偏头痛发作频率和严重程度,增强对急性治疗的反应,以及日常功能的普遍改善[120]。先前的标准已经将偏头痛发作的频率(每月 2 次或更多次发作)作为原则考虑因素。对这种治疗的进一步指导还应该包括与发作相关的工作能力下降、急性治疗失败或过度使用急性治疗的记录、急性治疗引起的不良反应或更复杂的病理性偏头痛(如基地动脉型,先兆延长)[120,121]。优化预防性治疗可能需要 2~3 个月的窗口期。这成为一个重要的考虑,向患者传达传达的重点是保持依从性。用于偏头痛预防性治疗的药物通常分为降压药、抗抑郁药或抗惊厥药,还包括非处方药。由于缺乏药物

之间比较或交叉设计的研究,对预防性治疗相关证据的评估往往具有挑战性。

美国头痛联盟(US Headache Consortium)通过美国神经病学学会发表了一份基于证据的偏头痛预防性治疗指南[120]。美国神经病学学会和美国头痛学会联合小组提供了进一步的证据[122]。偏头痛的预防是一个领域,药品超说明书使用是一个特别常见的实际问题。美国食品药品管理局(FDA)仅批准了部分药物用于偏头痛的预防,包括普萘洛尔、噻吗洛尔、托吡酯、丙戊酸或双丙戊酸钠,以及肉毒毒素 A。肉毒毒素的批准是在治疗慢性偏头痛的范围内。虽然曲坦类药物未经 FDA 批准用于偏头痛预防,但弗罗曲坦,那拉曲坦和佐米曲坦被认为适用于月经期偏头痛预防治疗的超说明书用药。

普萘洛尔

证据支持普萘洛尔在偏头痛预防中的安全性和有效性[120-123]。其作用机制各种各样,包括中枢儿茶酚胺调节[124]和与 5-羟色胺受体的相互作用[124,125]。在动物模型中,普萘洛尔对皮质扩散抑制也有抑制作用[124,126]。在一项小型偏头痛研究中,普萘洛尔通过对血管张力的作用降低了脑血管的反应性[127]。对于 L.P. 可以考虑使用普萘洛尔预防偏头痛,因为在她的病史中没有禁忌证。限制继续使用的因素可能是不良反应,包括嗜睡、疲劳和睡眠障碍[122,128]。作为普萘洛尔的替代品,美托洛尔同样适用于 L.P.。与阿司匹林[122,129]或普萘洛尔[120]的比较表明美托洛尔是有效的。美托洛尔进一步与奈比洛尔进行了比较,虽然在偏头痛预防性治疗方面同样有效,但奈比洛尔的耐受性更好和更容易滴定[130]。

剂量

普萘洛尔预防偏头痛的初始剂量为口服 20mg,每日 2~3 次,逐步滴定(每周)。根据患者的耐受性,按照 80~160mg/d,分 2~4 服用[121]。一旦确定了控制头痛所需的普萘洛尔日剂量,可以转换为长效口服剂型(如 Inderal LA)来改善患者的依从性。

先兆性偏头痛

> **案例 58-2**
>
> **问题 1:** 患者 V.M.,女性,24 岁,她向保健医生报告,有 3 个月的"搏动"头痛病史。虽然 V.M. 在过去曾报告,"断断续续"地出现过紧张型头痛,但最近头痛的特征有所不同,伴有早发、严重的恶心和呕吐,先出现"闪光"和单侧面部"麻木";"麻木"和视觉闪光通常在 30 分钟后消失,随后不久就出现头痛。她曾服用萘普生或布洛芬治疗近期的发作,但均无效。MIDAS 评分为 11 分。既往病史包括甲状腺功能减退症,每日口服左旋甲状腺素 100μg 治疗,有紧张型头痛史。近 5 年来,她的用药还包括口服避孕药诺孕酯/炔雌醇。她称自己"偶尔吸烟",并否认饮酒或吸食违禁物质。哪些信息与 V.M. 先兆性偏头痛的诊断相一致?

虽然头痛的"搏动"特征和相关的胃肠道（GI）症状与偏头痛一致，视觉障碍（闪光）和感觉障碍（麻木）的存在与先兆性偏头痛的诊断相关。确定这一诊断的相关信息为至少两次发作，包括伴随的先兆症状、先兆症状的持续时间、先兆后出现头痛的演变过程以及头痛的单侧性[5]。

神经胶质和神经元的去极化，皮质扩散抑制的特征，已被认为与先兆相关[20,131]。有人提出，先兆的病理基础涉及三叉神经血管回路神经元水平的间隙连接调节[20]。大约三分之一的偏头痛患者有先兆，视觉现象通常是最常见的先兆特征[131]。值得注意的是视觉效应是多种多样的，可能包括闪烁的光，波动的线条或局部区域失明（盲点）[132]。此外，文献中描述了"视觉雪花"效应，与电视出现的干扰相似[133]。尽管视觉现象最为普遍，但感觉障碍（如麻木和针刺感）也可能构成先兆[5]。在 V. M. 的病例中，先兆包括视觉和感觉障碍，再加上其他症状（如搏动性头痛），故有先兆偏头痛的诊断是合适的。偏头痛的先兆与偏头痛演变之间的时间关系是进一步考虑的因素之一。虽然 V. M. 报告了先兆期后偏头痛的演变，但有证据支持先兆期出现的典型的偏头痛症状[134]。

案例 58-2，问题 2：V. M. 正在经历的偏头痛是否应该按照阶梯治疗或分步治疗模式进行治疗？

在分步治疗模式下，常规镇痛药物被认为是主要疗法。阶梯治疗是根据患者的需要来选择治疗方案[61]。V. M. 报告用常规药物（如萘普生或布洛芬）进行自我治疗但未充分缓解疼痛。进一步考虑到 V. M. 的 MIDAS 评分与"中度"残疾相符，以及报道的 MIDAS 评分与年龄的差异[34]，阶梯治疗模式更可取。

案例 58-2，问题 3：V. M. 此前曾接受过口服避孕药相关的心血管风险的咨询，并考虑到她的偏头痛诊断问题是否面临更大的风险。口服避孕药是否适合 V. M.？

在男性、45 岁以上的女性和无先兆偏头痛女性中，未发现中风的风险持续增加[135]。在诊断为有先兆偏头痛的患者中，缺血性卒中的风险增加了两倍[136]。这项 meta 分析的另一项发现支持使用口服避孕药的偏头痛患者中风风险增加[136]。世界卫生组织认为，任何年龄患有先兆偏头痛的女性都是使用复方口服避孕药的绝对禁忌证[51]。美国妇产科医师学会的指南允许患有先兆偏头痛的女性使用复方口服避孕药，只要她们没有局灶性神经系统症状，不吸烟，且年龄小于 35 岁[51]。V. M. 称自己"偶尔吸烟"，因此相关的管理策略包括讨论其他避孕方法和/或戒烟计划。

案例 58-2，问题 4：对于 V. M. 偏头痛的急性处理，最合适的建议是什么？

考虑到症状的严重性和过去使用常规镇痛药的治疗经

验，优先选择偏头痛靶向治疗（如麦角生物碱，曲坦类）。同样重要的是存在严重的早发性恶心，因此，建议采用非口服给药。舒马曲坦和佐米曲坦均有非口服制剂，并且认为均适合于 V. M. 。在选择麦角生物碱作为主要治疗手段时，一个限制因素是药物相关性恶心反应[107]。

案例 58-2，问题 5：V. M. 向她的 PCP 报告说，使用佐米曲坦治疗偏头痛获得了成功，但偏头痛的发作频率仍然成问题，每月发作 4~5 次，导致她误工。她的 PCP 正在考虑预防性治疗，但不喜欢开具普萘洛尔。可以使用哪种药物来预防 V. M. 的偏头痛？

阿米替林

阿米替林（amitriptyline）是预防偏头痛合适的一线治疗选择[121,137]，其效果与抗抑郁活性无关[138-140]。已论证三叉神经元钠电流的阻滞和 5-HT 再摄取的阻断[141]是治疗偏头痛潜在疗效的基础[140]，虽然机制尚未完全阐明。阿米替林治疗与 MIDAS 评分的显著改善相关[142]，该疗效经 45 日治疗周期得到证明[142]。特别适用于 V. M. 的情况。阿米替林治疗紧张型头痛也有明显获益[9]，使其成为两种头痛类型患者的可行选择。在各种研究中，阿米替林与普萘洛尔、丙戊酸钠和托吡酯进行了比较。一项比较缓释双丙戊酸盐与阿米替林的随机试验（每个治疗组 150 名受试者）得出了相似的疗效。以 6 个月的头痛频率来衡量，在 3 个月时阿米替林的效果不如双丙戊酸[143]。两项独立的研究对阿米替林和托吡酯进行比较[144,145]，以每月偏头痛发作率作为主要疗效指标，每种药物 100mg 剂量被证明具有可比性和相似的耐受性[144]。一项小样本的研究报告了类似的结果，但是阿米替林和托吡酯联合治疗作为第三治疗组单独评估[145]，注意到与任一单药治疗组相比，联合治疗组受试者的满意度更高[145]。

剂量

阿米替林的初始剂量为睡前口服 10~25mg。该剂量可以每周增加 10~25mg，直到最大剂量 150mg/d。虽然普遍耐受，但阿米替林治疗引起的常见不良反应包括嗜睡、抗胆碱能作用和体重增加[143-145]。

托吡酯

托吡酯被认为是偏头痛预防的一线药物[121,137]。除了上述与阿米替林的比较外，前瞻性研究还报道了托吡酯与丙戊酸钠的疗效相似[146-148]。三项大型随机安慰剂对照试验证明了该药物在减少发作次数方面的功效[149]，初始剂量为 25mg/d[144,145,150]，目标剂量 100mg/d[144]和 200mg/d[150]，证据支持剂量滴定至 100mg 的最佳结果[148,151]。进一步滴定至 200mg 未显示出比 100mg 更好的结果[148,152]。感觉异常、疲劳、体重减轻、记忆力下降和注意力缺失被认为与托吡酯治疗有关[144,145,153]。

丙戊酸钠

丙戊酸钠(valproate)和双丙戊酸钠(divalproex sodium)被批准用于偏头痛的预防,是可行的预防治疗选择[111,137]。一种双丙戊酸缓释制剂已证明其相对于安慰剂的疗效[154]。与活性对照物普萘洛尔[155]和托吡酯[147]的疗效相当。在选择丙戊酸用于育龄妇女治疗时,必须谨慎评估,因为它可能对认知发育产生有害影响[156]。

剂量

双丙戊酸钠延迟释放制剂或缓释制剂(例如 Depakote 或 Depakote ER)可用于预防,后者优点是只需每日给药 1 次。延迟释放制剂的初始剂量为 250mg,口服,每日 2 次,而缓释制剂每日 500mg/d。与丙戊酸盐治疗相关的不良反应包括脱发、恶心、嗜睡和体重增加[147],潜在的肝毒性和胰腺炎限制了其应用[157]。

加巴喷丁

加巴喷丁(gabapentin)具有调节 Ca^{2+} 通道,增加中枢 GABA 浓度,并与加巴喷丁结合蛋白结合的复杂机制[158]。一项与安慰剂对照的随机试验显示,加巴喷丁 2 400mg/d 在 4 周内减少偏头痛的发生率具有优越性[158]。与严重程度、功能能力、持续时间和先兆严重程度相关的次要结果未在治疗组之间产生显著差异[158]。

坎地沙坦

坎地沙坦(candesart)是一种血管紧张素Ⅱ-1 型(AT₁)受体拮抗药,根据对 57 例患者的意向治疗分析,在随机安慰剂对照交叉试验中显示对偏头痛的预防有效[159]。坎地沙坦对于偏头痛发作的频率(天数)和持续时间(小时数)的结果是有利的[159]。虽然眩晕是与治疗相关的见最常见的不良事件,但是这种影响和任何其他不良后果与安慰剂均无显著差异[159]。

托那博沙

由于皮质扩散抑制(CSD)和间隙连接调节都与偏头痛先兆有关[20,131],CSD 的抑制构成了一种潜在的治疗方法[160,161]。托那博沙(tonabersat)的功能是作为间隙连接阻断剂[161]。与安慰剂的比较结果是混合的[160,162,163],对有先兆偏头痛有特效[160]。目前,托那博沙是一项研究性治疗。

非甾体抗炎药

与一线药物相比,预防性治疗的有效性被认为是有限的[121]。NSAIDs 作为月经期偏头痛的短期治疗可能有效[121]。

在为 V. M. 选择替代预防药物时,证据支持使用选择性 β-受体阻断药(如美托洛尔)、阿米替林或托吡酯。在所有这些情况下,应该就剂量滴定、不良反应以及允许有足够的试验时间充分确定疗效等问题向 V. M. 提供咨询。

药物过度使用

案例 58-3

问题 1:L. D. 是一名 39 岁的女性,患有偏头痛(无先兆)和紧张型头痛 7 年,她来到诊所要求开阿莫曲坦。她报告说,她的"搏动"和"沉闷、压力感"头痛的频率有所增加,最近她难以区分这两种类型。在过去的两个月里,她只有 5 日没有头痛,而且作为杂志编辑工作效率低下。她每周服用 4~5 片阿莫曲坦,多次发作时还需要服用萘普生,这是她买的非处方药(OTC)。在过去的 1 个半月里,她要求为阿莫曲坦加量 2 次。药物过度使用在症状恶化中的作用是什么? L. D. 中的这种情况该如何处理?

药物过度使用(medication overuse)的定义为每个月使用曲坦类、麦角生物碱、阿片类镇痛药或联合镇痛药≥10 日(使用简单 OTC 镇痛药的标准是每个月≥15 日)[137],经常发生在偏头痛和紧张型头痛患者中[164]。药物过度使用引起头痛的病理生理学是多方面的,与神经解剖结构中的代谢减退[164,165]、神经化学改变(如食欲素 A、促肾上腺皮质激素释放因子)[166]、受体表达和神经肽水平的改变(如 CGRP 增加)有关[167]。慢性头痛通常兼有偏头痛和紧张型头痛的特征[168]。L. D. 有药物过度使用引起头痛的许多特征。她报告说,头痛的频率增加到几乎每日都有发作,她也不再能够区分偏头痛和紧张型头痛。应该安排实验室检查以评估 L. D. 的肾功能和肝功能,并应询问她是否出现胃肠道不适、急性出血或粪便颜色变化。一般而言,接受顿挫止痛药物治疗的患者,应该建议限制这些药物的使用,每周不超过 2 次[121]。药物戒断程序的设计可以是逐渐减少或突然停药。用于阿片类药物、巴比妥类药物或苯二氮䓬类药物过度使用,推荐使用逐渐减少的戒断程序[168]。可以认为突然停药适用于曲坦类和非阿片类镇痛药[168]。对于 L. D.,建议讨论停药策略。这种干预措施已经在减少头痛方面取得了成效[169,170]。此外,可以考虑预防性治疗,托吡酯在这方面已经证明有效[168,171]。

丛集性头痛

丛集性头痛(cluster headache)是一种不常见的头痛疾病(估计患病率为 0.07%~0.4%),其名称来源于头痛复发的特征模式,往往在相对较短时间(如几周或几个月)内每晚都发生头痛,随后长时间完全缓解[172]。丛集性头痛在男性中更为常见,平均发病年龄在 30 岁左右[173]。

丛集性头痛的特征是严重的单侧疼痛,可能被描述为一种搏动或灼烧感,通常涉及眼眶、颞部或上颌骨区域[5,174]。除了疼痛外,丛集性头痛通常还涉及自主神经功能(如缩窄、鼻塞、上睑下垂和流泪)。

病理生理学

丛集性头痛的病理包括副交感神经递质输出的刺激、

下丘脑功能的紊乱和血管舒张[177,176]。这种病理也包括睾酮水平变化[175]、褪黑激素[175]和对促甲状腺素释放激素的反应减弱的结果。在丛集性头痛的背景下，对松果体功能的评估显示，在一系列血浆褪黑素采样中出现异常，反映为峰值减少[177]。病理学还包括海绵窦水平的血管造影改变和副交感神经和交感神经功能的相互作用[178]。

体征和症状

案例 58-4

问题 1：R. H. 是一名 31 岁男性，有 3 年的阵发性丛集性头痛病史。在过去的 1 年里，他一直没有头痛，但今日说头痛再一次出现了。他报告右侧眼眶后疼痛突然发作，偶尔叠加的刀戳样"刺痛"，几分钟内强度加剧，持续约 90 分钟，然后头痛逐渐消退。相关症状包括右侧流泪、结膜充血和流鼻涕。他否认在发作期间有任何头痛或胃肠不适的预感。丛集性头痛时的体格检查显示右眼睑下垂和瞳孔缩小。R. H. 的丛集期持续约 2 个月，通常每年复发 1~2 次。这次丛集期的第 1 次头痛将他从短暂的小睡中惊醒。R. H. 预计每日会遭受 1~2 次这样的头痛，因为这是每个丛集期的常见模式。先前的丛集性头痛可以用阿司匹林和可待因 30mg 进行对症治疗。然而，R. H. 报告说这种治疗方法只是适度缓解。R. H. 的既往史无特殊。他不吸烟，但偶尔社交饮酒。在这种情况下，哪些主观和客观的证据与丛集性头痛的诊断一致？

R. H. 的性别、发病年龄、头痛的性质和强度、头痛发作的周期性以及相关症状都支持丛集性头痛的诊断。在丛集性头痛发作之前可能有先兆，然而，这种效应只发生在小部分患者身上[174,179]。丛集性头痛的发作时间是可变的，从数周至数月，缓解期有可能延长[5]。R. H. 的头痛性质（剧烈，持续性疼痛）、部位（单侧）、进化和消退模式（几分钟内恶化，90 分钟内消退）以及发作周期（每日发生 1~2 次，持续约 2 个月，然后持续 1 年左右的缓解期）均与丛集性头痛的常见特征相符。R. H. 报告的头痛发作期间的相关症状（如流泪、流鼻涕和结膜充血）和胃肠道或神经紊乱也符合丛集性头痛的诊断。

案例 58-4，问题 2： 在 R. H. 当前丛集性头痛期间，个体化对症治疗有哪些可用的顿挫措施？

顿挫疗法

丛集性头痛的顿挫疗法（abortive therapy）可选用舒马曲坦皮下注射、佐米曲坦鼻喷剂和吸氧[180,181]。在这些药物中，首选舒马曲坦皮下注射给药。

舒马曲坦

舒马曲坦（sumatriptan）6mg 皮下注射治疗丛集性头痛，可在 15 分钟内降低 74% 的发作严重程度，而安慰剂治疗为 26%[182]。额外注射 6mg 似乎不能更多地减轻头痛[182]。

然而，对于初次使用舒马曲坦缓解后头痛复发的患者，第 2 次注射通常是有用的[176]。在丛集性头痛发作期间，舒马曲坦每日使用不应超过 2 次。

一项随机多中心试验显示，与安慰剂相比，舒马曲坦（20mg）鼻内给药后 30 分钟，头痛明显减轻[183]。次要结局指标包括相关症状的消退，同样支持舒马曲坦[183]。

吸氧

对于丛集性头痛频繁发作的患者，吸氧可能有用，否则这些患者会超过舒马曲坦的最大剂量限制[172]。氧气的作用机制尚不清楚，但可能与直接的血管收缩作用有关[172]，临床试验数据相混杂。在一项对 57 例丛集性头痛患者的试验中，与安慰剂相比，以 12L/min 流量吸入纯氧，能在 15 分钟内达到无痛状态[184]。一项双盲安慰剂交叉对照研究，高压氧治疗丛集性头痛与安慰剂相比没有显著的有益效果[185]。

佐米曲坦

两项对照试验证实了鼻内佐米曲坦（zolmitriptan）对丛集性头痛的急性治疗效果。在这两项研究中，使用佐米曲坦 5mg，丛集性头痛缓解率分别为 40% 和 50%，佐米曲坦 10mg 的缓解率分别为 62% 和 63%[181,186]。

其他治疗干预

皮下注射生长抑素类似物奥曲肽（octreotide）相对于安慰剂具有更好的疗效[187]。除了 30 分钟后头痛缓解外，奥曲肽还可以改善丛集性头痛相关症状[187]。替代治疗干预措施包括鼻内辣椒素[188]，可卡因和利多卡因局部给药[189]。R. H. 急性丛集性头痛的合理治疗选择包括皮下注射舒马曲坦、吸氧和鼻内使用佐米曲坦。对于许多患者来说，吸氧是一种不太方便的治疗方法，因为设备不易携带，患者在治疗期间必须静坐。可以根据患者偏好或费用进行选择。

案例 58-4，问题 3： 在丛集性头痛频繁发作期，哪些治疗药物可用于预防头痛？哪个选项最适合 R. H.？

预防性治疗

慢性丛集性头痛发作时应考虑预防措施。预防性治疗的一个重要目标是降低与急性治疗相关的用药过度的风险[175]。

维拉帕米

有证据支持维拉帕米在丛集性头痛预防方面的疗效[174,175,190-192]，每日剂量范围为 240~320mg[175,193,194]。接受维拉帕米维持治疗的患者应进行基线和定期心电图检查[174,175]。这种监测的必要性是因为维拉帕米对心脏传导组织的电生理效应。

碳酸锂

在初级治疗无效或存在禁忌证情况下，支持碳酸锂作为二线用药[191]。双盲交叉研究发现，与维拉帕米的疗效相似，但锂的耐受性不如维拉帕米[195]。与预防丛集性头痛相关的锂血清水平通常为 0.4~0.8mmol/L[182]。除了评估锂血清水平,还需要常规监测电解质及肝、肾和甲状腺功能[191]。

枕下类固醇注射

一项高质量随机对照试验,证实了枕下类固醇注射预防丛集性头痛 26 例的疗效[196]。注射剂包含二丙酸倍他米松 12.46mg、倍他米松磷酸二钠 5.26mg 和 2% 利多卡因 0.5ml 混合液。85% 的患者在注射后 72 小时内头痛缓解(而安慰剂组没有任何缓解)。

托吡酯

托吡酯已显示出对丛集性头痛预防有效[191,197-201]。在一项对接受预防性治疗患者的研究中,托吡酯产生了良好的结果,诱导缓解了超过 50% 的患者[197]。

如果需要在丛集性头痛发作期间抑制头痛,应立即考虑上述附加治疗。通常在对预防药物(维拉帕米和碳酸锂等)的反应已经建立并维持至少 2 周后,可以尝试停止该药物。如果头痛复发,应该重新开始治疗。考虑到患者容易使用和疗效,R. H. 用维拉帕米或托吡酯治疗是合理的。

紧张型头痛

紧张型头痛的患病率尚未明确,但研究显示已高达 78%[5,202,203]。女性受紧张型头痛的影响略大于男性,比例为 5:4[204],紧张型头痛通常是双侧的,其特征是疼痛程度较轻,紧绷感较强[5]。恶心和呕吐并不是紧张型头痛的典型症状,但可能存在畏光或畏声[5]。

头痛频率是紧张型头痛分类的重要决定因素,以头痛天数/月表示[5,202]。发作性紧张型头痛可以是偶发的(<1 日/月)或频繁的(1~14 日/月),而慢性紧张型头痛的阈值为 15 日/月[5,202]。

病理生理学

紧张型头痛的病理学原理被认为是外周和中枢疼痛通路共同作用的结果[205],三叉神经痛觉感受器和颅周肌肉牵拉的调制符合该病理学[205]。

一般治疗和急性期止痛治疗

案例 58-5

问题 1:K. B. 是一名 27 岁的女性,金融分析师,向她的全科医生抱怨说,在她开始目前的工作后,头痛反复发作。在此之前,她经历过罕见的头痛,与周期性压力有关。头痛每年会发生 3~4 次,具有持续的、钝痛或"压迫性"的特征,并且存在于整个头部周围。最近类似的头痛每周发作 1~2 次,通常在下班前出现。疼痛通常持续一整日,但强度不同。偶尔,她早上醒来时也会出现头痛。K. B. 否认与头痛有关的胃肠道和先兆症状。她注意到放松和饮酒似乎可以缓解头痛,但阿司匹林和对乙酰氨基酚无效。她的血压 120/74mmHg,体格检查以及神经系统检查完全正常。应该采取什么措施来缓解 K. B. 的头痛?适当的治疗目标是什么?

K. B. 似乎患频发性发作性紧张型头痛。她报告每月大约有 4~8 次头痛发作,具有紧张型头痛的典型特征。与治疗其他慢性头痛一样,治愈紧张型头痛是不太可能的。K. B. 应该清楚地理解治疗的目标是减少头痛的频率和严重程度。药物治疗和精神放松调节是治疗紧张型头痛的主要手段。

镇痛药

传统镇痛药,包括 NSAIDs,是治疗紧张性头痛的一线治疗药物[202]。最近一篇对 4 项对照试验的 meta 分析支持复方制剂(对乙酰氨基酚、阿司匹林和咖啡因)和对乙酰氨基酚相对于安慰剂的疗效。治疗紧张型头痛,给药后 2 小时达到无痛状态[206];次要终点包括给药后 1 小时的无痛状态、2 小时的头痛反应,以及对日常活动的影响程度,结果与主要结局指标一致[206]。建议使用 NSAID(如布洛芬或萘普生)治疗 K. B. 紧张型头痛可能是适当的,因为她之前对阿司匹林和对乙酰氨基酚的反应欠佳。

案例 58-5,问题 2:K. B. 根据需要每 4~6 小时服用布洛芬 400mg,以缓解反复发作的紧张型头痛。在预定的下一次随访中,K. B. 报告说服用布洛芬可一定程度地缓解头痛,但抱怨即使与食物一起服用,每一次服用布洛芬都会引起胃肠不适。有什么预防药物可用于持续抑制 K. B. 的紧张型头痛?

预防性治疗

预防治疗与频发性、发作性紧张型头痛和慢性紧张型头痛有关[202]。阿米替林已证明对治疗紧张性头痛有效[202,207],与安慰剂相比,每日 75mg 的中位剂量能显著改善头痛指数[207]。与安慰剂相比,米氮平和文拉法辛治疗紧张性头痛均有效[208,209],米氮平的头痛频率、强度和持续时间等指标优势,在有治疗体验的患者中得到了证实[208]。

考虑到 K. B. 的紧张型头痛频率增加以及她对中等剂量布洛芬不耐受,使用阿米替林预防性治疗是合适的。阿米替林的起始剂量为每晚 10mg,每隔 1 周增加 10~25mg,维持剂量为 50mg/d,此时可评估头痛反应,并根据需要增加或减少剂量。如果有效,阿米替林应持续使用 3~4 个月,然后逐渐减少剂量,直至完全停药。如果头痛复发,应该重新开始治疗。如果阿米替林无效,米氮平可作为 K. B. 的二线选择。

跨专业管理

头痛管理包括精神冥想[210]、认知疗法、压力释放[211,212]和针灸[213]等领域的实践。最近的一项研究以头痛频率、严重程度和药物使用为结局指标,评估了精神冥想、世俗冥想(内部和外部聚焦)或肌肉放松的影响,发现了精神冥想对发作频率有良好的影响[210],药物用量的减少同样反映在这个队列中,然而疼痛敏感性或严重程度并无不同[210]。旨在减轻压力的干预措施虽然认为可行,但在头痛严重程度或频率的变化方面未达到统计学意义[211]。

尽管与对照组相比,释放压力对 MIDAS 和 HIT-6 评估有良
好的影响,但其重要性缺乏统计学意义[211]。同样,传统针
灸也可以缓解头痛,然而,为了更好地阐明这种方法对治疗
效果的影响,有必要进行前瞻性试验[213]。

（吴钢、王岩 译，林荣芳、柯璐琳 校，王长连 审）

参考文献

1. Lipton RB et al. Migraine prevalence, disease burden, and the need for preventive therapy. *Neurology.* 2007;68:343–349.

2. Buse DC et al. Sex differences in the prevalence, symptoms, and associated features of migraine, probable migraine, and other severe headache: results of the American Migraine Prevalence and Prevention (AMPP) Study. *Headache.* 2013;53:1278–1299.

3. Burch RC et al. The prevalence and burden of migraine and severe headache in the United States: updated statistics from government health surveillance studies. *Headache.* 2015;55:21–34.

4. Smitherman TA et al. The prevalence, impact, and treatment of migraine and severe headaches in the United States: a review of statistics from national surveillance studies. *Headache.* 2013;53(3):427–436.

5. Headache Classification Committee of the International Headache Society. The International Classification of Headache Disorders: 3rd edition (beta). *Cephalalgia.* 2013;33(9):629–808.

6. Gasparini CF et al. Studies on the pathophysiology and genetic basis of migraine. *Curr Genomics.* 2013;14:300–315.

7. Detsky ME et al. Does this patient with headache have a migraine or need neuroimaging? *JAMA.* 2006;296(10):1274–1283.

8. Lenaerts M, Couch J. Headache. In: Rosenberg RN, ed. *Atlas of Clinical Neurology.* Philadelphia, PA: Current Medicine Group, LLC; 2009.

9. Loder E, Rizzoli P. Tension-type headache. *BMJ.* 2008;336:88–92.

10. Tajti J et al. Migraine is a neuronal disease. *J Neural Transm.* 2011;118(4):511–524.

11. Ashina M. Neurobiology of chronic tension-type headache. *Cephalalgia.* 2004;24:161–172.

12. Panconesi A. Serotonin and migraine: a reconsideration of the central theory. *J Headache Pain.* 2008;9:267.

13. Samsam M et al. Major neuroanatomical and neurochemical substrates involved in primary headaches. In: Flynn CE, Callaghan BR, eds. *Neuroanatomy Research Advances.* New York, NY: Nova Science Publishers; 2010:1–58.

14. Avci AY et al. High sensitivity C-reactive protein and cerebral white matter hyperintensities on magnetic resonance imaging in migraine patients. *J Headache Pain.* 2015;16:9.

15. Eadie MJ. The pathogenesis of migraine-17th to early-20th century understandings. *J Clin Neurosci.* 2005;12(4):383–388.

16. Hadjikhani N et al. Mechanisms of migraine aura revealed by functional MRI in human visual cortex. *Proc Natl Acad Sci U S A.* 2001;98(8):4687–4692.

17. Borsook D, Hargreaves R. Brain imaging in migraine research. *Headache.* 2010;50(9):1523–1527.

18. Sprenger T, Borsook D. Migraine changes in the brain: neuroimaging makes its mark. *Curr Opin Neurol.* 2012;25(3):252–262.

19. Charles AC, Baca SM. Cortical spreading depression and migraine. *Nat Rev Neurol.* 2013;9:637–644.

20. Sarrouilhe D et al. Involvement of gap junction channels in the pathophysiology of migraine with aura. *Front Physiol.* 2014;5(78):1–11.

21. Bolay H et al. Intrinsic brain activity triggers trigeminal meningeal afferents in a migraine model. *Nat Med.* 2002;8(2):136–142.

22. Edvinsson L et al. Basic mechanisms of migraine and its acute treatment. *Pharmacol Ther.* 2012;136(3):319–333.

23. Arulmani U et al. Calcitonin gene-related peptide and its role in migraine pathophysiology. *Eur J Pharmacol.* 2004;500(1–3):315–330.

24. Moskowitz MA. Defining a pathway to discovery from bench to bedside: the trigeminovascular system and sensitization. *Headache.* 2008;48(5):688–690.

25. Weiller C et al. Brain stem activation in spontaneous human migraine attacks. *Nat Med.* 1995;1:658.

26. Hamel E et al. Expression of mRNA for the serotonin 5-hydroxytryptamine1D beta receptor subtype in human and bovine cerebral arteries. *Mol Pharmacol.* 1993;44:242.

27. Rebeck GW et al. Selective 5-HT1D alpha serotonin receptor gene expression in trigeminal ganglia: implications for antimigraine drug development. *Proc Natl Acad Sci U S A.* 1994;91:3666.

28. Marmura MJ, Silberstein SD. Current understanding and treatment of headache disorders. *Neurology.* 2011;76(Suppl 2):S31–S36.

29. Lafreniere RG et al. A dominant-negative mutation in the TRESK potassium channel is linked to familial migraine with aura. *Nat Med.* 2010;16:1157–1160.

30. Schurks M et al. Sex hormone receptor gene polymorphisms and migraine: a systematic review and meta-analysis. *Cephalalgia.* 2010;30(11):1306–1328.

31. Schurks M. Genetics of migraine in the age of genome-wide association studies. *J Headache Pain.* 2012;13:1–9.

32. Kosinski M et al. A six-item short-form survey for measuring headache impact: the HIT-6. *Qual Life Res.* 2003;12:963–974.

33. Rendas-Baum R et al. Validation of the Headache Impact Test (HIT-6) in patients with chronic migraine. *Health Qual Life Outcomes.* 2014;12:117.

34. Stewart WF et al. Migraine disability assessment (MIDAS) score: relation to headache frequency, pain intensity, and headache symptoms. *Headache.* 2003;43:258–265.

35. Lipton RB et al. Clinical utility of an instrument assessing migraine disability: the Migraine Disability Assessment (MIDAS) Questionnaire. *Headache.* 2001;41:854–861.

36. Lipton RB et al. Stratified care vs step care strategies for migraine. *JAMA.* 2000;294:2599–2605.

37. Martin BC et al. Validity and reliability of the Migraine-Specific Quality of Life Questionnaire (MSQ version 2.1). *Headache.* 2000;40(3):204–215.

38. Cole JC et al. Validation of the Migraine-Specific Quality of Life Questionnaire version 2.1 (MSQ v. 2.1) for patients undergoing prophylactic migraine treatment. *Qual Life Res.* 2007;16(7):1231–1237.

39. Rendas-Baum R et al. The psychometric properties of the Migraine-Specific Quality of Life Questionnaire version 2.1 (MSQ) in chronic migraine patients. *Qual Life Res.* 2013;22:1123–1133.

40. Kelman L. Migraine pain location: a tertiary care study of 1283 migraineurs. *Headache.* 2005;45(8):1038–1047.

41. Loder E. Triptan therapy in migraine. *N Engl J Med.* 2010;363:63.

42. Martins LB et al. Migraine is associated with altered levels of neurotrophins. *Neurosci Lett.* 2015;587:6–10.

43. Panconesi A. Alcohol and migraine: trigger factor, consumption, mechanisms. A review. *J Headache Pain.* 2008;9(1):19–27.

44. Rist PM et al. Dietary patterns according to headache and migraine status: a cross-sectional study. *Cephalalgia.* 2015;35(9):767–775.

45. Paconesi A et al. Alcohol as a dietary trigger of primary headaches: what triggering site could be compatible?. *Neurol Sci.* 2012;33(Suppl 1):S203–S205.

46. Evans EW et al. Dietary intake patterns and diet quality in a nationally representative sample of women with and without severe headache or migraine. *Headache.* 2015;55(4):550–561.

47. Silberstein SD. Practice parameter: evidence-based guidelines for migraine headache (an evidence-based review): report of the Quality Standards Subcommittee of the American Academy of Neurology. *Neurology.* 2000;55:754.

48. Marmura MJ et al. The acute treatment of migraine in adults: the American Headache Society evidence assessment of migraine pharmacotherapies. *Headache.* 2015;55:3–20.

49. Lipton RB et al. Efficacy and safety of acetaminophen in the treatment of migraine: results of a randomized, double-blind, placebo-controlled, population-based study. *Arch Intern Med.* 2000;160:3486–3492.

50. Leinisch E et al. Evaluation of the efficacy of intravenous acetaminophen in the treatment of acute migraine attacks: a double-blind, placebo-controlled parallel group multicenter study. *Pain.* 2005;117:396–400.

51. Allais G et al. Oral contraceptives in migraine therapy. *Neurol Sci.* 2011;32(Suppl 1):S135.

52. Allais G et al. Headache induced by the use of combined oral contraceptives. *Neurol Sci.* 2009;30(Suppl 1):S15–S17.

53. Loder EW et al. Headache as a side effect of combination estrogen-progestin oral contraceptives: a systematic review. *Am J Obstet Gynecol.* 2005;193:636–649.

54. Sulak PJ et al. Hormone withdrawal symptoms in oral contraceptive users. *Obstet Gynecol.* 2000;95:261–266.

55. Merki-Feld GS et al. Positive effects of the progestin desogestrel 75 mcg on migraine frequency and use of acute medication are sustained over a treatment period of 180 days. *J Headache Pain.* 2015;16:522.

56. Merki-Feld GS et al. Desogestrel-only contraception may reduce headache frequency and improve quality of life in women suffering from migraine. *Eur J Contracept Reprod Health Care.* 2013;18(5):394–400.

57. ACOG Committee on Practice Bulletins-Gynecology. ACOG practice bulletin No. 73: use of hormonal contraception in women with coexisting medical conditions. *Obstet Gynecol.* 2006;107(6):1453–1472.

58. Noseda R et al. Neurochemical pathways that converge on thalamic trigeminovascular neurons: potential substrate for modulation of migraine by sleep, food intake, stress and anxiety. *PLoS One.* 2014;9(8):1–14.

59. Baldacci F et al. Migraine features in migraineurs with and without anxiety-depression symptoms: a hospital-based study. *Clin Neurol Neurosurg.*

2015;132:74–78.

60. Da Silva AN, Tepper SJ. Acute treatment of migraines. *CNS Drugs.* 2012;26(10):823–839.

61. Lipton RB et al. Stratified care vs step care strategies for migraine. The Disability in Strategies of Care (DISC) study: a randomized trial. *JAMA.* 2000;284(20):2599–2605.

62. Johnston MM, Rapoport AM. Triptans for the management of migraine. *Drugs.* 2010;70(12):1505–1518.

63. Tepper SJ et al. Mechanisms of action of the 5-HT1B/1D receptor agonists. *Arch Neurol.* 2002;59(7):1084–1088.

64. Ferrari MD. Migraine. *Lancet.* 1998;351:1043.

65. Derry CJ et al. Sumatriptan (all routes of administration) for acute migraine attacks in adults-overview of Cochrane reviews. *Cochrane Database Syst Rev.* 2014;5:CD009108.

66. Tepper SJ et al. Oral sumatriptan for the acute treatment of probable migraine: first randomized, controlled study. *Headache.* 2006;46:115–124.

67. Touchon J et al. A comparison of subcutaneous sumatriptan and dihydroergotamine nasal spray in the acute treatment of migraine. *Neurology.* 1996;47:361.

68. Winner P et al. A double-blind study of subcutaneous dihydroergotamine vs. subcutaneous sumatriptan in the treatment of acute migraine. *Arch Neurol.* 1996;53:180.

69. Boureau F et al. A clinical comparison of sumatriptan nasal spray and dihydroergotamine nasal spray in the acute treatment of migraine. *Int J Clin Pract.* 2000;54(5):281–286.

70. Chen L, Ashcroft D. Meta-analysis examining the efficacy and safety of almotriptan in the acute treatment of migraine. *Headache.* 2007;47:1169–1177.

71. Mathew NT et al. Comparative efficacy of eletriptan 40 mg versus sumatriptan 100 mg. *Headache.* 2003;43(3):214–222.

72. Pini LA et al. Comparison of tolerability and efficacy of a combination of paracetamol + caffeine and sumatriptan in the treatment of migraine attack: a randomized, double-blind, double-dummy, cross-over study. *J Headache Pain.* 2012;13:669–675.

73. Tepper SJ et al. AVP-825 breath-powered intranasal delivery system containing 22 mg sumatriptan powder vs 100 mg oral sumatriptan in the acute treatment of migraines (The COMPASS Study): a comparative randomized clinical trial across multiple attacks. *Headache.* 2015;55(5):621–635.

74. Cady RK et al. A randomized, double-blind, placebo-controlled study of breath powered nasal delivery of sumatriptan powder (AVP-825) in the treatment of acute migraine (The TARGET Study). *Headache.* 2015;55:88–100.

75. Landy SH et al. An open-label trial of a sumatriptan auto-injector for migraine in patients currently treated with subcutaneous sumatriptan. *Headache.* 2013;53(1):118–125.

76. Welch KM et al. Tolerability of sumatriptan: clinical trials and post-marketing experience [published correction appears in *Cephalalgia.* 2001;21:164]. *Cephalalgia.* 2000;20:687.

77. Shimizu M et al. Sumatriptan provokes coronary artery spasm in patients with variant angina: possible involvement of serotonin 1B receptor. *Int J Cardiol.* 2007;114:188–194.

78. Stillman MJ et al. QT prolongation, torsade de pointes, myocardial ischemia from coronary vasospasm, and headache medications. Part 2: review of headache medications, drug-drug interactions, QTc prolongation, and other arrhythmias. *Headache.* 2013;53:217–224.

79. Perry CM, Markham A. Sumatriptan. An updated review of its use in migraine. *Drugs.* 1998;55:889.

80. Food and Drug Administration. Public health advisory: combined use of 5-hydroxytryptamine receptor agonists (triptans), selective serotonin reuptake inhibitors (SSRIs) or selective serotonin/norepinephrine reuptake inhibitors (SNRIs) may result in life-threatening serotonin syndrome. Rockville, MD; 2006.

81. Ferrari MD et al. Oral triptans (serotonin 5-HT(1B/1D) agonists) in acute migraine treatment: a meta-analysis of 53 trials. *Lancet.* 2001;358:1668.

82. Becker WJ. Acute migraine treatment in adults. *Headache.* 2015;55:778–793.

83. Ferrari MD et al. Triptans (serotonin, 5-HT$_{1B/1D}$ agonists) in migraine: detailed results and methods of a meta-analysis of 53 trials. *Cephalalgia.* 2002;22:633–658.

84. Spierings EL et al. Oral almotriptan vs. oral sumatriptan in the abortive treatment of migraine: a double-blind, randomized, parallel-group, optimum-dose comparison. *Arch Neurol.* 2001;58(6):944–950.

85. Thorlund K et al. Comparative efficacy of triptans for the abortive treatment of migraine: a multiple treatment comparison meta-analysis. *Cephalalgia.* 2014;34(4):258–267.

86. Savi L et al. Efficacy and pharmacokinetic activity of frovatriptan compared to rizatriptan in patients with moderate-to-severe migraine. *Drug Des Devel Ther.* 2014;8:983–992.

87. Goadsby PJ et al. Almotriptan and zolmitriptan in the acute treatment of migraine. *Acta Neurol Scand.* 2007;115:34–40.

88. Williams P, Reeder CE. Cost-effectiveness of alomotriptan and rizatriptan in the treatment of acute migraine. *Clin Ther.* 2003;25:2903–2919.

89. Williams P, Reeder CE. A comparison of the cost-effectiveness of almotriptan and sumatriptan in the treatment of acute migraine using a composite efficacy/tolerability end point. *J Manag Care Pharm.* 2004;10:259–265.

90. Sandrini G et al. Focus on trial endpoints of clinical relevance and the use of almotriptan for the acute treatment of migraine. *Int J Clin Pract.* 2005;59:1356–1365.

91. Shapiro RE, Tepper SJ. The serotonin syndrome, triptans, and the potential for drug–drug interactions. *Headache.* 2007;47:266–269.

92. Rolan PE. Drug interactions with triptans. Which are clinically significant? *CNS Drugs.* 2012;26:949–957.

93. Buchan P et al. Frovatriptan: a review of drug-drug interactions. *Headache.* 2002;42(Suppl 2):S63–S73.

94. Fleishaker JC et al. Interaction between ketoconazole and almotriptan in healthy volunteers. *J Clin Pharmacol.* 2003;43:423–427.

95. Wells RE et al. Identifying the factors underlying discontinuation of triptans. *Headache.* 2014;54(2):278–289.

96. Serrano D et al. Effects of switching acute treatment on disability in migraine patients using triptans. *Headache.* 2013;53:1415–1429.

97. Buse DC et al. Adding additional acute medications to a triptan regimen for migraine and observed changes in headache-related disability: results from the American Migraine Prevalence and Prevention (AMPP) Study. *Headache.* 2015;55:825–839.

98. Dahlof C, Maassen VanDenBrink A. Dihydroergotamine, ergotamine, methysergide and sumatriptan-basic science in relation to migraine treatment. *Headache.* 2012;52:707–714.

99. Silberstein SD, Hargreaves RJ. The history and pharmacology of ergotamine and dihydroergotamine. In: Diener HC, ed. *Drug Treatment of Migraine and Other Frequent Headaches.* Basel, Switzerland: Karger Press; 2000:52–65.

100. Tfelt-Hansen P, Saxena PR. Ergot alkaloids in the acute treatment of migraines. In: Olesen J et al, eds. *The Headaches.* Philadelphia, PA: Lippincott Williams & Wilkins; 2006:459.

101. Ziegler D et al. Dihydroergotamine nasal spray for the acute treatment of migraine. *Neurology.* 1994;44:447–453.

102. Gallagher RM. Acute treatment of migraine with dihydroergotamine nasal spray. *Arch Neurol.* 1996;53:1285–1291.

103. Winner P et al. A double-blind study of subcutaneous dihydroergotamine vs subcutaneous sumatriptan in the treatment of acute migraine. *Arch Neurol.* 1996;53:180–184.

104. Aurora SK et al. MAP0004, orally inhaled DHE: a randomized, controlled study in the acute treatment of migraine. *Headache.* 2011;51:507–517.

105. Shrewsbury SB et al. Safety and pharmacokinetics of dihydroergotamine mesylate administered via a novel (Tempo) inhaler. *Headache.* 2007;48:355–367.

106. Banhidy F et al. Ergotamine treatment during pregnancy and a higher rate of low birthweight and preterm birth. *Br J Clin Pharmacol.* 2007;64:510–516.

107. Saper JR, Silberstein S. Pharmacology of dihydroergotamine and evidence for efficacy and safety in migraine. *Headache.* 2006;46(Suppl 4):S171–S181.

108. Friedman BW et al. A randomized controlled trial of prochlorperazine versus metoclopramide for treatment of acute migraine. *Ann Emerg Med.* 2008;52(4):399–406.

109. Friedman BW et al. Metoclopramide for acute migraine: a dose-finding randomized clinical trial. *Ann Emerg Med.* 2011;57(5):475–482.

110. Whyte C et al. Expert opinion. Rescue me: rescue medication for migraine. *Headache.* 2010;50:307.

111. Goldstein J et al. Acetaminophen, aspirin, and caffeine in combination versus ibuprofen for acute migraine: results from a multicenter, double-blind, randomized, parallel-group, single-dose, placebo-controlled study. *Headache.* 2006;46:444–453.

112. Rabbie R et al. Ibuprofen with or without an antiemetic for acute migraine headaches in adults. *Cochrane Database Syst Rev.* 2013;4:CD008039.

113. Dib M et al; Bi-Profenid Migraine Study Group. Efficacy of oral ketoprofen in acute migraine: a double-blind randomized clinical trial. *Neurology.* 2002;58(11):1660–1665.

114. Beithon J et al. Institute for Clinical Symptoms Improvement. Diagnosis and Treatment of Headache. **https://www.icsi.org/guidelines more /catalog guidelines and more/catalog guidelines/catalog neurological guidelines/headache/**.Updated January 2013.

115. Schurks M. Dihydroergotamine: role in the treatment of migraine. *Expert Opin Drug Metab Toxicol.* 2009;5:1141.

116. Tanen DA et al. Intravenous sodium valproate versus prochlorperazine for the emergency department treatment of acute migraine headaches: a prospective, randomized, double-blind trial. *Ann Emerg Med.* 2003;41:847.

117. Friedman BW et al. Randomized trial of IV dexamethasone for acute migraine in the emergency department. *Neurology.* 2007;69(22):2038–2044.

118. Colman I et al. Parenteral dexamethasone for acute severe migraine headache:

meta-analysis of randomised controlled trials for preventing recurrence. *BMJ.* 2008;336:1359.

119. Goadsby PJ et al. Migraine-current understanding and treatment. *N Engl J Med.* 2002;346:257.

120. Ramadan NM et al. Evidence-based guidelines for migraine headache in the primary care setting: pharmacological management for prevention of migraine. US Headache Consortium, American Academy of Neurology. https://www.aan.com/Guidelines/ Accessed May 26, 2015.

121. Fenstermacher N et al. Pharmacological prevention of migraine. *BMJ.* 2011;342:583.

122. Silberstein SD et al. Evidence-based guideline update: pharmacologic treatment for episodic migraine prevention in adults. Report of the Quality Standards Subcommittee of the American Academy of Neurology and the American Headache Society. *Neurology.* 2012;78:1337–1345.

123. Shamliyan TA et al. Preventive pharmacologic treatments for episodic migraine in adults. *J Gen Intern Med.* 2013;28(9):1225–1237.

124. Wang DW et al. Propranolol blocks cardiac and neuronal voltage-gated sodium channels. *Front Pharmacol.* 2010;1(144):1–12.

125. Casucci G et al. Central mechanism of action of antimigraine prophylactic drugs. *Neurol Sci.* 2008;29(Suppl 1):S123–S126.

126. Ayata C et al. Suppression of cortical spreading depression in migraine prophylaxis. *Ann Neurol.* 2006;59:652–661.

127. Min JH et al. The effect of propranolol on cerebrovascular reactivity to visual stimulation in migraine. *J Neurol Sci.* 2011;305(1–2):136–138.

128. Rao BS et al. A double blind controlled study of propranolol and cyproheptadine in migraine prophylaxis. *Neurol India.* 2000;48:223–226.

129. Diener HC et al. A comparative study of oral acetylsalicylic acid and metoprolol for the prophylactic treatment of migraine: a randomized, controlled, double-blind, parallel group phase III study. *Cephalalgia.* 2001;21:120–128.

130. Schellenberg R et al. Nebivolol and metoprolol for treating migraine: an advance on β-blocker treatment? *Headache.* 2008;48:118–125.

131. Hansen JM et al. Distinctive anatomical and physiological features of migraine aura revealed by 18 years of recording. *Brain.* 2013;136:3589–3595.

132. Hansen JM et al. Variability of clinical features in attacks of migraine with aura. *Cephalalgia.* 2016;36(3):216–224.

133. Schankin CJ et al. The relation between migraine, typical migraine aura and "visual snow". *Headache.* 2014;54:957–966.

134. Hansen JM et al. Migraine headache is present in the aura phase. A prospective study. *Neurology.* 2012;79:2044–2049.

135. Cole JW, Kittner SJ. Meta-analysis of results from case control and cohort studies finds that migraine is associated with approximately twice the risk of ischaemic stroke. *Evid Based Med.* 2010;15:193.

136. Schurks M et al. Migraine and cardiovascular disease: systematic review and meta-analysis. *BMJ.* 2009;339:b3914.

137. Goadsby PJ, Sprenger T. Current practice and future directions in the prevention and acute management of migraine. *Lancet Neurol.* 2010;9:285.

138. Finnerup NB et al. Algorithm for neuropathic pain treatment: an evidence based proposal. *Pain.* 2005;118(3):289–305.

139. Smitherman TA et al. The use of antidepressants for headache prophylaxis. *CNS Neurosci Ther.* 2010;17(5):462–469.

140. Liang J et al. Blockade of Na_v1.8 currents in nociceptive trigeminal neurons contributes to anti-trigeminovascular nociceptive effect of amitriptyline. *Neurol Med.* 2014;16:308–321.

141. Pringsheim T et al. Selective decrease in serotonin synthesis rate in rat brainstem raphe nuclei following chronic administration of low doses of amitriptyline: an effect compatible with an anti-migraine effect. *Cephalalgia.* 2003;23:367.

142. Moras K, Nischal H. Impact of amitriptyline on migraine disability assessment score. *J Clin Diagn Res.* 2014;8(9):KC01–KC02.

143. Kalita J et al. Amitriptyline vs divalproate in migraine prophylaxis: a randomized controlled trial. *Acta Neurol Scand.* 2013;128:65–72.

144. Dodick DW et al. Topiramate versus amitriptyline in migraine prevention: a 26-week, multicenter, randomized, double-blind, double-dummy, parallel-group noninferiority trial in adult migraineurs. *Clin Ther.* 2009;31(3):542–559.

145. Keskinbora K, Aydinli I. A double-blind randomized controlled trial of topiramate and amitriptyline either alone or in combination for the prevention of migraine. *Clin Neurol Neurosurg.* 2008;110:979–984.

146. Afshari D et al. A comparative study of the effects of low-dose topiramate versus sodium valproate in migraine prophylaxis. *Int J Neurosci.* 2012;122(2):60–68.

147. Shaygannejad V et al. Comparison of the effect of topiramate and sodium valproate in migraine prevention: a randomized blinded crossover study. *Headache.* 2006;46:642–648.

148. Linde M et al. Topiramate for the prophylaxis of episodic migraine in adults. *Cochrane Database Syst Rev.* 2013;6:CD010610.

149. Wenzel RG et al. Topiramate for migraine prevention. *Pharmacotherapy.* 2006;26:375.

150. Silberstein SD et al. Efficacy and tolerability of topiramate 200 mg/d in the prevention of migraine with/without aura in adults: a randomized, placebo-controlled, double-blind, 12-week pilot study. *Clin Ther.* 2006;28(7):1002–1011.

151. Brandes JL et al. Topiramate for migraine prevention: a randomized controlled trial. *JAMA.* 2004;291(8):965–973.

152. Diener HC et al. Topiramate in migraine prophylaxis: results from a placebo-controlled trial with propranolol as an active control. *J Neurol.* 2004;251(8):943–950.

153. Silberstein S et al. Topiramate treatment of chronic migraine: a randomized, placebo-controlled trial of quality of life and other efficacy measures. *Headache.* 2009;49:1153–1162.

154. Freitag FG et al. A randomized trial of divalproex sodium extended-release tablets in migraine prophylaxis. *Neurology.* 2002;58(11):1652–1659.

155. Kaniecki RG. A comparison of divalproex with propranolol and placebo for the prophylaxis of migraine without aura. *Arch Neurol.* 1997;54:1141.

156. Meador KJ et al. Cognitive function at 3 years of age after fetal exposure to antiepileptic drugs. *N Engl J Med.* 2009;360:1597.

157. Gerstner T et al. Valproic acid-induced pancreatitis: 16 new cases and a review of the literature. *J Gastroenterol.* 2007;42:39–48.

158. Mathew NT et al. Efficacy of gabapentin in migraine prophylaxis. *Headache.* 2001;41:119–128.

159. Tronvik E et al. Prophylactic treatment of migraine with an angiotensin II receptor blocker. A randomized controlled trial. *JAMA.* 2003;289(1):65–69.

160. Hauge AW et al. Effects of tonabersat on migraine with aura: a randomized, double-blind, placebo-controlled crossover study. *Lancet Neurol.* 2009;8:718–723.

161. Chan WN et al. Identification of (-)-cis-6-acetyl-4S-(3-chloro-4-fluoro-benzoylamino)-3,4-dihydro-2,2-dimethyl-2H-benzo[b]pyran-3S-ol as a potential antimigraine agent. *Bioorg Med Chem Lett.* 1999;9:285–290.

162. Dahlof CG et al. Efficacy and safety of tonabersat, a gap-junction modulator, in the acute treatment of migraine: a double-blind, parallel-group, randomized study. *Cephalalgia.* 2009;29(Suppl 2):7–16.

163. Goadsby PJ et al; Tonabersat TON-01-05 Study Group. Randomized, double-blind, placebo-controlled, proof-of-concept study of the cortical spreading depression inhibiting agent tonabersat in migraine prophylaxis. *Cephalagia.* 2009;29(7):742–750.

164. Srikiatkhachorn A et al. Pathophysiology of medication overuse headache-an update. *Headache.* 2014;54:204–210.

165. Fumal A et al. Orbitofrontal cortex involvement in chronic analgesic-overuse headache evolving from episodic migraine. *Brain.* 2006;129:543–550.

166. Sarchielli P et al. Involvement of corticotrophin-releasing factor and orexin-A in chronic migraine and medication-overuse headache: findings from cerebrospinal fluid. *Cephalalgia.* 2008;28:714–722.

167. Chatchaisak D et al. The role of calcitonin gene-related peptide on the increase in transient receptor potential vanilloid-1 levels in trigeminal ganglion and trigeminal nucleus caudalis activation of rat. *J Chem Neuroanat.* 2013;47:50–56.

168. Evers S, Jensen R. Treament of medication overuse headache-guideline of the EFNS headache panel. *Eur J Neurol.* 2011;18:1115–1121.

169. Tassorelli C et al. A consensus protocol for the management of medication-overuse headache: evaluation in a multicentric, multinational study. *Cephalalgia.* 2014;34(9):645 655.

170. Grande RB et al. Reduction in medication-overuse headache after short information. The Akershus study of chronic headache. *Eur J Neurol.* 2011;18:129–137.

171. Diener HC et al; TOPMAT-MIG-201(TOPCHROME) Study Group. Topiramate reduces headache days in chronic migraine: a randomized, double-blind, placebo-controlled study. *Cephalalgia.* 2007;27:814–823.

172. Ekbom K, Hardebo JE. Cluster headache: aetiology, diagnosis and management. *Drugs.* 2002;62.61.

173. Manzoni GC et al. Late-onset cluster headache: some considerations about 73 cases. *Neurol Sci.* 2012;33(Suppl 1):S157–S159.

174. Nesbitt AD, Goadsby PJ. Cluster headache. *BMJ.* 2012;344:e2407.

175. May A. Cluster headache: pathogenesis, diagnosis, and management. *Lancet.* 2005;366:843–855.

176. Bussone G. Cluster headache: from treatment to pathophysiology. *Neurol Sci.* 2008;29(Suppl 1):S1.

177. Bruera O et al. Plasma melatonin pattern in chronic and episodic headaches: evaluation during sleep and waking. *Funct Neurol.* 2008;23(2):77–81.

178. Gooriah R et al. Evidence-based treatments for cluster headache. *Ther Clin Risk Manag.* 2015;11:1687–1696.

179. Bahra A et al. Cluster headache: a prospective clinical study in 230 patients with diagnostic implications. *Neurology.* 2002;58:354–361.

180. Francis GJ et al. Acute and preventive pharmacologic treatment of cluster

headache. *Neurology.* 2010;75:463.

181. Cittadini E et al. Effectiveness of intranasal zolmitriptan in acute cluster headache: a randomized, placebo-controlled, double-blind crossover study. *Arch Neurol.* 2006;63:1537.

182. Ashkenazi A, Schwedt T. Cluster headache: acute and prophylactic therapy. *Headache.* 2011;51:272.

183. Van Vliet JA et al. Intranasal sumatriptan in cluster headache: randomized placebo-controlled double-blind study. *Neurology.* 2003;60(4):630–633.

184. Cohen A et al. High-flow oxygen for treatment of cluster headache: a randomized trial. *JAMA.* 2009;302:2451.

185. Nilsson Remahl AI et al. Hyperbaric oxygen treatment of active cluster headache: a double-blind placebo-controlled cross-over study. *Cephalalgia.* 2002;22(9):730–739.

186. Rapoport AM et al. Zolmitriptan nasal spray in the acute treatment of cluster headache: a double-blind study [published correction appears in Neurology. 2007;69:2029]. *Neurology.* 2007;69:821.

187. Matharu MS et al. Subcutaneous octreotide in cluster headache: randomized placebo-controlled double-blind crossover study. *Ann Neurol.* 2004;56:488–494.

188. Marks DR et al. A double-blind placebo-controlled trial of intranasal capsaicin for cluster headache. *Cephalalgia.* 1993;13:114.

189. Costa A et al. The effect of intranasal cocaine and lidocaine on nitroglycerin-induced attacks in cluster headache. *Cephalalgia.* 2000;20:85–91.

190. Leone M et al. Verapamil in the prophylaxis of episodic cluster headache: a double-blind study versus placebo. *Neurology.* 2000;54:1382.

191. May A et al. EFNS guidelines on the treatment of cluster headache and other trigeminal-autonomic cephalalgias. *Eur J Neurol.* 2006;13:1066–1077.

192. Blau JN, Engel HO. Individualizing treatment with verapamil for cluster headache patients. *Headache.* 2004;44:1013–1018.

193. Matharu MS et al. Management of trigeminal autonomic cephalgias and hemicrania continua. *Drugs.* 2003;63:1637–1677.

194. May A. Headaches with (ipsilateral) autonomic symptoms. *J Neurol.* 2003;250:1273–1278.

195. Bussone G et al. Double blind comparison of lithium and verapamil in cluster headache prophylaxis. *Headache.* 1990;30:411–417.

196. Ambrosini A et al. Suboccital injection with a mixture of rapid- and long-acting steroids in cluster headache: a double-blind placebo-controlled study. *Pain.* 2005;118:92.

197. Lainez MJ et al. Topiramate in the prophylactic treatment of cluster headache. *Headache.* 2003;43:784–789.

198. McGeeney BE. Topiramate in the treatment of cluster headache. *Curr Pain Headache Rep.* 2003;7:135–138.

199. Forderreuther S et al. Treatment of cluster headache with topiramate: effects and side-effects in five patients. *Cephalalgia.* 2002;22:186–189.

200. Rozen TD. Antiepileptic drugs in the management of cluster headache and trigeminal neuralgia. *Headache.* 2001;41(Suppl 1):25–33.

201. Leone M et al. Topiramate in cluster headache prophylaxis: an open trial. *Cephalalgia.* 2003;23:1001–1002.

202. Bendtsen L et al. EFNS guideline on the treatment of tension-type headache—report of an EFNS task force. *Eur J Neurol.* 2010;17:1318–1325.

203. Lyngberg AC et al. Has the prevalence of migraine and tension-type headache changed over a 12-year period? A Danish population survey. *Eur J Epidemiol.* 2005;20:243–249.

204. Bendtsen L, Jensen R. Tension-type headache. *Neurol Clin.* 2009;27:525.

205. Fumal A, Schoenen J. Tension-type headache: current research and clinical management. *Lancet Neurol.* 2008;7:70–83.

206. Diener HC et al. Use of a fixed combination of acetylsalicylic acid, acetaminophen and caffeine compared with acetaminophen alone in episodic tension-type headache: meta-analysis of four randomized, double-blind, placebo-controlled, crossover studies. *J Headache Pain.* 2014;15:76.

207. Holroyd KA et al. Management of chronic tension-type headache with tricyclic antidepressant medication, stress management therapy, and their combination: a randomized controlled trial. *JAMA.* 2001;285:2208–2215.

208. Bendtsen L, Jensen R. Mirtazapine in effective in the prophylactic treatment of chronic tension-type headache. *Neurology.* 2004;62(10):1706–1711.

209. Zissis NP et al. A randomized, double-blind, placebo-controlled study of venlafaxine XR in out-patients with tension-type headache. *Cephalalgia.* 2007;27(4):315–324.

210. Wachholtz AB et al. Effect of different meditation types in migraine headache medication use. *Behav Med.* 2015;11:1–8.

211. Wells RE et al. Meditation for migraines: a pilot randomized controlled trial. *Headache.* 2014;54(9):1484–1495.

212. Day MA et al. Mindfulness-based cognitive therapy for the treatment of headache pain: a pilot study. *Clin J Pain.* 2014;30(2):152–161.

213. Ahn CB et al. A clinical pilot study comparing traditional acupuncture to combined acupuncture for treating headache, trigeminal neuralgia and retro-auricular pain in facial palsy. *J Acupunct Meridian Stud.* 2011;4(1):29–43.

214. Imitrex tablets (sumatriptan) [prescribing information]. Research Triangle Park, NC: GlaxoSmithKline; March 2012.

215. Imitrex injection (sumatriptan) [prescribing information]. Research Triangle Park, NC: GlaxoSmithKline; October 2012.

216. Imitrex nasal spray (sumatriptan) [prescribing information]. Research Triangle Park, NC: GlaxoSmithKline; March 2012.

217. Amerge (naratriptan) [prescribing information]. Research Triangle Park, NC: GlaxoSmithKline; October 2013.

218. Maxalt, Maxalt-MLT (rizatriptan) [prescribing information]. Whitehouse Station, NJ: Merck and Co; January 2013.

219. Zomig, Zomig-ZMT (zolmitriptan) [prescribing information]. Wilmington, DE: AstraZeneca Pharmaceuticals; September 2012.

220. Axert (almotriptan) [prescribing information]. Titusville, NJ: Janssen Pharmaceuticals; August 2014.

221. Relpax (eletriptan) [prescribing information]. New York, NY: Pfizer; September 2013.

222. Frova (frovatriptan) [prescribing information]. Malvern, PA: Endo Pharmaceuticals; October 2013.

223. Zomig nasal spray (zolmitriptan) [prescribing information]. Wilmington, DE: AstraZeneca Pharmaceuticals; September 2013.

224. Alsuma (sumatriptan) [prescribing information]. Columbia, MD: Meridian Medical Technologies; April 2014.

225. Sumavel DosePro (sumatriptan) [prescribing information]. San Diego, CA: Zogenix; February 2014.

226. Zecuity (sumatriptan) [prescribing information]. Conshohocken, PA: NuPathe; August 2013.

227. Tfelt-Hansen P et al. Triptans in migraine: a comparative review of pharmacology, pharmacokinetics and efficacy. *Drugs.* 2000;60(6):1267.

第 59 章　帕金森病及其他运动障碍疾病

Kristin M. Zimmerman and Natalie Whitmire

核心原则	章节案例
帕金森病	
① 帕金森病(Parkinson disease,PD)是一种慢性、进展性运动障碍疾病,由大脑黑质纹状体通路中多巴胺的缺失引起,其特征表现为肌强直、运动迟缓、姿势不稳及震颤。	案例 59-1(问题 1 和 2)
② 帕金森病的治疗旨在恢复多巴胺的补给,可通过以下一种或联合多种方案来实现:补充左旋多巴,即外源性多巴胺前体形式;使用多巴胺受体激动药直接刺激多巴胺受体;以及抑制左旋多巴降解的代谢途径。	案例 59-1(问题 3~17)
③ 帕金森病的治疗通常被推迟到患者的生活质量受到显著影响的时候一般情况下,年轻患者初始治疗选择多巴胺受体激动药或单胺氧化酶 B 型(monoamine oxidase type B,MAO-B)抑制药,而老年患者可能开始使用左旋多巴。	案例 59-1(问题 3 和 4) 图 59-2
④ 相比于左旋多巴,多巴胺受体激动剂作为初始治疗药物,患者出现运动并发症的风险较低,但对于所有患者而言,最终都需要服用左旋多巴。	案例 59-1(问题 4~9) 图 59-2
⑤ 晚期帕金森病的特征是出现运动波动,例如开期时间逐渐减少,以及出现令人棘手的多巴胺能药物诱导的异动症。多巴胺受体激动药、MAO-B 抑制药和儿茶酚-氧位-甲基转移酶(catechol-O-methyltransferase,COMT)抑制药都可以减少运动波动;金刚烷胺则能够改善异动症。内侧苍白球或丘脑底核的脑深部刺激可能对晚期帕金森病患者有效。	案例 59-1(问题 13~19) 图 59-4
⑥ 帕金森病的任何一种治疗方法是否具有真正的疾病修饰或神经保护作用,目前还存在争议。	案例 59-2(问题 1)
⑦ 对患者的综合治疗应该关注多种进展性帕金森病并发症,包括神经精神障碍和自主神经功能障碍。	案例 59-3(问题 1 和 2)
不宁腿综合征	
① 不宁腿综合征(restless legs syndrome,RLS)是一种致残的感觉运动障碍,其典型特征是不可抗拒的动腿冲动(静坐不能)。它通常与不舒服的感觉异常或感觉迟钝联系在一起,并经常发生在傍晚或夜间。	案例 59-4(问题 1)
② 有几种情况与 RLS 相关或可能加重 RLS。睡眠周期性肢体运动(periodic limb movements of sleep,PLMS)与 RLS 不同,但经常并存。	案例 59-4(问题 2)
③ 多巴胺受体激动药是治疗 RLS 的一线药物。多巴胺受体激动药作为首选药物是因为相对于左旋多巴,它们作用的时间更长,能够一整夜地持续减轻症状。其他有效的治疗药物包括卡比多巴/左旋多巴、加巴喷丁、苯二氮 䓬类和阿片类药物。	案例 59-4(问题 3)
④ 长期使用多巴胺能药物(特别是左旋多巴)治疗 RLS 会出现一个常见问题——增大效应。这种效应是指在开始时症状得到改善的一段时期后,随着症状逐渐加重,药物剂量需要逐步增加。这时,应该逐步撤药或选择其他药物替代,而不是继续逐步加大多巴胺能药物的剂量。	案例 59-4(问题 4)

帕金森病

发病率、患病率和流行病学

帕金森病(Parkinson disease, PD)是 James Parkinson 博士于 1817 年首次描述的一种慢性进展性的运动障碍疾病。从那时起,"帕金森"(parkinsonism)一词已经用于描述任何具有以下 4 项特征中的 1 项或多项疾病:震颤、肌强直、运动迟缓或者姿势不稳[1]。大多数 PD 的发病原因未明,称为原发性帕金森综合征(idiopathic parkinsonism)。然而,病毒性脑炎、脑血管病及脑积水的临床表现也与 PD 相似。除非另有说明,本章中提及的 PD 均为原发性 PD。

帕金森病无固定的发病年龄,通常在 50~80 岁之间,其平均发病年龄为 55 岁[2]。PD 的发病率和患病率与年龄相关,其年发病率估计值从 10/10 万(50~59 岁)到 100/10 万(80~89 岁),在年龄超过 65 岁的人口中其患病率估计为 1%[3,4]。男性患病率稍高于女性[3]。帕金森病无法治愈,但是可以通过有效的症状治疗来改善生活质量和延长预期寿命。PD 症状是逐渐进展的,一般病程发展至 10~20 年后,大多数患者都无法自主活动[5]。如果患者合并有其他老年性疾病,帕金森病的症状进展更快且运动性残疾更多见[6]。PD 疾病本身并不会致死,患者通常死于和运动功能受损相关的并发症(如吸入性肺炎、血栓栓塞)及全身衰竭[5]。

病因

PD 的病因尚不清楚。大多数证据表明其发病受多种因素影响,可能是由于年龄相关性的大脑黑质纹状体通路(nigrostriatal tract)的变化、潜在的遗传风险以及环境诱因三者复杂的相互作用下而发生的。过去的一些发现也支持上述假设,值得注意的是,20 世纪早期脑炎流行后出现了病毒感染后的帕金森症状,以及 20 世纪 80 年代初期在北加州海洛因依赖患者上发现,摄入哌替啶类似物 1-甲基-4-苯基-1,2,3,6-四氢吡啶(1-methyl-4-phenyl-1,2,3,6-tetrahydropyridine,MPTP)后,在代谢过程中通过 MAO-B 酶对自由基的氧化,导致了迅速进展且不可逆转的帕金森症[7]。

环境因素和遗传因素对帕金森病发生的相对影响仍存在争议;农村生活环境、杀虫剂暴露及饮用井水一直被认为与 PD 的终身风险增加有关,而吸烟和摄入咖啡似乎具有保护作用[8]。研究人员发现,在一些罕见的家族性 PD 病例中有某些基因突变,包括 α-突触核蛋白(SNCA)、编码亮氨酸重复激酶 2(LRRK2)、parkin、PTEN 诱导激酶 1(PINK1)和 DJ-1。然而,这些基因并不符合经典孟德尔遗传定律,且无法解释"若直系亲属患有散发性 PD 将会增加其 3 倍发病风险"[9]。近年来,分子遗传学和全基因组相关研究的新进展,揭示了其他新的风险基因,但目前仍然无法明确遗传因素、环境因素及疾病的临床表现三者之间确切的联系[10]。

病理生理学

PD 的显著特征是由于大脑黑质纹状体中多巴胺能神经元的缺失,以及异常的神经元中称为路易小体(Lewy bodies)蛋白聚集体的形成,这些聚集物干扰神经元的功能。黑质纹状体通路是介于黑质和纹状体之间的神经元束,它们是基底神经节中大脑锥体外系的一部分。该区域参与通过调节自主性的平滑肌活动来维持姿势和肌肉张力。基底神经节内的色素神经元具有多巴胺能神经纤维,而在 PD 患者中,这些产生多巴胺的神经元逐渐褪色丢失。从基底神经节的尸检病理检查结果显示,黑质中残余的多巴胺能神经元中存在路易小体[11]。在 PD 患者中,路易体病理学似乎以一种可预测的方式在大脑中递增,开始于临床前阶段的延髓(这可能解释临床上观察到的焦虑、抑郁和嗅觉障碍),上升到中脑(运动功能障碍),并最终扩散到皮层(认知和行为改变)[12]。无论是凋亡还是功能障碍造成的多巴胺神经元的缺失,都会导致多巴胺介导的对乙酰胆碱神经元的抑制功能减弱。在 PD 患者中,多巴胺和乙酰胆碱之间的特有的平衡被打破,导致胆碱能神经元活性的相对增加。

导致神经退行性变的确切病理变化过程尚不清楚,但作为多巴胺自氧化的副产物形成的自由基已被证实。研究发现,在 PD 患者出现明显临床症状之前,就已经出现了神经元丢失的临界阈值(至少 70%~80%),这表明了适应性机制(例如,多巴胺合成上调或突触多巴胺再摄取下调)可能在临床前阶段以某种方式影响疾病的进展。

帕金森病临床表现

案例 59-1

问题 1：患者 L. M. ，55 岁右利手男性画家，就诊于神经科诊所，诉右手抖动以致难以作画。问诊中，患者提到由于手臂和双腿僵硬，长时间坐着之后，从椅子上站起来变得越来越困难。他还报告自己失去了嗅觉。他的主要病史有痛风（目前无需治疗）、便秘、良性前列腺肥大及主动脉瓣狭窄。他不抽烟，但是晚上通常要喝一瓶含酒精饮料。目前，他服用的唯一的处方药是西酞普兰，每日口服 10mg。体检所见：L. M. 发育良好、营养状况良好，面部表情明显缺乏正常变化，说话声音柔和、单调。检查四肢发现，手臂和腿部有轻微的棘轮状僵硬，右手有轻微的静止性震颤；步伐缓慢，但无其他异常，略呈轻微屈曲姿势；平衡反应正常，身体失衡后未见后退或翻正反射消失；泌尿生殖系统检查，前列腺明显肿大；其余检查均未见异常。本次门诊实验室相关检查及生命体征如下：

血压：119/66mmHg

心率：71 次/min

钠：132mmol/L

钾：4.4mmol/L

尿素氮：19mg/dl

肌酐：1.1mg/dl

促甲状腺激素（TSH）：3.65μU/L

维生素 B_{12}：612pg/ml

叶酸：5.2ng/ml

白细胞：4400/μl

红细胞：$5.9 \times 10^6/\mu l$

血红蛋白：13.8g/dl

血细胞比容：41%

尿酸：6.3mg/dL

如何诊断 PD？神经影像学或其他检测对 PD 的诊断有帮助吗？PD 症状和体征有哪些？这些症状中哪些是诊断 PD 的典型症状？

建立 PD 诊断的基础仍然是仔细的病史询问和体格检查[11]。神经系统查体评估运动功能以及对左旋多巴的良好反应具有很高的诊断价值。从前驱期 PD 患者的血液、脑脊液和尿液中寻找生物标志物，尚未发现敏感且特异的单一实用的候选者[9]。同样，尽管断层扫描成像技术可以看到黑质纹状体神经末梢多巴胺的合成情况，并识别症状出现前的病理改变，但它们的应用仍在研究中，还不适合常规用于无症状的高风险个体。其他相关的前驱期症状，例如嗅觉减退（嗅探气味能力的减退）、快速眼动期（rapid eye movement，REM）睡眠障碍以及声音变软和音调的变化，是最早出现的症状，对这些项目进行筛查可能更具经济实用价值，可能识别出值得进一步诊断评估的高风险人群[13]。随着未来的科学进展，PD 的诊断可能依赖于临床、影像、遗传学和一组实验室生物标志物数据。然而，当像 L. M. 这样的患者出现症状时，已经积累了大量的神经病理学证据，因此，不需要进一步的实验室或放射学检查，就可以进行临床诊断。

PD 的典型特征，震颤（tremor）、肢体肌强直（limb rigidity）和运动迟缓（bradykinesia）很容易被识别，尤其是在疾病的进展期。肢体肌强直和运动迟缓是多巴胺能丢失的直接后果。另外，由于抑制了胆碱能传递，多巴胺能丢失还会间接引起震颤。重要的是要注意，确立 PD 诊断并不要求这些所有的典型症状都要出现，临床出现两项或两项以上就提示为可能的 PD[14]。震颤通常是年轻患者的首发症状，一般起始为单侧发病，多表现为拇指和示指搓丸样震颤（3~6Hz）；静止时发生，疲劳或紧张时加剧；在有目的的运动或睡眠时消失[1]。这些特征有助于同特发性震颤相鉴别。特发性震颤（essential tremor）常表现为手部对称性震颤，且常伴随头部及声音震颤[11]。约 20% 的原发性 PD 患者不发生震颤。当患者的肢体被动活动时，由于肌张力增高导致的肌强直常表现为齿轮样或棘轮样（卡-松）运动[1]。肌强直也可以表现为僵硬、酸痛感或肢体不适感[11]。运动迟缓是指活动开始时整体动作缓慢。在疾病早期，患者可能将此症状描述为无力或手脚笨拙[11]。随着疾病进展，起步和止步困难导致匆忙或慌张步态，并出现弯腰姿势（类似猴子的姿态）及姿势反射受损[1]。最初症状表现为单侧，呈不对称性逐渐进展，往往随着疾病的进展而发展为双侧且症状愈发严重。PD 患者可能发展为面具脸，或眼神呆滞、眨眼减少（图 59-1）。

临床特征

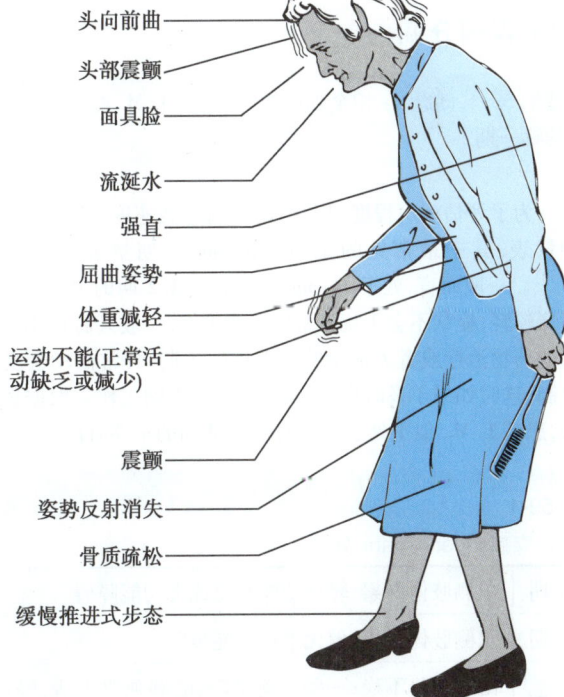

头向前曲
头部震颤
面具脸
流涎水
强直
屈曲姿势
体重减轻
运动不能（正常活动缺乏或减少）
震颤
姿势反射消失
骨质疏松
缓慢推进式步态

图 59-1　帕金森病的临床特征。来源：Reprinted with permission from Rosdahl CB. *Book of Basic Nursing*. 7th ed. Philadelphia, PA: Lippincott-Raven; 1999: 1063.

由于 PD 诊断为临床性诊断,可能会发生误诊,从而会导致不恰当的、无效的或者延误的治疗。PD 患者可能会出现隐袭起病的非典型症状,如全身性不适感和疲劳[1]。有几种情况可能会被误诊为 PD,但与 PD 的鉴别很重要,因为它们对多巴胺能药物的反应很差,且与预后不良有关。在疾病早期出现跌倒或痴呆、对称性帕金森症状、宽步基步态、眼球运动异常、明显的直立性低血压、尿潴留或出现症状后 5 年内严重残疾,这些均提示为 PD 的其他诊断[11]。药物也可能模拟特发性 PD。对多巴胺能 D_2 受体起拮抗作用的药物(如抗精神病药物、奋乃静和甲氧氯普胺)及其他药物,例如丙戊酸钠、胺碘酮、苯妥英钠和锂盐等,可能会引起药源性帕金森综合征(drug-induced parkinsonism)。在确诊 PD 之前应该排除这一点。虽然症状是可逆的,但在停用相关致病药物后,症状可能还会持续存在数周或数月[11]。

患者 L.M. 最初表现为多种典型的运动前特征,例如他轻柔、单调的声音和嗅觉减退;此外还有典型的 PD 症状,明显的单侧静止性震颤,伴有手部灵巧性减退,这可以从他难以使用画笔得到证明;经常发生书写异常,特别是字体过小,这是运动迟缓的一种表现。L.M. 是位画家,所以这种书写异常会特别麻烦;还有肌强直(棘轮样手臂)以及面具脸等表现。虽然他有轻度的屈曲姿势,但很难将其完全归因于帕金森病,因为随着年龄的增长,姿势通常会发生变化,而且在体检时,他的平衡是正常的。为了更好地诊断 PD,可以考虑进行药物(左旋多巴)治疗试验。左旋多巴的阳性反应,表现为运动功能改善,则支持诊断为 PD。然而,以震颤为主的患者可能对左旋多巴没有反应,尤其是在疾病的早期阶段[11]。

帕金森病分期

案例 59-1,问题 2:帕金森病如何分期? L.M. 处于疾病的哪一期?

为了评估疾病程度以及确定疾病进展速度,开发了各种量表,其中最常见的是 Hoehn-Yahr 分期量表(表 59-1)[2]。一般而言,处于 Hoehn-Yahr 1 期或 2 期的 PD 患者病情较轻,症状不会干扰日常生活或工作,一般只需最小剂量的药物治疗或者无需治疗。在疾病 3 期,日常活动会受限制,这时如果不及时启动治疗,会严重影响工作。根据量表,患者 L.M. 似乎处于 2 期的晚期,3 期的早期阶段。

表 59-1

帕金森病 Hoehn-Yahr 分期

1 期	单侧肢体受累,轻微功能减退或无功能障碍
2 期	双侧肢体受累,但无平衡功能障碍
3 期	出现姿势不稳;一些活动受限;能够独立生活;轻度到中度残疾
4 期	重度残疾;不能独立行走和站立;明显丧失行动能力
5 期	除非有人帮助,否则只能卧床或坐轮椅

进入疾病进展期(3 期或 4 期),绝大多数患者需要双联药物或者三联药物治疗策略。疾病终末期(5 期)患者将严重丧失行动能力,而且由于病情进展严重,往往对药物治疗反应不佳。

帕金森病的治疗

治疗概述

关于 PD 的运动症状和非运动症状的治疗,有许多国家指南和国际指南,包括 2002 年和 2006 年发表的美国神经病学学会实践指南[American Academy of Neurology(AAN)Practice Parameters][15,16],2006 年制定并于 2017 年 7 月修订的英国国家健康和护理卓越研究所国家指南[United Kingdom National Institute for Health and Care Excellence(NICE)National Guideline][17],以及 2013 年制定的欧洲神经病学学会联合会-运动障碍学会指南[European Federation of Neurological Societies Movement Disorder Society-European Section(EFNS MDS-ES)Guidelines][18]。本章将引用这些指南。

虽然本章的大部分内容都是针对 PD 的药物治疗,但也不能忽视非药物治疗及支持治疗的重要性。在疾病的早期阶段,运动锻炼、物理和职业治疗以及良好的营养支持有益于提高活动能力、增强体能、提高幸福感和改善情绪[17]。在处理抑郁症和其他相关问题时,往往需要心理支持。新诊断的 PD 患者及其家属需要接受有关疾病预期和各种治疗方式的教育。家庭成员的支持对于制定一个全面有效的治疗计划至关重要。

非药物治疗应贯穿整个护理过程。然而,由于 PD 的进展性,通常需要药物治疗。由于 PD 的主要病理生理特征是脑内黑纹状体通路多巴胺的进展性丢失,因此该疾病的药物治疗主要旨在补充多巴胺的供应。这需要通过下列一种或多种方法的组合来实现:(a)以前体左旋多巴的形式给予外源性多巴胺;(b)通过多巴胺受体激动药(如普拉克索、罗匹尼罗)直接刺激纹状体内的多巴胺能受体;(c)抑制脑内左旋多巴及其代谢产物降解的主要代谢通路。该效应可以通过使用芳香族氨基酸脱羧酶(AAD)抑制药(如卡比多巴)、儿茶酚-氧位-甲基转移酶(COMT)抑制剂(如恩他卡朋片),或单胺氧化酶-B(MAO-B)抑制剂(如司来吉兰、雷沙吉兰)来实现。也可使用抗胆碱能药,然而,它们仅对胆碱能介导的震颤有效,并且它们的常规使用受到中枢神经系统副作用的限制,特别是在老年患者中。也可偶尔使用金刚烷胺,它可通过多巴胺能和非多巴胺能(抑制谷氨酸)机制提供适度的获益(表 59-2)。由于 PD 的进展,一部分患者可能适合其他治疗选择,如手术。

尽管 PD 的药物治疗和非药物治疗方法不断优化,但患者的肢体残疾是渐进的,无法避免的。药物本身的副作用也会带来许多问题,包括神经精神问题(如认知障碍和痴呆、幻觉和精神错乱、抑郁、躁狂、焦虑)、自主神经功能障碍(如便秘、排尿障碍、性功能障碍、直立性低血压、体温调节失衡)、跌倒,以及睡眠障碍(失眠或者碎片化睡眠、噩梦、不宁腿综合征)和运动并发症(motor complications)[如多巴胺

表 59-2

帕金森病治疗药物

通用名	剂型与规格	滴定计划	日常剂量	不良反应
金刚烷胺 (amantadine)	胶囊、片剂:100mg 溶液剂:50mg/5ml	100mg qd,每1~2周增加 100mg	100~300mg	直立性低血压、失眠症、抑郁症、幻觉、网状青斑、口干症
抗胆碱能药				
苯托品 (benztropine)	片剂:0.5,1,2mg 注射剂:2ml(1mg/ml)	0.5mg/d,每5~6d增加 0.5mg	1~3mg,qd~bid	便秘、口干症、皮肤干燥、吞咽困难、思维混乱、记忆障碍
苯海索 (trihexyphenidyl)	片剂:2,5mg 溶液剂:2mg/5ml	1~2mg/d,每3~5d增加 1~2mg	6~15mg,bid~tid	便秘、口干症、皮肤干燥、吞咽困难、思维混乱、记忆障碍
复合制剂				
卡比多巴-左旋多巴(即释)/恩他卡朋 [Carbidopa-levodopa (immediate release)/entacapone]	片剂:12.5/50/200,18.75/75/200,25/100/200,31.25/125/200,37.5/150/200,50mg/200mg/200mg	先根据个体不同剂型(卡比多巴/左旋多巴和恩他卡朋)进行滴定,然后转为服用复合制剂	可变(参见药物清单)	参见药物清单
多巴胺替代药				
卡比多巴-左旋多巴(常规片) [carbidopa-levodopa (regular)]	片剂:10/100,25/100,25/250mg/片	25mg/100mg tid,每周增加 25mg/100mg,直到达到有效耐受剂量	(30/300mg)~(150/1 500mg) tid~qid	恶心、直立性低血压、思维混乱、头晕、幻觉、异动症、眼睑痉挛
卡比多巴-左旋多巴(CR)	片剂(CR):25/100,50mg/200mg/片	25mg/100mg bid(至少间隔6h),每3~7d增加剂量	(50/200)~(500mg/2 000mg)分次,qid	同常规片
卡比多巴-左旋多巴(ER)	胶囊(ER):23.75/95,36.25/145,48.75/195,61.25mg/245mg/粒	23.75/95mg tid,第4日可增加至 36.25/145mg tid,根据反应滴定	可变	同常规片
卡比多巴-左旋多巴(enteral suspension)	肠内混悬液:4.63mg/20mg/100ml	每日总剂量给药>16h	可变	同常规片
卡比多巴-左旋多巴(ODT)	片剂(ODT):10/100,25/100,25/250mg/片	25mg/100mg tid,每1~2d增加;如改为左旋多巴常规片<1 500mg/d,开始剂量 25mg/100mg tid~qid;如每日服用左旋多巴常规片>1 500mg/d	(25/100)~(200mg/2 000mg),tid~qid	同常规片,可能比常规片起效更迅速
多巴胺受体激动药				
溴隐亭(bromocriptine)	片剂:2.5mg 胶囊:5mg	1.25mg bid,缓慢滴定直到耐受(每2~4周增加 2.5mg/d)	10~40mg tid 最大剂量:100mg/d	直立性低血压、思维混乱、头晕、幻觉、恶心、抽筋;腹膜后、胸膜、心包纤维化;心脏瓣膜增厚

表 59-2

帕金森病治疗药物(续)

通用名	剂型与规格	滴定计划	日常剂量	不良反应
普拉克索(ER)(pramipexole ER)	即释:0.125,0.25,0.50,0.75,1,1.5mg/片 XL:0.375,0.75,1.5,2.25,3,4.5mg/片	即释:0.375mg tid,每周滴定,0.125~0.25mg/剂;XL:0.375mg qd,每周滴定 0.75mg/剂	即释:1.5~4.5mg tid XL:1.5~4.5mg qd	直立性低血压、思维混乱、头晕、幻觉、恶心、嗜睡
罗匹尼罗(ropinirole)	片剂:0.25,0.5,1,2,4,5mg/片 XL:2,4,6,8,12mg/片	0.25mg 每日 3 次,每周滴定 0.25mg/剂;XL:2mg qd,每周滴定 2mg/d	3~12mg tid XL:3~12mg qd	直立性低血压、混乱、头晕、幻觉、恶心、嗜睡症
阿扑吗啡(apomorphine)	注射剂:10mg/ml	初次皮下给予 2mg 测试剂量,后给予<1mg 耐受测试剂量;每几日增加 1mg;	2~6mg tid	直立性低血压、嗜睡、哈欠、恶心、呕吐(可用曲美苄胺,不可用 5-HT$_3$ 拮抗剂)
罗替戈汀(rotigotine)	透皮贴剂:1,2,3,4,6,8mg/24h	早期 PD:2mg/24h;晚期 PD:4mg/24h;每周滴定 2mg/24h。粘贴部位:腹部、大腿、臀部、侧腹、肩膀或上臂中;避免 14d 内同部位使用	4~6mg/24h	幻觉、视觉障碍、失眠、嗜睡、恶心、呕吐;粘贴部位反应;亚硝酸盐过敏者禁用
COMT 抑制剂				
恩他卡朋(entacapone)	片剂:200mg	本品需与左旋多巴/卡比多巴同服,最大剂量 8 片/d	3~8 片/d	腹泻、异动症、腹痛、尿变色
托卡朋(tolcapone)	片剂:100mg	100mg tid	300~600mg tid	腹泻、异动症、腹痛、尿变色、肝毒性
MAO-B 抑制药				
司来吉兰[a](selegiline)	片剂、胶囊:5mg	5mg qd(早),可增至 5mg bid(早餐 5mg、午餐 5mg)	5~10mg/d	失眠、头晕、恶心、呕吐、口干症、异动症、情绪改变;与拟交感神经能药物或 5-羟色胺能药物合用时需警惕(增加 5-羟色胺综合征风险);避免食用含酪胺食物
司来吉兰(relegiline ODT)	口崩片:1.25mg	1.25mg qd,在给药前后 5min 避免食物或液体,6 周后可增至 2.5mg qd	1.2~2.5mg/d	失眠、头晕、恶心、呕吐、口干症、异动症、情绪改变;与拟交感神经能药物或 5-羟色胺能药物合用时需警惕(增加羟色胺综合征风险);避免摄入含酪胺食物
雷沙吉兰(rasagiline)	片剂:0.5,1mg	0.5~1mg qd	0.5~1mg/d	类似司来吉兰
沙芬酰胺[b](safnamide)	片剂:50~100mg	50mg qd,2 周后可增至 100mg qd	50~100mg/d	类似司来吉兰

[a] 还有透皮贴剂,但未被批准用于 PD。

[b] 只批准作为左旋多巴/卡比多巴的辅助治疗,用于"关期"患者。

Bid,每日 2 次;COMT,儿茶酚-氧位-甲基转移酶;CR,控释制剂;HS,睡前;MAO-B,单胺氧化酶 B 型;ODT,口腔崩解片;qd,每日 1 次;qid,每日 4 次;tid,每日 3 次;XL,缓释制剂能活性过度（异动症）或活性不足（运动不能）］都可能致残）。一般而言，越是有效的药物往往严重副作用和运动并发症的风险也越大。

早期帕金森病的治疗

案例 59-1, 问题 3：L. M. 应该何时开始帕金森病治疗？

选择何时启动 PD 症状治疗以及选择哪种治疗方法，必须谨慎有针对性地为每个患者考虑。尽管对何时开始对症治疗尚未达成共识，但大多数医疗专业人员认为，应该在患者开始出现功能障碍的时候开始治疗。功能障碍的定义为：(a) 对就业状况的威胁；(b) 症状累及肢体优势侧；(c) 出现运动迟缓或肌强直[19,20]。此外，还应该考虑到患者的个人选择权。从 L. M. 表现出的症状判断，立即开始治疗可能对他有益。他的症状仅累及单侧但发生在右利手侧，妨碍了他的作画，从而影响了他的生计。他也表现出肌强直和运动迟缓的迹象，但未对独立生活造成影响。早期 PD 治疗推荐方案见图 59-2。由于 PD 具有慢性、进展性特点，长期的个体化治疗方案往往需要根据病程进展不断地调整药物剂量。

案例 59-1, 问题 4：决定开始为 L. M. 实施药物治疗，起始该选择左旋多巴疗法还是将左旋多巴作为备用疗法？

尽管在 PD 的药物治疗方面有所进展，但尚未证实任何治疗方案具有疾病修饰或神经保护作用。仍然是对症治疗，左旋多巴（levodopa）仍然是最有效的抗帕金森病药物[11]。然而，关于何时开始使用左旋多巴，一直存在争议。随着用药时间的延长，左旋多巴的药效降低，并且发生运动波动和异动症的风险增加；随着左旋多巴剂量的加大，相应的不良反应发生越频繁。因此，开发了其他增加脑内多巴胺供应的方法，包括多巴胺受体激动药和 MAO-B 抑制药。这两种治疗方式都已证明在 PD 早期有效[17]。

多巴胺受体激动药直接与多巴胺受体结合，无需代谢转化为活性产物，因此其药效不依赖于退化的多巴胺能神经元。在临床试验中，多巴胺受体激动药与左旋多巴相比，左旋多巴能在很大程度上改善 ADL 和运动功能。尽管不如左旋多巴有效，但多巴胺受体激动药具有潜在的优势。与左旋多巴不同，循环血浆中的氨基酸不与多巴胺受体激动药竞争吸收和向大脑转运，从而消除了给药的限制。多巴胺受体激动药比左旋多巴制剂的半衰期更长，减少了每

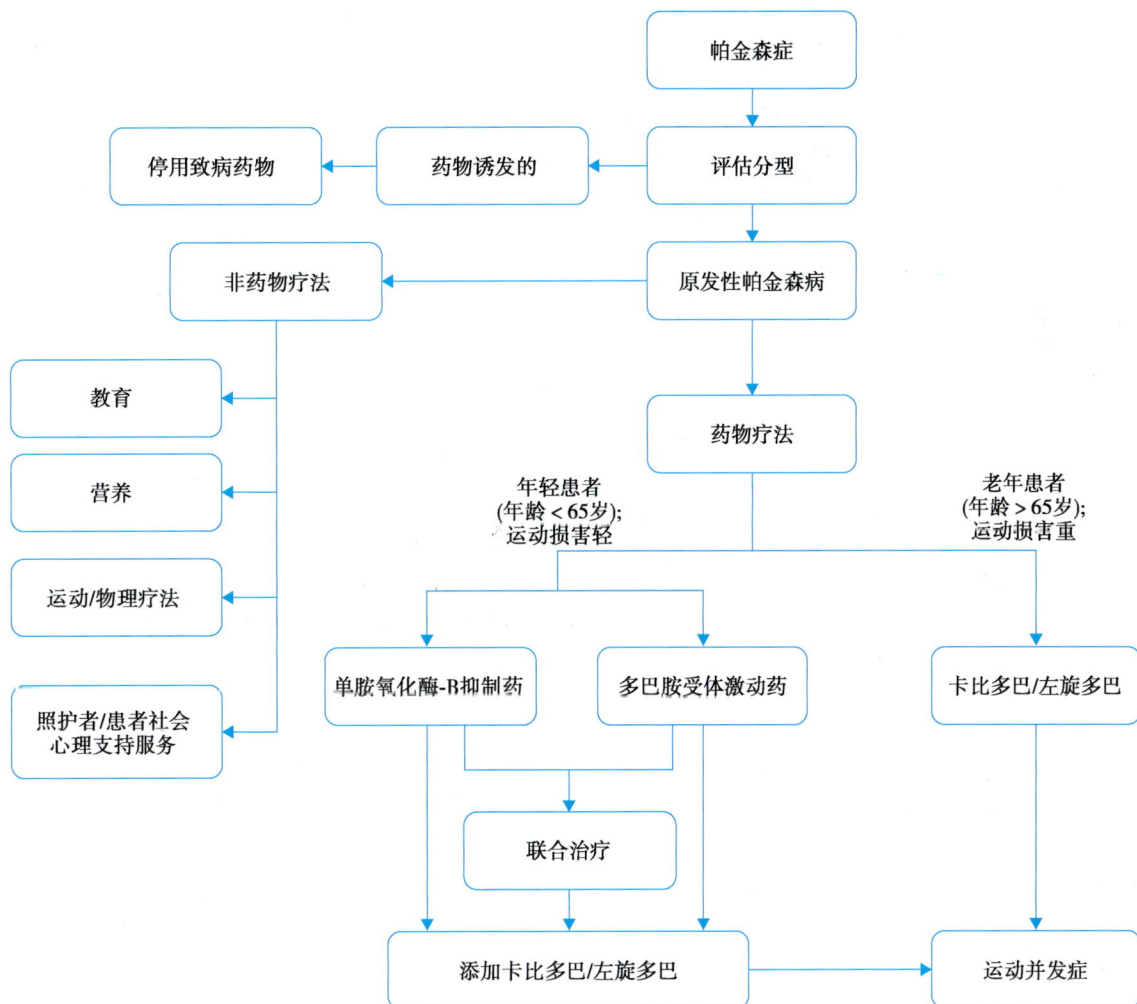

图 59-2　早期帕金森病治疗推荐方案流程图

日给药次数。高达 80% 的早期 PD 患者，单用多巴胺受体激动药就能充分地控制症状[21]。

早期 PD 患者使用左旋多巴或多巴胺受体激动药治疗，短期使用和长期使用的比较结果各不相同。在一项长达 4~5 年的临床试验中，使用多巴胺受体激动药治疗与运动并发症的发生率较低有关，例如减少异动症，延迟异动症的发生时间，延迟开始多巴胺能治疗的时间[22-24]。与左旋多巴作为初始治疗相比，疾病早期服用多巴胺受体激动药，似乎可以延迟异动症的发生。在一项评估左旋多巴或多巴胺受体激动药普拉克索发生运动并发症的随机对照试验中，301 例早期 PD 初治患者随机分配服用普拉克索 0.5mg 每日 3 次或卡比多巴/左旋多巴 25/100mg 每日 3 次[24]。在研究的维持治疗阶段，两组患者可根据致残进展的需要，非盲（开放标签）使用左旋多巴。平均随访 24 个月后，与左旋多巴治疗组相比，普拉克索组出现主要终点时间，即首次出现剂末现象（wearing-off）、异动症（dyskinesias）和"开-关现象"（on-off motor fluctuations）的人数减少，差异有统计学意义（28% vs 51%；P<0.001）。另外，普拉克索组中每日接受较低剂量左旋多巴的患者，理论上可以降低发生运动并发症的风险，该队列长期随访（平均 6 年）显示，与接受左旋多巴治疗的患者相比，普拉克索治疗组患者的多巴胺能运动并发症发生率持续降低（分别为 50% vs 68.4%，P = 0.002）[25]。

尽管初始治疗使用左旋多巴的患者运动并发症的风险持续增加，但一项 10~15 年的试验发现，在疾病严重程度分级或异动症致残率方面无显著差异[26,27]。在 5 年评估结束时，与最初接受左旋多巴治疗的患者相比，最初接受罗匹尼罗（ropinirole）治疗的患者发生异动症的可能性更小[22]。罗匹尼罗组患者使用左旋多巴的平均日剂量较低（427mg vs 753mg），但需要开放标签补充左旋多巴的可能性几乎是对照组的两倍（66% vs 36%）。在接受罗匹尼罗治疗的患者中，20% 出现异动症，而在接受左旋多巴治疗的患者中，这一比例为 45%。接受罗匹尼罗治疗的患者，在没有开放标签左旋多巴补充的情况下能够继续单药治疗，只有 5% 的患者出现异动症，而接受左旋多巴单药治疗的患者中有 36% 出现异动症。虽然，在本研究队列的长期开放标签随访中显示，罗匹尼罗治疗组异动症的发生率较低，但 10 年后，罗匹尼罗治疗组与左旋多巴治疗组在疾病严重程度上并无差异[26]。在开始服用左旋多巴的患者中，可能会有更好的认知和健康相关的生活质量结果的附加趋势[27]。这可能部分是由于，尽管多巴胺受体激动药确实可以延迟运动并发症，但它们并非没有副作用。试验数据始终显示，在最初使用多巴胺受体激动药的患者中，药物不良反应的发生率更高[22,25]。一项开放标签的随机试验发现，28% 的患者由于副作用而停止使用多巴胺激动剂的初始治疗，而最初给予左旋多巴治疗的患者中仅有 2%[28]。无论选择何种初始治疗方案，随着疾病进展，最终都将需要左旋多巴治疗，都将出现运动并发症，将出现残疾。

MAO-B 抑制药是一种在早期疾病中增加多巴胺供应的替代方法。这些药物通过对 MAO-B 的不可逆抑制来增加黑质纹状体多巴胺的补给。MAO-B 是负责脑中多巴胺代谢的主要酶途径，需要多巴胺的参与才能产生临床效果[29]。虽然已证明 MAO-B 抑制药可以延迟服用左旋多巴能治疗的需要的时间，但缺乏确切的疗效比较[29]。

AAN 早期指南支持多巴胺受体激动药或左旋多巴作为 PD 的初始治疗；最近的 NICE 和 EFNS MDS-ES 指南还支持初始治疗方案使用 MAO-B 抑制剂[15,17,18]。以多巴胺受体激动药和 MAO-B 抑制药的长期疗效与左旋多巴初始治疗对照的 PD（PD MED）临床试验，旨在比较疗效并将左旋多巴疗法与左旋多巴作为备用疗法进行对比[28]。接受 MAO-B 抑制药或多巴胺受体激动药单药治疗的患者通常比接受左旋多巴初始治疗的患者更年轻、更健康。在 7 年的随访中，72% 的患者最初使用 MAO-B 抑制药后放弃了最初的治疗并改变了治疗方案，而多巴胺受体激动药组和左旋多巴组的这一比例分别为 50% 和为 7%（P<0.0001）。在这些接受 MOA-B 抑制药治疗的患者中，48% 由于副作用而停用，36% 由于缺乏疗效而停用，而接受多巴胺受体激动药治疗的患者，82% 因副作用而停用，16% 因缺乏疗效而停用[28]。前期研究表明，左旋多巴在很大程度上改善了患者的运动功能和生活质量；然而，主要的运动能力结局未达到预先设定的最小重要差异。MAO-B 抑制药和多巴胺受体激动药的运动能力评分无显著差异，这说明在 PD 的早期治疗中，MAO-B 抑制药至少与多巴胺受体激动药一样有效[28]。该研究证实，初始治疗选择多巴胺受体激动药、MAO-B 抑制药或左旋多巴可能都是合理的方法。

早期 PD 中的疾病严重程度、功能障碍程度、预期寿命和年龄是选择治疗药物的指导因素。较年轻的患者（如年龄<65 岁），病情较轻，例如 L. M.，开始多巴胺激动剂或 MAO-B 抑制剂治疗，左旋多巴作为备用治疗是合适的。在 PD 后期启动左旋多巴治疗可以延缓运动并发症的发展，特别是棘手的峰剂量，左旋多巴诱导的异动症，最终会随着 PD 的进展而发展。较年轻发病的患者如 L. M. 可能会增加异动症的终生风险[19]。尽管 PD MED 试验的结论是，MAO-B 抑制药初始治疗至少与多巴胺激动药同样有效，但其他荟萃分析显示，与多巴胺激动药相比，安慰剂组症状改善程度较小[30]。总体而言，MAO-B 抑制药和多巴胺激动药之间缺乏比较数据。因此，在初始治疗中使用 MAO-B 抑制药通常仅限于功能障碍较轻微的年轻患者。对于年龄较大的（如年龄>65 岁）、功能障碍较严重的患者或预期寿命有限的患者，可能需要使用左旋多巴。尽管使用左旋多巴存在较高的运动并发症和副作用风险，但左旋多巴能够更好地改善症状。另外，左旋多巴可能更适合老年患者初始治疗，因为老年患者可能更难以耐受多巴胺受体激动药的中枢神经系统副作用，而且他们可能发生运动并发症的风险较低[19]。

在 L. M. 病例中，患者相对年轻，病情不重，有中度功能障碍，使他为多巴胺受体激动药初始治疗的良好人选。以后，当 L. M. 疾病发展到更晚期阶段时，将需要左旋多巴治疗。首先使用多巴胺受体激动药开始治疗，左旋多巴补救法可以从较小剂量开始，再逐步加量，随着左旋多巴的延长治疗，可能会推迟运动并发症的发生时间。

多巴胺受体激动药

案例 59-1,问题 5: L. M. 将开始使用多巴胺受体激动药,应该选择哪一种?

两代多巴胺受体激动药用于治疗原发帕金森病。早期 PD 用于单药治疗,进展期 PD 作为左旋多巴的辅助治疗。这些多巴胺受体激动药的药理学和药代动力学特征比较见表 59-3。从麦角生物碱衍生的第一代多巴胺受体激动药,包括溴隐亭(bromocriptine)、培高利特(pergolide)和卡麦角林(cabergoline)。由于腹膜后、胸膜和心包纤维化的风险增加,以及与非麦角类多巴胺激动药对比,心脏瓣膜纤维化的风险增加了 2~4 倍,现在这些较老的药物已很少使用[31,32]。由于这个原因,2007 年培高利特在美国自愿退出市场。虽然卡麦角林仍在欧洲使用,但在美国它只用于治疗高泌乳素血症。(hyperprolactinemia)。普拉克索(pramipexole)、罗匹尼罗(ropinirole)、阿扑吗啡(apomorphine)和罗替戈汀(rotigotine)是第二代非麦角碱类多巴胺受体激动药。在这药物中,普拉克索和罗匹尼罗是常用的处方药。阿扑吗啡仅以注射剂型存在,用于治疗活动能力降低或处于"关期"的 PD 患者的补救药物。罗替戈汀是一种每日使用一次的透皮制剂,最近被重新引入市场。

表 59-3

多巴胺受体激动药的药理学和药代动力学特征

	溴隐亭	普拉克索	罗匹尼罗	阿扑吗啡	罗替戈汀
化合物类型	麦角碱类衍生物	非麦角碱类	非麦角碱类	非麦角碱类	非麦角碱
受体特异性	$D_2,D_1{}^a,\alpha_1,\alpha_2$,5-HT	D_2,D_3,D_4,α_2	D_2,D_3,D_4	$D_1,D_2,D_3,D_4,D_5,\alpha_1,\alpha_2$,5-HT$_1$,5-HT$_2$	D_1,D_2,D_3,5-HT$_1$
生物利用度	7%(首过代谢)	90%	55%(首过代谢)	口服<5%;皮下注射 100%	NA
T_{max}(min)	70~100	60~180	90	10~60	15~18(h);未观测到特征峰
蛋白结合率	90%~96%	15%	10%~40%	>99.9%	89.5%
消除路径	肝脏	肾脏,90%无变化	肝脏	肝脏及肝外	肝脏
半衰期(h)	2~8	8~12	6	0.5~1	3~7

^{a}拮抗药。
5-HT,5-羟色胺;NA,不适用

多巴胺受体激动药通过直接刺激纹状体突触后膜多巴胺受体起作用。多巴胺受体的两个家族分别是 D_1 家族和 D_2 家族。D_1 家族包括 D_1 和 D_5 多巴胺受体亚型,D_2 家族包括 D_2、D_3、D_4 多巴胺受体亚型。刺激 D_2 受体主要效应是改善肌强直和运动迟缓,而 D_1 受体的具体作用仍未明确[33]。普拉克索和罗匹尼罗对 D_2 受体具有选择性,对 D_1 受体没有明显的亲和力;而罗替戈汀对所有多巴胺受体都有活性[34-36]。虽然多巴胺受体激动药在对受体亚型的亲和力方面略有不同,但用于治疗 PD 时,这些药物产生了类似的临床效果,而且没有令人信服的证据支持一种药物优于另一种药物。相反,根据非麦角类多巴胺受体激动药的经验,特别是普拉克索和罗匹尼罗的作用,使它们成为目前首选的初始治疗药。因此,任何一种药物都可以作为患者 L. M. 的初始治疗。

案例 59-1,问题 6: L. M. 决定开始服用普拉克索。普拉克索对 PD 的初始治疗效果如何?如何与罗匹尼罗相比较?

普拉克索

普拉克索作为早期 PD 患者的单药治疗和作为晚期疾病左旋多巴治疗的辅助药物,已有很好的研究[34,36]。这些研究是多中心、安慰剂对照的平行分组试验。统一帕金森病评定量表(Unified Parkinson Disease Rating Scale, UP-DRS)的一部分被用作主要结局指标,特别是改善 ADL(第 II 部分)和运动功能评分(第 III 部分)。UPDRS 上的每个评估都按 0(正常)到 4(几乎不能执行)的等级进行评级。治疗后 UPDRS 评分较低表明整体表现有所改善。

关于普拉克索治疗早期 PD 疗效的证据主要来自两项大型、双盲、安慰剂对照研究,共纳入 599 例早期 PD 患者(平均病程为 2 年)[35,36]。第一项研究中,264 例受试者被随机分为 5 组接受 4 种不同的固定剂量(1.5、3.0、4.5 或 6.0mg/d)及安慰剂[35]。与基线值相比,普拉克索治疗组 UPDRS 评分降低 20%,安慰剂组中未观察到有明显变化。随着普拉克索剂量的逐渐增加,患者对普拉克索的耐受有逐渐降低的趋势,尤其是 6.0mg/d 组。第二项研究中,335 例受试者全部接受最大耐受剂量(不超过 4.5mg/d)维持治疗,随访 6 个月。普拉克索平均维持剂量为 3.8mg/d。普拉克索治疗组患者 ADL 评分(22%~29%;P<0.000 1)和运动分数(25%~31%;P<0.000 1)均有显著改善,而安慰剂组无明显变化。

罗匹尼罗

与普拉克索相似,罗匹尼罗(ropinirole)是一种合成的非麦角碱类多巴胺受体激动药。尽管该药在药理学上与普拉克索相似,但是罗匹尼罗有一些独特的药代动力学性质,如表 57-3 所示。与主要通过肾脏排泄的普拉克索不同,罗匹尼罗通过肝脏代谢并经历显著的首过效应。与普拉克索相似,罗匹尼罗被批准作为单药治疗用于早期的特发性 PD,以及作为辅助药物,与左旋多巴合用治疗晚期 PD。

在随机,双盲试验中,罗匹尼罗与普拉克索未进行直接比较,但在间接比较中,罗匹尼罗似乎具有相当的疗效。在几项随机、双盲、多中心平行组研究中,将罗匹尼罗与安慰剂、溴隐亭或左旋多巴进行比较。早期 PD 患者单用罗匹尼罗治疗 6 个月,与基线相比,UPDRS 运动评分改善了 20%~30%。

罗替戈汀

罗替戈汀(rotigotine)是一种非麦角类多巴胺受体激动药,制成透皮释药贴剂,每日使用一次。2008 年,由于贴片中晶体形成的问题自愿退出美国市场。然而,该贴剂于 2012 年 4 月获得美国食品药品管理局(FDA)重新批准。已经证明,原创和新配方贴剂在早期 PD 作为单药治疗有效[41-44]。然而,只有原创贴剂已被证明作为左旋多巴的辅助治疗对晚期 PD 有效[45,46]。但是,目前以上两种情况都在使用。

一项针对日本早期 PD 患者的随机对照试验发现,罗替戈汀治疗组 UPDRS Ⅱ 评分和 UPDRS Ⅲ 评分总分平均改善 8.4 分,而安慰剂组为 4.1 分(95% CI 为 -7.0~1.7;P = 0.002)[47]。该研究中,罗替戈汀的平均剂量为 12.8mg/24h,超过了早期 PD 最高推荐剂量(6mg/24h)。尽管在改善 ADL 和运动功能方面有明显获益,但尚缺乏足够证据支持罗替戈汀可以预防或延缓运动波动或异动症的发生[48]。

透皮给药与传统口服制剂相比可能有若干优势,包括可能提高依从性,易于吞咽困难的患者使用,以及更持续的多巴胺受体刺激。理论上,这些优点可以转化为疗效的提高。在随机对照试验中,将罗替戈汀与罗匹尼罗作为单药治疗或普拉克索作为辅助治疗进行比较,发现罗替戈汀在典型的临床使用剂量时,与罗替戈汀比较是非劣效的[44,46]。

剂量

案例 59-1,问题 7:如何服用普拉克索和罗匹尼罗?对于患者 L. M. ,普拉克索的适当剂量是多少?

多巴胺受体激动药通常从低剂量开始使用,然后逐渐滴定至可耐受的最大有效剂量。这种给药方法可以最大限

度地减少副作用,而这些副作用可能会导致患者治疗依从性差或停药。在临床试验中,最大有效剂量是可变的,并与疾病严重程度和耐受性相关。研究发现,多巴胺受体激动药的即释制剂和长效制剂的疗效和安全性并没有差异[49]。一项针对早期 PD 患者的普拉克索固定剂量研究显示:大多数早期 PD 患者最大反应剂量为 0.5mg,每日 3 次。尽管已经证明普拉克索的剂量高达 4.5mg/d(分次服用)是有效的且耐受性良好[34]。

患者 L. M. 肾功能正常,因此普拉克索的初始剂量应该从 0.125mg,每日 3 次开始,维持 5~7 日。他的普拉克索剂量,可在耐受范围内每周增加 0.125~0.25mg/剂,直至达到最大有效剂量,但不得超过 4.5mg/d[34]。对于肌酐清除率<50ml/min 的患者,与肾功能正常的人群相比,应减少给药频率对于肌酐清除率为 35~50ml/min 的患者,初始剂量应为 0.125mg,每日 2 次,而后逐渐增加至最大剂量 0.75mg,每日 3 次。肌酐清除率为 15~30ml/min 的患者,初始剂量为 0.125mg/d,可增加至最大剂量 1.5mg/d。对于肌酐清除率<15ml/min 或接受血液透析的患者,普拉克索尚未见研究。还有一种普拉克索缓释制剂,每日给药 1 次,患者可在夜间按每日剂量从即释剂型切换为缓释剂型。对于肌酐清除率<30ml/min 的患者或接受血液透析的患者,不推荐使用缓释制剂。

罗匹尼罗起始剂量为 0.25mg,每日 3 次,在 4~6 周过程中,每周增加 0.25mg/剂,逐渐滴定至临床反应,不得超过 24mg/d[37]。希望减少药物用药频率的患者可以直接改用缓释制剂,可选择每日总剂量最接近的缓释制剂。肾功能不全的患者,不需要调整罗匹尼罗剂量;血液透析患者的剂量可高达 18mg/d。

罗替戈汀透皮贴剂有几种规格(见表 59-2)。对于早期 PD 患者,建议罗替戈汀的起始剂量为 2mg/24h,然后根据临床反应和耐受情况逐步增加剂量(≤每周 2mg/24h)[50]。早期 PD 最大推荐剂量为 6mg/24h,而晚期 PD 最大推荐剂量为 8mg/24h。临床试验使用剂量常高达 16mg/24h[46,51]。初始使用罗替戈汀贴剂后,达稳态血药浓度时间约为 2~3 日。一项跨国公司的开放性研究表明,晚期 PD 患者服用普拉克索<2mg/d 或罗匹尼罗<9mg/d,可以安全地直接使用罗替戈汀,无需交叉滴定[52]。罗替戈汀通过偶联和 N-脱烷基作用代谢,无活性的偶联物随尿液排泄。肝肾功能不全患者无需调整剂量。

不良反应

案例 59-1,问题 8:普拉克索和罗匹尼罗有哪些不良反应?如何处理?

由于普拉克索和罗匹尼罗被批准用于早期 PD 的单药治疗和进展期 PD 的辅助治疗,所以这两种药物的副作用可按疾病的不同阶段评估来评估。在早期 PD 患者中,最常见的副作用为恶心(28%~47%)、贴药部位反应(罗替戈汀贴剂 39%)、头晕(25%~40%)、嗜睡(22%~40%)、失眠(17%~19%)、便秘(14%)、无力(14%)、幻觉(9%)和腿部

水肿(5%)[21,34-37,38-40,51]。与食物一起服用可能有助于缓解恶心和/或呕吐,随着药物的持续使用,许多患者可耐受胃肠道副作用。中枢神经系统副作用是导致这些药物停用的最常见原因。老年患者特别容易出现幻觉和其他中枢神经系统副作用。直立性低血压的发生率相对较低(1%~9%),这可能部分是由于一些研究排除了潜在心血管病患者的缘故。

在疾病进展期,多巴胺受体激动药最常见的不良事件是直立性低血压(10%~54%)、异动症(26%~47%)、应用部位反应(罗替戈汀46%,剂量相关)、恶心(25%)、失眠(27%)、幻觉(11%~17%)、嗜睡(11%)和混乱(10%)[34,37,50,53]。停用这些药物最常见的原因是精神障碍(如噩梦、意识障碍、幻觉、失眠)和直立性低血压。当多巴胺受体激动药与左旋多巴合用治疗进展期PD时会出现异动症,这时可能需要减少左旋多巴的剂量,或者在某些情况下还需要减少多巴胺受体激动药的剂量。

据报道,多巴胺受体激动药可能引起白天过度嗜睡(包括开车时)并且导致了事故[34,37,50,54]。受影响的患者并不总是在入睡前报告警告信号,但他们认为自己在事件发生前立即处于警觉状态。这些药物的标签包括一个警告,提醒患者在日常活动时应该警惕可能会睡着。应建议患者在获得足够的经验能够确定多巴胺受体激动药是否会妨碍他们的精神和运动能力之前,不要开车或进行其他有潜在危险的活动。当患者服用其他镇静药或酒精与多巴胺受体激动药合用时,应注意。如确实出现白天过度嗜睡,建议患者应及时联系医生。

多巴胺受体激动药治疗PD时,患者冲动控制障碍(impulse control disorder)的发生率增加2~3.5倍[55]。普拉克索和罗匹尼罗的发生率相近,而罗替戈汀尚不明确。在一项研究中,PD患者病态赌博(pathologic gambling)的发生率为6.1%,而年龄和性别相匹配的对照组为0.25%[56]。这些病例可能代表了一种行为变态综合征,称为多巴胺失调综合征(dopamine dysregulation syndrome)[57]。该综合征的其他特征也有报道过,包括强迫症(进行重复性的、漫无目的的运动行为)、性欲亢进、徒步旅行(处于开期时有强烈的欲望远距离徒步行走,往往无目的无目标,时间观念异常)、强迫性购物、暴食、药物囤积、社交障碍或孤立[57]。该综合征似乎在年轻男性早发型PD患者中更为常见,也常见于那些具有创造性人格的特征、抑郁症状以及经常喝酒或吸烟的患者[55,58]。冲动控制障碍的管理具有挑战性,因为往往需要调整多巴胺的治疗方案,必须谨慎地平衡伴随运动功能恶化的风险。如果出现潜在的抑郁症,应该及时治疗,并能够改善冲动控制。非药物治疗(如限制接触金钱及限制上网)可能有所帮助。在某些情况下可以考虑使用抗精神病药物,但必须谨慎使用,以避免加重运动障碍[59]。

虽然患者L. M.年龄还不到65岁,但由于接受多巴胺受体激动药的治疗,他出现视觉幻觉和认知问题的风险可能会增加,应密切监测这些副作用是否发生或加重。在开始服用普拉克索之前,还应评估他是否头晕,并建议他发生眩晕或平衡不稳时应及时报告,因为这可能导致他跌倒。如果这些症状是由普拉克索引起的,他不必担心,因为这些症状会随着时间的推移而消退。他不应该驾驶或操作复杂机器,直到他能够评估药物对自身精神状态的影响。应该告知他,服用普拉克索后,可能会出现白天过度嗜睡,这可能是不可预测的。L. M.似乎没有酗酒的问题,然而,他和他的家人应该了解,他发生冲动控制障碍的风险增加,并建议他们如果发现任何新发生的、不寻常或不典型的行为或饮酒增多的情况,应及时报告。

单胺氧化酶-B抑制药

单胺氧化酶-B抑制药(monoamine oxidase-B inhibitor)对单胺氧化酶-B(MAO-B)有不可逆抑制作用。MAO-B是大脑中负责多巴胺代谢的主要酶促途径,抑制该酶可增加纹状体多巴胺的数量。摄入MPTP会导致快速和不可逆的PD。研究发现,与MPTP相关的神经毒性并不是由MPTP本身直接引起的,而是由氧化产物1-甲基-4-苯基吡啶(MPP)引起的。向MPP的转变是由MAO-B部分介导的两步过程。抑制MAO-B可以抑制多巴胺氧化转化为潜在的活性过氧化物。这一发现促使科研人员研究这种酶的抑制是否具有神经保护作用。

司来吉兰

在动物中实验中,使用司来吉兰(selegiline)预处理可以避免MPTP导致的神经元损伤[29]。DATATOP(Deprenyl and Tocopherol Antioxidative Therapy of Parkinsonism)研究是为了验证司来吉兰和抗氧化剂(生育酚)可能减缓疾病进展这一假设[61],主要结局指标是患者不接受左旋多巴治疗可维持疾病无进展的时间长短。早期PD患者接受司来吉兰10mg/d治疗,与安慰剂比较,可推迟9个月开始使用左旋多巴治疗;然而长期观察发现,司来吉兰的获益逐渐降低。在该研究的扩展中,随访1年后,最初分配到司来吉兰组的患者往往比未接受司来吉兰治疗的患者更早出现残疾结局[62]。最初的司来吉兰治疗并未改变左旋多巴不良反应的进展,如异动症、剂末现象和开-关现象。

虽然尚未证实司来吉兰具有神经保护作用,但MAO-B抑制剂至少可以将多巴胺能治疗的需要推迟了数个月,这具有临床意义,并得到了一些随机对照试验的验证[63,64]。除了DATATOP试验外,其他有关司来吉兰的研究均受到样本量相对较小的限制。因此,对早期PD使用MAO-B抑制药进行了大规模的meta分析[30]。在分析司来吉兰时,司来吉兰组控制症状所需的左旋多巴剂量减少了67mg(14~119mg,P=0.01)。该分析发现,在3个月时,司来吉兰组UPDRS总分、运动评分和ADL评分均有显著改善。随后的一项荟萃分析发现,当观察UPDRS运动加权平均分的差异时,司来吉兰治疗组的评分改善了3.79分(95%CI:2.21,5.3)[29]。虽然口服司来吉兰仍然只被FDA批准作为卡比多巴/左旋多巴的辅助治疗,但有证据表明其单药治疗有效,并且在实践中得到了应用。

雷沙吉兰

雷沙吉兰(rasagiline)是第二代选择性不可逆MAO-B抑制剂,FDA批准用于PD的单药治疗和辅助治疗。雷沙吉兰与司来吉兰的区别主要在于它是更有效的 MAO-B 抑制药,并且没有代谢产物导致副作用的潜在风险[65]。与司来吉兰一样,雷沙吉兰也被发现可以预防动物模型中 MPTP 诱导的帕金森症[29]。

一项随机、双盲、安慰剂对照试验,对服用 1mg/d 或 2mg/d 雷沙吉兰作为早期 PD 的单药治疗与安慰剂进行比较(n=404)[66]。治疗 6 个月后,1mg 组和 2mg 组的 UPDRS 评分改善均优于安慰剂组(P<0.001)[66]。这些变化在数量上与用左旋多巴疗法观察到的变化相似。该研究采用延迟启动设计,在最初 6 个月的治疗结束时,接受安慰剂的患者被切换到雷沙吉兰治疗,而接受雷沙吉兰治疗的患者继续治疗。经过附加的 6 个月治疗发现,所有接受雷沙吉兰治疗 12 个月的患者,其功能衰退程度小于延迟启动组[67]。与延迟启动 2mg/d 剂量组相比,所有接受雷沙吉兰 2mg/d 治疗 12 个月的患者,在 12 个月时的 UPDRS 总平均分值改善-2.29(P=0.01)。因此,雷沙吉兰被 FDA 批准用于早期 PD 单药治疗。这些令人鼓舞的发现还表明,雷沙吉兰可能具有神经保护作用,并促成了一项规模更大更明确的研究。

ADIAGO 研究也是一项随机、安慰剂对照试验,使用延迟启动方法,但样本量要大得多(n=1 176)[68]。患者随机分为两组,分别接受雷沙吉兰或安慰剂治疗 36 周,随后雷沙吉兰治疗组的受试者继续接受治疗,而安慰剂组改用雷沙吉兰治疗;所有患者随后又随访 36 周。为了证明任何剂量的雷沙吉兰都有疾病修饰作用,根据研究不同时期 UPDRS 评分的变化幅度和变化率,早启动治疗组必须满足研究中三个等级的终点。在研究结束时,雷沙吉兰组未能满足所有预定的终点,作者也无法证实任何疾病修饰效果[68]。

目前还没有雷沙吉兰和司来吉兰直接比较的研究。在一项由行业赞助的间接荟萃分析中,对现有数据进行了比较,结果发现,雷沙吉兰单药治疗在 UPDRS 评分上具有显著优势[69]。此外,雷沙吉兰停药和不良事件的风险更小。雷沙吉兰主要通过细胞色素 P450(CYP)1A2 和 N-脱烷基作用代谢,而司来吉兰主要通过 CYP2B6、CYP2C9 和 CYP3A4/5 代谢为苯丙胺类代谢物(1-甲基苯丙胺和 1-安非他明)。由于它们的 MAO-B 抑制作用,在药物相互作用方面也存在类似的预防措施。由于 5-羟色胺综合征的风险,在使用含 5-羟色胺能药物如抗抑郁药、曲坦类药物和利奈唑胺的 MAO-B 抑制药时应谨慎。虽然酪氨酸激发试验未显示与这些 MAO-B 抑制药的任何临床显著反应,但药品说明书仍然包含一条警告,建议患者限制酪氨酸的摄入量[70,71]。

剂量

司来吉兰有 5mg 胶囊或片剂,也有 1.25mg 口腔崩解剂。它还有透皮贴剂,但未被批准用于 PD(批准用于治疗重度抑郁症)。司来吉兰常规制剂的生物利用度很低,并且大多数经肝脏首过代谢为苯丙胺类代谢物,这可能导致神经系统副作用[60]。司来吉兰的常用剂量为 10mg/d,早上和下午早些时候服用 5mg,不能在晚上给药,因为其代谢物(1-甲基苯丙胺和 1-苯丙胺)的过量刺激会导致失眠和其他

精神副作用[72]。口腔崩解片在口腔与唾液接触溶解并进入胃前吸收。与司来吉兰常规制剂相比,该制剂最大限度地降低了首过代谢的影响,导致更高的血浆浓度和苯丙胺类代谢物的减少[60]。严重肝损害或肌酐清除率低于 30ml/min 的患者,应慎用司来吉兰。

雷沙吉兰有 0.5mg 和 1mg 片剂。作为单药治疗时,起始剂量为 1mg/d。与左旋多巴合用时,初始剂量降至 0.5mg/d,根据反应可增加至 1mg/d。轻度肝功损害患者,应减少剂量至 0.5mg/d,中度至重度肝功损害患者应避免使用。此外,由于雷沙吉兰没有司来吉兰的苯丙胺类代谢物,因此也没有特定时间的剂量限制。

不良反应

这两种药物最常见的不良反应包括恶心(6%~20%)、头晕(11%~14%)、头痛(4%~14%)和口干(4%~6%)[60,70,72]。对中枢神经系统的影响,如幻觉、生动的梦境和意识障碍也会发生,但与多巴胺受体激动药相比发生率较低。尽管口腔崩解片减少了苯丙胺类代谢物,但报道的副作用发生率较高,可能是由于司来吉兰血浆浓度较高所致[60]。一项针对早期 PDMAO-B 抑制药的大型荟萃分析发现,与非 MAO-B 抑制药相比,MAO-B 抑制药(除了一项研究外,所有研究均使用司来吉兰)的副作用发生率更高(OR:1.36,1.02~1.8;P=0.04)[30]。然而,一般认为这些药品的耐受性良好[70]。

左旋多巴

案例 59-1,问题 9:在过去的 18 个月,患者 L.M. 对普拉克索 1.0mg 每日 3 次反应良好,绘画能力和日常生活活动(ADLs)能力均有提高。然而,近几周以来,他注意到自己的症状在逐渐恶化,而且再一次难以拿得住画笔。他现在抱怨"被捆绑"的感觉更加明显,很难以从座椅上站起来,并且屈曲姿势也有所加重,还经常整天都感觉很累。他仍然可以独立完成大部分日常生活。此时,L.M. 的 PD 症状是否应该考虑使用左旋多巴治疗?

多巴胺不能透过血-脑屏障。左旋多巴(levodopa,LD)是多巴胺的前体,本身的药理作未知。它能够透过血-脑屏障,经芳香族氨基(多巴)脱羧酶转化为多巴胺。自 1960 年代以来,左旋多巴一直是 PD 的主要治疗药物。不管初始治疗方案如何,几乎所有的患者最终都需要本品治疗。

由于大量的左旋多巴在外周(脑外)由多巴脱羧酶代谢成多巴胺,如果单用需要极高的剂量。因此,左旋多巴总是与多巴脱羧酶抑制剂同时使用,这使左旋多巴的剂量减少了 75%[73]。通过将左旋多巴与不能透过血-脑屏障的多巴脱羧酶抑制药结合,可以外周左旋多巴向多巴胺的转化,而纹状体内所需的转化则不受影响。这种组合还使临床达到最佳效果所需的时间缩短了数周,因为多巴脱羧酶抑制药可以大大减少了左旋多巴引起的恶心和呕吐的剂量限制。临床常用的两种外周脱羧酶抑制药是苄丝肼(benserazide)(在美国不用)和卡比多巴(carbidopa)。卡比多巴和左旋多巴的固定组合配比为 1:4(卡比多巴/左旋多巴 25/

100)和1:10(卡比多巴/左旋多巴 10/100 和 25/250)。卡比多巴/左旋多巴也可制成即释片、口崩片和长效胶囊等剂型,这些剂型均可用于早期 PD。此外,还可以制备成控释、缓释和肠道凝胶等制剂,这些内容将在运动并发症的治疗章节加以讨论。

开始左旋多巴治疗的最佳时间必须个体化,因为长期使用左旋多巴与运动并发症及异动症的发生有关。这些观察使我们认识到,左旋多巴的长期治疗,可能由于多巴胺代谢形成的自由基加速了神经退行性变的进程[74]。ELLDO-PA(the Earlier versus Later Levodopa Therapy in Parkinson's Disease)研究旨在确定长期使用左旋多巴是否会加速神经退行性疾病反而使 PD 恶化[74]。42 周后,通过 UPDRS 总评分的变化测量症状的严重程度。结果表明,安慰剂组比接受左旋多巴治疗的所有组中增加更多。这证实了左旋多巴的使用不会导致基于临床评估的疾病加速进展。对于未经治疗的个体,在患者报告功能(社交、职业或其他方面)恶化之前几乎没有理由启用左旋多巴。左旋多巴治疗的需要可能会被延迟。首先启动多巴胺受体激动药或 MAO-B 抑制药治疗。这种方法对年轻的 PD 患者特别适用,他们可能罹患 PD 多年,并且有发展为运动并发症的高风险。以患者 L. M. 为例,尽管接受了近乎最大剂量的多巴胺受体激动药治疗,但他仍然出现了一些令人麻烦的症状,而且进展迅速,对他的工作表现构成了威胁。虽然普拉克索的剂量可以增加,但他可能会出现更多的白天嗜睡。因此,左旋多巴应该加入他的治疗方案中。

剂量

案例 59-1,问题 10:L. M. 决定开始使用卡比多巴/左旋多巴治疗。应该如何给药?

大约需要卡比多巴 75~100mg/d 才能使外周多巴脱羧酶达到饱和。大剂量使用卡比多巴通常没有必要,而且费用也高。卡比多巴/左旋多巴开始治疗剂量为 25/100mg,每日 3 次。首选即释配方是因为它更易于调整剂量。在 L. M. 的案例中,根据个体需求或耐受情况,左旋多巴剂量可以每日或隔日增加 100mg,直至达到每日 8 片(800mg)或最大有效剂量。

高水平的多巴胺能药物活性可能会导致棘手的峰值异动症。如果发生这种情况,可以调整给药剂量或给药频率,同时兼顾最有效的剂量(如使患者的开期最大化)和不产生不可接受的副作用(如棘手的异动症)。由于患者 L. M. 目前正在接受多巴胺受体激动药的治疗,他必须密切监测添加左旋多巴治疗后运动并发症的发展。

大多数早期 PD 患者左旋多巴治疗的起始剂量为 300mg/d,在达到 1 000mg/d 之前会显示出反应。当左旋多巴剂量超过 750mg/d 时,诸如患者 L. M. 可以将卡比多巴/左旋多巴的比例从 1:4 改为 1:10,以防止脱羧酶抑制药过量。例如,如果 L. M. 需要左旋多巴 800mg/d,可以给予 1:10 的卡比多巴/左旋多巴(10mg/100mg)每日 4 次,每次 2 片。如果 L. M. 初始治疗未使用多巴胺受体激动药,一些临床医生会考虑在左旋多巴剂量超过 600mg 后,加用多巴

胺受体激动药。因为多巴胺受体激动药可直接刺激多巴胺受体,且半衰期较长,异动症的发生率较低,从而提供更平稳的多巴胺能反应。

通过改变饮食中的氨基酸摄入可以改变左旋多巴治疗的临床反应。左旋多巴是通过一种大型中性氨基酸转运系统主动转运透过血-脑屏障。这种转运系统也能促进氨基酸的血脑转运,如 L-亮氨酸、L-异亮氨酸、L-缬氨酸和 L-苯丙氨酸。左旋多巴与这些中性氨基酸竞争转运机制,这些氨基酸的血浆浓度高会降低大脑中左旋多巴的浓度[75]。应该告知患者即释卡比多巴/左旋多巴应在饭前 30 分钟或饭后 60 分钟服用,才能够达到最佳疗效。如果出现恶心和考虑食物管理,应鼓励低蛋白饮食。

不良反应

案例 59-1,问题 11:自从开始使用卡比多巴/左旋多巴治疗后,L. M. 报告说有时会感到不安和烦躁,并且难以记住近来的事情。左旋多巴多大程度上导致了这些问题?该如何处理?

虽然左旋多巴是治疗 PD 最有效的药物,但它也有许多讨厌的副作用,如恶心、呕吐和厌食(50%的患者)、直立性低血压(30%的患者)和心律失常(10%的患者)。此外,15%的患者会出现精神障碍,在左旋多巴治疗的前 6 个月,多达 55%的患者会出现异常的非自主运动(异动症)[76]。

虽然多巴胺受体激动药更常见,但精神副作用也与左旋多巴治疗有关,包括精神错乱、抑郁、精神异常、轻躁狂和生动的梦境。那些潜在的或已经存在的精神障碍和那些长期接受大剂量左旋多巴治疗的患者出现这些副作用的风险最大[77]。同时使用抗胆碱能药或金刚烷胺治疗会加剧这些症状。PD 本身的进展与认知能力下降,以及更频繁地发生中枢神经系统症状有关,这可能是由于潜在的路易体病理学介导的。在某些情况下,可能很难区分药物和疾病的影响。

一些接受左旋多巴治疗的患者出现精神运动兴奋(如过度活跃、烦躁不安、激动)。类似地,据报道多达 8%的患者出现轻度躁狂症,其特点是思维浮夸、思想不集中、思维离题和社会判断力差。正常的性活动通常会随着运动功能的改善而恢复,然而,左旋多巴治疗的患者中约 1%出现性欲亢进和性欲增强[77]。

一般来说,大多数精神障碍副作用与剂量有关,减少多巴胺能药物的剂量可以改善症状。左旋多巴和多巴胺受体激动药同时服用的患者,如 L. M.,应该首先尝试减少多巴胺受体激动药的剂量。如果症状没有改善,减少左旋多巴剂量也可能是必要的。然而,减少这些药物的剂量对于 L. M. 可能不切实际,因为帕金森病症状很可能复发,而左旋多巴治疗的获益可能超过精神障碍的风险。

抗胆碱能药物

案例 59-1,问题 12:抗胆碱能药物在治疗 PD 中起什么作用?患者 L. M. 应该接受抗胆碱能药物治疗吗?

从 19 世纪中期起，就已经开始使用抗胆碱能药物治疗 PD，当时发现颠茄衍生物莨菪碱（东莨菪碱）可减轻 PD 症状[17]。目前，抗胆碱能药物主要用于治疗震颤。虽然通过多巴胺能药物恢复多巴胺和乙酰胆碱之间的平衡可以改善震颤，但震颤的解决可能是不完全的。抗胆碱能药物（如苯托品和苯海索）通过阻断纹状体内兴奋性神经递质乙酰胆碱起作用，从而使胆碱能敏感性相对增加的效应降到最低。直到 20 世纪 60 年代末金刚烷胺和左旋多巴被引入，抗胆碱能药物一直是治疗 PD 的主要手段。然而，因为抗胆碱能药物的副作用以及在治疗运动迟缓和肌强直的疗效方面比左旋多巴差，抗胆碱能药物已不再作为一线药物使用。这些药物产生外周和中枢介导的不良反应。外周副作用，如口干、视力模糊、便秘和尿潴留，是常见且令人烦恼的[20]。抗胆碱能药可以升高眼压，闭角型青光眼患者应避免使用。中枢神经系统的影响可能包括意识混乱、近期记忆受损、幻觉和妄想[17,20]。PD 患者由于高龄、并发疾病和认知功能受损，往往更容易受到这些中枢效应的影响[20]。抗胆碱能药通常用于治疗疾病早期的静止性震颤，特别是保留认知功能的年轻患者。鉴于患者 L. M. 的病史和临床表现，并且没有震颤，他不适合应用抗胆碱能药物。

进展期帕金森病的治疗

左旋多巴及辅助治疗

PD 的慢性进展性预示着患者在疾病后期会出现运动功能恶化。因此，有必要通过使用左旋多巴及联合其他辅助对症药物加强治疗。药物选择取决于控制运动症状的疗效、不良反应和运动并发症风险。图 59-3 概述了 AAN[16]、EFNS/MDS-ES[18] 和 NICE[17] 关于进展期 PD 症状辅助治疗和运动并发症处理的指导方针。

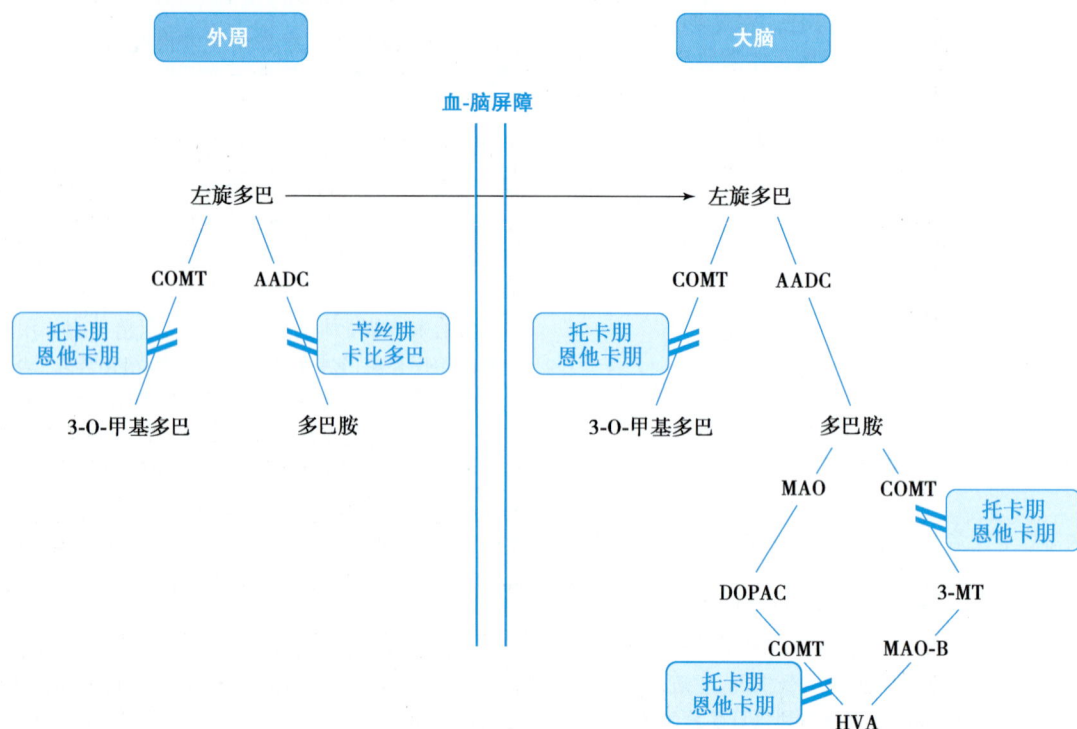

图 59-3　左旋多巴体内代谢途径。AADC，芳香氨基酸脱羧酶；COMT，儿茶酚氧位甲基转移酶；DOPAC，3,4-二羟苯乙酸；MAO，单胺氧化酶；3-MT，3-甲氧酪胺

运动并发症

案例 59-1，问题 13：患者 L. M. 开始左旋多巴治疗后，所有的帕金森症状得到显著改善。随后剂量规律地维持在卡比多巴/左旋多巴 25mg/250mg，每日 4 次。

经过 6 个月治疗后，患者 L. M. 开始出现异动症。异动症通常出现给药后的 1～2 小时，表现为扮鬼脸、噘嘴、吐舌头和躯干摇摆。通过减少普拉克索剂量至 0.5mg，每日 3 次，逐渐减少卡比多巴/左旋多巴剂量至 25mg/250mg，每日 3 次，可以减轻这些异动症。经过 3 年的左旋多巴治疗，L. M. 更严重的问题开始出现。早晨，L. M. 经常出现无法动弹的情况。几乎每日，他都有几段时间（持续几分钟）无法移动，随后会突然转变到灵活状态，这通常与异动症相关。他继续服用卡比多巴/左旋多巴（25mg/250mg），每日 3 次，但服用一剂后症状缓解仅仅维持 3～4 小时。此外，对给定剂量的反应也各不相同，下午药效较差。有时他会出现"冻结"，特别是上楼梯或需要迅速移动时。这些临床反应的改变，可能的解释是什么？

虽然存在变数，左旋多巴的初始反应期可能持续长达 5 年。在这初始稳定期过后，接受 50%～90% 接受左旋多巴治疗 5 年以上的患者最终会出现运动并发症[78]。运动并发症可能表现为多巴胺能活动过多（异动症）、多巴胺能活动过少（运动不能）或两者同时出现。

在评估这些运动波动时，重要的是明确哪些影响是由疾病引起的，哪些是由药物引起的。例如，左旋多巴诱导的剂峰异动症往往与运动波动同时出现[78,79]。剂峰舞蹈症是一种短暂、不规则和不稳定的运动，是最常见的异动症，常发生于长期左旋多巴（有时为多巴胺受体激动药）治疗后，由于左旋多巴水平下降，这些症状往往在给药间隔结束时消退。其严重程度与左旋多巴剂量、病程和疾病分期以及发病年龄相关[79]。如果出现剂峰异动症，应考虑以下策略：可以降低左旋多巴剂量，增加给药频率；如果服用卡比多巴/左旋多巴的修饰释放制剂，可以考虑转换为即释片剂（便于调整剂量）；可以添加延长左旋多巴半衰期但不能提供稳定左旋多巴血浆浓度的药物（如 COMT 抑制药、MAO-B 抑制药），也可以使用抗运动障碍药如金刚烷胺。左旋多巴吸收速度和程度的变化、饮食基质（如中性氨基酸）与大脑竞争转运机制、左旋多巴药物相互作用（表 59-4）以及左旋多巴代谢物对受体结合的竞争，可以进一步解释观察到的

左旋多巴的各种反应。两种较常见的运动并发症是开-关现象和剂末现象。剂末现象是最可预测的，发生在症状缓解期后的给药间隔后期；因为左旋多巴是一种短效药物，其消除半衰期约为 1.5h，所以晚上剂量的大部分效果会在早晨消失。因此，L. M. 早上会出现一段时间动弹不能并不奇怪。在服用早晨剂量后，大多数患者的这种情况就会等到缓解。可以通过各种方法改善剂末现象，例如缩短给药间隔或加入其他辅助药物联合治疗（如果未联合治疗），包括多巴胺受体激动药、MAO-B 抑制药或左旋多巴增量药如 COMT 抑制药。开-关现象被描述为从运动状态（通常与异动症有关）到帕金森状态的随机波动，它会突然发生就像打开或关闭一个开关。这些波动可以持续几分钟至几小时，且频率和强度随着时间推移逐渐增加。尽管开期常伴有异动症，但大多数患者更喜欢处于"开"而不是"关"（或不能动）状态。然而，对一些患者来说，异动症可能比帕金森症更容易致残。

表 59-4

左旋多巴药物相互作用

药物	相互作用	作用机制	注解
抗胆碱能药物	↓左旋多巴疗效	胃排空↓，因此左旋多巴在消化道中降解↑，吸收数量↓	当抗胆碱能药物引起胃肠道活动性↓时，左旋多巴疗效↓。使用左旋多巴的患者停用抗胆碱能药物时，警惕左旋多巴毒性迹象。理论上两者相互作用的临床意义不是主要问题
苯二氮䓬类药物	↓左旋多巴疗效	机制未明	谨慎与左旋多巴合用，如果出现药物相互作用，停用该药
硫酸亚铁	↓左旋多巴口服吸收 50%	形成复杂的螯合物	避免同时给药或间至少隔 2h 给药
食物	↓左旋多巴疗效	中性氨基酸与左旋多巴竞争肠道吸收	尽管左旋多巴通常与食物同服减缓吸收速度和↓中枢催吐效应，但应避免高蛋白饮食
MAOI（如，苯乙肼、反苯环丙胺）	高血压危象	外周多巴胺和去甲肾上腺素	避免组合使用；可以使用 MAO-B 抑制药如司来吉兰，但治疗 2~3d 后应减少左旋多巴的剂量，卡比多巴可以最大限度地减少接受 MAOI 的患者对左旋多巴的高血压反应
甲基多巴	↑或↓左旋多巴疗效	作为中枢或外周脱羧酶抑制剂	观察反应；可能需要换另一种降压药
甲氧氯普胺	↓左旋多巴疗效	中枢多巴胺阻滞剂	避免同时使用
抗精神病药（如丁酰苯、吩噻嗪类）	↓左旋多巴疗效	阻滞中枢多巴胺神经传递	严重相互作用；避免联合使用
苯妥英	↓左旋多巴疗效	机制不明	避免联合使用
维生素 B_6	↓左旋多巴疗效	左旋多巴的外周脱羧反应	左旋多巴与卡比多巴合用时未观察到。避免左旋多巴单药治疗补充维生素 B_6
三环抗抑郁药	↓左旋多巴疗效	由于延迟排空导致左旋多巴在消化道中降解	慎用

GI，胃肠道；MAOI，单胺氧化酶抑制药

在疾病的早期阶段,一般可以通过药物调整来控制帕金森症状而不至于诱导出异动症。然而,随着疾病的进展和治疗窗的缩小变窄,患者处于开期复杂的异动症和关期的活动不能之间循环往复是常见的[78,79]。最终,尽管左旋多巴的剂量可以调整,但很多晚期 PD 患者依然会出现严重的异动症或者完全的动弹不能。在大多数患者中,这种情况的发生与给药时机或左旋多巴血清浓度水平并没有明确的联系[78]。

运动并发症和异动症的病理生理基础尚不完全清楚,但可能跟多巴胺对中枢受体的不完全传递有关[78]。由于疾病进展和终末多巴胺丢失,突触前储存多巴胺的能力减弱,影响了维持相对恒定的纹状体多巴胺浓度的能力。因此,多巴胺受体受到间歇性的或脉冲式的刺激,而不是一种更为生理性的刺激。谷氨酸等神经递质介导的兴奋通路过度活跃也可能参与其中。

> 案例 59-1,问题 14:有哪些方法可以减少患者 L. M. 的运动波动?

卡比多巴/左旋多巴修饰释放制剂

与常规口服制剂相比,左旋多巴持续释药制剂更能从理论上可以更有效地复制正常生理机能,减少运动并发症。延长卡比多巴/左旋多巴释放时间的 3 种产品包括控释片、缓释胶囊和供胃肠道输注用的肠内悬液。在一项为期 12 周的研究中,使用肠内悬液进行胃肠道输注给药,关期时间(off-time)减少了 1.91 小时($P=0.001\,8$),而开期时间(on-time)增加了 1.86 小时($P=0.005\,9$)[80]。由于通过十二指肠/空肠上段固定输注泵给药,该法通常作为专科中心的保留疗法。

卡比多巴/左旋多巴控释制剂

卡比多巴/左旋多巴控释(controlled-release,CR)片剂配方含有卡比多巴 25mg、左旋多巴 100mg 或卡比多巴 50mg、左旋多巴 200mg,包裹在溶蚀性聚合物基质之中,以延缓其胃溶出。虽然从理论上讲,血浆左旋多巴下降速度减慢,可以减少关期时间,但临床研究中并未发现 CR 制剂与即释制剂在关期时间或减少异动症方面存在差异[17,18]。因此,不建议将卡比多巴/左旋多巴 CR 制剂作为减少关期时间或减少异动症的主要策略[17]。

与即释(immediate-release,IR)制剂相比,卡比多巴/左旋多巴 CR 制剂效果不佳的一个可能原因是其吸收不稳定。卡比多巴/左旋多巴 CR 制剂的生物利用度比 IR 制剂低 30%左右。从卡比多巴/左旋多巴常规制剂转换为 CR 制剂的患者应接受一个可增加 10%左旋多巴的剂量,然后剂量应滴定至临床反应[81]。有趣的是,食物管理可提高 25%左旋多巴峰浓度。鉴于卡比多巴/左旋多巴 CR 制剂无明显优势,患者 L. M. 不应改用这种配方。

卡比多巴/左旋多巴缓释制剂

卡比多巴/左旋多巴缓释(extended-release,ER)胶囊配方包含了 IR 微丸和 ER 微丸的组合,旨在规避 CR 片剂配

方的药动学问题。虽然两种制剂都能持续释放 6 小时,但 ER 胶囊可以更快地缓解症状,其峰值可与 IR 制剂相媲美(1 小时 vs CR2 小时)[82]。与 CR 制剂类似,ER 制剂可使左旋多巴的生物利用度减少约 50%[83]。因此,制造商提供了来自 IR 制剂的特定剂量转化。与 CR 制剂相反,高脂肪和高热量食物会降低左旋多巴峰值,可能会延迟吸收 2~3 小时,建议当日的第一次剂量在进食前 1~2 小时服用。对于吞咽困难的患者,这些胶囊可以打开,撒在苹果酱上,这是 ER 配方的另一个优点。

在一项安慰剂对照研究中,393 例患者随机分组,服用 IR 制剂或 ER 制剂,观察 22 周[84]。在第 1~9 周滴定至稳定剂量后,再随访 13 周。与基线评估相比,ER 组患者关期时间比 IR 组减少了约 1h/d($P<0.000\,1$),这种效果伴随着开期时间的增加,而没有令人烦恼的异动症约 1 小时($P=0.000\,2$)。值得注意的是,在按制造商指导剂量转换的患者中,60%需要进一步加量,13%需要减量[84]。

基于该证据,ER 制剂可以改善患者 L. M. 的关期时间,但不太可能影响异动症。因此,可能不适合转换治疗。增加服用卡比多巴/左旋多巴 IR 制剂的频率,同时避免大幅增加每日总剂量(那会加重异动症),可能会改善他的病情。早上的剂量在起床前服用,可能有助于解决他清晨的问题。如果这些措施未能改善 L. M. 的症状,可考虑使用辅助药物,如多巴胺受体激动药、阿扑吗啡救援、金刚烷胺、COMT 抑制药和 MAO-B 抑制药。

多巴胺受体激动药

一项多中心、安慰剂对照研究,纳入 360 例患者,平均病程 9 年,评估进展期 PD 患者在左旋多巴治疗上加用普拉克索的疗效[85]。普拉克索逐渐滴定至最大耐受有效剂量。在 6 个月的维持期结束时,与基线值相比,接受普拉克索治疗的患者 ADLs 改善了 22%($P<0.000\,1$),运动评分改善了 25%($P<0.01$)。普拉克索治疗组患者平均关期时间减少 31%,而安慰剂组只减少 7%($P<0.000\,6$)。普拉克索组患者中异动症和幻觉更为常见,76%的患者需要减少左旋多巴剂量,而安慰剂组为 54%。使用普拉克索治疗的患者,左旋多巴每日总剂量减少 27%,而安慰剂组为 5%。

研究发现,在进展期 PD 患者的左旋多巴治疗中加用罗匹尼罗也能改善运动评分[53]。在一项多中心、双盲、随机平行组研究中,与安慰剂相比,接受罗匹尼罗治疗的患者在清醒时间内的关期时间缩短了更多(11.7% vs 5.1%),差异为 0.4 小时。大多数接受罗匹尼罗治疗的患者关期时间显著减少了 20%(35% vs 13%,$P=0.003$)。在接受左旋多巴治疗的患者中,左旋多巴剂量平均减少了 19%。

长效多巴胺激动药制剂,包括罗匹尼罗和罗替戈汀缓释(ER)制剂,也显示出减少关期时间。在一项研究中,208 例 PD 患者接受为期 3 年的左旋多巴治疗,每日服用左旋多巴剂量低于 600mg,但没有得到最佳控制。研究发现,一种延长释放时间、每日给药 1 次的罗匹尼罗 ER 制剂可以改善运动评分,其方式类似于增加左旋多巴的剂量。然而,罗匹尼罗受试者中只有 3%出现异动症,而左旋多巴受试者中有 17%出现异动症($P<0.001$)[86]。在中、晚期 PD 中,在开使

治疗后 2 周内观察到治疗效果[87]。在晚期 PD 中，罗匹尼罗 ER 制剂比 IR 制剂更能减少关期时间。一项随机双盲试验，纳入 343 例患者，观察 24 周，结果显示，与 IR 制剂相比，接受罗匹尼罗 ER 制剂治疗的患者，关期时间至少减少了 20%（调整 OR：1.82，1.16～2.86，$P=0.009$）[88]。这些结果分不清到底是罗匹尼罗 ER 制剂相对剂量较高还是因为左旋多巴剂量减少较多所致。罗替戈汀也用于评价减少晚期 PD 患者的关期时间，结果显示显著减少了关期时间约 2.5 小时，并且在治疗的第一周就能看到效果[50]。

因为患者 L. M. 处于疾病进展期，尽管治疗方案已包括多巴胺受体激动药，但仍然在出现运动波动，进一步调整多巴胺受体激动药不会带来额外的获益。调整任何药物必须考虑到使异动症恶化及加重中枢神经系统不良反应的可能性。

阿扑吗啡

阿扑吗啡（apomorphine）是一种可注射的多巴胺受体激动药，被批准用于 PD 患者少动或关期发作的治疗。在一项对 29 名患者进行的随机、双盲、平行组研究中，使用阿扑吗啡治疗后，关期（约 2 小时）减少了 34%，而安慰剂组减少 0%（$P=0.02$）[89]。阿扑吗啡组 UPDRS 运动评分平均下降 23.9 分（62%），安慰剂组下降 0.1 分（1%）（$P<0.001$）。阿扑吗啡组的不良事件包括打哈欠（40%）、异动症（35%）、困倦或嗜睡（35%）、恶心或呕吐（30%）和头晕（20%），尽管只有打哈欠与安慰剂相比有统计学差异（40% vs 0，$P=0.03$）。

因为阿扑吗啡治疗时经常发生恶心和呕吐，所以应该服用止吐药，如曲美苯胺（trimethobenzamide）。止吐药应该在启动阿扑吗啡治疗前 3 日开始服用，并持续服用 2 个月[89]。阿扑吗啡不应与昂丹司琼（ondansetron）及其他治疗恶心的 5-羟色胺拮抗药合用，因为联合使用可能导致严重的低血压。此外，其他止吐药，如奋乃静（prochlorperazine）和甲氧氯普胺（metoclopramide），不应与阿扑吗啡同时服用，因为这些多巴胺拮抗药会降低阿扑吗啡的疗效。

阿扑吗啡皮下注射剂量为 2～6mg。在监测血压时，建议使用 2mg 的测试剂量。如果可以耐受，建议从 2mg 开始，随后根据需要每隔几日增加 1mg。给药后 10～60 分钟可达到血药浓度峰值，所以起效迅速。然而，剂量测试和剂量滴定费时，必须在医生的监督下进行，患者一旦发生不能动，可能需要他人注射药物。在严重的病例中，使用皮下注射，但仅限于研究机构和高水平的临床中心。由于这些原因，阿扑吗啡没有得到广泛应用。鉴于患者 L. M. 几乎每日都出现运动波动，长期频繁使用阿扑吗啡并不是一个可行的解决方案。

金刚烷胺

抗病毒药金刚烷胺（amantadine），被意外发现可以改善 PD 症状，当时一位 PD 患者使用本品治疗流感，帕金森症状得到缓解[90]。金刚烷胺能减轻大约 50% 的 PD 患者的所有帕金森致残症状，通常在开始治疗后几日内起效。然而，早期试验表明，金刚烷胺的疗效可能受到 1～3 个月内

发生快速耐受（tachyphylaxis）的限制[91]。虽然这些试验表明，异动症减少高达 40%，但以往对金刚烷胺减少异动症的评估受到方法学的限制。

金刚烷胺治疗 PD 的病理生理学基础尚不完全清楚，它可能增加多巴胺的释放，并可能抑制其再摄取[92]；抗胆碱能作用也被提出。过量的谷氨酸能活动与多巴胺能运动障碍的病理生理学有关。金刚烷胺是 N-甲基-d 天门冬氨酸（NMDA）受体拮抗药，可阻断谷氨酸的传递[93]。金刚烷胺使异动症的严重程度和持续时间降低了约 50%，而对运动功能不产生负面影响[94-97]。有两项试验采用金刚烷胺治疗 6 个月至 1 年，评估对左旋多巴诱发的异动症患者的长期疗效。这些试验评估了金刚烷胺洗脱 3 周至 3 个月 UPDRS 运动检查和运动并发症亚评分的变化。与继续服药组相比，那些停用金刚烷胺的患者，左旋多巴诱发的异动症在中位时间（7 日）内出现恶化，这表明金刚烷胺尽管在早期试验中出现了快速耐受，但仍有可能继续获益[98,99]。指南建议，那些不能通过其他疗法充分控制异动症的患者，可考虑保留使用金刚烷胺[17]。

患者 L. M. 是否决定使用金刚烷胺，应该根据他的异动症是否比关期更成问题。如果是，应该在早餐时开始服用金刚烷胺 100mg/d；5～7 日后可以在午餐时加服金刚烷胺 100mg，可增加至最大剂量 300mg/d。但是，超过 200mg/d 剂量会增加不良反应，应谨慎使用。金刚烷胺经肾排泄，肾功损害患者应该减少剂量[100]。如果 L. M. 的异动症可以忍受，但关期的持续时间更成问题，那么选择另一种药物，如 COMT 抑制药或 MAO-B 抑制药可能比此时开始服用金刚烷胺更合适。

金刚烷胺的副作用主要涉及胃肠道（如恶心和呕吐）和中枢神经系统（如头晕、混乱、失眠、噩梦和幻觉）。同时接受抗胆碱能治疗的患者可能会有更明显的中枢神经系统副作用[100]。网状青斑（Livedo reticularis），一种通常累及下肢的玫瑰色皮肤斑点，可在金刚烷胺治疗后 2 周内发生。网状青斑的后果完全是美容性的，没有必要停止治疗。踝水肿可能与网状青斑相关联。抬高腿部、利尿疗法和减少剂量往往能减轻水肿。

儿茶酚-氧位-甲基转移酶抑制药

儿茶酚-氧位-甲基转移酶（catechol-O-methyltransferase inhibitors，COMT）是一种广泛分布于体内的酶，负责许多儿茶酚类和羟基化代谢产物的生物转化，包括左旋多巴。当芳香 AAD 抑制药卡比多巴与左旋多巴合用时，左旋多巴通过该通路向多巴胺的外周转化受到抑制。因此，通过 COMT 将左旋多巴转化成 3-氧位-甲基多巴（3-OMD），成为左旋多巴降解的主要代谢途径，代谢产物 3-OMD 缺乏抗帕金森病的活性，可能与左旋多巴竞争转运进入血液循环和大脑。通过 COMT 抑制药阻止左旋多巴在外周降解，可以增强左旋多巴的疗效。

恩他卡朋（entacapone）和托卡朋（tolcapone）是选择性、可逆的有效 COMT 抑制药，可以增加左旋多巴透过血-脑屏障的数量（图 59-4），从而提高其治疗效果。这些药物的使用与开期时间的增加和左旋多巴日剂量的减少有

关[101,102]。恩他卡朋和托卡朋的药理学和药代动力学作用的比较,见表 59-5[101-103]。两项非对照试验和一项对服用恩他卡朋出现运动波动的患者的对照评估,将患者切换到托卡朋,与继续服用恩他卡朋进行比较。这些试验暗示了托卡朋与恩他卡朋相比的治疗获益。然而,托卡朋与致命的急性暴发性肝衰竭有关,这导致服用托卡朋需要严格的

肝功能监测,从而限制了托卡朋的临床应用。一旦开始服用托卡朋,应该在基线时和前半年内的每 2～4 周分别进行肝功能检测,然后根据临床需要定期跟踪随访[101]。由于与托卡朋相关的肝毒性风险,恩他卡朋是首选的 COMT 抑制药。如果患者 L. M. 希望增加他的开期时间,恩他卡朋将是一个很好的选择。

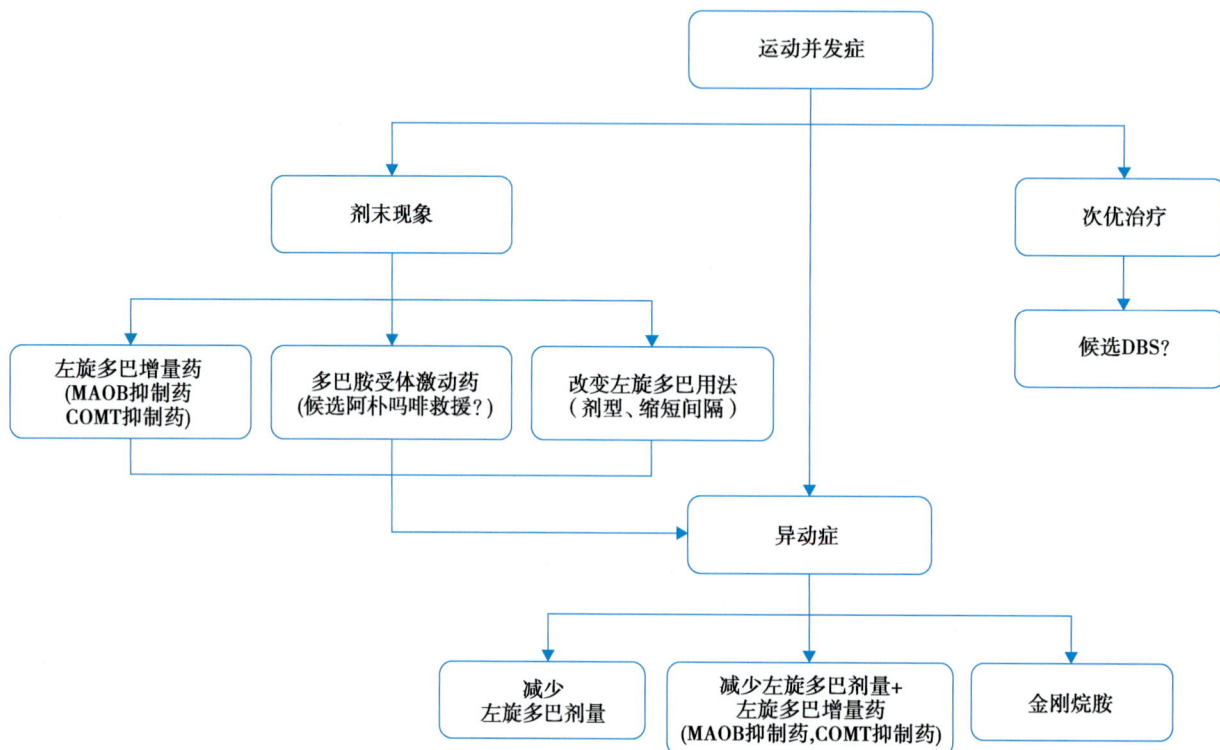

图 59-4　晚期 PD 运动并发症推荐治疗方案。DBS,深部脑刺激

表 59-5

儿茶酚-氧位-甲基转移酶(COMT)抑制药的药理学和药代动力学特性

	托卡朋	恩他卡朋
生物利用度	65%～68%	30%～46%
T_{max}/h	1.7	1
蛋白结合率	99.9%	98%
代谢	葡萄糖醛酸化;CYP3A4,2CYPA6 乙酰化作用;COMT 甲基化	异构化,葡萄糖醛糖酸化
$t_{1/2}$/h	2～3	双相:0.4～0.7,2.4
COMT 抑制时间/h	16～24	8
COMT 抑制最大值(200mg 时)	>80%	65%
左旋多巴 AUC 增加率	100%	35%
左旋多巴 $t_{1/2}$ 增加率	75%	85%
给药方法	每日 3 次,间隔 6h	与每剂左旋多巴同服

AUC,曲线下面积;COMT,儿茶酚-氧位-甲基转移酶;CYP,细胞色素 P-450

恩他卡朋

案例 59-1,问题 15: 在调整了卡比多巴/左旋多巴服药频率并加用金刚烷胺 6 个月后,患者 L. M. 诉其异动症已经不太麻烦,但他现在无法移步的时间更长了(持续几分钟)。目前用药为:金刚烷胺 100mg,每日 2 次;普拉克索 0.5mg,每日 3 次;即释卡比多巴 25mg/左旋多巴 250mg,每日 5 次。但"即使在好日子",服用一剂,也只能缓解症状 2~3 小时。现决定启动恩他卡朋治疗,并逐渐停用普拉克索。恩他卡朋对减轻 PD 症状的疗效如何?

在首次引入左旋多巴的同时,早期启动 COMT 抑制药被认为是减少左旋多巴诱导的运动并发症的一种方法[104]。从理论上讲,这一策略应该能提供更为稳定的左旋多巴血药浓度,并减少对纹状体多巴胺受体的脉冲刺激。这种策略在一项达灵复(Stalevo)减轻 PD 异动症评估(Stalevo Reduction in Dyskinesia Evaluation in Parkinson Disease,STRIDE-PD)研究中得到验证。该研究是一项多中心、双盲研究,747 例患者随机分配到卡比多巴/左旋多巴或卡比多巴/左旋多巴/恩他卡朋(entacapone)两个组,每日给药四次。令人惊讶的是,随机分配接受卡比多巴/左旋多巴/恩他卡朋治疗的患者实际上更早出现异动症(风险比 1.29,P=0.04),并在 134 周增加异动症的发生率(42% vs 32%,P=0.02)。这些发现可能由于恩他卡朋组多巴胺能治疗的使用增加而混淆了。STRIDE-PD 研究结果不支持早期应用恩他卡朋联合左旋多巴减少运动并发症的发生。

在两项关键的多中心、随机、双盲、安慰剂对照试验中,确定了恩他卡朋作为左旋多巴辅助药物治疗运动并发症的有效性和安全性[105,106]。这两项研究的受试者均为特发性 PD 患者,伴有运动波动包括剂末效应,尽管服用了最大耐受剂量的左旋多巴。在两项试验中,患者随机分配接受恩他卡朋 200mg 或安慰剂(最多 10 剂/d),联用卡比多巴/左旋多巴[105,106]。在这两项试验中,关期时间(约 1 小时)、UPDRS 评分(改善 10%)和左旋多巴剂量(减少约 80~100mg/d)的显著改善是一致的。

剂量

案例 59-1,问题 16: 患者 L. M. 该什么时候开始使用恩他卡朋?如何安排剂量?

恩他卡朋被批准作为左旋多巴的辅助治疗药物,用于治疗 PD 患者的剂末现象或剂末恶化(end-of-dose deterioration)。本品以 200mg 片剂与卡比多巴/左旋多巴一起给药,最多 8 片/日。复方片剂含有即释卡比多巴/左旋多巴的比例为 1:4。一旦患者服用卡比多巴/左旋多巴和恩他卡朋的单药配方稳定下来,就可以切换到这种复方片剂。如果出现异动症,可能有必要将左旋多巴剂量降低约 10%~25%,尤其是如果患者每日服用左旋多巴超过 800mg 时。尽管 L. M. 已停用普拉克索,但是他仍然需要监测异动症,特别在治疗的最初几周,因为也可能需要减少卡比多巴/左旋多巴的剂量。

不良反应

案例 59-1,问题 17: 恩他卡朋有哪些不良反应,该如何处理?

恩他卡朋引起的不良反应大多数与左旋多巴暴露增加相一致,包括异动症(50%~60%)、头晕(15%~20%)、恶心(10%~25%)和幻觉(1%~14%)[105,106]。将左旋多巴剂量减少 10%~15% 作为规避这些不良反应的策略,在大约三分之一出现异动症的患者中获得了成功。与恩他卡朋相关的其他不良反应包括尿液变色(11%~40%)、腹泻(10%)和腹痛(6%)[105,106]。尿液变色(棕黄色)是由于恩他卡朋及其代谢产物所致,被认为是良性的,但这种影响应告知患者以避免不必要的担心。最常见的退出临床研究和停止治疗的原因是严重腹泻(2.5%)[107]。尽管 STRIDE-PD 研究结果表明,与服用卡比多巴/左旋多巴的患者相比,服用卡比多巴/左旋多巴/恩他卡朋复合片的患者可能增加心血管事件(如心肌梗死、卒中和心血管死亡)的风险,然而,随后的 FDA 分析未发现风险增加[108]。

单胺氧化酶 B 抑制药

司来吉兰

更严重的疾病中,司来吉兰可以作为左旋多巴的症状辅助药使用。研究发现,50%~70% 的患者的剂末现象有所改善,左旋多巴的每日总剂量减少多达 30% 而不延长开期[109,110]。这一改善还显示,60% 接受治疗的患者最初出现异动症的恶化,这可能与左旋多巴的剂量减少相抵消。在一项为期 12 周的随机、多中心、平行组、双盲研究中,司来吉兰显示出可减少关期时间 32%(2.2 小时),而安慰剂组减少关期时间为 9%(0.6 小时;P<0.001),但在相同的试验中不具有重复性[111,112]。作者推测,这种冲突的部分原因可能是在 PD 试验中发现的安慰剂效应大且可能存在变数。开-关效应对加用司来吉兰的反应较小。

雷沙吉兰

雷沙吉兰作为左旋多巴的辅助药物治疗晚期 PD 也进行过研究。当雷沙吉兰添加到左旋多巴治疗中时,雷沙吉兰可以改善运动波动,减少关期时间 1.4 小时和 1.8 小时(分别为 0.5mg/d 和 1mg/d 剂量组),安慰剂为 0.9 小时[113]。与安慰剂相比,0.5mg/d 和 1mg/d 雷沙吉兰治疗组的关期时间更短,分别为 0.49 小时(0.08~0.91,P=0.02)和 0.94 小时(1.36~0.51,P<0.001)。据报道,雷沙吉兰组在关期状态下 UPDRS 中 ADLs 子评分、开期状态下的运动能力及临床医生的总体评估均有显著改善,在 1mg/d 雷沙吉兰组异动症略有加重。作为左旋多巴的辅助治疗,雷沙吉兰的疗效似乎与恩他卡朋有相似的疗效[16]。在雷沙吉兰每日给药一次辅助治疗的持续效果(LARGO)研究中,与每剂左旋多巴给予恩他卡朋 200mg 相比,雷沙吉兰 1mg/d 以相似的方式减少了每日总关期时间(雷沙吉兰减少 21% 或 1.18 小时,恩他卡朋减少 21% 或 1.2 小时)[114]。如果在与左旋多巴合用时出现异动症,可能需要减少左旋多巴的剂量。

沙芬酰胺

沙芬酰胺（safinamide）于 2017 年 5 月获得 FDA 批准，作为卡比多巴/左旋多巴的辅助药物，用于"关期"发作的患者。它未被批准作为单药疗法，因此之前未作讨论。其不良反应与雷沙吉兰相似（见表 59-2）。此外，应监测患者的视力变化，因为动物实验中发现视网膜脱离和感光细胞丢失。禁忌证药物清单很广泛，应在开始治疗前审查。沙芬酰胺半衰期为 20~26 小时，在 5~6 日内达到稳态，无需关注饮食服用。它需要肝剂量调整，但不需要肾剂量调整。目前，临床实践中使用的范围和最终在治疗中的地位尚不清楚。

帕金森病的外科治疗

案例 59-1，问题 18： 患者 L. M. 现在被归类为 Hoehn-Yahr 分期[2] 3 期末。他现在服用金刚烷胺 100mg，每日 2 次；即释卡比多巴/左旋多巴 25mg/250mg，每日 5 次；随服恩他卡朋 200mg，每日 5 次。在过去的几个月里，他对 PD 的总体控制明显减弱。他的开期时间约为 6h/d，大部分时间伴有讨厌的异动症。大多数时候，他的日常生活活动需要帮助。他的认知功能保持完好，没有抑郁。他听说手术治疗可以使 PD 患者获益。对于进展期 PD 患者，手术治疗是否优于药物治疗？

对于药物治疗无法充分控制的进展期 PD 患者，有两种类型的手术治疗。第一种方法是在大脑的特定部位进行不可逆的手术损伤（例如，后腹侧苍白球毁损术或立体定向丘脑切开术）；第二种方法是手术植入向大脑的特定部位发送电脉冲的设备［如深部脑刺激（deep brain stimulation, DBS）］（图 59-5）。已证实后腹侧苍白球毁损术可以减少对侧异动症，并可能允许使用更高剂量的左旋多巴来控制肌强直和运动迟缓[115]。然而，苍白球毁损术有一个明显的缺点是需要在视神经束附近进行损伤，这可能会有失明的风险。苍白球毁损术的其他可能的风险包括无力、麻痹和出血，这些可能导致卒中及言语障碍。立体定向丘脑切开术已被证明可以减少衰弱性震颤症状，并改善 PD 患者肌强直[116]。这种干预措施可以消除 80% 的患者的对侧震颤，而且可以持续改善长达 10 年。然而，与苍白球毁损术一样，丘脑切开术的缺点是需要在基底神经节造成不可逆的损伤，这可能会限制新手术的效果，因为新手术方法可用。因此，对于无法靠药物治疗充分控制症状的晚期 PD 患者而言，DBS 是目前首选的手术方法。DBS 在丘脑底核（STN）或内侧苍白球（GPi）植入电极，电极与皮下埋藏式起搏器相连接，将高频刺激传送到预期的目标。DBS 的优点包括不必造成不可逆的脑损伤，并且为改变靶点部位和程序刺激参数提供了灵活性。

DBS 的疗效在一项分两部分的研究中得到了证实。255 例原发性 PD 患者对左旋多巴有反应，但有持续的运动功能障碍症状[117]。患者随机分配接受 DBS 或最佳药物治疗，随访 6 个月。接受 DBS 的患者获得无异动症的平均开期时间为 4.6 小时/日，而药物治疗组为 0（$P<0.001$）。此外，71% 接受 DBS 的患者有临床意义的运动功能改善（UPDRS 运动评分变化 ≥5），而药物治疗组只有 32%（$P<0.001$）[117]。

案例 59-1，问题 19： 哪种手术治疗方式最适合患者 L. M. ？

L. M. 似乎是 DBS 的理想人选。DBS 候选人应为特发性 PD 患者，且对左旋多巴有反应，尽管接受最优的药物治疗方案，仍然会出现运动并发症或震颤。理想情况下，由于认知功能有下降的风险，存在认知或精神问题的患者应该避免 DBS。DBS 没有严格的年龄限制，但是患者年龄小于 70 岁（如 L. M.），似乎手术后恢复更快，运动能力也得到更大的改善。与 GPi 的 DBS 相比，STN 的 DBS 对左旋多巴的剂量需要明显减少。但数据表明，当以 GPi 为目标时，对其他非运动症状如视觉处理速度和抑郁的影响更有利[118]。

研究性药物治疗

案例 59-2

问题 1： 患者 K. B. 女，61 岁，从家庭医生转介到运动障碍诊所，诊断为 PD，Hoehn-Yahr[2] 1 期。她左臂摆动稍微减弱，单侧手静止性震颤。既往病史高血压和轻度肾功能不全（血清肌酐为 1.4mg/dl）有重要意义。自从她最初看家庭医生以来，一直在几个与 PD 相关的网站上搜索各种 PD 治疗信息。是否有什么抗氧化剂、膳食补充剂或其他研究疗法能使 K. B. 获益？

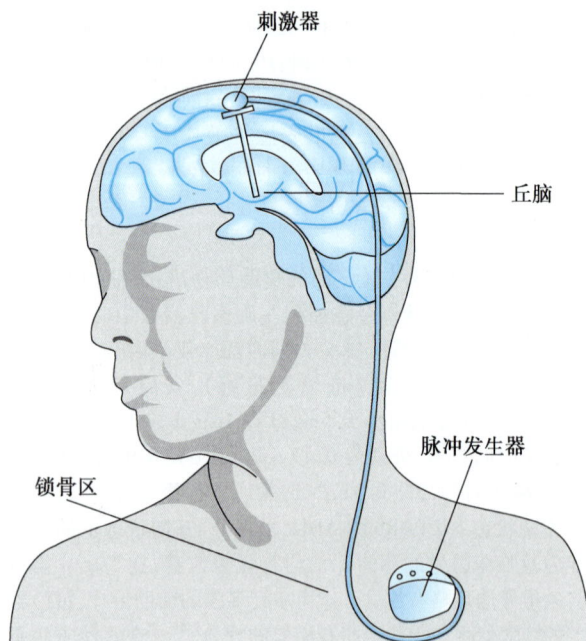

图 59-5　深部脑刺激。通过手术将脉冲发生器植入锁骨下小袋，向丘脑发射高频电脉冲，从而阻断与震颤相关的神经通路。（来源：Adapted with permission from Smeltzer SC, Bare BG. *Textbook of Medical-Surgical Nursing*. 9th ed. Philadelphia, PA：Lippincott Williams & Wilkins；2000. ）

图中标注：刺激器、丘脑、脉冲发生器、锁骨区

抗氧化剂

抗氧化剂(antioxidants)由于具有清除自由基作用,推测其能使 PD 患者获益。大部分对 PD 抗氧化治疗的综合评价来自于 DATATOP 研究[109,122,123]。在这项研究中,早期 PD 患者分配到四种治疗方案:维生素 E(2 000IU/d)和司来吉兰安慰剂;司来吉兰(10mg/d)和维生素 E 安慰剂;司来吉兰和维生素 E 积极治疗;或两种安慰剂。主要终点为需要开始左旋多巴治疗的时间。大约随访 14 个月后,维生素 E 组与安慰剂组之间在需要左旋多巴治疗的时间上没有差异[123]。因此,尽管有理论上的好处,但是缺乏临床数据支持常规使用维生素 E,所以不推荐 K. B. 使用维生素 E[124]。

辅酶 Q₁₀

辅酶 Q_{10}(coenzyme Q10,CoQ_{10})是一种参与线粒体电子传递链的抗氧化剂,已证明 PD 患者体内有所减少[125]。用 CoQ_{10} 治疗的 PD 患者的无效性分析未显示出统计学意义,但达到了无效的阈值。随后对早期 PD 患者进行两项Ⅲ期临床试验,均未显示出症状改善或神经保护作用[125-127]。在对 600 例早期 PD 患者的评估中,受试者随机分为两组,一组每日服用维生素 E 1 200IU 或 CoQ_{10} 2 400mg;另一组每日服用维生素 E 1 200IU。由于未能达到预先设定的无效终点和与安慰剂相比不良结局的趋势,该研究被提前终止[127]。由于缺乏支持 CoQ_{10} 的数据,建议 K. B. 避免使用 CoQ_{10}。

肌酸和米诺环素

与 CoQ_{10} 类似,肌酸(creatine)被认为在线粒体能量的产生过程中发挥作用,并在动物模型中证明可以防止 MPTP 诱导的多巴胺耗竭[128]。米诺环素(minocycline)是一种抗感染药,也有抗炎作用,推测其可改变神经炎症反应,这种炎症反应会导致 PD 患者多巴胺能神经元丢失。在 PD 的 MPTP 动物模型中,米诺环素也显示出具有保护作用[128]。

肌酸和米诺环素在 PD 中的应用,在一项无效设计研究中进行了验证。该研究将无需治疗的早期 PD 患者随机分配到接受肌酸 10g/d、米诺环素 200mg/d,或安慰剂组[128]。12 个月后,UPDRS 总平均分的变化不能认为无效,并符合进一步临床试验的标准。该试验的长期随访发现,到 18 个月时,需要对症治疗的患者并无差异,但过早停用米诺环素的患者明显增多(23% vs 肌酸 9%和安慰剂 6%)。考虑到长期使用米诺环素等药物诱导抗生素耐药性的问题尚未解决,以及对耐药性的担忧,一般不推荐使用米诺环素。在中期分析的基础上,一项长期、随机、双盲、安慰剂对照试验,肌酸 10g/d 与早期治疗 PD 的安慰剂比较,因无效提前终止。该试验的结论是,肌酸治疗至少 5 年不支持其在 PD 中应用[129]。鉴于缺乏支持这些药物的数据,K. B. 应该避免使用这些药物。

未来的治疗方法

随着 PD 研究和生物制药技术的发展,新的治疗靶点和治疗方式不断被研究。这些靶点包括转录因子、蛋白质及其突变。正在开发的新药和生物技术包括小分子药物传递(如神经胶质细胞源性神经营养因子)干细胞疗法和神经细胞移植。

帕金森病的非运动症状

虽然 PD 的主要特征是运动功能障碍,但非运动症状是疾病各阶段的重要组成部分,也是决定生活质量的关键因素。98%以上的 PD 患者至少有一种非运动症状,平均每位患者接近 8 个。随着疾病持续时间和严重程度的增加,患者数量和影响也在增加[131]。常见的非运动症状包括:自主神经功能障碍(如胃肠功能紊乱、直立性低血压、性功能障碍、尿失禁、唾液增多、皮脂增多和便秘)、睡眠障碍(如不宁腿综合征、睡眠周期性肢体运动、白天过度嗜睡、失眠、快速眼动睡眠行为障碍)、疲劳和精神障碍(如痴呆、抑郁和焦虑)[131]。在一项对 PD 患者的纵向研究中,最常见的非运动症状是精神症状(68%,最常见的为焦虑)、疲劳(58%)、腿痛(38%)、失眠(37%)、泌尿系症状(35%)、流涎(31%)和注意力分散(31%)[131]。应定期筛查这些非运动症状。患者 L. M. 有使用西酞普兰治疗抑郁症的病史,可归因于 PD,应定期评估他的治疗。L. M. 描述的健忘和记忆力下降可能是认知能力下降的早期迹象,值得密切观察。下面综述几种常见的非运动症状的治疗。

痴呆

案例 59-3

问题 1:患者 J. D.,男,74 岁,晚期 PD,Hoehn-Yahr 4 期。在过去 1 年里,他的家人注意到他愈发健忘和焦虑。最近有两次,他独自离开家一小段时间,拨打报警电话,因为他认为有人试图闯入房子。他还每天给女儿打两三次电话,总是重复同样的问题,却忘了之前给她打过电话。妻子是他的主要照顾者,他几乎完全依赖她的帮助进行日常生活活动。在最近的一次简易智能状态测试(Mini-Mental Status Examination, MMSE)中,他得了 20 分(低于正常值)。他的家人报告说,他对社会活动或业余爱好不再感兴趣。神经精神病学测试结果显示,他的痴呆症中明显的抑郁成分。神经精神病学专家随后建议他接受 24 小时监护,同时参加有组织的休闲活动,如成人日托,每星期几个小时,以帮助减轻妻子的照顾负担。J. D. 正在经历的渐进性认知功能障碍,应该如何治疗?

PD 患者痴呆患病率高,48%~80%的患者在发病过程中可能会出现痴呆,其发生率大约是健康人的 6 倍[17,132]。一项针对 136 例 PD 患者随访 20 年的纵向研究发现,几乎 100%的患者最终表现出痴呆症状[133]。PD 患者的认知功能下降和痴呆的患病率为 10%~30%,可能与疾病相关的残疾进展更快有关[6]。成功地治疗 PD 患者的认知障碍需要解决所有潜在的可逆原因和潜在的影响因素。这些包括治疗感染、脱水和代谢异常,以及消除可能加剧痴呆或谵妄的不必要的药物(特别是抗胆碱能药、镇静药和抗焦虑药)。

胆碱酯酶抑制药(cholinesterase inhibitors)治疗 PD 认知障碍的经验表明,使用这些药物可以略有改善[134-136]。多奈哌齐（donepezil）的两项随机对照试验未能显示出一致的疗效，而加兰他敏（galantamine）仅在一项开放标签试验中得到评估[137,138]。在一项大型、随机、安慰剂对照试验中，卡巴拉汀（rivastigmine）被发现对临床有意义（中度或显著改善阿尔茨海默病合作研究-临床医师的全球变化印象）的患者明显多于安慰剂，并已经证明其在认知方面的持续获益可达48周[136,139,140]。因此，卡巴拉汀被FDA批准用于治疗PD中的轻度至中度痴呆，是首选药物。与安慰剂相比，胆碱酯酶抑制药常常会导致认知水平发生统计学意义上的显著变化。尽管如此，它们对功能和性格的影响尚不清楚。

胆碱酯酶抑制药如卡巴拉汀可考虑用于患者J.D.，但必须密切监测运动功能恶化的迹象，如震颤加重[137]。胆碱酯酶抑制药与其他可能被忽视的不良事件有关，包括唾液过多、泪液过度、尿失禁、恶心、呕吐和直立性低血压。对于J.D.而言，也许比任何药物治疗更重要的是，应该确保有足够的社会支持，由于他更加依赖家人来获得ADLS的帮助。也应考虑护理人员的需求。如果可行，根据J.D.的情况，每周可参加几次成人日托，成人日托可以提供有组织、有监管的环境来与他人互动，同时也为照护者提供休息的时间。痴呆是导致PD患者入住疗养院的主要原因。

抑郁/焦虑

> 案例59-3,问题2：J.D.的焦虑症和抑郁症应该如何治疗？

尽管抑郁症是影响PD患者生活质量的最主要因素之一，但抑郁症往往得不到充分的认识和治疗。这可能是因为抑郁症和PD有重叠的特征，以致于经常混淆抑郁症的识别。退缩、缺乏动力、情绪低落、体力活动减少和智力迟钝是重叠特征的例子[127]。

PD的抑郁治疗应首先侧重于尝试恢复活动能力和独立性来提供充分的PD症状治疗，尤其是对那些由于长期关期状态而导致抑郁的患者。抗帕金森药物，如普拉克索，可以与改善情绪的效果相关，而不依赖于减少关期状态的时间[137]。小型试验和病例报告显示，PD患者的抑郁症可以应用抗抑郁药成功治疗，包括三环类药物（tricyclic agents）如阿米替林（amitriptyline）、地昔帕明（desipramine）、去甲替林（nortriptyline）、安非他酮（bupropion）和选择性5-羟色胺再摄取抑制药（selective serotonin reuptake inhibitors，SSRIs），如西酞普兰（citalopram）和帕罗西汀（paroxetine）[137]。由于总体上缺乏高质量的试验，很难知道预期的效益是反映了集体反应，还是只针对研究的个体。重要的是，应该始终考虑潜在的副作用，例如，一些SSRIs，如氟西汀（fluoxetine）会引起兴奋。虽然，这可能对于缺乏兴趣和性格孤僻的患者有益，但对情绪激动的PD患者可能会加重症状。SSRIs也被注意到在约5%的患者中加重PD震颤[141]。使用三环类抗抑郁药时，必须注意观察抗胆碱能副作用，这些副作用可能会加重PD症状，如认知障碍、胃排空延迟（这可能会由于增加左旋多巴在肠道中的降解而降低左旋多巴的疗效）、泌尿问题、直立性低血压和跌倒的风险增加。此外，还应考虑药物相互作用和伴随MAO-B抑制药的5-羟色胺综合征的风险。难治性病例可考虑电休克疗法，但可能对认知功能产生不利影响。

根据J.D.的症状，开始使用抗抑郁药治疗是合理的。临床经验表明，平衡考虑疗效和安全性，初始治疗可首选SSRI，如西酞普兰。与其他抑郁症患者一样，药物的选择应该个体化，并基于其他实际因素，如费用、潜在的副作用和个人或家人的药物反应史。无论选择哪一种或哪一类的抗抑郁药，治疗都应从最低剂量开始，逐渐滴定至有效剂量。应该密切监测J.D出现的副作用，尤其是三环类抗抑郁药的抗胆碱能症状，以及对行动能力的任何不良反应。应仔细观察他的帕金森症状的变化，包括锥体外系症状的发展，以及任何精神运动兴奋的迹象。短期使用苯二氮䓬类药物，如氯硝西泮或阿普唑仑，可以缓解焦虑症状，但由于对认知功能的不良影响和跌倒的风险，必须谨慎使用[142]。一般来说，焦虑症状应该随着潜在抑郁症的治疗而改善。

精神异常

在PD中，精神病症状的发生率随着年龄、认知障碍和疾病持续时间的增加而增加[143]。其他风险因素包括PD发病年龄较高，服用高剂量的多巴胺能药物和快动眼期睡眠行为障碍[144]。症状通常在夜间更加明显（"日落"效应），幻觉通常是视觉上的。与认知障碍的治疗一样，重要的是消除或尽量减少任何潜在的致病因素，特别是可能导致幻觉或谵妄的抗胆碱能药物。在一些患者中，减少左旋多巴的剂量可改善心智功能，并对运动功能提供满意的控制。如果不能通过减少左旋多巴的剂量达到维持运动控制和减少神经精神症状之间的平衡，可以考虑使用抗精神病药物。

较老的抗精神病药物，如氟哌啶醇（haloperidol）、奋乃静（perphenazine）和氯丙嗪（chlorpromazine），会阻断纹状体多巴胺D_2受体，并可能加重帕金森症状。因此，不推荐使用这些药物。较新的非典型抗精神病药物对边缘系统和皮层D_3、D_4和D_5受体更有选择性，它们对D_2受体的活性最低，可以在不加重PD的情况下控制症状。在这些药物中，氯氮平（clozapine）在不影响运动功能的PD患者中具有疗效的最佳证据，应该优先考虑[137]。然而，由于氯氮平有粒细胞缺乏症的风险，需要频繁监测白细胞计数，致其使用变得复杂。其他较新的药物尤其是喹硫平（quetiapine）似乎很有前途，而且在不加重PD症状的情况下控制了精神病[17,137]。利培酮（risperidone）和奥氮平（olanzapine）也有研究，但两者都会加重PD，且对PD的疗效不如氯氮平[137,145]。阿立哌唑（aripiprazole）也是一种较新的非典型抗精神病药物，它与PD患者运动功能的恶化有关，而齐拉西酮（ziprasidone）则产生了不同的结果[146]。

自主神经功能障碍

PD患者经常出现自主神经功能障碍，包括直立性低血压、勃起功能障碍、便秘、夜尿、感觉障碍、吞咽困难、皮脂过多和体温调节失衡。这些症状的处理通常是支持性的，只要遇到这些症状，就可以使用与其他老年患者类似的适当医疗干预措施来治疗。在某些情况下，如果直立性低血压严重，可以考虑使用氟氢可的松（fludrocortisone）或米多君

(midodrine)，尽管这些药物尚未在 PD 患者中得到很好的研究[130]。其他可能有效治疗自主神经功能障碍症状的药物，包括治疗勃起功能障碍的西地那非(sildenafil)和治疗便秘的聚乙二醇(polyethylene glycol)[130]。

2016 年 4 月，FDA 根据一项随机、安慰剂对照试验的结果，批准了一种新的非典型抗精神病药哌马色林(pimavanserin)。该药的作用机制是独特的，通过 5-羟色胺受体起作用，因此它避免了与多巴胺受体的相互作用，而多巴胺受体与其他抗精神病药导致 PD 症状恶化有关。它并非没有自身的风险，包括心血管疾病和反常的精神病恶化[147]。

跌倒

应该告知 PD 患者及其照护人员注意预防跌倒，因为跌倒会导致严重的病残率和病死率。跌倒通常由以下因素之一引起，包括姿势不稳、冻结和慌张步伐、左旋多巴诱导的异动症、症状性直立性低血压、共存的神经系统或其他医学疾病和环境因素。预防仍然是最好的策略，包括环境防范措施如适当的照明、使用扶手、移除绊倒危险物以及结合物理疗法和职业疗法。每当有所疑似时，应解决姿势或步态不稳的可逆原因。建议 PD 患者服用维生素 D 补充剂，以降低未来跌倒时骨折的风险[17]。

睡眠障碍

睡眠障碍(sleep disorders)可能发生在疾病过程中的任何时间，甚至可能先于运动症状的发展[17]。白天过度嗜睡是 PD 的一种常见睡眠障碍，可考虑用莫达非尼(modafnil)治疗[130]。其他睡眠障碍，如失眠、PD 症状导致的睡眠破碎(sleep fragmentation)、不宁腿综合征和快动眼期睡眠障碍(特征是经常做逼真的梦，尤其是恐惧的梦)很常见，也是生活质量下降的原因之一。当睡眠障碍可以直接归因于 PD 症状，如运动不能、震颤、运动障碍或噩梦时，提示需要调整多巴胺能药物的剂量。应该鼓励适当的睡眠卫生。与 PD 症状无关的失眠症状与非 PD 患者治疗相似，可以给予支持治疗。

不宁腿综合征和睡眠周期性肢体运动

临床表现

案例 59-4

问题 1：患者 J. J.，女，47 岁，她向家庭医生抱怨，白天感到疲劳，晚上因为"腿跳"而难以入睡。她报告说，由于腿不舒服，每晚只能睡 4~5 小时，而且醒来后感觉精神萎靡不振。在进一步的问诊中，她形容自己的腿上感觉就像"虫子在皮肤下爬行"，这种感觉并不痛苦。她解释说，这些症状在傍晚和晚上会加重，步行可以部分缓解症状。她回忆说，她母亲也有类似症状。她的丈夫说她经常在睡梦中"踢"他。回顾她的病史，显示她是一个健康的绝经后妇女。J. J. 有哪些症状和体征提示患不宁腿综合征？J. J. 应该进行哪些实验室检查或诊断程序来评估她的病情？

不宁腿综合征(restless legs syndrome，RLS)，也称为埃克波姆病(Willis-Ekbom disease)，是一种感觉运动障碍，估计影响约 2% 的成年人[148]。虽然大多数症状轻微的患者无需治疗，但 RLS 可能与不良的健康结果有关，包括睡眠不足、迟到或错过工作、焦虑、抑郁及婚姻不和，严重的患者甚至会自杀。

国际不宁腿综合征研究组(IRLSSG)制定了诊断 RLS 的四个基本标准(表 59-6)[149]。RLS 的特征是一种几乎无法抗拒的移动双腿的冲动(静坐不能)，通常与四肢深处不适的感觉异常或感觉迟钝有关。患者形容这种感觉"像血管里的苏打水""令人毛骨悚然"[150]。症状可单侧或双侧发生，累及脚踝、膝盖或整个下肢。随着疾病的进展，症状会在白天早些时候出现，并可能累及双臂或躯干。运动可以暂时或部分缓解症状。如果患者试图忽视移动双腿的冲动，静坐不能会逐渐加剧，直到他们移动双腿或双腿不自主地抽搐[150]。症状通常表现为昼夜节律，在夜间发作或加重(通常下午 6 点至凌晨 4 点之间出现，午夜至凌晨 4 点出现高峰)。这种昼夜模式即使在颠倒的睡眠-觉醒周期中仍然持续。由于这些症状，RLS 患者变成了"夜猫子"，花大量时间走路、伸展身体或弯曲双腿来缓解症状。

表 59-6

不宁腿综合征(RLS)的临床特征

基本诊断标准
移动双腿的冲动，与感觉异常或感觉迟钝相关联
运动时症状有所缓解
休息时症状发作或加重
夜间症状发作或加重

支持性临床特征
伴随睡眠障碍(入睡性失眠)
周期性下肢抽动
对多巴胺能治疗有良好反应
RLS 家族史阳性
其他体格检查均正常

J. J. 所描述的症状是 RLS 的典型表现。RLS 的患病率随着年龄的增长而增加，在女性中似乎更为常见[151]。她描述了"令人毛骨悚然"的感觉，这种感觉随着行走而得到部分缓解，而行走是 RLS 的一个核心特征。她的症状在夜间更严重。据 J. J. 提及，她的母亲也有类似的症状。对这种家族性倾向的观察提示，RLS 具有遗传因素，有几个染色体位点与这种疾病有关[152]。RLS 家族史与发病年龄相关(< 45 岁)，而发病年龄较晚，则与更多的神经病变和加速疾病进展相关[150]。

大多数 RLS 病例被认为是原发性或特发性的。因此，诊断不需要复杂的实验室检查或诊断程序。有几种情况与 RLS 有关，包括缺铁、妊娠和终末期肾病。已知有几种药物和物质会加重 RLS，包括具有抗多巴胺能属性的药物，如甲氧氯普胺和奋乃静。尼古丁、咖啡因(caffeine)和酒精会通过干扰睡眠质量而加重 RLS。此外,SSRIs,三环类抗抑郁药和常用的非处方抗组胺药,如苯海拉明(diphenhydramine),可触发或加重 RLS 症状[152]。低血压性静坐不能、腿抽筋和关节炎等其他情况,都可能导致长时间保持一个姿势引起体位不适,也与 RLS 相似。这些情况很容易与 RLS 区分开来,因为它们通常局限于特定的关节或肌肉,没有昼夜节律模式,也与无法控制的运动冲动无关。

除了一般的体格检查和病史之外,J.J. 应进行特殊的实验室检查仅限于血清铁蛋白和转铁蛋白饱和度(总铁结合力),以排除缺铁性贫血(iron defciency anemia)。几项研究证实了低铁蛋白浓度与症状加重之间的关系[153]。J.J. 已经绝经,故没有必要做妊娠检查。除非临床上怀疑有睡眠呼吸暂停或治疗后睡眠仍然中断,否则通常无需进行多导睡眠图(polysomnogram)检查。当临床检查或病史怀疑可能是周围神经或神经根病变引起时,应进行常规神经系统检查[152]。对于终末期肾功能衰竭,应考虑筛查尿毒症,因为这可能引发症状。

案例 59-4,问题 2: RLS 与睡眠周期性肢体运动(periodic limb movements of sleep,PLMS)有何不同?

除了 RLS 外,J.J. 的丈夫报告的症状可能与 PLMS 有关。PMLS 也称为夜间肌阵挛(nocturnal myoclonus),最好描述为睡眠时下肢不自主的阵挛性运动,通常累及双侧踝关节背屈、膝关节屈曲和髋关节屈曲。大约 80% 的 RLS 患者也会有 PLMS,但 PLMS 可以单独发生,并且与严重的睡眠障碍有关。PLMS 的诊断通常需要多导睡眠图;普遍接受的诊断标准是在 90 秒内至少有 4 次周期性的腿部运动(periodic leg movements,PLMs),持续 0.5~5 秒,每 5~90 秒一次[154]。PLM 指数(PLM index,PLMI)的计算方法是将 PLMs 总数除以睡眠时间(以小时为单位),PLMI 大于 5 但小于 24 为轻度,大于 25 且小于 50 为中度,大于 50 为重度。当患者存在高 PLMI 时出现失眠、疲劳和白天嗜睡,可诊断为 PLM 障碍[155]。PLMS 和 RLS 的治疗有相当多的重叠。因为 J.J. 显然患有 RLS,所以没有必要做多导睡眠图检查。在 J.J. 病例中,PLMS 的诊断是偶然的,不会改变临床治疗。一个例外是,她的病史是否提示有睡眠呼吸暂停综合征的可能性。因为 PLMS 和上呼吸道阻力之间存在高度相关性,这种情况下就需要做多导睡眠图检测[156]。

治疗

案例 59-4,问题 3:为了控制 J.J. 的症状,决定开始药物治疗。应该选择什么样的药物治疗?应该推荐哪些非药物治疗?

在治疗 RLS 之前,重要的是要排除可能的可逆原因。补充铁剂可能治愈缺铁患者的 RLS 症状。如果 J.J. 缺铁,她应该空腹服用 50~65mg 元素铁,每日 1~3 次,同时服用维生素 C 200mg,以增加铁的吸收。在排除了 RLS 可能的可逆原因后,确定其症状的频率并选择适当的治疗是很重要的。

有几种药物治疗 RSL 是有效的[153,157,158]。多巴胺能药物治疗对缓解 RLS 症状,改善睡眠和减少腿部运动方面是最有效的。高质量的证据表明,左旋多巴/卡比多巴能改善 RLS 症状[153,157,158]。多巴胺受体激动药是目前治疗 RLS 的首选多巴胺能药物,因为它们比左旋多巴有更长的作用时间,可以在整个晚上更持续有效地控制症状[153,157,158]。J.J. 应该开始服用罗匹尼罗(初始剂量 0.25mg,可增加至 0.5~4mg/d)或普拉克索(初始剂量 0.125mg,可增加至 0.5mg/d),因为两者均为 FDA 批准用于治疗 RLS 的药物。虽然罗替戈汀得到了批准和指南的支持,但透皮制剂的使用可能会受 RLS 管理早期剂量滴定阶段的限制[50]。一些随机对照临床试验证明了这些药物的疗效,包括患者和临床医生对短期或长期使用改善症状的客观和主观评分[153,157,158]。罗匹尼罗和普拉克索在疗效或不良反应方面似乎没有差异。用于 RLS 时,罗匹尼罗和普拉克索应在睡前 2 小时服用。副作用与在 PD 中使用这些药物相似,因此应该对患者进行相应的咨询。

其他药物也可能对 RLS 有益。指南建议使用普瑞巴林(pregabalin)和加巴喷丁酯(gabapentin enacarbil)[153,157,158]。由于它们的作用机制,如果 J.J. 的 RLS 涉及神经性疼痛,或者如果她不能耐受多巴胺能治疗,这些药物可能有帮助。虽然有研究,但没有确凿的数据支持使用苯二氮䓬类、阿片类、抗惊厥药和可乐定(clonidine)。对于经历与 RLS 相关的剧烈疼痛的患者,阿片类药物可能有帮助,但这些药物尚未被证明能最终治疗 RLS 症状[153,157,158]。与使用阿片类药物有关的风险,包括呼吸抑制和成瘾,应在开始使用前与患者一起评估。由于苯二氮䓬类和阿片类药物有抑制呼吸的功能,因此睡眠呼吸暂停患者应避免使用。

对 J.J. 来说,除了药物治疗,非药物治疗和行为技术也应该推荐。其中最重要的包括停止所有的 RLS 加重因素和保持良好的睡眠卫生。如果患者无法入睡,身体和精神活动(如阅读、打牌或玩电脑)可以减轻症状[152]。反向刺激如按摩或热水浴可能也有帮助[152]。

案例 59-4,问题 4:经过仔细考虑治疗费用后,J.J. 和她的医生选择左旋多巴治疗 RLS,而不是多巴按受体激动药。她最初对治疗反映良好。1 年后,J.J. 回诊随访,卡比多巴/左旋多巴剂量已逐渐增加到睡前 3 片 25mg/100mg 规格的片剂。她描述了她的症状持续恶化,但似乎没有随着卡比多巴/左旋多巴剂量的增加而缓解。现在,她的症状开始在晚上较早就出现,几乎每日晚上都发生,很痛苦。应该如何进一步调整她的治疗?

J.J. 可能出现了增大效应,这是长期使用多巴胺能药物,尤其是左旋多巴的一个常见问题[159]。增大效应是指 RLS 症状在最初改善之后的逐步恶化,表现为症状逐渐加重,在晚上早些时候出现,并蔓延到身体的其他部位[160]。这是长期使用(>3 个月)多巴胺能药物最常见的副作用,通常发生在起始治疗后 6~18 个月[152]。因此,多巴胺能药物的剂量经常增加,然而随着每一次剂量的增加,症状进展得更快,直到可能在一天中持续出现[152]。虽然临床上认识增大效应已经多年,但尚未进行过系统研究,确切病因尚不清楚,但可能与 RLS 有关:与 PD 不同,RLS 实际上是一种高多巴胺能状态,伴有明显的突触后受体脱敏,在多巴胺能活动的昼夜节律低点过度补偿。在晚上补充多巴胺最初可以改善症状,但最终导致突触后脱敏。

增大效应的最高风险是服用左旋多巴。据估计,50%~85%服用左旋多巴的患者会出现增大效应,服用多巴胺受体激动药的患者,只有 20%~30%会出现增大效应[161]。增大效应最主要的治疗策略是,撤去多巴胺能药物,代之以非多巴胺能药物。鉴于她的陈述,J.J. 应该停用卡比多巴/左旋多巴。应该告知她,停药后她的症状可能会在 48~72 小时内严重反弹,但大约 4~7 日后,她的症状应该会逐渐恢复到基线或预处理状态[152]。

J.J. 停用卡比多巴/左旋多巴后,应该选择一种替代疗法。在初始治疗失败或出现增大效应的情况下,必须个体情况选择替代药物。虽然许多药物可供选择,但临床经验通常指导选择。由于缺乏比较试验,无法形成任何正式的建议。因为 J.J. 描述了她的 RLS 渐增的疼痛,所以对用加巴喷丁或普瑞巴林进行试验是合适的。如果无效或不能耐受,可以为她开一种阿片类药物控制疼痛。氢可酮(hydrocodone)、羟考酮(oxycodone)、美沙酮(methadone)、可待因(codeine)和曲马多(tramadol)均在 RLS 进行过评估[152]。与阿片类药物使用相关的风险,包括呼吸抑制和成瘾,应在使用之前与 J.J. 详细讨论。增大效应并不妨碍未来再次引入多巴胺能治疗。以 J.J. 为例,如果她的症状没有被非多巴胺能药物完全控制,或者她没有疼痛,那么,在延长无多巴胺能期后,可以添加多巴胺受体激动药。

特发性震颤

临床表现

案例 59-5

问题 1:患者 K.H.,52 岁,白人女主管。她被转到神经科医生那里进行双侧震颤的评估。除此之外,她身体健康,没有服用任何常规处方药。她说她的震颤主要表现在做随意动作时,休息时不明显。她还注意到,晚上喝了几杯酒后,震颤似乎消失了。震颤干扰了她的一些日常生活活动(ADLs),包括写作、吃饭、用杯子喝水以及把钥匙插入点火装置。她说自己的工作受到了轻微干扰,还有社交尴尬。体格检查未发现运动迟缓或强直。笔迹样本显示出难以辨认的大字。家族史显示,她的外祖母和母亲都有类似的症状。K.H. 的症状和体征符合特发性震颤的表现吗?

从 20 世纪中期开始,特发性震颤(essential tremor, ET)一词就一直用来描述病因尚未确定的运动性震颤。ET 是一种常见的神经系统疾病,估计发病率为 616 例/(10 万人·年),患病率约为 0.9%~4.6%[162,163]。尽管它很流行,但它没有得到充分认识和治疗。这可能是因为传统上认为

它是一种后果甚微的单一症状性疾病。最近,它被认为是复杂和渐进的,导致 ADLs 和工作表现的重大不利条件及社交尴尬[162]。ET 的发病率和患病率均随年龄增长而增加。此外,ET 的种族和家族史是一致确定的危险因素。这在白人中比黑人多 5 倍,大约 50%的患者有阳性家族史。后一发现提示,遗传倾向可能在 ET 中起作用。然而,家庭内发病和严重程度的差异表明,环境因素也可能影响潜在的疾病易感性。一些环境毒素被认为是 ET 的原因,包括 β-咔啉类生物碱(例如,哈尔满和哈尔明碱)和铅,这两种物质在 ET 患者体内的浓度高于正常对照组[165,166]。

由于帕金森震颤和 ET 是临床实践中最常见的震颤形式,因此两者的区分很重要,因为治疗方法大不相同。首先应确定为活动性(运动性、姿势性和等距性)或静止性震颤。ET 的特征是双臂对称的 5~10Hz 的运动性和姿势性震颤。震颤也会影响头部或声音。症状必须持续 5 年以上,且不能归咎于其他原因,如药物性震颤[165]。虽然 ET 和 PD 均可出现运动性震颤和姿势性震颤,但静止性震颤在 PD 更为常见。患者 K.H. 没有静止性震颤,也没有运动迟缓或强直,提示这不是帕金森症。她描述了自主运动时发生的震颤的干扰,例如在她的 ADLs 和用杯子喝水时。其他支持 ET 诊断的体征和症状包括她的年龄、家族史、大字和颤抖的笔迹(与 PD 字体过小相反),以及饮酒后震颤症状改善。表 59-7 总结了 ET 和 PD 震颤的异同。

表 59-7

特发性震颤与帕金森病的鉴别

特征	特发性震颤	帕金森病
手臂、手或头部运动性震颤	++	++
半身震颤(手臂和腿部)	0	++
运动性震颤>静止性震颤	++	+
静止性震颤>运动性震颤	0	++
肌强直或运动迟缓	0	++
姿势不稳	0	++
通常发病年龄(岁)	15~25,45~55	55~65
对称性	双侧	单侧>双侧
震颤家族中	+++	+
对酒精反应性	+++	0
对抗胆碱能药物反应性	0	++
对左旋多巴反应性	0	+++
对扑米酮反应性	+++	0
对普萘洛尔反应性	+++	+
笔迹分析	字体大而颤抖	字体过小

0,未观察到;+,很少观察到;++,有时观察到;+++,经常观察到

已知一些药物和化学物质会引起震颤。所有患者都应该有完整的用药史来排除这些原因。通常涉及的药物包括皮质类固醇、甲氧氯普胺、丙戊酸钠、拟交感神经药（如沙丁胺醇、安非他命、伪麻黄碱）、SSRIs、三环类抗抑郁药、茶碱（theophylline）和甲状腺制剂[167,168]。此外，咖啡因、烟草和长期饮酒也会引起类似于 ET 的震颤。患者 K.H. 报告没有服用任何常规处方药，然而，应该询问她有关所有非处方药的使用以及饮酒、咖啡因摄入和吸烟习惯等。

ET 的诊断完全基于临床检查和神经学病史。神经影像检查没有用处，也没有可用的生物学标记物或诊断性测试是 ET 所特有的。对于患者 K.H. 正在经历的震颤的评估应该包括实验室分析，以排除与震颤相关的可能的医学情况。这种情况可能包括甲状腺功能亢进或肝豆状核变性（特别是 40 岁以下的患者）[167,168]。

治疗

> **案例 59-5，问题 2：** 什么疗法对 ET 治疗有效？患者 K.H. 应该如何治疗？

如果 ET 患者有轻微的残疾，但没有造成功能障碍或社交尴尬，不治疗也行。由于 K.H. 正在经历震颤，干扰了她的职业并造成了社交上的尴尬，她应该考虑接受药物治疗（表 59-8）。值得注意的是，虽然有有效的治疗方法，但是很少能完全消除震颤。尚未发现能预测缺乏反应的因素。

表 59-8

特发性震颤的药物治疗

药物	起始剂量	常规治疗剂量	不良反应
β 受体阻断药			
普萘洛尔	10mg，qd~bid	160~320mg/d，分次，qd~bid	心动过缓、疲劳、低血压、抑郁、运动不耐受
阿替洛尔	12.5~25mg，qd	50~150mg，qd	心动过缓、疲劳、低血压、运动不耐受
纳多洛尔	40mg，qd	120~240mg qd	心动过缓、疲劳、低血压、运动不耐受
抗惊厥药			
扑米酮	12.5mg，qd	50~750mg/d，分次，qd~bid	镇静、疲劳、恶心、呕吐、共济失调、头晕、混乱、眩晕
加巴喷丁	300mg，qd	1 200~3 600mg，tid	恶心、嗜睡、头晕、站立不稳，周围水肿
托吡酯	25mg，qd	200~400mg，bid	抑制食欲、体重减轻、感觉异常、注意力集中困难
普瑞巴林	75mg，bid	75~300mg，bid	体重增加、眩晕、嗜睡，可能滥用
苯二氮䓬类药物			
阿普唑仑	0.125mg，qd	0.75~3mg，tid	镇静、疲劳、共济失调、头晕、可能滥用
氯硝西泮	0.25mg，qd	0.5~6mg/d，分次，qd~bid	镇静、疲劳、共济失调、头晕、认知损害、可能滥用
其他			
A 型肉毒毒素	不同注射部位：50~100U/手臂，治疗手震颤；40~400U/颈部，治疗头部震颤；0.6~15U/声带，治疗声音震颤；每 3 个月重复 1 次（尽量延长治疗周期）		手无力（手腕注射）；吞咽困难、声音嘶哑、气息声（颈部或声带注射）

Bid，每日 2 次；qd，每日 1 次；tid，每日 3 次

普萘洛尔（propranolol，非选择性 β-肾上腺素受体阻断药）或扑米酮（primidone，抗惊厥药）推荐作为治疗 ET 的一线用药[169,170]。普萘洛尔通常有效剂量至少 120mg/d，约 50% 的患者长期获益[170,171]。普萘洛尔的长效制剂与常释制剂同样有效。其他选择性 β1-受体阻断药如阿替洛尔（atenolol）和美托洛尔（metoprolol）也进行过研究，但结果却是喜忧参半[166,170,171]。普萘洛尔比这些选择性 β1-受体阻断药更有效，提示阻断 β2 受体具有重要意义。具有内在拟交感神经活性的 β-肾上腺素受体阻断药，如吲哚洛尔（pin-dolol），似乎对 ET 无效[168-170]。对于哮喘、充血性心力衰竭、糖尿病和房室传导阻滞患者，应慎用普萘洛尔。

一些研究比较了普萘洛尔与扑米酮对 ET 的作用，认为它们的疗效相似[169,171]。扑米酮代谢为以苯巴比妥为主要成分的代谢产物；然而，苯巴比妥治疗 ET 的效果不如扑米酮[171]。扑米酮的急性不良反应包括恶心、呕吐和共济失调，这可能发生在多达四分之一的患者中，通常限制了它的使用[169]。扑米酮起始剂量应为 12.5mg/d，睡前服用，以减少急性副作用的发生。虽然扑米酮的剂量超过 500mg/d

时,副作用更常见,但它可以逐步滴定,可耐受剂量高达750mg/d,分次给药[169]。

其他对 ET 表现出不同疗效的药物包括加巴喷丁、普瑞巴林、托吡酯和苯二氮䓬类药物(特别是阿普唑仑和氯硝西泮)[170]。通常认为这些药物尚缺少证据,仅作为二线用药。在选择药物时,应该考虑药物的不良反应和滥用的可能性。

如果口服药物治疗 ET 无效,可以对选定的患者进行 A 型肉毒毒素肌肉注射或外科治疗[170]。靶向 A 型肉毒毒素注射可以减少手、头部和嗓音震颤,然而,它们可能与邻近注射部位出现局灶性肌无力有关[169]。在手腕部注射可导致手部无力,颈部或声带注射可导致吞咽困难、声音嘶哑和气息声。在美国,使用肉毒毒素也受到治疗费用的限制。应该从最低剂量开始,注射间隔期应尽可能延长。丘脑腹侧中间核或单侧丘脑切开术的 DBS 对减轻 ET 可能有效[170]。患者自我报告功能指标的改善和不良事件的减少使 DBS 成为两种手术的首选方案[170]。

因为患者 K. H. 其他方面是健康的,她适合选用普萘洛尔治疗。普萘洛尔可根据需要或根据患者受损程度和意愿开始治疗。如果 K. H. 决定在需要时服用普萘洛尔,她应该在达到预期效果前 30 分钟至 1 小时服半片普萘洛尔(20mg/片)。剂量可以从半片增加到两片。这种情况的例子是,她是想在参加社交活动时避免尴尬,还是想完成某些灵巧手工的任务。考虑到她的损伤程度,她可能更适合长期服用普萘洛尔作为抑制治疗。在这种情况下,可以为她开处方:普萘洛尔 10mg,每日 2 次。因为这样可以安全、容易地进行剂量滴定,每几日逐步加量,直到最低有效剂量,通常不超过 120~360mg/d,分次服用。

(吴钢、潘浩 译,林翠鸿、陈蕙荃 校,王长连 审)

参考文献

1. Rao G et al. Does this patient have Parkinson disease? *JAMA*. 2003;289:347.
2. Hoehn MM, Yahr HD. Parkinsonism: onset, progression, and mortality. *Neurology*. 1967;17:427.
3. Van Den Eeden SK et al. Incidence of Parkinson's disease: variation by age, gender, and race/ethnicity. *Am J Epidemiol*. 2003;157:1015.
4. Twelves D et al. Systematic review of incidence studies of Parkinson's disease. *Mov Disord*. 2003;18:19.
5. Fall PA et al. Survival time, mortality, and cause of death in elderly patients with Parkinson's disease: a 9-year follow-up. *Mov Disord*. 2003;18:1312.
6. Suchowersky O et al. Practice parameter: diagnosis and prognosis of new onset Parkinson disease (an evidence based review): report of the Quality Standards Subcommittee of the American Academy of Neurology. *Neurology*. 2006;66:968.
7. de Lau et al. Epidemiology of Parkinson's disease. *Lancet Neurol*. 2006;5(6):525–535.
8. Sanyal J et al. Environmental and familial risk factors of Parkinsons disease: a case-control study. *Can J Neurol Sci*. 2010;37:637.
9. Morley JF, Hurtig HI. Current understanding and management of Parkinson disease: five new things. *Neurology*. 2010;75(18, Suppl 1):S9.
10. Vance JM et al. Gene-environment interactions in Parkinson's disease and other forms of parkinsonism. *Neurotoxicology*. 2010;31:598.
11. Nutt JG, Wooten GF. Clinical practice. Diagnosis and initial management of Parkinson's disease. *N Engl J Med*. 2005;353:1021–1027.
12. Braak H et al. Staging of brain pathology related to sporadic Parkinson's disease. *Neurobiol Aging*. 2003;24:197.
13. Savica R et al. When does Parkinson disease start? *Arch Neurol*. 2010;67:798.
14. Massano J, Bhatia KP. Clinical approach to Parkinson's disease: features, diagnosis, and principles of management. *Cold Spring Harb Perspect Med*. 2012;2(6):a008870.
15. Miyasaki JM et al. Practice parameter: initiation of treatment for Parkinson's disease: an evidence-based review: report of the Quality Standards Subcommittee of the American Academy of Neurology. *Neurology*. 2002;58:11.
16. Pahwa R et al. Practice parameter: treatment of Parkinson disease with motor fluctuations and dyskinesia (an evidence-based review): report of the Quality Standards Subcommittee of the American Academy of Neurology. *Neurology*. 2006;66:983.
17. National Collaborating Centre for Chronic Conditions. Parkinson's disease: in adults. July 2017. Available at: https://www.nice.org.uk/guidance/ng71. Accessed July 2017.
18. Connolly BS, Lang AE. Pharmacological treatment of Parkinson disease: a review. *JAMA*. 2014;311(16):1670–1683.
19. Olanow CW et al. An algorithm (decision tree) for the management of Parkinson's disease (2001): treatment guidelines. *Neurology*. 2001;56(11) (S5):S1–S88.
20. Ferreira JJ et al. Summary of the recommendations of the EFNS/MDS-ES review on therapeutic management of Parkinson's disease. *Eur J Neurol*. 2013;20:5–15.
21. Shannon KM et al. Efficacy of pramipexole, a novel dopamine agonist, as monotherapy in mild to moderate Parkinson's disease. The Pramipexole Study Group [published correction appears in Neurology. 1998;50:838]. *Neurology*. 1997;49:724.
22. Rascol O et al. A five-year study of the incidence of dyskinesia in patients with early Parkinson's disease who were treated with ropinirole or levodopa. 056 Study Group. *N Engl J Med*. 2000;342:1484.
23. Holloway RG et al. Pramipexole vs levodopa as initial treatment for Parkinson's disease: a 4-year randomized controlled trial [published correction appears in Arch Neurol. 2005;62:430]. *Arch Neurol*. 2004;61:1044.
24. Parkinson Study Group. Pramipexole vs. levodopa as initial treatment for Parkinson disease: a randomized controlled trial. Parkinson Study Group. *JAMA*. 2000;284:1931.
25. Parkinson Study Group CALM Cohort Investigators. Long term effect of initiating pramipexole vs levodopa in early Parkinson disease. *Arch Neurol*. 2009;66:563.
26. Hauser RA et al. Ten-year follow-up of Parkinson's disease patients randomized to initial therapy with ropinirole or levodopa. *Mov Disord*. 2007;22:2409.
27. Katzenschlager R et al; Parkinson's Disease Research Group of the United Kingdom. Fourteen-year final report of the randomized PDRG-UK trial comparing three initial treatments in PD. *Neurology*. 2008;71(7):474–480.
28. PD Med Collaborative Group, Gray R et al. Long-term effectiveness of dopamine agonists and monoamine oxidase B inhibitors compared with levodopa as initial treatment for Parkinson's disease (PD MED): a large, open-label, pragmatic randomised trial. *Lancet*. 2014;384(9949):1196–1205.
29. Turnbull K et al. Monoamine oxidase B inhibitors for early Parkinson's disease. Cochrane Database of Systematic Reviews 2005, Issue 3.
30. Ives NJ et al. Monoamine oxidase type B inhibitors in early Parkinsons's disease: meta analysis of 17 randomised trials involving 3525 patients. *Br Med J*. 2004;329(7466):593–596.
31. Schade R et al. Dopamine agonists and the risk of cardiac valve regurgitation. *N Engl J Med*. 2007;356:29.
32. Zanettini R et al. Valvular heart disease and the use of dopamine agonists for Parkinson's disease. *N Engl J Med*. 2007;356:39.
33. Beaulieu JM, Gainetdinov RR. The physiology, signaling, and pharmacology of dopamine receptors. *Pharmacol Rev*. 2011;63(1):182–217.
34. Mirapex [package insert]. Ridgefield, CT: Boehringer Ingelheim Pharmaceuticals; 2015.
35. Hubble JP et al. Pramipexole in patients with early Parkinson's disease. *Clin Neuropharmacol*. 1995;18:338.
36. Parkinson Study Group. Safety and efficacy of pramipexole in early Parkinson's disease. A randomized dose-ranging study. Parkinson Study Group. *JAMA*. 1997;278:125.
37. Requip [package insert]. Research Triangle Park, NC: GlaxoSmithKline; 2014.
38. Rascol O et al. Ropinirole in the treatment of early Parkinson's disease: a 6-month interim report of a 5-year levodopa controlled study. 056 Study Group. *Mov Disord*. 1998;13:39.
39. Adler CH et al. Ropinirole for the treatment of early Parkinson's disease. The Ropinirole Study Group. *Neurology*. 1997;49:393.
40. Korczyn AD et al. Ropinirole versus bromocriptine in the treatment of early Parkinson's disease: a 6-month interim report of a 3-year study. 053 Study Group. *Mov Disord*. 1998;13:46.
41. The Parkinson Study Group. A controlled trial of rotigotine monotherapy in early Parkinson's disease. *Arch Neurol*. 2003;60:1721.
42. Güldenpfennig WM et al. Safety, tolerability, and efficacy of continuous transdermal dopaminergic stimulation with rotigotine patch in early-stage idiopathic Parkinson disease. *Clin Neuropharmacol*. 2005;28:106.
43. Watts RL et al. Randomized, blind, controlled trial of transdermal rotigotine

in early Parkinson disease. [published corrections appear in Neurology. 2007;69:2187; Neurology. 2007;69:617]. *Neurology*. 2007;68:272.

44. Giladi N et al. Rotigotine transdermal patch in early Parkinson's disease: a randomized, double-blind, controlled study versus placebo and ropinirole. *Mov Disord*. 2007;22:2398–2404.

45. LeWitt PA et al. Advanced Parkinson disease treated with rotigotine transdermal system: PREFER Study. *Neurology*. 2007;68:1262.

46. Poewe WH et al. Efficacy of pramipexole and transdermal rotigotine in advanced Parkinson's disease: a double-blind, double-dummy, randomised controlled trial. *Lancet Neurol*. 2007;6:513–520.

47. Nomoto M et al; Rotigotine Trial Group. Transdermal rotigotine in early stage Parkinson's disease: a randomized, double-blind, placebo-controlled trial. *Mov Disord*. 2013;28(10):1447–1450.

48. Fox SH et al. Update on treatments for motor symptom of PD. (**http://www.movementdisorders.org/MDS-Files1/PDFs/EBM-Papers/update-on-treatments-for-motor-symptoms-of-PD.pdf**).

49. Zhou CQ et al. Meta-analysis of the efficacy and safety of long-acting non-ergot dopamine agonists in Parkinson's disease. *J Clin Neurosci*. 2014;21(7): 1094–1101.

50. Lieberman A et al. Clinical evaluation of pramipexole in advanced Parkinsons disease: results of a double-blind, placebo-controlled, parallel-group study. *Neurology*. 1997;49:162.

51. Elmer LW et al. Long term safety and tolerability of rotigotine transdermal system in idiopathic Parkinson's disease: a prospective, open label extension study. *Parkinsonism Relat Disord*. 2012;18(5):488–493.

52. Chung SJ et al. Switch from oral pramipexole or ropinirole to rotigotine transdermal system in advanced Parkinson's disease: an open-label study. *Expert Opin Pharmacother*. 2105;16(7):961–970.

53. Lieberman A et al. A multicenter trial of ropinirole as adjunct treatment for Parkinson's disease. Ropinirole Study Group [published correction appears in Neurology. 1999;52:435]. *Neurology*. 1998;51:1057.

54. Homann CN et al. Sleep attacks in patients taking dopamine agonists: review. *BMJ*. 2002;324(7352):1483–1487.

55. Weintraub D et al. Impulse control disorders in Parkinson disease: a cross-sectional study of 3090 patients. *Arch Neurol*. 2010;67:589.

56. Avanzi M et al. Prevalence of pathological gambling in patients with Parkinson's disease. *Mov Disord*. 2006;21:2068.

57. O'Sullivan SS et al. Dopamine dysregulation syndrome: an overview of its epidemiology, mechanisms and management. *CNS Drugs*. 2009;23(2):157–170.

58. Evans AH et al. Factors influencing susceptibility to compulsive dopaminergic drug use in Parkinson disease. *Neurology*. 2005;65:1570.

59. Ceravolo R et al. Spectrum of addictions in Parkinson's disease: from dopamine dysregulation syndrome to impulse control disorders. *J Neurol*. 2010;257(Suppl 2):S276.

60. Zelapar [package insert]. Bridgewater, NJ: Valeant Pharmaceuticals North America LLC; 2014.

61. Parkinson Study Group. Effect of deprenyl on the progression of disability in early Parkinson's disease. *N Engl J Med*. 1989;321:1364.

62. Parkinson Study Group. Effects of Tocopherol and Deprenyl on the Progression of Disability in Early Parkinson's Disease. *N Engl J Med*. 1993;328:176–183.

63. Shoulson I et al. Impact of sustained deprenyl (selegiline) in levodopa-treated Parkinson's disease: a randomized placebo-controlled extension of the deprenyl and tocopherol antioxidative therapy of parkinsonism trial. *Ann Neurol*. 2002;51:604–612.

64. Palhagen S et al. Selegiline delays the onset of disability in de novo parkinsonian patients. Swedish Parkinson Study Group. *Neurology*. 1998;51:520–525.

65. Knudsen GD. Selegiline and Rasagiline: twins or distant cousins? Guidelines. *Consult Pharm*. 2011;1(4):48–51.

66. Parkinson Study Group. A controlled trial of rasagiline in early Parkinson disease: the TEMPO study. *Arch Neurol*. 2002;59:1937.

67. Parkinson Study Group. A controlled, randomized, delayed start study of rasagiline in early Parkinson disease. *Arch Neurol*. 2004;61:561.

68. Olanow CW et al. A double-blind, delayed-start trial of rasagiline in Parkinson's disease. *N Engl J Med*. 2009;361:1268.

69. Jost WH et al. Indirect meta-analysis of randomised placebo-controlled clinical trials on rasagiline and selegiline in the symptomatic treatment of Parkinson's disease. *Basal Ganglia*. 2012;2:S17–S26.

70. Azilect [package insert]. Overland Park, KS; Teva Neuroscience; 2014.

71. deMarcaida JA et al. Effects of tyramine administration in Parkinson's disease patients treated with selective MAO-B inhibitor rasagiline. *Mov Disord*. 2006;21:1716.

72. Eldepryl [Package insert]. St Leonards, NSW: Aspen Pharmacare Australia Pty Ltd; 2010.

73. Sinemet [package insert]. Morgantown, WV: Merck & Co; 2014.

74. Fahn S et al. Levodopa and the progression of Parkinson's disease. *N Engl J Med*. 2004;351:2498.

75. Camargo SM et al. The molecular mechanism of intestinal levodopa absorption and its possible implications for the treatment of Parkinson's disease. *J Pharmacol Exp Ther*. 2014;351(1):114–123.

76. Riley DE, Lang AE. The spectrum of levodopa-related fluctuations in Parkinson's disease. *Neurology*. 1993;43:1459.

77. Goodwin FK. Psychiatric side effects of levodopa in man. *JAMA*. 1971;218:1915.

78. Thanvi B, Lo T. Long term motor complications of levodopa: clinical features, mechanisms, and management strategies. *Postgrad Med J*. 2004;80(946):452–458.

79. Marques de Sousa S, Massano J. Motor complications in Parkinson's disease: a comprehensive review of emergent management strategies. *CNS Neurol Disord Drug Targets*. 2013;12:1017–1049.

80. Duodopa [package insert]. St-Laurent, QC: AbbVie Corporation; 2015.

81. Sinemet CR [package insert]. Morgantown, WV: Merck & Co; July 2014.

82. Hauser RA et al. Crossover comparison of IPX066 and a standard levodopa formulation in advanced Parkinson's disease. *Mov Disord*. 2011;26:2246–2252.

83. Rytary [package insert]. Hayward, CA: Impax Laboratories; 2015.

84. Hauser RA et al. Extended-release carbidopa-levodopa (IPX066) compared with immediate-release carbidopa-levodopa in patients with Parkinson's disease and motor fl uctuations: a phase 3 randomised, double-blind trial. *Lancet Neurol*. 2013;12:346–356.

85. Lieberman A et al. Clinical evaluation of pramipexole in advanced Parkinson's disease: results of a double-blind, placebo-controlled, parallel-group study. *Neurology*. 1997;49:162.

86. Watts RL et al. Onset of dyskinesia with adjunct ropinirole prolonged-release or additional levodopa in early Parkinson's disease. *Mov Disord*. 2010;25:858.

87. Hersh BP et al. Early treatment benefits of ropinirole prolonged release in Parkinson's disease patients with motor fluctuations. *Mov Disord*. 2010;25:927.

88. Stocchi F et al. PREPARED: comparison of prolonged and immediate release ropinirole in advanced Parkinson's disease. *Mov Disord*. 2011;26(7): 1259–1265.

89. Apokyn [package insert]. Louisville, KY: US World Meds, LLC'; 2014.

90. Schwab RS et al. Amantadine in the treatment of Parkinson's disease. *JAMA*. 1969;208:1168.

91. Fahn S, Isgreen WP. Long-term evaluation of amantadine and levodopa combination in parkinsonism by double-blind crossover analyses. *Neurology*. 1975;25:695.

92. Bailey EV, Stone TW. The mechanism of action of amantadine in Parkinsonism: a review. *Arch Int Pharmacodyn Ther*. 1975;216:246.

93. Greenamayre JT, O'Brien CF. *N*-methyl-D-aspartate antagonists in the treatment of Parkinson's disease. *Arch Neurol*. 1991;48:977.

94. Verhagen Metman L et al. Amantadine as treatment for dyskinesias and motor fluctuations in Parkinson's disease. *Neurology*. 1998;50:1323.

95. Metman LV et al. Amantadine for levodopa-induced dyskinesias: a 1-year follow-up study. *Arch Neurol*. 1999;56:1383.

96. Snow BJ et al. The effect of amantadine on levodopa-induced dyskinesias in Parkinson's disease: a double-blind, placebo-controlled study. *Clin Neuropharmacol*. 2000;23:82.

97. Thomas A et al. Duration of amantadine benefit on dyskinesia of severe Parkinson's disease. *J Neurol Neurosurg Psychiatry*. 2004;75:141.

98. Ory-Magne F et al; NS-Park CIC Network. Withdrawing amantadine in dyskinetic patients with Parkinson disease: the AMANDYSK trial. *Neurology*. 2014;82(4):300–307.

99. Crosby N et al. Amantadine in Parkinson's disease. *Cochrane Database Syst Rev*. 2003;(1):CD003468.

100. Symmetrel [package insert]. Chadds Ford, PA: Endo Pharmaceuticals; 2009.

101. Tasmar [package insert]. Bridgewater, NJ: Valeant Pharmaceuticals North America, LLC; 2013.

102. Comtan [package insert]. East Hanover, NJ; Novartis Pharmaceuticals Corporation; 2014.

103. De Santi C et al. Catechol-O-methyltransferase: variation in enzyme activity and inhibition by entacapone and tolcapone. *Eur J Clin Pharmacol*. 1998;54:215.

104. Stocchi F et al. Initiating levodopa/carbidopa therapy with and without entacapone in early Parkinson disease: the STRIDE-PD study [published correction appears in Ann Neurol. 2010;68:412]. *Ann Neurol*. 2010;68:18.

105. Rinne UK et al. Entacapone enhances the response to levodopa in parkinsonian patients with motor fluctuations. Nomecomt Study Group. *Neurology*. 1998;51:1309.

106. Parkinson Study Group. Entacapone improves motor fluctuations in levodopa-treated Parkinson's disease patients. [published correction appears in Ann Neurol. 1998;44:292]. *Ann Neurol*. 1997;42:747.

107. Gottwald MD. Entacapone, a catechol-O-methyltransferase inhibitor for treating Parkinson's disease: review and current status. *Expert Opin Investig*

Drugs. 1999;8(4):453–462.

108. FDA Drug Safety Communication: FDA Review Found No Increased Cardiovascular Risks with Parkinson's Disease Drug Entacapone; 2015.

109. Golbe LI. Deprenyl as symptomatic therapy in Parkinson's disease. *Clin Neuropharmacol.* 1988;11:387.

110. Elizam TS et al. Selegiline as an adjunct to conventional levodopa therapy in Parkinson's disease. Experience with this type B monoamine oxidase inhibitor in 200 patients [published correction appears in Arch Neurol. 1990;47:160]. *Arch Neurol.* 1989;46:1280.

111. Waters CH et al. Zydis selegiline reduces off-time in Parkinson's disease patients with motor fluctuations: a 3-month, randomized, placebo-controlled study. *Mov Disord.* 2004;19:426.

112. Ongo WG et al. Selegiline orally disintegrating tablets in patients with Parkinson disease and "Wearing Off" symptoms. *Clin Neuropharmacol.* 2007;30(5):295–300.

113. Parkinson Study Group. A randomized placebo-controlled trial of rasagiline in levodopa-treated patients with Parkinson disease and motor fluctuations: the PRESTO study. *Arch Neurol.* 2005;62:241.

114. Rascol O et al. Rasagiline as an adjunct to levodopa in patients with Parkinson's disease and motor fluctuations (LARGO, Lasting effect in Adjunct therapy with Rasagiline Given Once daily, study): a randomised, double-blind, parallel-group trial. *Lancet.* 2005;365:947.

115. Lang AE et al. Posteroventral medial pallidotomy in advanced Parkinson's disease. *N Engl J Med.* 1997;337:1036.

116. Jankovic J et al. Outcome after stereotactic thalamotomy for parkinsonian, essential and other types of tremor. *Neurosurgery.* 1995;37:680.

117. Weaver FM et al. Bilateral deep brain stimulation vs best medical therapy for patients with advanced Parkinson disease: a randomized controlled trial. *JAMA.* 2009;301:63.

118. Follett KA et al. Pallidal versus subthalamic deep-brain stimulation for Parkinson's disease. *N Engl J Med.* 2010;362:2077.

119. Deuschl G et al. A randomized trial of deep-brain stimulation for Parkinson's disease [published correction appears in N Engl J Med. 2006;355:1289]. *N Engl J Med.* 2006;355:896.

120. Krack P et al. Five-year follow-up of bilateral stimulation of the subthalamic nucleus in advanced Parkinson's disease. *N Engl J Med.* 2003;349:1925.

121. Rodriguez-Oroz MC et al. Bilateral deep brain stimulation in Parkinson's disease: a multicentre study with 4 years follow-up. *Brain.* 2005;128 (Pt 10):2240.

122. Parkinson Study Group. DATATOP: a multicenter controlled clinical trial in early Parkinson's disease. *Arch Neurol.* 1989;46:1052.

123. Parkinson Study Group. Effects of tocopherol and deprenyl on the progression of disability in early Parkinson's disease. *N Engl J Med.* 1993;328:176.

124. Suchowersky O et al. Practice parameter: neuroprotective strategies and alternative therapies for Parkinson disease (an evidence-based review): report of the Quality Standards Subcommittee of the American Academy of Neurology [published correction appears in Neurology. 2006;67:299]. *Neurology.* 2006;66:976.

125. Storch A et al. Randomized, double-blind, placebo-controlled trial on symptomatic effects of coenzyme Q(10) in Parkinson disease. *Arch Neurol.* 2007;64(7):938–944.

126. The NINDS NET-PD Investigators. A randomized clinical trial of coenzyme Q10 and GPI-1485 in early Parkinson disease. *Neurology.* 2007;68: 20–28.

127. The Parkinson Study Group QE3 Investigators. A Randomized Clinical Trial of High-Dosage Coenzyme Q10 in Early Parkinson DiseaseNo Evidence of Benefit. *JAMA Neurol.* 2014;71(5):543–552.

128. The NINDS NET-PD Investigators. A randomized, double-blind, futility clinical trial of creatine and minocycline in early Parkinson disease. *Neurology.* 2006;66:664.

129. The NINDS NET-PD Investigators. Effect of creatine monohydrate on clinical progression in patients with Parkinson disease: a randomized clinical trial. *JAMA.* 2015;313(6):584–593.

130. Zesiewicz TA et al. Practice parameter: treatment of non-motor symptoms of Parkinson disease: report of the Quality Standards Subcommittee of the American Academy of Neurology. *Neurology.* 2010;74:924.

131. Barone P et al. The PRIAMO study: a multicenter assessment of nonmotor symptoms and their impact on quality of life in Parkinson's disease. *Mov Disord.* 2009;24:1641.

132. Chaudhuri KR et al. Non-motor symptoms of Parkinson's disease: diagnosis and management. *Lancet Neurol.* 2006;5(3):235–245.

133. Hely MA et al. The Sydney multicenter study of Parkinson's disease: the inevitability of dementia at 20 years. *Mov Disord.* 2008;23:837.

134. Maidment I et al. Cholinesterase inhibitors for Parkinson's disease dementia.

Cochrane Database Syst Rev. 2006;(1):CD004747.

135. van Laar T et al. Effects of cholinesterase inhibitors in Parkinson's disease dementia: a review of clinical trial data. *CNS Neurosci Ther.* 2011;17(5): 428–441.

136. Emre M et al. Rivastigmine for dementia associated with Parkinson's disease. *N Engl J Med.* 2004;351:2509.

137. Miyasaki JM et al. Practice parameter: evaluation and treatment of depression, psychosis, and dementia in Parkinson's disease (an evidence-based review): report of the Quality Standards Subcommittee of the American Academy of Neurology. *Neurology.* 2006;66:996.

138. Litvinenko IV et al. Efficacy and safety of galantamine (reminyl) for dementia in patients with Parkinson's disease (an open controlled trial). *Neurosci Behav Physiol.* 2008;38(9):937–945.

139. Poewe W et al. Long-term benefits of rivastigmine in dementia associated with Parkinson's disease: an active treatment extension study. *Mov Disord* 2006. 21(4):456–461.

140. Schmitt FA et al. Evaluating rivastigmine in mild-to-moderate Parkinson's disease dementia using ADAS-cog items. *Am J Alzheimers Dis Other Demen.* 2010;25(5):407–413.

141. Madhusoodanan S et al. Extrapyramidal symptoms associated with antidepressants—a review of the literature and an analysis of spontaneous reports. *Ann Clin Psychiatry.* 2010;22(3):148–156.

142. Chen JJ, Marsh L. Anxiety in Parkinson's disease: identification and management. *Ther Adv Neurol Disord.* 2014;7(1):52–59.

143. Fénelon G, Alves G. Epidemiology of psychosis in Parkinson's disease. *J Neurol Sci.* 2010;289(1–2):12–17.

144. Forsaa EB et al. A 12-year population-based study of psychosis in Parkinson disease. *Arch Neurol.* 2010;67:996.

145. Rich SS et al. Risperidone versus clozapine in the treatment of psychosis in six patients with Parkinson's disease and other akinetic-rigid syndromes. *J Clin Psychiatry.* 1995;56:556.

146. Friedman JH. Parkinson's disease psychosis 2010: a review article. *Parkinsonism Relat Disord.* 2010;16:553.

147. Hawkins T, Berman BD. Pimavanserin: A novel therapeutic option for Parkinson disease psychosis. *Neurology Clinical Practice.* 7(2):157–162, April 2017.

148. Allen RP et al. Prevalence and disease burden of primary restless legs syndrome: results of a general population survey in the United States. *Mov Disord.* 2011;26(1):114–20.

149. Allen RP et al. Restless legs syndrome: diagnostic criteria, special considerations, and epidemiology; a report from the restless legs syndrome diagnosis and epidemiology workshop at the National Institutes of Health. *Sleep Med.* 2003;4:101.

150. Berger K et al. Sex and the risk of restless legs syndrome in the general population. *Arch Intern Med.* 2004;164:196.

151. Gamaldo CE, Earley CJ. Restless legs syndrome: a clinical update. *Chest.* 2006;130:1596.

152. Aurora RN et al. Update to the AASM clinical practice guideline: "The Treatment of Restless Legs Syndrome and Periodic Limb Movement Disorder in Adults—An Update for 2012: Practice Parameters with an Evidence-Based Systematic Review and Meta-Analyses." *Sleep.* 2012;35(8):1037.

153. The Atlas Task Force. Recording and scoring leg movements. *Sleep.* 1993;16:748.

154. Avidan AY. Parasomnias and movement disorders of sleep. *Semin Neurol.* 2009;29:372.

155. Baran AS et al. Change in periodic limb movement index during treatment of obstructive sleep apnea with continuous positive airway pressure. *Sleep.* 2003;26:717.

156. Garcia-Borreguero D et al. The long-term treatment of restless legs syndrome/Willis-Ekbom disease: evidence-based guidelines and clinical consensus best practice guidance: a report from the International Restless Legs Syndrome Study Group. *Sleep Med.* 2013;14(7):675–684.

157. Garcia-Borreguero D et al; European Federation of Neurological Societies; European Neurological Society; European Sleep Research Society. European guidelines on management of restless legs syndrome: report of a joint task force by the European Federation of Neurological Societies, the European Neurological Society and the European Sleep Research Society. *Eur J Neurol.* 2012;19(11):1385–1396.

158. Högl B et al. Progressive development of augmentation during long-term treatment with levodopa in restless legs syndrome: results of a prospective multicenter study. *J Neurol.* 2010;257:230.

159. García-Borreguero D et al. Diagnostic standards for dopaminergic augmentation of restless legs syndrome: report from a world association of sleep medicine—international restless legs syndrome study group consensus conference at the Max Planck Institute. *Sleep Med.* 2007;8:520.

160. Trenkwalder C et al. Treatment of restless legs syndrome: an evidence-based review and implications for clinical practice. *Mov Disord.* 2008;23:2267.

161. Louis ED, Ferreira JJ. How common is the most common adult movement

disorder? Update on the worldwide prevalence of essential tremor. *Mov Disord*. 2010;25:534.

162. Benito-León J et al. Incidence of essential tremor in three elderly populations of central Spain. *Neurology*. 2005;64:1721.

163. Lorenz D et al. The psychosocial burden of essential tremor in an outpatient-and a community-based cohort. *Eur J Neurol*. 2011;18(7):972–979.

164. Louis ED et al. Elevation of blood beta-carboline alkaloids in essential tremor. *Neurology*. 2002;59:1940.

165. Louis ED et al. Association between essential tremor and blood lead concentration. *Environ Health Perspect*. 2003;111:1707.

166. Deuschl G et al. Consensus statement of the movement disorder society on tremor. Ad Hoc Scientific Committee. *Mov Disord*. 1998;13(Suppl 3):2.

167. Hedera P et al. Pharmacotherapy of Essential Tremor. *J Cent Nerv Syst Dis*. 2013;5:43–55.

168. Deuschl G et al. Treatment of patients with essential tremor. *Lancet Neurol*. 2011;10:148.

169. Zesiewicz TA et al. Evidence-based guideline update: treatment of essential tremor: report of the Quality Standards subcommittee of the American Academy of Neurology. *Neurology*. 2011;77(19):1752–1755.

170. Zesiewicz TA et al. Practice parameter: therapies for essential tremor. Report of the Quality Standards Subcommittee of the American Academy of Neurology. *Neurology*. 2005;5(64):2008.

171. Sasso E et al. Double-blind comparison of primidone and phenobarbital in essential tremor. *Neurology*. 1988;38:808.

60 第60章 癫痫

James W. McAuley and Brian K. Alldredge

核心原则	章节案例
1 癫痫是一种以自发、反复发作为特征的疾病。癫痫发作可以由大脑某个特定区域引起（局灶性或部分性发作），也可以广泛地由双侧大脑半球引起（原发性全面性发作）。	案例 60-1（问题 1）
2 抗癫痫药物（antiepileptic drugs，AEDs）治疗最佳选择是基于患者特殊考虑，包括癫痫发作类型（或癫痫综合征，如已界定）、年龄、性别、医疗条件、治疗方法及药物不良反应等。首选单药治疗；对于有多种发作类型和/或单药治疗（2~3 个产品）在最大耐受剂量下仍无效的患者，应考虑多药治疗。	案例 60-1（问题 2 和 3） 案例 60-6（问题 1） 案例 60-7（问题 1、3 和 4）
3 传统 AEDs 如卡马西平、苯妥英钠和丙戊酸钠，通常用于初诊患者。新型 AEDs（如拉科酰胺、拉莫三嗪、左乙拉西坦、奥卡西平、普瑞巴林、托吡酯、唑尼沙胺、依佐加滨、吡仑帕奈、艾司利卡西平等）最初批准用于对其他 AEDs 无效的部分性发作患者的辅助治疗。拉莫三嗪、奥卡西平、托吡酯、拉科酰胺和非尔氨酯一般用于单药治疗。	案例 60-1（问题 3） 案例 60-2（问题 1） 案例 60-6（问题 1）
4 具有酶诱导作用的 AEDs（卡马西平、苯巴比妥和苯妥英钠）可加快其他药物（如华法林、避孕药）的代谢。此外，尽管患者的依从性良好，卡马西平在治疗的第一个月仍可能由于药物自身诱导效应导致疗效降低。	案例 60-1（问题 5） 案例 60-11（问题 1）
5 大多数传统和新型 AEDs 可导致严重特异质不良反应，包括卡马西平相关的血液学异常，拉莫三嗪相关的皮疹，丙戊酸钠诱发的肝毒性，以及卡马西平、苯巴比妥和苯妥英钠引起的超敏反应综合征等。常规实验室监测对发现这些不良反应的作用尚存争议，患者应该知道出现哪些相关体征或症状后需及时就诊。	案例 60-1（问题 4） 案例 60-2（问题 1） 案例 60-7（问题 8 和 9） 案例 60-10（问题 1 和 2）
6 与其他 AEDs 不同，苯妥英钠在治疗浓度范围内呈现非线性动力学特征，因此，苯妥英钠的血药浓度往往会随着剂量的变化而发生不成比例的变化，而且根据苯妥英钠血药浓度的不同，个体患者到达稳态的时间也会发生显著的变化。	案例 60-3（问题 2 和 3）
7 当血清浓度与疗效或毒性反应之间存在良好相关性时，血清浓度监测对于选择 AEDs 非常有用。然而，临床标准（癫痫控制、药物耐受性）是剂量调整的主要决定因素。	案例 60-7（问题 7）
8 癫痫反复发作（急性反复发作）和癫痫持续状态（长时间或反复发作伴意识不清）需紧急使用 AED。急性反复发作往往由父母或看护人予以地西泮直肠给药处理。癫痫持续状态是危及生命的紧急情况，应首选劳拉西泮静脉注射给药。	案例 60-8（问题 1） 案例 60-12（问题 1~4）

发病率、患病率和流行病学

大约 10% 人群一生中的某个时候经历过一次痫样发作。高达 30% 的痫样发作是由中枢神经系统(central nervous system, CNS)疾病或刺激(如脑膜炎、创伤、肿瘤以及毒素入侵)引起的。这类痫样发作容易复发,需要长期使用 AEDs 治疗。一些可逆的情况,例如酒精戒断、发热和代谢紊乱也可以引起急性、孤立性痫样发作。这些痫样发作,连同药物引起的痫样发作,不被认为是癫痫,通常不需要长期的 AED 治疗。人群中癫痫患病率大约为 1%[1]。

癫痫专业术语、分类和诊断

痫样发作和癫痫分类

痫样发作(seizure)是"由于大脑神经元活动过度或同步异常而出现的短暂性体征或症状"[2,p.471]。这些体征或症状"可能包括意识、运动、感觉、自主神经和精神方面的异常自主神经和精神事件"[1,p.593]。癫痫(epilepsy)是一种"大脑的功能紊乱,具有持久引起癫痫发作的倾向和神经生物学、认知、心理特征以及这种状态的社会后果"[2,p.471]。根据定义,癫痫需有两次或两次以上的痫样发作,且无其他疾病或物理环境为诱因[3]。最近指南做出了更新,将无诱因出现癫痫发作且有再次出现癫痫发作高风险(>60%)的患者纳入癫痫患者的定义之内[4]。常用的癫痫发作分类方案见表 60-1[5]。旧的术语例如"癫痫大发作"和"癫痫小发作"不应再使用,因为这在临床上可能会造成混淆。例如,对于患者或照护者来说,除全身性强直阵挛性发作外,通常将其他任何发作都认定为小发作,这种分类可能导致选药不当。

全面性强直-阵挛发作(generalized tonic-clonic seizures, GTCS)很常见,发病时患者失去意识,突然倒地;同时强直性肌肉痉挛开始,并可能伴随一声喊叫,这是由于空气被强行通过咽喉造成的。随后出现双侧肢体阵挛性抽动。阵挛阶段过后,患者恢复意识,但仍然处于昏睡且可能迷糊一段时间(癫痫发作后状态)。尿失禁和咬舌也常见。原发性全面性强直-阵挛发作(primary generalized tonic-clonic seizures)从一开始就影响双侧大脑半球。继发性全面性强直-阵挛发作(secondarily generalized tonic-clonic seizures)则是由简单或复杂的部分发作开始。一些患者描述全面性强直-阵挛发作前的预兆,是由最初的部分发作蔓延成为继发性全面性发作。识别继发性全面性强直-阵挛发作很重要,因为某些 AEDs 在控制原发性全面性发作方面比继发性全面性发作更有效。一般来说,与原发性全面性发作相比,AEDs 对部分性发作更难控制[3,6,7]。

失神发作(absence seizures)主要发生在儿童,往往在青春期缓解,患者往往会伴发另一种类型的癫痫发作。失神发作表现为短暂意识丧失,通常持续几秒钟。单纯(典型)失神发作不伴有运动症状;非典型(复杂)失神发作可能会伴随不自主的肌肉抽搐、肌阵挛性抽搐或自主神经症状。失神发作期间,虽然意识丧失,但肌张力仍保持,因此患者不会跌倒。发作期间患者对周围环境丧失意识,无法

表 60-1

癫痫发作的分类

部分性发作
简单部分性发作(无意识障碍)
运动症状
特殊的感觉或躯体感觉症状
自主症状
精神症状
复杂部分性发作(有意识障碍;"认知障碍特征")
进展为意识障碍
无其他特征
有简单部分性发作特征
有自动症
发作时有意识障碍
无其他特征
有简单部分性发作特征
有自动症
部分性发作发展为全面性发作
简单部分性发作发展为全面性发作
复杂部分性发作发展为全面性发作
简单部分性发作发展为复杂部分性发作再发展为全面性发作
全面性发作(惊厥或非惊厥)
失神发作
典型失神发作(仅意识障碍)
非典型失神发作
肌阵挛发作
阵挛发作
强直发作
强直阵挛发作
失张力发作(无定向或运动不能)
未分类的癫痫发作
所有因数据不足或不完整而无法分类的发作,以及一些无法按以往描述的类别分类的发作

回忆起任何事情;当发作结束时,意识立即恢复并且不会出现混乱。如无患者发作实时资料,将难以区分非典型失神发作和复杂部分性发作。鉴别局灶性异常与鉴定复杂部分性发作,脑电图(electroencephalogram, EEG)检查常常是必要的。这种区别对于正确选用 AED 非常重要。

简单部分性(局灶性运动或感觉)发作[simple partial

(focal motor or sensory) seizures]病灶局限于单侧大脑半球或其中部分,通常不出现意识障碍。根据大脑受影响的区域不同,可能会出现不同的运动、感觉或精神症状,可能只是单纯的躯体局部抽动,或者患者可能只会有不寻常的感觉。

复杂部分性发作(complex partial seizures)是由于大脑局部放电扩散到更大的区域所致。由于意识受损,患者可能会表现出复杂但不恰当的行为(不自主行为),如噘嘴、拉扯衣服或漫无目的地闲逛。发作后常见短暂的无精打采或意识混乱。

2010年,国际抗癫痫联盟(International League Against Epilepsy)建议修改传统的癫痫分类方法和术语。虽然一些术语保持不变,但局限于单侧半球的癫痫现在称为局限性发作(而不是部分性发作),复杂部分性发作和简单部分性发作之间的区别亦被淘汰[8]。鉴于现有大多数关于癫痫的文献仍然沿用传统的发作术语,因此,我们在本章中仍沿用"部分发作""复杂部分性发作"和"单纯部分性发作"等术语。

癫痫综合征

癫痫可根据发作类型进行分类,如表60-1所示。癫痫综合征(epilepsy syndromes,ES)可根据癫痫类型、病因(如已知)、诱发因素、发病年龄、EEG特征、严重程度、时间、家族史和预后等来诊断。ES的准确诊断可以更好地指导医生根据药物治疗的需要,选择适当的药品,增加治疗成功的可能性[1,6,7]。许多ES已有明确的定义,但具体内容超出了本章的范围,兹节选部分有关ES的特点及治疗药物信息列于表60-2[7]。

表60-2

癫痫综合征节选

综合征	发作类型及特点	优选AED	注释
青少年肌阵挛性癫痫(Juvenile myoclonic epilepsy)	肌阵挛性发作往往先于全身强直阵挛性发作。失神发作也很常见。睡眠质量降低、疲劳和酒精通常会诱发癫痫发作	丙戊酸钠。左乙拉西坦被FDA批准为肌阵挛性发作的辅助用药。拉莫三嗪、托吡酯和唑尼沙胺可能有效	各类癫痫占比5%~10%;丙戊酸钠85%~90%有效。通常需终身治疗,停药复发概率高
Lennox-Gastaut综合征(Lennox-Gastaut syndrome)	全面性发作:非典型失神发作,肌阵挛和强直型最常见。发作间期异常EEG伴有棘慢波,认知功能障碍与智力低下,癫痫持续状态常见	丙戊酸钠和苯二氮䓬类有效。FDA批准使用拉莫三嗪、卢非酰胺和托吡酯。非尔氨酯(felbamate)也可能有效,但潜在的血液毒性限制其使用。对AED反应差	AED激进使用导致的过度镇静可能增加发作频率。对苯二氮䓬类耐药限制其用途
儿童失神性癫痫(Childhood absence epilepsy)	典型的失神发作为常见ES。强直阵挛性发作约占40%。发病年龄一般在4~8岁;遗传因素值得注意。EEG显示经典3Hz棘波模式	乙琥胺或丙戊酸钠。拉莫三嗪效果差	现有AEDs通常难以完全控制。情绪压力可能诱发发作;经鉴定适宜手术的患者,手术切除有效
颞叶癫痫(Mesial temporal lobe epilepsy)	复杂部分性发作伴自动症。简单部分性发作常见;继发性全面性发作占50%	卡马西平、苯妥英钠、丙戊酸钠、托吡酯、加巴喷丁(gabapentin)、拉莫三嗪(lamotrigine)、噻加宾(tiagabine)、左乙拉西坦(levetiracetam)、奥卡西平、唑尼沙胺(zonisamide)、普瑞巴林(pregabalin)、拉科酰胺(lacosamide)、吡仑帕奈(perampanel)、依佐加滨、艾司利卡西平(eslicarbazepine)	现有AEDs通常难以完全控制。情绪压力可能诱发发作;经鉴定适宜手术的患者,手术切除有效

ADE,抗癫痫药;EEG,脑电图;FDA,美国食品药品管理局

诊断

癫痫的最佳治疗要求对癫痫发作类型进行准确分类(诊断),然后选择合适的药物。如果能获得足够的病史和癫痫发作的临床描述,癫痫的分类或许很简单。医生通常观察不到患者癫痫发作,因此,患者家庭成员、老师、护士或经常与患者有直接接触的人应该学会准确、客观地观察、描述和记录这些事件,尽可能完整地描述癫痫发作的起病、持续时间和特征。与癫痫发作时间相关的几个方面的细节可能是特别值得注意的:癫痫发作之前患者的行为(例如患者是否抱怨感觉不适或描述不正常的感觉?),眼睛或头部偏向一侧、身体某一部分局部抽搐、意识障碍或失去自制,以

及癫痫发作之后患者的行为（例如发作后有意识混乱吗?）。此外，如果观察者能够记录事件的时长和患者恢复正常所花费的时间，对癫痫的诊断是很有帮助的，若有事件过程的视频会特别有用。患者及其照护者应该准备有一本癫痫日历或日志手册用来记录事件。有很多方法可以追踪癫痫发作，包括在线网站和智能手机应用程序。观察癫痫发作的人士不应该试图为癫痫患者扣上帽子，而应该鼓励他们全面、客观地描述事件。

癫痫发作或癫痫综合征类型的准确诊断，也取决于及神经系统检查、病史、诊断技术，例如 EEG、计算机断层扫描（computed tomography, CT）和磁共振成像（magnetic resonance imaging, MRI）等辅助诊断。EEG 通常是确定特殊癫痫发作类型的关键。CT 扫描可能有助于评估新诊断的患者，但 MRI 是首选。MRI 可定位常规 X 线片或 CT 扫描未发现的脑部病灶或解剖缺陷[9]。

治疗

早期控制癫痫发作是重要的，因为早期控制可以使患者的生活正常化，并防止急性身体伤害和复发性癫痫的长期发病率。此外，强直阵挛发作的早期控制与癫痫复发的可能性降低有关。癫痫发作的早期控制也与长期发作控制后 AED 治疗的成功停药有关[10-12]。

癫痫非药物治疗

药物治疗的替代品或辅助药物对某些患者可能有帮助。对于特定的患者，手术是一种非常有效的选择。根据癫痫综合征和实施的手术，多达 90% 的患者接受手术治疗后，病情可能得到改善或不再发作。一项研究[13]将 80 名难治性颞叶癫痫患者随机分为手术组和持续药物治疗组，结果显示，术后 1 年，患者术后更有可能不再发作。对于某些特定的癫痫综合征，如颞中动脉硬化，提倡早期手术治疗。早期手术干预可以预防或减轻神经功能的恶化和延缓疾病进展。

饮食调节可用于某些不能耐受 AEDs 或 AEDs 无法完全控制发作的患者。在大多数情况下，饮食调节包括生酮饮食，这种低碳水化合物、高脂肪饮食导致持续性酮症，被认为对治疗效果发挥了重要作用。生酮饮食似乎对儿童最有益，也被用来作为 AED 治疗的辅助疗法[14,15]。

迷走神经刺激仪（vagus nerve stimulator）是一种被批准用于治疗难治性部分性发作的植入式装置。此装置使用电极连接在迷走神经的左支。电极被连接到一个可编程的刺激器上，该刺激器定期循环传递刺激。患者也可以在癫痫发作时使用"按需"刺激，方法是在皮下植入刺激器上滑动磁铁。30%~40%的患者接受这种治疗后有阳性反应（癫痫发作减少 50%）[16]。该装置的主要副作用是受刺激时声音嘶哑，罕见的是伴有左侧声带麻痹。

反应性神经刺激是治疗难治性部分性癫痫发作的一种较新的非药物选择，它在治疗中的作用还有待确定。

避免潜在的癫痫诱因

癫痫患者癫痫发作的环境因素和生活方式因素不能一概而论。个别患者或照护人员可能会发现特定的情况，如压力、睡眠不足、急性疾病或摄入过量的咖啡因或酒精，均可能会增加癫痫反复发作的可能性。有些妇女在月经或排卵期间发作的频率或严重程度增加。癫痫患者应避免可能诱发癫痫发作的活动。一如既往，我们的目标是完全控制癫痫发作，尽可能减少对生活质量的影响。

抗癫痫药物治疗

药物是治疗癫痫的最主要手段。因此，开展患者用药教育，并未医护人员咨询最佳用药，对于提高患者治疗质量至关重要。约三分之二的患者经 AED 优化治疗后可以完全控制癫痫发作[17,18]。药物治疗最优化的要素，取决于选择适当的 AED、剂量个体化和最重要的是坚持治疗。

抗癫痫药物选择

许多 AEDs 相对窄谱，只对某些癫痫类型有效。因此，为特定患者选择合适的药物治疗取决于癫痫的准确诊断。此外，在选择 AED 时必须考虑毒性。治疗特定类型癫痫发作和常见癫痫综合征的首选药物见表 60-2 和表 60-3。虽然某些药物列入首选，但确定对特定患者最有效的药物可能是一个反复试验的过程，可能需要进行几次药物试验。重要的是要记住，某些 AEDs 会加重癫痫发作[19]。

共识法（consensus method）被用于对 3 种癫痫综合征和癫痫持续状态的治疗进行专家意见分析[20]。专家建议先用单药治疗，如果第一种疗法失败了，再尝试用第二种单药治疗。如果第二种单药治疗也失败，专家们在是否尝试第三次单药治疗或联合两种药物治疗未能达成一致意见。在第三次 ADE 方案失败后，专家建议对症状性局灶性癫痫患者进行手术评估。

为了评估诸多新型 AEDs 治疗儿童和成人难治性部分性发作和全面性发作的有效性、耐受性和安全性，一个专家组对现有证据进行了评估[21,22]。他们的结论是，AED 的选择取决于癫痫发作和癫痫综合征类型、患者年龄、联合用药以及 AED 耐受性、安全性和有效性等因素。这两项基于证据的评估结果，为新发和难治性癫痫患者使用新型 AEDs 提供了指导。

治疗终点

个体患者对 AED 治疗的反应（即癫痫发作频率和严重程度，以及毒性症状）必须是治疗评估的主要焦点。总的来说，AED 的治疗目标是给予足够的药物，以完全预防癫痫发作而不产生明显的毒性[23]。实际上，这个目标对许多患者可能会打折扣。完全预防癫痫发作而不产生难以忍受的不良反应是不可能的。因此，治疗终点可能因患者而异。AED 治疗的优化取决于患者的需求和生活方式。给患者使用"标准"或"通常"剂量的 ADE 或调整剂量以达到"治疗窗"，而不考虑剂量或血药浓度对患者的健康和生活质量的影响，很少是最理想的。与许多需要慢病药物治疗的情况一样，患者参与制订和评估治疗计划是极其重要的。应该教育患者了解 ADE 治疗预期的积极和消极影响，并鼓励他们与医务人员就他们对处方 ADE 的反应进行沟通。

表 60-3

癫痫发作类型和抗癫痫药物

原发性全面性强直阵挛发作	继发性全面性强直阵挛发作	简单或复杂部分性发作	失神发作	肌阵挛,失张力发作/无动性发作
高效低毒[a]				
丙戊酸钠	卡马西平	卡马西平	乙琥胺	丙戊酸钠
左乙拉西坦	奥卡西平	奥卡西平	丙戊酸钠	氯硝西泮
拉莫三嗪	左乙拉西坦	左乙拉西坦	拉莫三嗪	卢非酰胺(Lennox-Gastant 综合征)
左乙拉西坦	拉莫三嗪	拉莫三嗪	(托吡酯)[b]	左乙拉西坦(青少年肌阵挛癫痫)
左乙拉西坦	丙戊酸钠	丙戊酸钠		拉莫三嗪[b]
左乙拉西坦	加巴喷丁	加巴喷丁		氯巴占(Lennox-Gastant 综合征)
(奥卡西平)[b]	托吡酯			(托吡酯)[b]
吡仑帕奈	噻加宾 唑尼沙胺 左乙拉西坦 普瑞巴林 拉科酰胺 依佐加滨 吡仑帕奈艾司 利卡西平	托吡酯[b] 噻加宾 普瑞巴林 唑尼沙胺 拉科酰胺 依佐加滨 吡仑帕奈 艾司利卡西平		
有效,但往往不易耐受或毒性大不可耐受				
苯巴比妥	苯巴比妥	氯拉䓬酸	氯拉䓬酸	(非巴米特)　氯拉䓬酸　(非巴米特)[b]
扑米酮	扑米酮	苯巴比妥		
(非尔氨酯)[c]	(非尔氨酯)[c]	扑米酮		
苯妥英钠	苯妥英钠 (氨己烯酸)[d]	(非尔氨酯)[c] 苯妥英钠 (氨己烯酸)[d]		

[a] 各类别中,药物均按优选顺序列出,不同的国家可能会有所不同。不推荐使用苯巴比妥、扑痫酮。

[b] 一些用于特定类型发作的 ADEs 的临床地位尚未确立,在明确其作为主要 AEDs 前还需更多的临床证据支持。

[c] 非尔氨酯的地位尚未确定,列于表中只是表明其可能对某些发作类型有效。非尔氨酯与再生障碍性贫血和肝衰竭有关,除非其他毒较小的治疗方案均已用过且无效,否则不推荐使用非巴米特。

[d] 氨己烯酸可引起进行性永久性的视野收缩,这与总剂量和暴露时间有关。除非其他毒性较小的治疗方案均已用过且无效,否则氨己烯酸不推荐使用

血清药物浓度

与临床疗效的关系

对于选定的 AEDs,正确利用和解读血清浓度对优化癫痫治疗至关重要[24,25]。个体患者对 AED 治疗的临床反应必须作为治疗评估的主要焦点。个体患者对特定的血清药物浓度的反应往往存在显著差异,因此,血清药物浓度仅供治疗参考。不少患者在血清浓度高于或低于治疗窗时也能控制病情[26]。在这些患者中,调整剂量为使血药浓度"达标"不是必要的,最好是"治疗患者,而不是浓度水平"。

有趣的是,最近一项综述发现,没有证据表明,根据常规测定 AED 血清浓度调整药物剂量优于根据临床信息调整剂量[27]。然而,作者申明他们的综述并不排除 AED 血清浓度在特殊情况下或在特殊患者中可能是有用的。

适用情况

在下列情况下,血清浓度监测可为临床提供有用信息:

- 尽管给药剂量高于平均剂量,仍无法控制发作:AED 血清浓度可能有助于区分是由于耐药,还是由于患者不遵从医嘱、药物吸收不良或代谢过快导致血清浓度低。
- 原先控制良好的患者突然病情复发:这经常是由于患者不遵循规定的治疗方案。
- 药物中毒文档:对出现剂量相关的 AED 中毒迹象或症状的患者,收集可疑药物的血清浓度与剂量信息可能是有益的。

- 患者依从性评估:虽然监测 AED 血清浓度可用于评估患者对治疗的依从性,但结论必须建立在与以前稳态血清浓度比较的基础上,该浓度反映了给定计量 AED 的可靠摄入。

- 调整剂量或给药方法(如给予负荷剂量)后效果分析:当患者接受多种 AEDs 治疗时,如其中一种药物剂量发生变化,通常应测定所有药物的血清浓度,因为一种药物剂量改变经常影响其他药物的动力学处置。

- 当需要准确调整剂量时:某些情况下,药物小剂量改变(例如苯妥英钠)可能导致血清浓度与临床反应产生较大变化。可能需要谨慎的剂量滴定和监测血清浓度,以避免中毒。在改变剂量前,了解血清药物浓度,可以让医生选择更合适的新的维持剂量。

- 妊娠期间,AED 血清浓度经常下降,可能需要调整剂量以保持足够浓度控制癫痫发作。蛋白结合率高的 AEDs 应该监测游离(非结合)浓度。分娩后应监测 AED 血清浓度,特别是怀孕期间已增加较多剂量的患者。

对于临床状态稳定的患者,频繁地"常规"监测 AED 血清浓度费用较高,而且没有必要。临床医生可能倾向于关注血清浓度的正常变化,而不是患者的临床状态。因此,可能会进行不必要的剂量调整,使血清浓度符合"正常范围"。在获取标本之前,应该有个行动计划,说明一旦获得信息,临床医生将如何处理这些信息。所以,个体患者血清浓度测定结果必须仔细评估,以确定是否发生了重大的有临床意义的变化[28]。

血清浓度解读

AED 血清浓度与患者对药物反应的相关性可能受其他几个因素的影响。当血清浓度有明显变化时,在决定调整 ADE 剂量前应考虑药代动力学因素(表 60-4)以及患者的临床状况。实验室的变化可能会引起 AED 血清浓度测定结果的微小波动。在最佳条件下,报告的血清浓度值可能在"真实"值的 ±10% 之间[29,30]。因此,必须考虑明显变化的幅度。已发表的 AEDs 治疗窗可能是在少数患者中确定的,也可能更准确地表示通常剂量下的平均血清浓度。不恰当的采样时间可能导致 AED 血清浓度不一致,临床上毫无意义[24]。一般情况下,在开始治疗或剂量改变至少经过 4~5 个半衰期后才能测定 AED 血清浓度。应在早晨服药前采集血样,这种做法提供了可再现的吸收后相(即"谷")血清浓度。个体间对血药浓度反应的差异性很常见。良好的治疗反应甚至出现中毒症状,可能与归类"低于治疗窗"的 AED 血清浓度有关[31]。某些 AEDs(如苯妥英钠、丙戊酸钠及替加宾)与血浆蛋白结合具有重要意义。蛋白结合率的改变可能由于药物相互作用、肾功能衰竭、怀孕或营养状况改变所导致。这些变化可以改变测定的总药物浓度(与血浆蛋白结合和未结合的)与游离型(药理活性)药物浓度比值。当只测定血清总药物浓度时,这种变化可能不明显。许多商业实验室可进行游离型 AED 血清浓度测定,但测定费用昂贵,而且结果可能需要几天才能得到。如果怀疑蛋白结合发生了明显变化,测定游离型血清浓度对调整剂量或解释临床症状提供了有用的附加信息[29,30,32]。

单药治疗与多药治疗

几十年前,癫痫最初通常采用多种 AEDs(多药联合)治疗,当单药不能完全控制癫痫发作时,就会添加加第二种、第三种甚至第四种药物。在随后几年对综合治疗的有效性评估显示,多药联用未见有明显优势。对于大部分患者而言,单药治疗在可耐受的最佳血清浓度往往可产生最佳疗效及最小副作用,而加用另一种 AED 仅可进一步改善 10%~20% 癫痫发作[33,34]。一些采用多药方案的患者若减少药物使用数量,或甚至改为单药治疗,可能会减轻甚至避免包括认知功能障碍在内的多种药物副作用,使癫痫发作控制得到进一步改善[33,35-38]。

大多数专家推荐尽量使用单药治疗,成功的单药治疗使用的剂量可能高于常规剂量或血清浓度超过治疗窗上限[39,40]。有些患者可能需添加另一种 AED,特别对于复杂型癫痫患者以及使用一线药物滴定至最大耐受剂量仍未能控制发作的患者,往往需保留多药联合治疗[20,36,39]。临床医师在改变方案时应对当前所用治疗方案进行充分评估,任何一种使用过的药物对该患者的治疗价值均应充分挖掘。

癫痫患者多药联用需充分权衡利弊。多药联合治疗及相关的治疗药物监测可能导致医保费用增加,同时患者的疗效评估及血清浓度分析将变得更为复杂,患者的依从性也会下降,而药物不良反应往往会增加。

虽然目前使用单药治疗仍是癫痫治疗的首选方案,但一些新型 AEDs 推出增加了联合用药治疗癫痫的可行性[40]。由于筛选参加这些新药临床试验的患者数量有限(服用经典药物仍无法控制癫痫发作作为纳入标准),导致难以充分评价这些新药疗效,因此多数新型 AED 只能作为附加治疗使用。尽管有些报道证实这些新型 AEDs 单药治疗的疗效[41-44],美国食品药品管理局(Food and Drug Administration,FDA)仅批准拉科酰胺、拉莫三嗪、托吡酯、奥卡西平和非尔氨酯可作为单药治疗。毫无疑问,对大多数癫痫患者推荐采取单药治疗。

维持治疗和中断治疗

诊断为癫痫可能不需要终身药物治疗。一些长期研究表明,部分患者如在 2~5 年内无发作可停药[10-12],对这些患者停药后长达 23 年的随访中,无服药而复发的患者仅有 12%~36%。因此,很多完全由药物控制的患者在至少 2 年无发作可以考虑停止药物治疗。

不管从经济学、医学及社会心理学角度考虑,停药对患者均是有益的。停药可以减少患者的看护费用、血清浓度监测费用以及医药费,同时消除了长期用药所致不良反应的风险,患者的日常生活习惯也不受影响。然而,尝试取消 ADE 治疗与风险相关,其中最主要的是癫痫再发,可能导致癫痫持续状态、不能驾车、就业困难及身体伤害。

在观察性研究中,已经确立了停药后导致癫痫复发的危险因素,复发原因除药物停用之外,尚和其他因素有关。此外,关于在尝试停药之前持续无发作的最佳时间,意见和数据也有不同。尽管如此,至少对某些可能预示癫痫复发的高风险因素达成了一些共识[10-12,45,46](表 60-5)。

表 60-4

抗癫痫药物的药代动力学特征

药物	口服吸收/%	半衰期/h	达稳态时间[a]	给药方案	通常治疗血清浓度	血浆蛋白结合率/%	分布容积/L·kg⁻¹
卡马西平	90~100	长期服用:5~25	2~4d	bid~tid	5~12 μg/ml	75(50~90)	0.8~1.6
艾司利卡西平	>90	肾功能正常 13~20	4~5d	qd	未确定	<40	0.8
乙琥胺	90~100	儿童:30 成人:60	5~10d	qd 或 bid	40~100 μg/ml	0	0.7
依佐加滨	60	肝肾功能正常 7~11	2~4d	tid	未确定	80	2~3
非尔氨酯	90	12~20	3~4d	bid~tid	50~100 μg/ml	24	0.7~0.8
加巴喷丁	40~60;↓随剂量↑	肾功能正常:5~9;↑随肾功能损害	肾功能正常:1~1.5d	tid~qid(q6~8h)	2μg/ml(建议)	0	≈0.8
拉科酰胺	100	13;轻微↑随肾功能损害	2~3d	bid	未确定	<15	0.6
拉莫三嗪	90~100	单药治疗:24~29 酶诱导剂:15 酶抑制剂(丙戊酸钠):59	4~9d	bid	4~18μg/ml(建议)	55	0.9~1.2
左乙拉西坦	100	肾功能正常:5~8;↑随肾功能↓	肾功能正常:1~1.5d	bid	未确定	<10	≈0.7
奥卡西平	100	8~13	2~3d	bid~tid	未确定	40	NA
吡仑帕奈	100	肝功正常:105	2~3周	qd	未确定	95	NA
苯巴比妥	90~100	2~4d	8~16d	qd	15~40μg/ml	50	0.5~0.6
苯妥英钠	90~100	随剂量变化	5~30d	qd~bid	10~20μg/ml	95	0.5~0.7
普瑞巴林	≥90	肾功能正常:6;↑随肾功能↓	24h	bid~tid	未确定	0	0.5
卢非酰胺	>85	9	1~2d	bid	未确定	<35	剂量依赖
噻加宾	90	单药治疗:7~9 酶诱导剂:4~7	1~2d	bid~qid	未确定	96	1.1
托吡酯	≥80	12~24	3~4d	bid	未确定	10~15	0.7
丙戊酸钠	100(≈80合用双丙戊酸钠缓释剂)	10~16	2~3d	bid~qid(与双丙戊酸钠缓释片联用qd)	50~150μg/ml	90+	0.09~0.17
氨己烯酸	80~90	8~12(临床上不重要,不可逆酶抑制剂)	NA	qd~bid	NA	NA	NA
唑尼沙胺	≈80	单药治疗:≈60 酶诱导剂:27~36	2周	qd~bid	未确定	50~60	1.3

[a] 基于 4 个半衰期。这个滞后时间应该允许在许多大多数检测灵敏度范围内测定稳态血清浓度。

Bid,每日 2 次;tid,每日 3 次;qd,每日 1 次;qid,每日 4 次

表 60-5

癫痫患者撤药复发的风险因素

- 无复发时间<2 年撤药
- 首次发作年龄>12 岁
- 非典型高热惊厥史
- 癫痫家族史
- 耗时 2~6 年控制发作
- 部分性发作(简单或复杂)
- 控制前癫痫多次发作(>30 次)或总发作次数>100 次
- 治疗期间脑电图持续异常
- 撤药前脑电图为慢波
- 器质性神经系统损伤
- 中度至重度智力迟钝

在非紧急情况下,应逐步停药,若患者同时服用多种药物,应分别缓慢停药。快速停药可能会导致患者癫痫持续状态发作,一般撤掉一种 AED 需 2~3 个月。目前,AED 的停药时机尚无定论。一项研究发现,撤药后 6 周和 9 个月的复发率之间并无明显差异[47]。另一项研究通过不同撤药时间来比较患者停止服用卡马西平后的发作频率(一组在 4 日内快速停药,另一组在 10 日内缓慢停药)[48],结果显示患者快速停药后,全面性强直-阵挛性发作明显增多,然而,复杂部分性发作发生率并不高。因此,每个 AED 撤药至少需要 6 周是一种较为稳妥的方法。即使像苯巴比妥这类具有长半衰期且理论上会"自我调节"的药物,也提倡逐步撤药。根据我们的经验,苯巴比妥逐步减量对撤药成功至关重要,如果减量速度适当,即便癫痫复发,仍能使用药物控制发作。停药复发时,多数患者重新服用药物仍可以控制发作,仅有 1%患者撤药后癫痫复发难以控制[49]。这种情况虽较罕见,但后果严重,应特别关注可能引起撤药后癫痫复发的危险因素。

癫痫的临床评估和治疗

复杂部分性发作继发全面性发作

诊断

案例 60-1

问题 1:患者 A. R.,女,14 岁,体重 40kg,高中生。A. R. 在 3 岁时曾 3 次发生高热惊厥。据她父母说,在第 2 次高热惊厥后,她断断续续地接受苯巴比妥预防治疗,持续了大约 6 个月。从那时起,直到入院前 24 小时,她才有癫痫发作的报告。那天,她早上刚到学校不久就"抽搐"了。一位目睹了这一事件的老师称她在癫痫发作前行为"古怪",她突然从写字台上站起来,笨拙地向门口走去;她撞到了几张课桌,对老师要求她回到座位没有反应。大约 60 秒后,她跌倒在地板上,并开始了明显的全面性强直阵挛发作,大约持续了 90 秒,期间发生小便失禁,"脸色发青",随后被送往医院。

一到医院,A. R. 就显得昏昏欲睡,神志不清。实验室检查:全血细胞计数(complete blood count,CBC)、血糖、电解质、药物和酒精筛查、腰椎穿刺均正常。体格检查和完整神经学评估正常。脑电图显示左颞叶区弥漫性慢波伴局灶性痫样放电,这被解释为不正常。尽管 A. R. 最近几个晚上熬夜备考,她近期没有患病史或外伤史。

第二次发作发生在医院,护士描述了一个类似于在学校的事件。A. R. 对癫痫发作期间发生的事情都没有记忆,她只记得在失去知觉之前,她的胃里有一种"奇怪的"的感觉,脑袋里"嗡嗡"作响。她说过去有"好几次"这种感觉;她将这些归咎于只是"头晕"而已,并没有向父母报告。在前几次发作之后,A. R. 描述了感觉"混乱"和昏昏沉沉的几分钟。这些主观和客观的发作特征,是否符合复杂部分性发作继发全面性发作的诊断标准?

根据患者 A. R. 癫痫发作的临床表现(意识丧失前有明显的先兆),她的病史明显为复杂部分性发作,没有伴随继发全面性发作和局灶性异常脑电图也符合这一诊断。意识模糊与昏睡是全面性强直阵挛发作和复杂部分性发作后的两种常见表现,她的异常行为符合复杂部分性发作随后全面性发作的临床表现。根据临床症状和脑电图结果也有助于排除易与复杂部分性发作相混淆的失神发作。在这两种癫痫症候中,患者可能出现短暂性意识丧失、无意识动作和轻微痉挛。根据 A. R. 发作期间的脑电图和全面性强直痉挛发作症状,排除了非典型失神性发作的可能性。

抗癫痫药物使用

案例 60-1,问题 2:患者 A. R. 若决定用 AED 治疗癫痫,应该考虑哪些因素?

一旦确诊为癫痫,就会根据再发作的可能性来决定是否对患者进行药物治疗。首次发作后是否需要马上启动 AED 治疗尚存争议,但是根据 2015 年指南,应该告知患者早期癫痫再发的最大风险是在前 2 年内,接受 AED 治疗可能在前 2 年内的降低发作风险[4]。

在 A. R. 病例中,立即采用 AED 治疗的潜在利益大于潜在的风险。她经历了复杂部分性发作继发全面性强直阵挛发作,反复发作可能会导致身体伤害、社交尴尬,影响她参加同龄人活动。如果癫痫发作得不到控制,她未来的驾驶权利将受到控制,还可能面临就业困难。虽然 AED 治疗与风险相关,但总体上可能利大于弊。

抗癫痫药物选择

案例 60-1,问题 3:患者 A. R. 的发作类型哪些 AED 是常用的?根据现有主观和客观资料,请推荐一种首选药物并给出初始治疗方案。

不少药物可以适当地选择用来治疗 A. R. 的复杂部分性发作,还可选用第二代药物(表 60-3)[34,50,51]。有些 AEDs 未经 FDA 批准由于初始单药治疗。虽然丙戊酸钠对全面性发作和复杂部分性发作都有效,但由于育龄女性的风险增加,故不是该患者的首选药物(参见癫痫妇女问题章节)[52]。

艾司利卡西平（eslicarbazepine）、依佐加滨（ezogabine）、非尔氨酯（felbamate）、加巴喷丁（gabapentin）、拉科酰胺（lacosamide）、拉莫三嗪（lamotrigine）、左乙拉西坦（levetiracetam）、奥卡西平（oxcarbazepine）、吡仑帕奈（pregabalin）、普瑞巴林（pregabalin）、噻加宾（tiagabine）、托吡酯（topiramate）和唑尼沙胺（zonisamide）对控制部分性发作伴有或不伴有继发全面性发作都有效。使用这些药物大部分经验是从它们被用于辅助治疗时获得的，而之前的 AED 治疗是不成功的。初步临床试验表明，其中一些药物可能作为单药治疗有用。非尔氨酯、拉克酰胺、拉莫三嗪、奥卡西平和托吡酯均有单药治疗适应证，大多数是新近批准的药物，似乎是安全性的，通常耐受性良好。然而，由于非尔氨酯有潜在严重的血液毒性和肝脏毒性，它的使用受到限制。

卡马西平（carbamazepine）具有几个优点，使其成为许多临床医生首选的药物。与苯妥英钠相比，卡马西平镇静作用较轻，且与多毛症、痤疮、牙龈增生和面容粗糙等外形影响无关。卡马西平的药代动力学特点也使得剂量调整较为容易。对于患者 A. R. ，没有外形副作用可能是特别重要的，因为她可能需服用好多年。此外，卡马西平的镇静作用较弱，可能对她在学校的表现很重要。

卡马西平治疗

初始方案与起始剂量

开始治疗时，使用足够的卡马西平维持治疗剂量，往往会导致过多的不良反应，如恶心、呕吐、复视及明显的镇静作用。因此，卡马西平治疗需逐渐加量，应让患者有时间适应药物的效果。最后的剂量需求难以预测，需根据个体患者而定。患者 A. R. 合理的起始剂量为卡马西平 100mg，每日 2 次；可以每 7~14 日增加 100~200mg，加量的速度取决于 A. R. 对药物的耐受性和癫痫发作频率。

血液学毒性

> 案例 60-1，问题 4：卡马西平与血液学毒性和肝脏毒性有关。这些毒副作用的发生率和临床意义是什么？应该如何监测不良反应？

再生障碍性贫血和粒细胞缺乏症与卡马西平治疗有关[53]，也有几个致死病例。然而，大多数病例发生在老年三叉神经痛患者，许多患者正在接受其他药物治疗，有时报告不完整。因此，难以评价因果关系[54]。卡马西平引起严重血液毒性很少见（估计患病率约<1/50 000），并且主要发生在非癫痫患者。在各种已发表的系列报道和临床试验中，癫痫患者使用卡马西平没有严重的血液学毒性是值得注意的[55,56]。

白细胞减少症在服用卡马西平的患者中较为常见，一般症状较轻，尽管继续服药，往往可以逆转[55]。个别患者的白细胞计数可降至 4 000 个/μl 以下，但血小板计数和红细胞计数仍然正常，可能提示早期的粒细胞缺乏症的症状（如发热、咽痛）没有发生。卡马西平相关的血液系统不良反应与药物剂量无关，因此，该反应似乎是特异质反应。

常规血液学检验

建议患者 A. R. 在卡马西平治疗期间监测血常规。然而，通过频繁监测血细胞计数早期发现再生障碍性贫血或粒细胞缺乏症的可能性很低，而且这种监测成本较高[55,57]。由于卡马西平的血液学毒性主要发生在治疗早期，应在治疗前和治疗初期 2~3 个月每个月进行全血细胞计数，此后每年或每隔一年进行一次血细胞计数，包括白细胞计数和血小板计数。

肝毒性

与卡马西平相关的肝损伤极其罕见，尽管它经常被作为一个潜在问题提及，并在药品说明书中列为强烈警告[58,59]。其肝脏不良反应被认为是特异质或基于免疫学的反应，故侵入性肝功能实验室检测可能是不必要的[57]。服用卡马西平（和其他 AEDs）的患者，碱性磷酸酶和 γ-谷氨酰转移酶浓度往往升高，这被认为是肝药酶诱导的结果，并不一定是肝病的证据[60]。

综上所述，卡马西平的肝脏与血液毒性罕见。尽管可能很严重，但最好在临床基础上监测，而不是通过持续密集的实验室检测。患者、家属或其照护者应注意，出现异常症状（如黄疸、腹痛、过度淤青和出血，或突发急性咽痛伴发热）应向医务人员报告。A. R. 肝功能和血常规的基线（治疗前）检测，可能需要每月随访监测 1 次，持续监测 2~3 个月，才能充分了解她的肝脏和血液学状况[56,57]。此后，除非观察到肝脏或血液疾病的迹象或症状，否则全血细胞计数和肝功能每 1~2 年监测 1 次即可。

药代动力学和自身诱导代谢

> 案例 60-1，问题 5：随后的 6 周，A. R. 的卡马西平剂量逐渐增加至 400mg，每日 2 次［20mg/（kg·d）］。在最后一次剂量增加之前，她每周都会经历复杂部分性发作 1~2 次，住院以来，仅有 1 次全面性强直阵挛性发作。在加量至 20mg/（kg·d）1 周后，于当日首次服药前测定卡马西平血清浓度为 9μg/ml，至此患者已 4 周未发作癫痫，表明对药物耐受良好。在 4 周无发作期之后，她又开始每周发作 1 次。什么因素可能导致这癫痫发作控制的逆转？

有几个因素可以解释这种变化。当临床反应发生意外变化时，一定要考虑患者依从性差的可能性。应该对此进行调查，并且应该教育患者及家人规范用药的重要性。

观察到的 A. R. 癫痫发作控制的变化，也可能是由于卡马西平独特的药代动力学所致。卡马西平是细胞色素 P-450 酶（CYP3A4）强诱导剂，也是这种酶的底物。因此，卡马西平不仅诱导其他 CYP3A4 底物的代谢，而且通过自身诱导影响自身的代谢。卡马西平单次急性给药后的半衰期约为 35 小时；如果长期给药，其半衰期会减少到 15~25 小时。这种清除率的增加需要增加卡马西平的剂量，增加给药频率或两者兼而有之。卡马西平诱导自身代谢似乎与给药剂量和血清浓度有关。每次增加卡马西平剂量后,自身诱导过程可能需要大约 1 个月才能完成[61]。

倘若依从性不是主要问题,A. R. 应该增加卡马西平的剂量。该药的药代动力学通常与急性剂量变化呈线性关系[62],将剂量增加 50% 至 1 200mg/d,应可重新建立癫痫发作控制。根据患者 A. R. 的临床状况,可能需要进一步增加剂量。

仿制药的生物等效性

案例 60-1,问题 6:患者 A. R. 的卡马西平剂量增加至 600mg,每日 2 次。4 周后,她仍然大约每周有一次复杂部分性发作。复查血清卡马西平谷浓度为 6.5μg/ml。在询问过程中,A. R. 否认漏服药物,且药片计数与服药记录的摄入量相符。A. R. 告诉医生,她服用药物后,感到轻微的恶心,但没有呕吐。值得注意的是,她的药师已经开始用一种仿制卡马西平片剂替换以前分发的"得理多"。卡马西平配方的这种变化,如果有的话,可能在导致 A. R. 血清卡马西平浓度未能如预期那样升高的原因中发挥了什么作用? 在解释这种情况时,还可以考虑哪些其他因素?

几家厂商销售卡马西平仿制片剂,所提供的生物利用度数据是基于健康受试者单剂量或短期多剂量研究。因此,不可能完全预测从"得理多"更换为仿制药,用于个体患者维持治疗的效果[63]。由于从不同产品获得的药物量的变化,一些癫痫患者(亦称"仿制药脆弱")无法耐受品牌药与仿制药、仿制药与仿制药或仿制药与品牌药之间的配方变化[64]。据报道,几种 AEDs 配方变化,药物含量过少或过多导致癫痫控制变化或引起毒性反应。另外,最近两项深入的生物等效性研究发现,没有证据支持拉莫三嗪的品牌药和仿制药在癫痫患者中的药代动力学差异[65,66]。

生物利用度研究数据表明,目前市场上通用的卡马西平仿制药可以替代"得理多",无须调整剂量。尽管如此,本病例患者 A. R.,卡马西平仿制药替代可能是癫痫发作失控的一个原因。本病例患者 A. R.,重新调整剂量以获得癫痫发作控制,并坚持使用同厂家产品(无论品牌药或仿制药)可能会缓解这一问题。

市面有 3 种长效释放剂型的卡马西平(Tegretol XR、Carbatrol 和 Equetro)可供患者 A. R. 选择。缓释制剂每日给药 2 次,药物吸收更加可靠,血药浓度波动较小,可提高疗效。Tegretol XR 无须每日 3 次甚至 4 次给药,可以提高患者的依从性[67]。建议患者注意这样一个事实,Tegretol XR 渗透泵片的外壳在胃肠道不溶解,而且可能在粪便中可以看到。切不可磨碎或嚼碎服用,以免失去缓释效果。Carbatrol 可随餐或经胃管给药[68]。目前 FDA 还未批准 Equetro 用于治疗癫痫,仅用于治疗急性狂躁症和混合型 I 型双向情感障碍。总之,也许我们不可能确定该患者癫痫控制不佳的单一原因,临床上的常见原因还有睡眠不足、压力增加、急性疾病和/或药物依从性差等。

治疗失败和替代药物

案例 60-2

问题 1:患者 R. H.,女,19 岁,64kg,过去 2 年中有简单部分性发作、复杂部分性发作继发全面性强直阵挛发作。她无法耐受苯妥英(严重的牙龈增生和精神异常)或丙戊酸钠(脱发、震颤和体重增加),两药均无法有效控制其癫痫发作。目前卡马西平剂量为 600mg,每日 3 次。过去 3 个月,在服用卡马西平期间,她大约有 5 次简单部分性发作,3 次复杂部分性发作及 1 次全面性强直阵挛发作。这表明癫痫发作频率减少了约 30%。患者对目前卡马西平剂量耐受,但在较高剂量时就会出现明显的嗜睡、不协调及精神错乱。对于该患者需采取何种治疗方案? 评估其可否使用新型 AEDs。

R. H. 的 AED 治疗方案有变化,使用卡马西平最大耐受剂量后有部分应答但出现不良反应。同样由于副作用不能耐受其他 AEDs。虽然丙戊酸钠对部分性发作有效,但不推荐用于育龄女性。由于患者出现了 CNS 副作用(如持续嗜睡),许多临床医生不考虑将苯巴比妥或扑米酮作为替代和辅助用药,故可将新型 AED 作为辅助用药。

自 1993 年以来,作为癫痫维持治疗的药物如艾司利卡西平、依佐加滨、非尔氨酯、加巴喷丁、拉科酰胺、拉莫三嗪、左乙拉西坦、奥卡西平、吡仑帕奈、普瑞巴林、噻加宾、托吡酯和唑尼沙胺等新型 AEDs 在美国陆续上市(见表 60-6)。新型 AEDs 的临床试验对象通常为难治性部分性发作且传统 AEDs 疗效不佳的患者。大部分新型或"第二代"AEDs 最初是被 FDA 批准作为部分性发作伴或不伴继发全面性发作的附加或辅助治疗。此外,有些药物被公认是广谱 AEDs,例如拉莫三嗪对失神性发作也有效。

副作用

新型 AEDs 常见副作用见表 60-6。,其中大多数药物的镇静作用不如苯巴比妥或苯妥英等老药。临床试验中,艾司利卡西平最常见的副作用是共济失调、视物模糊和复视、头晕、疲劳、头痛、恶心、嗜睡、震颤、眩晕和呕吐[69]。

加巴喷丁(gabapentin)和噻加宾(tiagabine)目前尚未发现严重的副作用,加巴喷丁会导致体重增加[70],而噻加宾可相对频繁地引起非特异性头晕[71]。

拉科酰胺(lacosamide)常见不良反应包括头晕、头痛、复视及恶心。缓慢加量至目标剂量可降低不良事件风险。

拉莫三嗪(lamotrigine)最严重的不良反应是皮疹。约 10% 的患者在用药最初 8 周内出现皮疹[72]。1/300 的成人和 1/100 的儿童出现皮疹导致住院治疗。一般来说,斑丘疹较常见,并且可能进展为多形性红斑或者中毒性表皮坏死松解症。拉莫三嗪相关的皮疹停药后可迅速消退。丙戊酸钠合用拉莫三嗪可能增加皮肤病反应的风险,故当拉莫三嗪和丙戊酸钠联用时,推荐更谨慎调整拉莫三嗪剂量并尽量维持低剂量治疗。与说明书推荐的剂量相比,起始剂量过大或增加剂量过快也会增加发生皮疹的风险。

表 60-6

部分性和全面性强直阵挛发作的治疗药物

抗癫痫药	用法用量	不良反应	注释
卡马西平（卡马西平控释片、Carbatrol 及 Equetro）	初始剂量 200mg bid（成人）或 100mg bid（儿童）逐周增加剂量，直至治疗反应或目标血清浓度。常规剂量为成人 7~15mg/(kg·d)，儿童 10~40mg/(kg·d)	镇静、视觉障碍可能限制剂量；严重的血液病非常罕见，常见的有轻微的白细胞减少症，实验室监测意义不大。HLA-B＊1502 阳性的亚洲患者，Stevens-Johnson 综合征/中毒性表皮坏死松解症的风险高 10 倍。肝脏毒性罕见。可能导致低钠血症。长期使用可能会导致骨软化	通常很少镇静，对认知功能和行为的干扰也很小。大多数部分性或继发全面性发作的首选药。缓释制剂可能减少高峰血清浓度相关的副作用，该剂型也可能有助于提高用药依从性
苯妥英 苯妥英前药（磷苯妥英）	初始维持剂量 4~5mg/(kg·d)（300~400mg/d），根据临床反应或目标血清浓度滴定。由于潜在的缓慢累积效应，建议在 3~4 周内逐渐加量至目标剂量	眼球震颤、共济失调和镇静可能限制剂量；齿龈增生、毛发增多常见；长期使用可能导致骨软化。周围神经病变、超敏性肝损伤罕见。HLA-B＊1502 阳性的亚洲患者患 Stevens-Johnson 综合征/中毒性表皮坏死松解症的风险可能增加	清除率和半衰期随剂量变化。当血清浓度超过 7~10μg/ml 时推荐小剂量增加（30mg 胶囊剂）。混悬剂谨慎使用。因剂量度量和可能配制困难，不推荐肌注给药。静脉注射剂可能存在沉淀物。磷苯妥英推荐 IM 和 IV，由于给药速度快，相容性好，注射部位并发症少
丙戊酸钠（双丙戊酸钠片和丙戊酸钠缓释片、丙戊酸钠片）	详见表 60-7	–	–
苯巴比妥	初始剂量 1mg/(kg·d)，根据治疗反应滴定，在 2~3 周逐渐加量	镇静（慢性）、行为异常常见，尤其是儿童，可能损害学习能力和智力。长期使用可能导致骨软化	对大多数癫痫患者的治疗已过时，副作用弊大于利。静脉注射用于难治性癫痫
普瑞巴林	初始剂量 50mg bid，根据治疗反应滴定；最大剂量 600mg/d，分次服用（bid 或 tid）	潜在的副作用包括头晕、视物模糊和体重增加	与其他 AEDs 无明显相互作用。可以用于合并有疼痛感觉障碍的患者
加巴喷丁	初始剂量 300mg/d，1~2 周滴定至 900~1 800mg/d。剂量 2 400mg/d 或更高，耐受性良好。由于半衰期较短，推荐 tid 或 qid 使用	镇静、头晕和共济失调在初始治疗时较常见。加巴喷丁通常无严重副作用，但可能会导致体重增加	原型经肾脏排泄。无明显的药物相互作用。吸收呈剂量依赖性。个体剂量增加，吸收比例减少
拉莫三嗪	只加用酶诱导剂时：初始剂量 50mg qd,hs 或 50mg bid，每 7~14d 可增加 50~100mg/d。常规维持剂量 400~500mg/d，与药酶诱导剂合用，有必要分两次给药。只加用丙戊酸钠时：初始剂量 25mg qod hs，可每 14d 增加 25mg/d。常规维持剂量为 100~200mg/d 不合用丙戊酸钠或酶诱导剂时：初始剂量 25mg qd hs，可每 14 日增加 25mg/d。常规维持剂量 225~375mg/d	头晕、复视、镇静、共济失调及视物模糊常见于治疗初期；限制滴定速度可缓解症状。严重皮疹发生率约 0.8‰~8.0‰	合用酶诱导剂时，拉莫三嗪的清除率显著增加；合用丙戊酸钠时，拉莫三嗪的清除率显著减少。缓慢、渐进的剂量滴定可以减少皮疹的风险。雌激素可加速拉莫三嗪的清除

表 60-6

部分性和全面性强直阵挛发作的治疗药物(续)

抗癫痫药	用法用量	不良反应	注释
噻加宾(盐酸噻加宾)	初始剂量 4mg/d。7d 内增加 4mg/d;之后每周可增加 4~8mg/d。最大推荐剂量:青少年 32mg/d,成年人 56mg/d。推荐 bid~qid 服用	嗜睡、精神紧张、注意力不集中及震颤。一些患者诉出现非特异性头晕	当给予酶诱导剂时,药物清除加快。可以 tid 或 qid 服用。噻加宾有潜在的被其他高蛋白结合的药物(如丙戊酸钠)置换的可能性,暂不明确其临床意义。为 CYP3A4 的底物
托吡酯	初始剂量 50mg hs,每 7d 增加 50mg。推荐目标剂量 200~400mg/d。更大剂量可能增加 CNS 副作用。推荐 bid 服用	镇静、头晕、烦躁不安及认知障碍可能与剂量相关。可能导致体重减轻。属弱 CA 抑制剂;可能会导致肾结石;其 CA 抑制作用致皮肤感觉异常的风险高达 15%。儿童常见少汗症和发热。闭角青光眼罕见	约 70% 经肾代谢。苯妥英钠和卡马西平可能降低托吡酯的血清浓度,因此可能需要增加剂量。托吡酯可能轻微地增加苯妥英钠的血清浓度。建议患者多喝水。当剂量高于 200mg/d 时,可能影响口服避孕药的药效
左乙拉西坦	初始剂量 250~500mg bid。每两周增加 500~1 000mg/d。通常最大剂量 3 000mg/d。有报道 4 000mg/d。推荐 bid 服用	常见嗜睡、头晕、乏力。有报道发生行为异常(易怒、情绪不稳、敌对、抑郁和去人格化)	不经肝脏(CYP450 或 UGT)代谢。66% 以原形从尿中排泄。蛋白结合率低于 10%。无显著的药物相互作用报道
卢非酰胺	成人初始剂量 400~800mg/d bid,每 2d 增加 400~800mg/d,目标剂量 3 200mg/d。儿童起始剂量 10mg/(kg·d) bid,每日增加 10mg/(kg·d),目标剂量 45mg/(kg·d)或 3 200mg/d	镇静、头晕、呕吐和头痛。QT 间期缩短	目前只批准用于治疗 4 岁以上患有伦-格综合征的癫痫患者。主要通过非 CYP 的酶代谢。轻微诱导 CYP3A。可能降低激素类避孕药的有效性。VPA 显著降低卢非酰胺的清除;卡马西平、苯妥英钠和苯巴比妥可能显著增加卢非酰胺的清除
拉科酰胺	初始剂量 50mg bid,每周增加 100mg/d。目标剂量 200~400mg/d。最大推荐剂量 400mg/d	头晕、共济失调、复视、头痛及恶心可能减缓心脏传导。二度房室传导阻滞患者慎用。曾报道有患者出现晕厥	目前只用于治疗成人部分性发作。可以静脉注射,但是目前只被批准用于短期替代口服治疗。小证据显示有药物相互作用。一部分通过 CYP2C19 经肝脏代谢;主要从肾脏排泄
奥卡西平	单药治疗:初始剂量 300mg bid,每周逐步增加至 1 200mg/d,可增至 2 400mg/d 辅助治疗:初始剂量 300mg bid,每周逐步增加至 1 200mg/d	常见的如头晕、嗜睡、复视、恶心和共济失调。可能导致无症状性低钠血症,较常见于高龄患者。奥卡西平与卡马西平有 25% 皮疹交叉过敏	是一种前药;MHD 是活性成分。易通过胞浆内广泛存在的酶转换成活性代谢产物 MHD。缺乏自身诱导性。在剂量大于 1 200mg/d 时,可能影响口服避孕药的药效
唑尼沙胺	初始剂量 100mg/d,每两周增加 100mg/d。常规维持剂量 200~400mg/d;最大剂量 600mg/d	常见的如嗜睡、恶心、共济失调、头晕、头痛和食欲不振。曾报道有体重减轻和肾结石。严重皮疹、少汗和发热也曾有发生	为广谱 AED,半衰期长。35% 以原形从尿中排泄。为 CYP3A4 的底物;酶诱导剂可能增加其清除。建议患者多喝水
依佐加滨	初始剂量 100mg/d,每周增加 150mg/d。推荐目标剂量 600~1 200mg/d 作为范围,tid 给药	常见的如头晕、疲劳和嗜睡。尿潴留、认知障碍和幻觉。尿液变红是可逆的。延长 QT 间期。视网膜异常且可能导致视力下降	苯妥英钠和卡马西平会使依佐加滨的暴露量减少 30%~35%,可能需要增加剂量。检查眼睛和视力

表 60-6

部分性和全面性强直阵挛发作的治疗药物（续）

抗癫痫药	用法用量	不良反应	注释
吡仑帕奈（Fycompa）	初始剂量 2mg qd hs（未与 AEDs 诱导剂合用）或 4mg qd hs（与 AEDs 诱导剂合用）。每周增加 2mg/d。推荐 4~12mg/d 作为目标剂量范围,qd 给药	常见的如头晕、步态障碍、嗜睡和疲劳。老人有摔倒的风险。攻击性、敌意、易怒、谋杀意念,酒精可能使症状加重	避免饮酒;AEDs 诱导剂使吡仑帕奈的暴露量减少 50%~67%,可能需要增加剂量;吡仑帕奈 12mg/d 可能降低含有左炔诺孕酮避孕药的效果
艾司利卡西平（醋酸艾司利卡西平）	初始剂量 400mg qd,1 周后增加 400mg/d。最大剂量 1 200mg/d,qd 给药	头晕、嗜睡、恶心、头痛	AEDs 诱导剂降低艾司利卡西平的暴露量,可能需要增加剂量。可能会降低激素避孕药的效果

AED,抗癫痫药物;AV,房室的;bid,每日 2 次;CA,碳酸酐酶;CNS,中枢神经系统;CYP,细胞色素 P-450;GI,胃肠道;hs,在睡前;IM,肌内注射;IV,静脉注射;MHD,单羟基衍生物;PE,苯妥英;qd,每日 1 次;qid,每日 4 次;qod,隔日 1 次;SIADH,抗利尿激素分泌异常综合征;tid,每日 3 次;UGT,尿苷二磷酸葡萄糖醛酸基转移酶;VPA,丙戊酸钠

左乙拉西坦(levetiracetam)的耐受性一般良好,在临床试验中最常见的不良反应是乏力、眩晕、流感综合征、头痛、鼻炎和嗜睡。最严重的不良反应是行为方面的,并且更常见于既往有行为异常的患者[73]。对于既往有自杀倾向的患者,左乙拉西坦应慎用。

奥卡西平(oxcarbazepine)是卡马西平的酮基衍生物,本质上是其单羟基衍生物的前体药物[74]。与卡马西平相比,除了低钠血症之外,奥卡西平不良反应发生率更低,程度也更轻。奥卡西平低钠血症发生率高于卡马西平,故在奥卡西平治疗期间需常规、定期监测血钠浓度。大多数临床试验中报道的奥卡西平不良反应包括共济失调、头晕、乏力、恶心、嗜睡和复视。

普瑞巴林(pregabalin)的不良反应呈剂量依赖性,且通常出现在起始治疗的前 2 周[75]。嗜睡、头晕和共济失调最常见。普瑞巴林所致的体重增加也呈剂量相关性。

托吡酯(topiramate)日剂量较大(特别是联合应用其他 AEDs)或剂量调整过于频繁时[76],可能引起认知障碍、嗜睡和焦躁不安等。约 1.5%的患者使用托吡酯引起肾结石,发生原因是其抑制碳酸酐酶,升高尿液 pH,降低枸橼酸排泄。在托吡酯治疗的第一个月里也可引起急性继发性闭角型青光眼。该药与体重减少有关。

唑尼沙胺(zonisamide)是一种磺胺衍生物,因此禁用于磺胺类过敏的患者[77]。最常见的不良反应包括共济失调、嗜睡、躁动和厌食。在 3%~4%的患者出现肾结石,其中一些患者有肾结石家族史。

药物代谢动力学

较新的 AEDs 与传统药物相比,药代动力学特征及与其他药物相互作用等方面有不同之处。加巴喷丁完全以原形药物经肾脏排出体外,与血浆蛋白结合率不高,半衰期相对较短,每日应给药 3 次[78]。

拉科酰胺几乎全部经肾脏排泄,肾功能不全患者(肌酐清除率<30ml/min)需要减少剂量;其血浆蛋白结合率小于 15%,半衰期为 12~13 小时,每日给药 2 次[79]。

拉莫三嗪主要通过肝脏葡萄糖醛酸化经尿液排泄。其他 AEDs,如卡马西平和苯妥英钠,可诱导拉莫三嗪的肝脏代谢。当拉莫三嗪合用酶诱导剂时,其半衰期从约 24 小时缩短至 15 小时。丙戊酸钠抑制拉莫三嗪代谢,导致半衰期延长和血清浓度增高[80,81]。同时使用拉莫三嗪和卡马西平治疗的患者,发生恶心、嗜睡和共济失调等不良反应的风险更高,这很可能是拉莫三嗪和卡马西平之间的药效学相互作用导致的[82]。

左乙拉西坦的半衰期短,主要经肾脏机制清除。对于肾功能不全患者(肌酐清除率<80ml/min)应减少剂量。该药与其他药物的相互作用的可能性很小[83]。

醋酸艾司利卡西平和奥卡西平都是前药,它们对肝药酶的诱导作用可能比卡马西平小,因此较少与其他药物相互作用,然而,两者都会加快口服避孕药的代谢[84,85]。因艾司利卡西平和奥卡西平作用机制与卡马西平相似,这两种药物都不太可能给 R. H. 带来显著的好处,因为她对卡马西平的最大耐受剂量没有反应[69,74]。

普瑞巴林几乎完全以原形经肾脏排泄,血浆蛋白结合率不高。普瑞巴林可以每日给药 2~3 次[75],加巴喷丁需要每日多次给药。

噻加宾的半衰期相对较短(4~7 小时),每日至少需要给药 2 次[71]。当合用具有酶诱导作用的 AEDs 时,可能使噻加宾的半衰期缩短为 2~3 小时,所以必须加大日剂量,缩短给药间隔。噻加宾蛋白结合率较高(96%),会置换结合蛋白位点上的丙戊酸钠、水杨酸和萘普生,这些蛋白结合环节的相互作用的临床意义尚不明确。

托吡酯的半衰期约为 20 小时,因此可以每日给药 2 次。该药只有小部分经肝脏代谢,约 70%以原形经肾脏排泄。其蛋白结合率最低(10%~15%)。当酶诱导剂与托吡酯合用时,托吡酯清除率增加。当合用有酶诱导作用的药物时,托吡酯需要滴定倒稍高的剂量。

唑尼沙胺的半衰期长、蛋白结合率低,同时经肝脏代谢和肾脏排泄。唑尼沙胺的平均半衰期为 63 小时,但是患者个体差异很大。合用有酶诱导作用的 AEDs 时,唑尼沙胺血清浓度降低,但药动学相互作用的临床后果罕见[77]。

综合考虑疗效和不良反应的特点,加巴喷丁、拉科酰

胺、拉莫三嗪、左乙拉西坦、普瑞巴林、噻加宾、托吡酯或唑尼沙胺可以考虑用于患者 R. H. 的辅助治疗。药物所致的镇静作用对于此类青少年患者来说较为棘手。但对不同患者尚难以预测这些药物所致的镇静作用仅见于治疗初期还是会长期存在。由于加巴喷丁和噻加宾半衰期较短，该患者可能需要每天服用数次，这可能导致用药依从性下降。因此，拉科酰胺、拉莫三嗪、左乙拉西坦、普瑞巴林、托吡酯和唑尼沙胺在用药依从性上要优于加巴喷丁和噻加宾。由于该患者不能耐受卡马西平，所以改用艾司利卡西平和奥卡西平同样是没有意义的。

依佐加滨、非尔氨酯和吡仑帕奈在上述副作用和药代动力学部分没有讨论的原因是，作者认为这些药对 R. H. 来说不是合适的选择。在撰写文章时依佐加滨和吡仑帕奈刚上市，且 FDA 有黑框警告（分别是视力问题和行为反应）。非尔氨酯与再生障碍性贫血和肝功能衰竭的关联，严重限制了其使用。

潜在的治疗方案

在不久的将来，其他 AEDs 包括布瓦西坦（brivaracetam）、加奈索酮（ganaxolone）和石杉碱甲（huperzine A）[86]，也许能成为现有和较新的 AEDs 的替代品或辅助药物。

随着基因和大脑神经网络技术的深入发展，未来的癫痫治疗策略应该从用 AEDs 控制症状向疾病预防和根治方向发展。对于 AED 耐药问题，许多研究正在探讨位于血-脑屏障的多重耐药转运体（multidrug transporters）如 P 糖蛋白（P-glycoprotein，P-gp）的作用。这些蛋白可能作为一种防御机制限制了 AED 在大脑中的积聚[87]。尽管这还没有对癫痫患者的临床治疗产生太大的影响，但 AED 治疗的药物基因组学（pharmacogenetics）仍在不断发展[88]。

拉莫三嗪治疗

初始方案和剂量滴定

案例 60-2，问题 2：患者 R. H. 将开始使用拉莫三嗪作为卡马西平的辅助治疗。请制订治疗计划，治疗初期如何用药和药物监测方面，患者和家属需要注意什么？

该患者开始使用拉莫三嗪治疗时，应逐步缓慢滴定剂量，以尽量减少早期的镇静副作用和皮疹的风险。起始剂量建议每日睡前服用 50mg，之后可每 1~2 周增加日剂量 50mg。由于患者正在服用卡马西平，其肝药酶诱导作用可能需要增加拉莫三嗪的剂量，允许保守的小剂量滴定。拉莫三嗪的维持治疗建议每日给药 2 次，通常维持剂量大约为 300~500mg/d；患者对该药的耐受性最终决定其用药剂量限制。如果出现副作用（如恶心、复视、共济失调及眩晕等）将限制其进一步加量。

应该告知患者，在服药过程中可能会感到昏昏欲睡、头疼和胃部不适，但这些副作用通常会随着治疗的进行而逐渐消失；如果出现的副作用使服药困难，特别重要的是如果出现皮疹，应联系医师或其他医务人员。

副作用及可能与卡马西平的相互作用

案例 60-2，问题 3：当拉莫三嗪剂量增加至 300mg/d（开始治疗后 12 周）服药 2 日后，患者 R. H. 注意到她的视力模糊了，她也抱怨感到头晕，难以保持平衡。之前，她只感到轻微的恶心。她继续经历癫痫发作的频率与开始服用拉莫三嗪之前大致相同。医生鼓励患者继续用药，并解释说，将拉莫三嗪剂量增加到可能有效的水平需要时间。目前，该患者卡马西平血清浓度与她接受单药治疗时相比基本没有变化。这些新的副作用是否代表拉莫三嗪治疗失败？如果不是，这些新出现的副作用该如何处理？

患者 R. H. 的药物副作用可能会限制剂量的进一步增加。她目前的副作用可能代表卡马西平中毒、拉莫三嗪副作用或者这两种药物之间的相互作用。因为该患者先前耐受相同剂量的卡马西平，所以卡马西平中毒的可能性似乎不大。评估拉莫三嗪作为唯一的原因是困难的事。由于拉莫三嗪的治疗窗尚未明确，血清浓度监测可能不会有所帮助。临床研究未能证明拉莫三嗪的血清浓度与疗效或不良反应之间存在显著相关性[89,90]。因此，她的症状也可能与拉莫三嗪和卡马西平之间明显的药效学相互作用有关[82]。有些患者同时服用这两种药物，通过减少卡马西平的剂量可能会减轻副作用。

左乙拉西坦治疗

初始方案和剂量滴定

案例 60-2，问题 4：R. H. 的卡马西平剂量由 1 800mg/d 减至 1 400mg/d。5 日后，她的副作用仍然存在，而且癫痫发作频率似乎在增加。临床医师决定放弃拉莫三嗪改用左乙拉西坦。请推荐启动左乙拉西坦治疗的计划。

该患者早先能够耐受较高剂量的卡马西平并且疗效尚可，因此在开始左乙拉西坦治疗前卡马西平剂量应调至 1 800mg/d。目前尚少有拉莫三嗪安全停药的资料。通常除非紧急，AEDs 不建议快速停药，因此先将拉莫三嗪剂量减至 200mg/d 似乎合理，之后每周减量 50~100mg 直至停用。

由于患者癫痫持续发作，应立即给予左乙拉西坦治疗。左乙拉西坦与其他 AEDs 不存在相互作用，因此在开始服用左乙拉西坦时停用拉莫三嗪不会对患者癫痫控制产生影响。左乙拉西坦起始剂量为 250~500mg，每日 2 次[83]，虽然说明书建议初始治疗 500mg bid，但患者可能更好耐受较低的起始剂量和更渐进的剂量滴定。根据患者发作频率和副作用，可每 2~3 周增加左乙拉西坦日剂量 500~1 000mg。虽然该药物很快达到稳态，但在增加剂量之前至少允许观察 2 周，可能会提高患者的耐受性，并对治疗反应进行更彻底的评估。目前，左乙拉西坦血清浓度与疗效及不良反应的关系尚不明确，因此患者 R. H. 的剂量应滴定到控制发作所需的最大耐受量。在对照试验中，剂量超过 3 000mg/d

并没有明显的获益。

患者教育

应告知 R. H. , 服用左乙拉西坦后, 她可能会有出现与拉莫三嗪类似的副作用。每次探视时都应评估她的情绪。为了确保 R. H. 坚持治疗方案, 可能需要同时给予许多安慰和鼓励。当需要进行多次药物试验且副作用显著时, 许多患者会感到气馁, 他们可能会表达成为 "豚鼠" 的感受, 并且可能会不配合治疗计划。鉴于 R. H. 的发作仍未得到很好的控制, 可能应该继续限制驾驶。建议患者在没有癫痫发作并且根据适用的州法律恢复了驾驶特权之前不要开车。这种限制对一些患者来说很难接受, 因为它会显著降低他们的独立性。

苯妥英治疗

起始剂量和维持剂量

案例 60-3

问题 1: 患者 J. N. , 男, 18 岁, 体重 88kg, 大学生, 诊断: 癫痫。他经历全面性强直阵挛发作, 每月约 3 次, 每次持续 2 分钟。患者描述了癫痫发作前腹部有 "翻腾样" 的感觉, 随后上肢不自主地向右抽搐。脑电图显示左颞区弥漫性慢波伴局灶性痫样放电, 这被解释为异常脑电图。尽管进行了彻底的检查, 但未查明他癫痫发作的确切病因。患者没有其他疾病, 也没有服用常规药物。最初, 他服用卡马西平 600mg/d, 尽管剂量相对较低, 但由于恶心和复视, 他无法耐受这种药物。医生已决定为他进行苯妥英治疗试验。

请推荐初始剂量。关于该患者新的药物治疗, 应该向他提供什么信息?

对于个体患者, 如果缺乏用药史相关信息(例如, 先前的剂量和临床反应), 则很难为他选择一种无毒、有效的 AED。虽然苯妥英的 "平均" 剂量和相应的血清浓度经常被引用, 但患者之间的个体差异是显著的。苯妥英的初始剂量为 400mg/d[大约 4.5mg/(kg·d)], 对于患者 J. N. 应该是合适的。在大多数患者中, 苯妥英治疗是从初始剂量或接近预期维持剂量(例如, 患者 J. N. 的日剂量为 300mg 或 400mg)开始的。如果出现耐受性问题, J. N 的苯妥英钠剂量可减少到 200mg/d(或者 100mg, 每 12 小时 1 次), 然后每周增加 100mg/d, 直至达到 400mg/d。近年来, 人们对利用患者的特异性基因信息更精确地给包括苯妥英在内的某些药物设计剂量产生了浓厚的兴趣, 其目的是快速达到治疗效果并避免剂量相关的毒性。尽管已经证明, CYP2C9 纯合子等位基因突变导致接受苯妥英治疗的患者呈 "慢代谢" 状态[91], 但目前 CYP2C9 基因分型尚未成为常规临床实践的一部分。

患者教育

除了关于药品的名称、药品的优势以及何时服药和如何服用之外, 还应告知患者 J. N. , 他可能会经历苯妥英引起的轻度镇静作用。他应该特别警惕, 如果出现视物模糊或复视、发音困难、眩晕或步伐不稳等症状, 可能提示剂量过高; 提醒他将这些症状及时向医师、药师或其他医务人员报告。在开始治疗时, 告知患者在治疗方案稳定之前可能需要调整药物剂量, 这也是一个好主意。考虑到患者的年龄和性别, 风湿病和骨软化症(osteomalacia)的风险相对较低, 但仍应告知他, 长期服用苯妥英钠(以其他 AEDs, 见表 60-6)与骨矿物质丢失(bone mineral loss)风险增加有关, 这种不利影响需要定期监测。

累积药代动力学

案例 60-3, 问题 2: 苯妥英蓄积的药代动力学特征是什么?

苯妥英呈剂量依赖性(米氏或容量限制性)非线性药代动力学特征。因此, 经典药代动力学参数如 "清除"、"半衰期" 的意义不大。苯妥英的表观半衰期随剂量和血清浓度的变化而变化。因此, 剂量改变后达到新的稳态所需要的时间很难预测。因为这取决于剂量本身和患者的药代动力学参数 V_{max} 和 K_m; V_{max} 是动力学常数, 代表苯妥英从体内消除的最大速度; K_m 是米氏常数, 即最大消除速率为 V_{max} 的 50% 时的血清浓度[92]。在不同患者中, 这些参数值的差异很大, 因此, 苯妥英累积动力学模型和达稳态所需要的时间也有所不同。

许多临床医生认为苯妥英的表观半衰期约为 24 小时, 要在用药 5~7 日后才能评估其临床疗效并测定血清苯妥英浓度。临床研究[93]及模型模拟试验[94]都使用 K_m 和 V_{max} 的观察值来估计苯妥英血清浓度达到稳态所需的时间。要达到这一目标, 使用一定剂量使血清浓度稳定在 10~15µg/ml, 或者使用 4mg/(kg·d)的剂量, 可能需用药超过 30 日才能达到理想稳态[92,95]。偶尔, 这样的剂量可能超过患者的 V_{max}, 其结果是血清苯妥英浓度急剧升高, 可能中毒。重要的是, 不要假设已经达到稳态, 除非间隔广泛、连续的多次监测表明血清浓度蓄积已经停止。在达到稳态之前, 改变苯妥英的剂量, 会导致血清浓度和患者临床状态出现显著波动。如果这种情况经常发生, 会导致不必要的混乱并增加额外的医疗费用。一如既往, J. N. 的血清浓度解读必须结合其临床反应的背景。

苯妥英中毒

案例 60-3, 问题 3: 患者 J. N. 开始服用苯妥英 200mg, 每 12 小时 1 次。1 周以后, 他被发现有轻度侧向凝视眼球震颤(nystagmus), 但是其本人无主观症状, 无癫痫发作。3 周后, J. N. 抱怨出现复视, 感觉 "醉酒" 和 "站不稳", 有明显的眼球震颤。

如何调整苯妥英剂量?

患者 J. N. 的症状和体征表明出现了苯妥英毒性反应, 建议减少剂量。将苯妥英剂量减少到 360mg/d(同时使用 100mg 和 30mg 的苯妥英胶囊）是合理的；大幅度减量会导致癫痫控制失败。许多医生会让患者在开始新的维持剂量前，省掉苯妥英的 1 日剂量，这将加速苯妥英血清浓度的下降。改变剂量后，应密切监测临床反应。如果患者的苯妥英 V_{max} 值较低，新的维持剂量还可能过高；如果是这种情况，即使减少了剂量，体内药物仍然会继续累积[92]。

苯妥英和磷苯妥英肌内注射给药

案例 60-4

问题 1：S. D.，男，24 岁，癫痫患者，缺乏自理能力，有复杂部分性发作和继发强直阵挛发作史。在过去的一年里，由于疑似"无法吞服"胶囊剂，将原先服用的苯妥英钠胶囊剂换成了苯妥英混悬剂。近 3 个月以来，他服用苯妥英混悬剂 275mg/d，无癫痫发作。住院期间，他因出现厌食、恶心、呕吐、腹痛伴腹泻 2 日，现转到急诊科，病历记录上写着"禁食"。医嘱：磷苯妥英（与苯妥英钠等价）275mg/d 肌内注射。

请讨论磷苯妥英的使用，并为患者 S. D. 设计剂量方案。

该患者是 AED 肠外给药的候选人，如果无静脉置管计划，那么肌注给药是个可接受的方法。然而，苯妥英的给药剂型需要改变，因为苯妥英本身不能肌注给药。注射用苯妥英具有强碱性（pH 12），对组织极具刺激性，如果肌注给药，由于 pH 的变化可能会导致药物晶体在注射部位出现沉淀，从而形成苯妥英贮库，药物从贮库中释放，缓慢吸收[96-98]。虽然似乎不会发生严重的肌肉损害，但是往往注射部位有明显不适[98]。

磷苯妥英为苯妥英磷酸酯，是苯妥英的前药，水溶性高。它的溶解性能允许无需使用增溶剂或 pH 调节剂即可进行肠外给药。因此，与苯妥英相比，磷苯妥英既可以肌内注射给药也可以静脉注射给药，组织损伤和静脉刺激的风险低[99-101]（参见后文"苯妥英和磷苯妥英静脉注射给药"讨论部分）。磷苯妥英肌内给药后迅速吸收，转化为苯妥英，生物利用度可达 100%。

磷苯妥英是一种可购到的液体，每 1ml 含苯妥英磷酸酯（PE）50mg。以这种方式标示磷苯妥英，在将苯妥英钠转换为磷苯妥英（反之亦然）时，不需要进行剂量换算。尽管处方开出磷苯妥英 275mg，对于患者 S. D. 可能剂量不足。他口服苯妥英混悬剂的剂量相当于苯妥英钠 300mg/d。苯妥英混悬剂和苯妥英咀嚼片的成分为苯妥英游离酸，而胶囊剂的成分为苯妥英钠。因此，苯妥英钠胶囊中的苯妥英含量仅为标示量的 92%（即苯妥英钠胶囊 100mg，相当于苯妥英酸 92mg）。S. D. 应该每日肌注磷苯妥英 300mg，才能完全替代目前服用的苯妥英混悬剂[101]。

假设患者 S. D. 每日给予磷苯妥英 300mg，那么总共需要该注射剂 6ml 肌注给药。该药肌内注射耐受性良好，S. D. 全天总剂量可以一次注射而不会引起过多的不适。

一些临床医生报告说，在单一部位肌内注射量高达 20ml 磷苯妥英，没有不良后果或严重不适[102]。当然，也可将每日剂量分为两次在不同部位注射，但许多患者更愿意接受较少的注射次数。

不良反应

案例 60-5

问题 1：患者 G. R.，男，53 岁，患部分性发作癫痫，以偶发强直阵挛发作（occasional tonic-clonic seizures）为特征。近 2 年来，他一直服用苯妥英钠，由于出现 AED 中毒症状（轻度神志不清、偶发复视、共济失调和侧视眼球震颤），苯妥英剂量由 400mg/d 减至 360mg/d。减少剂量后，神志不清和复视明显减轻，低剂量时的神经系统评估在正常范围内。随后的 8 周内没有发生癫痫发作。他继续抱怨脚有点"站不稳"，有轻度至中度牙龈增生和严重的口臭。请就苯妥英相关的牙龈增生和有助于 G. R. 的治疗技术进行讨论，患者癫痫症状似乎已完全控制，维持当前剂量的苯妥英有什么问题吗？

齿龈增生

与苯妥英有关的齿龈增生是常见和棘手的。据估计，在接受治疗的患者中，患病率为 40%～50%[103]。然而，患病率和发病率具有误导性，因为增生的发生和严重程度与苯妥英的剂量和血药浓度有关[103,104]。齿龈增生具有明显的美容问题。此外，对于 G. R.，组织囊袋的形成也会导致口腔卫生的困难，并可能导致口臭。

苯妥英诱发齿龈增生的机制尚不清楚。该药可通过唾液排泄，唾液中苯妥英钠浓度与增生有关。然而，这种相关性可能只是反映了更高的血清浓度产生更广泛的药理作用。苯妥英可能刺激牙龈肥大细胞释放肝素和其他介质，可能促进成纤维细胞合成过量的新结缔组织。由牙菌斑和食物颗粒引起的局部刺激可能进一步加剧这一过程[103,104]。

现有苯妥英相关的齿龈增生有 3 种治疗方案[104]：（a）减少剂量或换用可替代的 AED，这有可能部分或完全逆转齿龈增生；（b）齿龈切除术，暂时纠正问题，但增生还会复发；（c）牙周治疗，消除局部刺激，保持口腔卫生。治疗现有的增生和预防进一步的组织扩大是重要的。假如苯妥英能够有效地控制癫痫，那么齿龈切除和后续牙周治疗相结合可能是最好的治疗方案。

在苯妥英治疗开始前，口腔卫生计划似乎可以降低齿龈增生的程度和严重程度[104]。患者应接受有关口腔卫生在减少这种副作用方面的教育。使用牙线、齿龈刺激器和用水洁牙器具附加其他口腔卫生技术可能有益。

神经毒性

长期服用中毒剂量苯妥英钠的患者，似乎有发生不可逆小脑损伤或/和周围神经病变的风险。小脑退变导致的症状，如构音障碍、共济失调步态、意向震颤、肌张力减退等，值得特别关注。苯妥英急性中毒后会出现这些并发症[105,106]，全面性癫痫发作也可导致继发于缺氧的小脑退化。由于这个原因,苯妥英在这种情况发展过程中的相对重要性存在争议。然而有报道,在一些无缺氧发作的患者中存在小脑退化性病变[106,107]。

虽然在许多患者中发现受损的神经传导有电生理学的证据,但是苯妥英相关的周围神经病变较为罕见[105,108],有症状的患者可能会抱怨感觉异常和肌无力,偶尔还会出现肌肉萎缩。在长期接受苯妥英治疗的患者中,18%的患者出现膝关节和踝关节肌腱反射消失[109],上肢很少受到影响。虽然反射消失可能是不可逆的[109],但神经电生理异常与苯妥英血清浓度过高密切相关,并且在减少剂量或停药后是可逆的[107]。

对于患者 G. R. ,因为轻度苯妥英中毒出现的浑身不适和引起小脑病变可能性需要改变治疗方案。苯妥英剂量应减少到330mg/d,该剂量可能足够控制癫痫而不引起中毒症状。如果在这较低剂量下癫痫复发,可能要明智地考虑换用其他 AED。

抗癫痫药对骨骼的影响

某些 AEDs 对骨密度有负面影响,使用这些药物治疗的癫痫患者发生骨病与骨折的风险增加[110]。较长时间的 AED 治疗和暴露于多种 AED 被认为可以预测骨质丢失。具酶诱导作用的 AEDs(卡马西平、苯妥英钠和苯巴比妥)与骨质丢失和骨折风险增加有关。丙戊酸钠虽然不是药酶诱导剂,但与儿童骨密度下降有关[111]。较新的 AEDs 对骨矿物质的影响尚不清楚[112]。由于患者 G. R. 长期服用苯妥英存在一定风险,他的骨骼健康需要通过 DEXA 扫描检查骨密度进行评估,还应该评估影响骨健康的其他危险因素(如不运动、不良饮食、家族史等),应补充口服钙剂和维生素 D。根据评估结果,应考虑将苯妥英更改为对骨骼影响较小或没有影响的 AED。

老年人新发癫痫

案例 60-6

问题1:患者 J. R. ,男,74 岁,新近被诊断为部分性发作,转神经内科诊治。他新发癫痫的病因可能是最近的脑梗死,属于复杂部分性发作(他"失去知觉"忘记了时间)。既往无继发强直阵挛发作史。过去的 4 周里,该患者有 3 次癫痫发作,末次发作时从楼梯上摔了下来。他的妻子报告说,他如果"过度劳累"或"压力过大",更有可能癫痫发作。他还在接受高血压及糖尿病治疗。该患者治疗癫痫有哪些选择?

癫痫患者 AEDs 治疗的头对头比较研究相对较少,涉及老年癫痫患者的研究更少。在讨论老年癫痫患者的 AEDs 治疗时,以下 3 项研究尤其重要。

Brodie 等[113]通过一项双盲、随机平行研究,比较了拉莫三嗪(n = 102)和卡马西平(n = 48)在新诊断的老年癫痫患者中的作用。结果显示,因不良反应(主要结局参数)而导致的停药率,卡马西平(42%)高于拉莫三嗪(18%);以用药后首次发作的时间作为疗效的衡量标准,两种 ADEs 之

间无差异;作者推荐,拉莫三嗪用于新诊断的老年癫痫患者的初始治疗是"可接受的"。

另一项研究在 593 例年龄大于 55 岁(平均 72 岁)的老年患者中进行,比较卡马西平(600mg/d)、加巴喷丁(1 500mg/d)和拉莫三嗪(150mg/d)的疗效和耐受性[114]。结果显示,虽然 3 个治疗组疗效相似,但因不良反应终止研究的比例有差异;终止率最高的是卡马西平(31%),其次是加巴喷丁(21.6%),最低是拉莫三嗪(12.1%),P = 0.001。作者的结论是,拉莫三嗪和加巴喷丁应该作为老年新发癫痫患者的初始治疗。

Werhahn 等[115]通过一项双盲、随机、多中心试验,对359 例 60 岁以上(平均 71.4 岁)新近诊断为部分性发作的患者进行卡马西平(控释制剂)、拉莫三嗪和左乙拉西坦的评价。与其他两项研究一样,3 种药物的疗效(以癫痫控制率衡量)无差异,但在第 58 周保留率(主要结果)左乙拉西坦(61.5%)显著高于卡马西平(45.8%)(P = 0.02),拉莫三嗪(55.6%)的保留率与左乙拉西坦相近。

这些针对新发老年癫痫患者的研究表明,加巴喷丁、拉莫三嗪或左乙拉西坦是 J. R. 癫痫初始治疗的良好选择。值得注意的是,这些 AEDs 都没有被 FDA 批准用于新诊断的癫痫。

在选择 AED 治疗时,考虑药物相互作用、给药频率和药物成本也很重要。一般来说,老年人比年轻人服用更多的药,例如 Rowan 等[114]研究中,联合用药的平均数量为 7种。患者 J. R. 可能正在服用其他治疗糖尿病和高血压的药物。尽管未发现加巴喷丁、拉莫三嗪和左乙拉西坦与其他药物之间的相互作用,但拉莫三嗪的影响比加巴喷丁和左乙拉西坦多一些。加巴喷丁和左乙拉西坦的剂量必须根据患者的肾功能进行调整。

不良反应

前述两项比较研究发现,卡马西平和新型 AEDs 加巴喷丁及拉莫三嗪的疗效差异很小,但是,较新的 AEDs 显示出比较老的 AEDs 更好的耐受性。一般来说,老年患者不仅在较低剂量和浓度时对 AEDs 有反应,而且在低剂量时也比年轻患者更容易表现出毒性症状。年龄相关的肾功能和肝功能下降可能是影响这些观察的原因。许多 AEDs 的药代动力学研究已经在老年人中进行了研究,并发现与年轻人相比,老年人药物清除能力减弱,清除率下降[116]。老年人 AEDs 清除率下降常被认为是他们对这些药物反应增强的原因之一。

AEDs 对认知的影响对所有癫痫患者来说都是一个重要的问题,对老年患者可能是一个更大的问题[117-119]。Rowan 等[114]的研究证明,老年患者 AEDs 常见的不良反应为中枢神经系统毒性,如头晕、步态不稳、共济失调等。这些症状可能会增加跌倒的风险,鉴于 AEDs 对骨密度的潜在负面影响,尤其值得关注。

应告知患者 J. R. 及其家人每个 AED 的好处和风险,他们也应该纳入导决策过程中。老年 AED 治疗应该遵循"低起点、慢节奏"的格言,老年患者应监测疗效(通过癫痫日志)和毒性(报告任何无法耐受的副作用)。

失神发作

药物选用和乙琥胺起始治疗

案例 60-7

问题 1：患者 T. D.，女，7 岁，25kg。据她老师的报告说，她每日有 3～4 次"发呆"，每次持续 5～10 秒，发作时没有抽搐，但眼皮似乎在颤动，之后就完全清醒了。尽管她的智商为 125，但在学校的表现略低于平均水平；脑电图显示 3Hz 的尖波活动，诊断为典型的儿童失神发作。体格检查与实验室检查正常，神经系统检查未见其他明显阳性结果。该为 T. D. 处方开什么药以及如何开始使用这种药进行治疗？

在美国，乙琥胺（ethosuximide）、丙戊酸盐和拉莫三嗪常用于治疗失神发作（表 60-7）。乙琥胺是一种丁二酰亚胺类药物，可阻断丘脑内的 T 型钙电流，对失神发作有效，但对其他类型的癫痫无效。接受乙琥胺治疗的患者（主要是儿童）通常对药物耐受性良好，而且由于其肝毒性较低，许多医生在治疗儿童失神发作时，历来首选乙琥胺，而不是丙戊酸盐。丙戊酸盐是一种羧酸衍生物，可对抗许多局灶性发作和全面性发作类型，具有广谱活性。丙戊酸盐是一种非常有效的药物，但也有副作用（剂量相关、非剂量相关和严重的强异质性），限制了该药在某些患者群体中的使用。除了乙琥胺和丙戊酸盐，拉莫三嗪也被推荐作为失神发作的初始单药治疗，虽然 FDA 并未批准拉莫三嗪用于此类适应证（见表 60-2 和表 60-6）[120-122]。

直接比较丙戊酸盐、乙琥胺和拉莫三嗪用于治疗新诊

断的儿童失神发作的疗效，丙戊酸盐和乙琥胺有效率（基于治疗失败的自由度）无显著性差异，但显著优于拉莫三嗪。丙戊酸盐引起的注意功能障碍比乙琥胺更常见[123]。在标准和新型 AEDs（Standard and New Antiepileptic Drugs，SANAD）试验中，丙戊酸盐用于治疗特发性全面性发作（包括失神性发作）比乙琥胺更有效[124]。目前大多数权威人士认为乙琥胺是失神发作的首选药。丙戊酸盐易引起严重的恶心和最初的嗜睡，而且更容易与其他药物相互作用，包括 AEDs，故丙戊酸盐通常用于对乙琥胺无效的失神性发作[125]。氯硝西泮（clonazepam）是一种苯二氮䓬类药物，常用于控制失神发作，该药的治疗受到 CNS 副作用（镇静、共济失调、情绪变化）和长期使用后对其抗癫痫作用产生耐受性的显著限制[126]。大多数权威人士认为氯硝西泮是治疗失神发作的第四选择药物。

该儿童患者 T. D. 应开始服用乙琥胺，起始剂量 15～20mg/（kg·d）或 250mg，每日 2 次。根据控制癫痫发作的需要，日剂量可每 10～14 日逐渐增至 250mg。由于乙琥胺在儿童的半衰期约为 30 小时，因此，每次剂量增量间隔 10～14 日，其中 7 日可以确保达到稳态血清浓度，另外 7 日可以进行疗效评估[30]。

患者或监护人教育

教育患者 T. D. 及其父母关于规律服药的重要性，这对成功的治疗非常有帮助。定期规律监测血清浓度有助于提高疗效。不遵从医嘱在服用 AEDs 的患者中是常见的，药物骤停（通常继发于不遵从医嘱）可能引发癫痫持续状态。应该强化药物是控制而不是治疗癫痫的概念。同样重要的是，要告知 T. D. 及其父母，治疗反应可能不会立即发生，剂量调整可能是必要的。

表 60-7

治疗失神发作的常用药物

药物	用法用量	不良反应	注释
丙戊酸盐	初始剂量 5～10mg/（kg·d）（散剂或糖浆）；之后每周增加 5～10mg/（kg·d）直至达到治疗效果或目标血清浓度。临床上常超过制造商推荐的通常最大剂量 60mg/（kg·d）（尤其是合用具有酶诱导作用的 AED 患者）。缓释制剂推荐剂量比非缓释制剂应高 8%～20%	常见胃肠道不适、脱发、食欲缺乏和体重减轻。可能出现与剂量相关的震颤和血小板减少症。单药治疗和 2 岁以下患者，严重的肝毒性罕见	肠溶片或胶囊或缓释片能降低胃肠道不适。肠溶包衣能够使血清浓度达峰时间延迟 3～8 小时；若与食物一起服用将进一步延迟。对血清浓度的解读需十分谨慎。对全面性强直阵挛发作有效。需监测肝功能和血小板计数
拉莫三嗪	见表 60-6		
乙琥胺	初始剂量 20mg/（kg·d）或 250mg qd 或 bid；随后每 2 周增加 250mg/d 至达到疗效或目标血清浓度	单次使用大剂量，尤其在治疗初期，易出现胃肠道反应和镇静作用。虽然药物半衰期较长，可将日剂量分次服用。白细胞减少（轻度、短暂）发生率达 7%，严重血液学毒性极为罕见	需告知患者及其父母，服用此药可能发生一过性胃肠道反应和镇静作用，但通常会趋于耐受。没有充分证据显示会导致强直阵挛发作。高达 50% 失神发作患者可能出现强直阵挛发作与乙琥胺无关

AED，抗癫痫药物；bid，每日 2 次；qd，每日 1 次

治疗监测

案例 60-7,问题 2:患者 T. D. 应监测哪些主观或客观的临床数据,作为乙琥胺治疗和不良反应的证据?

患者 T. D. 经历的癫痫发作频率和她所经历的任何副作用是主要的监测参数。如果采用乙琥胺血清浓度来辅助剂量决策,通常目标范围为 $40 \sim 100 \mu g/ml$。然而,乙琥胺血清浓度超过 $100 \mu g/ml$ 时,并不一定会发生明显的毒性反应。当乙琥胺血清浓度处于"治疗窗"上限时,逐步和谨慎地增加剂量可能改善耐药患者的反应。虽然乙琥胺传统上是分次给药的,但其半衰期较长,许多患者也能成功地使用单次日剂量。临床医生应警惕恶心和呕吐急性副作用,这些副作用与单次大剂量乙琥胺有关,如果发生这些情况,可能有必要将日剂量分次服用[30]。

临床往往推荐实验室监测乙琥胺的特异性血液不良反应。大约 7% 的患者服用乙琥胺会出现中性粒细胞减少症(neutropenia)。虽然这种反应往往是短暂的,即使继续用药,极少数的患者可能出现致命的全血细胞减少症(pancytopenia)。据推测,通过定期监测全血细胞计数(CBC),早期发现中性粒细胞减少症,给予停药,可以逆转这一不良反应[127]。然而,这些血液学反应在治疗过程中任何阶段都可能发生,并且经常被常规实验室监测所忽略。对患者或照护人员进行教育,包括关于中性细胞减少症和全血细胞减少症的体征和症状(例如,突发严重的咽喉疼痛伴口腔病变、易出现瘀斑以及出血倾向增加等),并指导他们如果出现这些症状,应咨询医生。这可能比实验室监测更为重要[57]。

应告知 T. D. 的父母,乙琥胺用药初期可能会发生呕吐或镇静,虽然可能需要暂时减少剂量,但通常随着治疗的进展会逐步耐受这些反应。

全面性强直阵挛发作伴失神发作

案例 60-7,问题 3:3 个月后,患者 T. D. 经服用乙琥胺 750mg/d 治疗后,失神发作减少至每两周发作 1 次。经过调整剂量和食物治疗,嗜睡已经基本消失,恶心症状也减轻了。然而,在上个月该患者经历了两次强直痉挛发作,其父母目睹了两次发作,并做了很好的描述。没有任何明显的局灶性发作活动迹象,每次典型的强直阵挛发作持续 3~4 分钟,患者两次发作均有尿失禁,发作后有明显的意识模糊和嗜睡。体检和实验室检查未见异常,复查脑电图显示持续不频繁的 3Hz 棘慢波放电,未发现异常局灶性放电。患者 T. D. 的强直阵挛发作与乙琥胺治疗有什么关系?

一般认为,并经常在文献中提到,乙琥胺可能诱发或加重强直阵挛发作。然而,这种影响尚未得到明确的证明。多达 50% 的患者最初表现为失神发作,之后也出现强直阵挛发作[128]。从历史上看,常见到在乙琥胺治疗中加入另一种 AED(如苯巴比妥或苯妥英钠)可预防这种情况的发生[129]。然而,常规使用药物预防强直阵挛发作可能会增加毒副反应的风险,并可能降低药物治疗的依从性。镇静药物,尤其是苯巴比妥,实际上可能加重某些患者的失神发作[130]。

综上所述,最初经历失神发作的患者,随后会进展为强直阵挛发作很常见。因此,患者 T. D. 在该病的发生发展过程中,不太可能归结于乙琥胺的作用。

关于变更抗癫痫药物治疗评估及可替换药物选择

案例 60-7,问题 4:由于出现了全面性强直阵挛发作,患者 T. D. 的药物治疗如何变动?

药物治疗对于预防进一步的全面性强直阵挛发作是有意义的,T. D. 可以考虑使用苯妥英钠、卡马西平或丙戊酸盐预防强直阵挛发作。鉴于她的年龄和性别,许多临床医生会避免选用苯妥英钠,因为该药有致畸和影响容貌副作用。卡马西平广泛用于继发性强直阵挛性发作和一些儿童强直阵挛性发作,它没有与苯妥英钠有关的许多麻烦、常见的副作用。然而,卡马西平不能有效地控制失神发作。因此,患者 T. D. 可能同时需要乙琥胺和卡马西平联用。卡马西平也可能与加重儿童复合型癫痫发作(包括失张力发作、阵挛发作和失神发作)有关,这些类型的癫痫患者的脑电图会出现大脑双侧 $2.5 \sim 3Hz$ 同步放电[131,132]。因此,由于多药联合治疗的需要和可能加剧癫痫发作的风险,使选择卡马西平用于患者 T. D. 的治疗不太有吸引力。

丙戊酸盐对控制失神发作和原发性全面性强直阵挛发作均有效[39,51]。患者 T. D. 出现原发性全面性强直阵挛发作症状,但未观察到局灶性体征(如单侧或单侧肢体受累),且脑电图未发现局灶性放电(如局限于大脑某一部分的孤立异常电活动)。虽然这两种观察结果都不能完全排除继发性强直阵挛发作,但这种可能性似乎很低。因此,丙戊酸盐在功效方面可能优于卡马西平。此外,患者 T. D 的两种癫痫发作类型可能只需要采用单药治疗就可以控制。

丙戊酸盐治疗

初始方案和起始剂量

案例 60-7,问题 5:T. D. 的医生选择使用丙戊酸盐。治疗目的是单用丙戊酸盐控制癫痫发作。停用乙琥胺和开始服用丙戊酸盐应遵循什么程序?

临床医生尝试选择一种 AED 替代另一种 AED 时,很大程度上取决于经验和判断。一般来说,最好是在尝试停用前一种药物之前,获得一种新药物的潜在治疗剂量。血药浓度监测对某些 AEDs 可能有帮助。乙琥胺的半衰期相对较长,丙戊酸盐的半衰期较短。因此,如有必要,可以快速建立方法评价丙戊酸盐的稳态血药浓度。乙琥胺减少剂量效果的评价必须等待这种药物的长时间消除。一旦丙戊酸盐的剂量或血药浓度达到理想水平,乙琥胺的剂量可以每 2~4 周逐渐减少 250mg/d。

丙戊酸盐初始剂量为 125~250mg bid,可用丙戊酸糖浆、胶囊或双丙戊酸制剂。通常首选双丙戊酸,因为它可能比丙戊酸的胃肠道不良反应更少。除非患者仅需极小剂量(如婴儿)或是吞咽困难,否则应避免使用丙戊酸糖浆剂。丙戊酸糖浆的口味有一种不舒服的味道,它的快速吸收,增加了急性、剂量相关副作用的可能性,如恶心。较低的丙戊酸盐初始剂量不太可能引起急性副作用(如嗜睡和胃肠道不适),每周剂量增加 5~10mg/(kg·d) 通常耐受性良好,适用于患者 T. D. 。如果强直阵挛性发作频繁,可能需要更快速地增加药物剂量。丙戊酸盐的最大推荐剂量为 60mg/(kg·d) 。许多患者,特别是接受酶诱导剂的患者,需要高于推荐剂量的药物,才能达到足够的临床效果,其他患者的反应剂量可能要小得多。患者 T. D. 可通过剂量滴定,以达到"目标"血清浓度 75μg/ml。由于乙琥胺已停用,丙戊酸盐剂量可根据发作频率和副作用进一步调整。

剂型

案例 60-7,问题 6:患者 T. D. 服用丙戊酸胶囊 250mg,每日 3 次,已服药 3 周。乙琥胺在 2 周前停用,当时,在她早上服药前,丙戊酸盐血清浓度是 68μg/ml。已有 6 周未出现全面性强直阵挛发作,但是每 2~3 周仍有一次失神发作。患者诉,在服用丙戊酸后会发生恶心,上腹部灼烧痛,偶尔伴有呕吐,持续时间约 1 小时,随餐服药只是部分减轻。近期实验室检查各项指标均在正常范围内。如何调整 T. D. 的给药方案以减轻不良反应并可能改善癫痫控制效果?

患者 T. D. 似乎可选择肠溶包衣的丙戊酸制剂或缓释双丙戊酸。双丙戊酸片是一种肠溶包衣延迟释放制剂,可导致丙戊酸的吸收延迟而不是延长,因此该片剂不是缓释配方。当患者从非肠溶剂型转换为双丙戊酸片时,不应该减少给药频率。丙戊酸和肠溶剂型的丙戊酸或双丙戊酸均可完全吸收,这些制剂可以在相同的每日总剂量下进行相互转换[133,134]。还有一种双丙戊酸缓释制剂,可作为每日单剂量给药。然而,这种缓释双丙戊酸(divalproex ER)与丙戊酸盐的其他剂型并非生物等效[135],当给予同等剂量时,缓释制剂的血清浓度约为其他丙戊酸盐制剂的 89%。因此,当患者从其他剂型的丙戊酸盐转换为这种缓释双丙戊酸时,制造商建议增加 8%~20% 的给药剂量。患者 T. D. 目前服用的丙戊酸胶囊可以转换为相同日剂量的双丙戊酸片,双丙戊酸片应按每日 3 次给药;或者改为服用缓释双丙戊酸 1 000mg,每日 1 次。这一转换的结果大约需要 1 周显现,届时胃肠道副作用应该有了明显的减轻,这样就有可能增加双丙戊酸的剂量,以改善控制癫痫发作。

还可以使用双丙戊酸肠溶微粒胶囊,每粒胶囊含量 125mg,可以将胶囊内的微粒分散在食物中供儿童或吞咽片剂或胶囊有困难的患者服用。此外,胶囊端的"囊帽"可用来量取半颗胶囊的药物剂量,近似 62.5mg。

药代动力学和血清浓度监测

案例 60-7,问题 7:两周后,患者 T. D. 来医院随访,胃肠道症状已消失。过去 1 周,她一直在早、午餐时服用双丙戊酸钠片 250mg,睡前与点心一起服用 375mg。两周以来无癫痫发作,无副作用。今日早上,她给药前丙戊酸钠血清浓度为 117μg/ml(远高于之前的 68μg/ml),实验室报告说,重复测定结果误差在 5μg/ml 以内。患者否认服药有误,她的父母支持这一点,因为药瓶中的药片数量也是正确的。除了服用复合维生素外,她没有服用其他药物。如何解释患者丙戊酸钠血清浓度不成比例的异常升高? 有何临床意义? 丙戊酸钠药代动力学是否呈剂量依赖性?

观察到患者 T. D. 的丙戊酸盐血清浓度的变化可能不是像苯妥英那样是剂量依赖性代谢的结果。相反,这些变化更容易解释双丙戊酸片的吸收特点。双丙戊酸给药后,丙戊酸盐血清浓度峰值会延迟 3~8 小时,进食可能会进一步延迟吸收[136]。此外,双丙戊酸的吸收速率和吸收量昼夜波动明显,夜间吸收可减少约三分之一,夜间给予双丙戊酸,血清浓度峰值可延迟 12 小时[32]。该患者从服用最后一剂药物到采血时可能已经超过了 12~15 小时。因此,目前报告的血清浓度可能更接近于峰浓度。她在服用快速吸收的丙戊酸胶囊时,测得的先前血清浓度更可能为最低浓度。由于剂型的改变和副作用的减少,她对药物治疗方案的依从性也可能提高了。她先前的血清浓度可能未能反映给药的处方剂量。

其他的药代动力学因素可能实际上减缓了丙戊酸盐血清浓度的这种异常升高。一天之中,丙戊酸盐血清浓度可能存在波动[137],但不反映剂量的时间。这种波动可能部分与血清中内源性脂肪酸浓度的变化有关,这些脂肪酸可以从蛋白结合位点置换丙戊酸盐。丙戊酸钠的肝清除是限制性的(例如,丙戊酸盐萃取率低,其清除受血浆中游离药物组分的限制),因此,当发生蛋白结合置换时,血浆中游离药物的份量和清除率增加。结果,游离丙戊酸盐血清浓度只短暂增加,而总血清浓度则持续下降。丙戊酸盐与血清蛋白的结合也表现出剂量依赖性。当浓度接近 70~80μg/ml 时,白蛋白分子上的结合位点趋于饱和,血浆中游离药物的比例增加[30,133]。这种效应导致丙戊酸盐清除加快,血清总浓度降低。这两种效应都可能实际上"抑制"患者 T. A. 血清药物浓度的明显升高。考虑到丙戊酸盐的"治疗窗"尚未完全明确,显然,血清浓度监测作为丙戊酸盐治疗的一种手段,不如其他 AEDs[133]。

患者 T. D. 丙戊酸钠血清浓度升高的临床意义微乎其微,她没有出现提示丙戊酸盐中毒的症状。由于在增加剂量后,评估这种变化对她的癫痫发作频率的影响尚为时过早。因此,目前她的药物治疗不需要改变,以免影响对药物反应的评估。她应该再观察 4~6 周,以评估癫痫发作的频率,然后再考虑是否需要进一步改变剂量方案。只要她能耐受药物,进一步增加她的剂量就不是问题,而且根据发作频率增加剂量是合理的。

肝毒性

案例 60-7,问题 8：两个月后,患者 T. D. 在餐时服用双丙戊酸 375mg,每日 3 次,已经有 5 周无失神发作,10 周无全面性强直阵挛发作。昨天,丙戊酸血血浆浓度为 132μg/ml。此外,丙氨酸氨基转移酶（ALT）为 32U/ml,天门冬氨酸氨基转移酶（AST）为 41U/ml,其他实验室检查（胆红素、碱性磷酸酶、乳酸脱氢酶、凝血酶原时间和血清白蛋白）均正常。自从她服用丙戊酸盐以来,每月监测肝功能,结果均正常。体格检查无巩膜黄染、腹痛和其他肝病体征。讨论实验室检查异常和体检发现与丙戊酸钠引起的肝损伤的相关性。

某些患者与丙戊酸盐治疗相关的肝损伤似乎是由丙戊酸盐肝毒性代谢物（可能为 4-en-丙戊酸）蓄积所致[138,139]。同时接受酶诱导剂如苯巴比妥的患者,可能会产生大量肝毒性代谢物。大多数致命的肝毒性病例发生在年幼患者（<2 岁）的患者中,他们有神经系统疾病和代谢异常,同时也有严重的难以控制的癫痫,并且正在服用多种 AEDs[138-143]。然而,重要的是要充分认识到严重的肝毒性并不局限于这一人群[144]。肝损伤发生在治疗的早期,症状类似于伴有肝衰竭的暴发性肝炎;患者可能出现呕吐、嗜睡、厌食、水肿和黄疸,这些症状通常先于肝功损伤的实验室证据;患者受累的肝脏活检显示肝坏死和脂肪肝,死因是肝功能衰竭或瑞氏综合征[139,141,145]。

无症状的肝酶升高（如本例患者 T. D 所见）通常发生在使用丙戊酸钠治疗的开始 6 个月,通常与丙戊酸钠引起的严重或潜在致命的肝毒性无关。这些转氨酶的变化通常在治疗过程中没有改变治疗方案就消失了。某些情况下,在 4~6 周内,指标可恢复正常[139,141]。T. D. 如果没有全身症状或其他明显的肝损害迹象,实验室指标异常不一定提示发生了丙戊酸盐诱导的严重肝毒性。因为她对丙戊酸盐治疗的反应很好,所以目前没有必要改变治疗方案,可在 4~6 周后行实验室复查。T. D. 和她的家人应该接受有关丙戊酸盐引起肝损伤的可能症状和体征的教育,如果发现这些症状应向医生咨询。

常规肝功能检查

案例 60-7,问题 9：在接受丙戊酸盐治疗的患者中,常规监测肝功能有什么作用？

与丙戊酸盐治疗相关的严重肝毒性极为罕见。从历史上看,丙戊酸盐在高危患者（如年幼患者）的使用减少后,致命肝毒性的发生率显著降低（尽管丙戊酸盐的使用显著增加）,而丙戊酸盐作为单药治疗的比例在增加。据估计,使用丙戊酸盐治疗的患者,肝毒性发生率低于 0.002%[139,140,142]。在接受 AEDs 联合治疗的 2 岁以下患儿中,这种并发症的发生率为 1/500~1/800。由于在丙戊酸盐治疗的早期,肝酶良性升高是常见的,而且肝损伤的症状通常发生在实验室指标改变之前,所以在丙戊酸盐治疗早期,频繁的肝功能检查不太可能检测到严重的肝毒

性[57,139-141,146]。建议对患者及其照护人员进行有关肝毒性潜在症状的教育,并由卫生保健专业人员进行仔细观察和随访,以作为监测这种药物引起的疾病的最有效方法。

在易感患者（如伴有神经系统异常的幼儿和接受联合用药的患者）中,治疗早期发现肝功能指标异常升高可能具有临床意义。在出现提示这种情况的症状时,实验室检查可能有助于确认其存在。

急性频繁（“丛集样”）发作

地西泮直肠凝胶

案例 60-8

问题 1：患者 B. N.,男,7 岁,体重 28kg；出生时缺氧,3 月龄起有癫痫发作。通常包括最初的意识混乱和定向障碍,随后很快出现全面性强直阵挛发作。尽管卡马西平治疗已达最大耐受剂量和血清浓度（300mg,每日 3 次,9~11μg/ml）,他继续每月约有 2 次发作。近期尝试卡马西平加托吡酯和噻加宾（tiagabine）也无效,并出现难忍的镇静和嗜睡。在过去一年里,他曾 5 次因“阵发性”发作收治急诊科,包括在 12 小时甚至更短时间内有 3~6 次发作。虽然他在这些阵发性发作中恢复了意识,但仍然昏昏欲睡。在入住急诊科期间,予以地西泮静脉注射,迅速成功终止了癫痫发作。B. N. 的母亲说,她通常能鉴别出发作的症状,他的行为发生变化,变得“黏附”“喋喋不休”和极度活跃；她还指出,最初的阵发性发作不同于典型发作。在出现全面性发作之前,他经历的意识障碍期更短。此外,在“丛集样”发作开始时,全面性发作时间更长,症状更严重（常伴有严重的发绀）。为什么要对 B. N. 的阵挛性发作进行预防治疗或顿挫治疗？B. N. 的哪些因素可以预测这种治疗的成功以及如何给药？

由于丛集样发作导致的频繁急诊,对许多患者和他们的家人来说,既昂贵又可怕。尽管使用卡马西平治疗,B. N. 仍然有癫痫发作。他对地西泮静脉注射反应良好,并有一位能够识别癫痫频繁发作的照护者。他的癫痫丛集样发作似乎与他经历的其他发作不同。所有这些因素都表明,应该开展护理人员管理的试验,对终止这些丛集样发作的治疗可能有所帮助。

地西泮直肠凝胶可用于反复发作的重症癫痫患者家庭照护使用[147]。地西泮凝胶直肠给药,血浆浓度达峰时间约为 1.5 小时[148],通常在 15 分钟内控制“丛集样”癫痫发作。建议只有当患者的照护人能够识别“丛集性”癫痫发作与其他类型癫痫发作不同,且经培训能够安全给药,给药后能够监测患者的反应（如呼吸系统状态）,才能由照护人直接给患者使用地西泮直肠凝胶。应告知照护人员,并非每次癫痫发作时都需要使用地西泮直肠凝胶,而只有当可识别的丛集性发作或长时间发作时才使用。

B. N. 的母亲在识别到丛集样发作时可使用地西泮直肠凝胶,剂量约为 0.3mg/kg（10mg）。如有必要,应在首次

给药后 4~12 小时内重复给药。B. N. 的母亲应就本产品的使用方法索取患者用药指导书,指导书对地西泮直肠凝胶的使用给出了完整的说明。用药后,患者应至少监测 4 小时,以确保没有发生呼吸抑制或其他副作用,并评估药物对癫痫发作的疗效。地西泮直肠给药后最常见的副作用是嗜睡,偶尔伴有头晕和共济失调,呼吸抑制非常少见。目前正在研究苯二氮䓬类药物的肌注剂型、颊部和鼻用配方在终止丛集样发作中的效用。这些药物制剂可能解决一些与直肠给药有关的障碍[149]。

高热惊厥

发病率与分类

案例 60-9

问题 1:患者 J. J. ,女,14 月龄,在出现持续约 5 分钟的全身强直阵挛惊厥后被送入急诊室。该病与呼吸道感染有关。到达急诊室时,患儿直肠温度为 39.5℃,当时很警觉。实验室所有检查及神经系统检查,包括腰穿检查均正常。患者无神经系统异常病史。她 7 岁的哥哥患有癫痫失神发作和全面性强直阵挛发作。高热惊厥(febrile seizures)和癫痫之间有什么联系?根据现有资料,如何对患者 J. J. 的惊厥加以分类?

多达 8% 的儿童在 6 个月至 6 岁之间发生高热惊厥。在 5 岁以下的正常儿童中,单纯性高热惊厥发生时伴有体温 ≥ 38℃,症状持续 <15 分钟,无局灶性特征。相关的痫样发作不是由中枢神经系统病变引起的。复杂性高热惊厥则表现出局灶性特征或持续时间 >15 分钟。此类患儿早先不一定有神经异常,但随后复发无诱因高热惊厥的风险是一般人群的 4 倍。有家族史的高热惊厥、复杂性高热惊厥和已有的神经系统异常是风险因素,与后期发展为慢性癫痫有关[150,151]。

患者 J. J. 的痫样发作看来是典型的单纯性高热惊厥,其发生与她的上呼吸道感染有关。她先前无神经系统异常,腰穿及实验室检查结果正常有助于证实这一评估。

急性痫样发作治疗

案例 60-9,问题 2:患者 J. J. 的高热惊厥应如何治疗?

由于 J. J. 目前无痫样发作,不需要 AED 治疗,应采取措施降低她的高热体温。然而,这些措施可能不会降低进一步的痫样发作的风险。对乙酰氨基酚和温水擦浴通常是有益的。如果患者发生持续或反复的高热惊厥,可以使用地西泮或咪达唑仑(midazolam)(不常用)[151-153]。地西泮直肠凝胶可用于此目的。

AED 预防应用与选择

案例 60-9,问题 3:根据患者 J. J. 现有的主观和客观数据,是否需要 AED 长期治疗?AED 预防高热惊厥的好处和风险是什么?

单纯性高热惊厥不建议长期使用 AED 治疗或预防。高达 54% 的患者会出现高热惊厥反复发作,且第一次发作 <13 月龄的患儿复发的风险更大。尽管如此,反复发作的高热惊厥与脑损伤或癫痫的发展无关[150]。虽然给予持续 AED 治疗可以降低高热惊厥的复发率,但由于相关的副作用,现有指南建议不要这样做[154]。

在发热期间预防性使用各种速效药物,已被研究作为预防高热惊厥持续治疗的一种替代方法。在这方面,AED 和退热药都有研究,但没有发现重要的临床获益[155-159]。因此,尽管患者 J. J. 有发展为癫痫或复发高热惊厥的风险,仍不推荐 AED 用于预防高热惊厥。没有证据表明药物治疗会显著影响她今后癫痫的发展。对患者 J. J. 进行密切的医学随访是必要的。如果 J. J. 高热惊厥伴有局灶性症状或持续时间 >15 分钟,或者出现无发热惊厥,建议她的父母应及时与医生联系。虽然退热措施(温水擦浴、对乙酰氨基酚或布洛芬)的效果值得怀疑,但它们可以在发烧时考虑采用,因为这些干预措施通常是安全的,而且耐受性良好。许多高热惊厥发生在疾病早期尚未发现发热之前[160]。然而,她父母的警惕和早期的退热治疗可能有助于防止进一步的高热惊厥发生。

皮疹:抗癫痫药物过敏反应

案例 60-10

问题 1:患者 R. S,男,34 岁,近 7 周以来一直服用苯妥英 200mg,每日 2 次,以控制复杂部分性发作和继发全面性强直阵挛发作。患者癫痫发作始于约 4 个月前的硬膜下血肿清除术后。他今日来门诊就诊,诉 2 日前开始出现皮疹,发痒。他说过去 1 周一直"感觉很差劲"。经检查,他正在发热(口腔温度 38.5℃),上肢和躯干出现鳞片状斑丘疹,口腔黏膜轻度发炎,颈部淋巴结肿大,肝肿大,有压痛。患者还诉说近 2 日小便呈深色,大便呈浅色。患者出现的皮疹及其他体征和症状有何临床意义?这些可能与他服用苯妥英钠有关吗?

皮肤相关不良反应(如,皮疹、荨麻疹)是与 AED 治疗有关的相对常见的副作用,发生率为 2%~3%;较常见的是与苯妥英钠、拉莫三嗪、卡马西平和苯巴比妥相关的皮疹。大部分病例相对较轻,但受影响严重的患者可能表现为史蒂文斯-约翰逊综合征(Stevens-Johnson syndrome)或伴有严重肝损伤的全身过敏综合征(systemic hypersensitivity syndrome,DRESS)。在 R. S. 病例中,提示其肝受累的体征和症状伴随皮疹出现,发热、淋巴结肿大和口腔黏膜炎症也提示苯妥英钠过敏反应累及多个系统,可能发展为史蒂文斯-约翰逊综合征。在归因于苯妥英钠之前,应考虑并排除病毒感染(如肝炎、流行性感冒、传染性单核细胞增多症)引起这些症状的可能原因[161-164]。

药物超敏反应综合征(Reaction with Eosinophilia and Systemic Symptoms,DRESS)是一种过敏综合征,一些药物包括苯妥英钠和其他 AEDs 可发生此不良反应,成年人最常见,典型地,该综合征患者在 AED 治疗的最初 2 个月会出现发热、皮疹和淋巴结病症状,可发生肝大、脾大、黄疸或出血。实验室检查通常表现为白细胞增多伴嗜酸性粒细胞增多、血清胆红素升高、AST 和 ALT 升高。当苯妥英钠超敏反应包括明显的肝毒性时,致死率可高达达 38%[161]。

患者 R.S. 很有可能发生了苯妥英钠严重不良反应,从临床表现及其发生的时间看来是这种典型的不良反应。苯妥英钠应该立即停用,等待诊断澄清。R.S. 应该住院,以评估可能导致过敏症状的其他原因,如病毒性疾病及其治疗。苯妥英钠引起的超敏反应和肝毒性的治疗是对症处理和支持疗法。虽然很少有客观证据证明皮质类固醇强化治疗的疗效,但它已被广泛使用。这种不良反应的潜在并发症包括败血症和肝衰竭,应给予特殊处理。

案例 60-10,问题 2:患者 R.S. 住院,接受口服泼尼松和局部皮质激素治疗。排除了其他可能的病因,他的症状和体征被认为是苯妥英钠引起的皮肤和全身过敏反应。5 日后,患者的体温恢复正常,皮疹表皮呈剥脱状,但没有感染并发症。10 日后,实验室指标开始恢复正常。R.S. 在住院期间,经历了 3 次全面性强直阵挛发作,均予以劳拉西泮静脉注射进行急症处理。发生这些事件时,R.S. 很害怕。关于苯妥英钠过敏反应和肝毒性的发病机制,有哪些信息可以用来指导该患者选择 AED 替代治疗?

因为患者 R.S. 有苯妥英钠严重超敏反应的病史,他的进一步治疗应禁用苯妥英钠。虽然该不良反应的机制尚未完全清楚,但研究表明,苯妥英钠(及其他 AEDs 化学类似物)的活性芳烃氧化代谢物可能是引起过敏反应的诱因。据认为,这种超敏反应的发生与遗传因素有关,可能因为一些患者体内环氧化物水解酶活性相对不足,导致活性环氧化代谢物蓄积达到中毒浓度。这些代谢物被认为具有直接的细胞毒性并与细胞大分子相互作用,从而起到半抗原的作用,刺激免疫反应[165,166]。卡马西平、苯妥英钠和苯巴比妥均通过类似的途径代谢并转化为活性芳烃氧化物。有人推测,卡马西平诱导的肝损伤也可能是由于活性环氧化代谢物积累的影响造成的,这些活性代谢物与卡马西平治疗中积累的 10,11-环氧化代谢物不同。由于这个原因,这些药物在易感患者中可能发生交叉反应。苯妥英钠与苯巴比妥或卡马西平之间存在明显的交叉反应,已有相关案例报道[167-169]。此外,卡马西平和苯巴比妥均可产生与苯妥英钠类似的过敏反应。所以,在为患者 R.S. 选择可替代的 AED 时,应该考虑这种交叉反应的可能性。一项 AED 相关皮疹的病例分析发现,皮疹最重要的非药物预测指标是发生过其他的 AED 皮疹[170]。

对苯妥英钠过敏的患者,丙戊酸钠是首选的替代药[168]。丙戊酸钠不会代谢成芳烃氧化物,而且它的化学性质也不同于其他 AEDs。由于丙戊酸钠对复杂部分性发作伴继发全面性发作通常效果良好,看来对于患者 R.S. 丙戊酸钠是一种安全有效的替代药。在新型 AEDs 中,拉莫三嗪可能会引起皮疹和明显过敏反应,因此 R.S. 应该避免服用。奥卡西平不通过芳烃氧化途径代谢,可能是 R.S. 的替

代药。然而,25%~30%对卡马西平过敏的患者对奥卡西平也过敏[171]。因此,许多临床医生会避免使用奥卡西平。该患者的替代用药还可考虑选择加巴喷丁、拉科酰胺、左乙拉西坦、普瑞巴林、硫加宾、托吡酯或唑尼沙胺,这些药物似乎不太可能引起皮疹或过敏反应[170,172]。

建议 R.S. 将苯妥英钠添加到他的药物过敏清单中。

另外,特定人群发生 AED 相关高敏反应的遗传危险因素列于表 60-6。

女性癫痫问题

虽然癫痫对患者的影响无性别差异,但许多健康问题对女性尤其重要,例如 AEDs 与避孕药的相互作用、致畸性;妊娠期药代动力学变化;母乳喂养、月经周期对癫痫发作活动的影响(月经性癫痫);AED 对骨骼的影响以及对性功能的影响[173,174]。值得注意的是,后两种情况也可能发生在男性身上。有必要对卫生保健专业人员和患者进行教育,使他们了解女性癫痫患者面临的许多复杂问题[175]。

对于计划怀孕的女性来说,做好孕前计划和咨询是很重要的。因为往往在确认怀孕时,胎儿已发生了 AED 暴露。这一点尤其重要,因为 AED 与避孕药相互作用可能导致意外怀孕。孕前咨询也应包括告知患者每日至少补充 0.4mg 叶酸并坚持服用,应告知患者关于药物致畸的风险和产前检查的重要性。

虽然所有的癫痫患者都需要完全控制癫痫发作,但对于女性患者来说,在怀孕前控制好癫痫发作特别有利。在可能的情况下,首选单药治疗,因为 AED 多药治疗会显著增加出生缺陷的相对风险[160,176],单药治疗也能提高患者的依从性。AED 应给予最低有效剂量,以减少出生缺陷的可能性[154]。如果女性患者已 2 年或更长时间无癫痫发作,可以考虑在怀孕前逐渐停用 AED。

抗癫痫药-口服避孕药相互作用

案例 60-11

问题 1:患者 P.Z.,女,26 岁,患经历了复杂部分性发作和继发全面性强直阵挛发作。她每日服用苯妥英 400mg/d,双丙戊酸 2 000mg/d。她报告说,每 3~4 个月就有 2~3 次部分性发作和 1 次全面性发作。尽管服用了复方口服避孕药(炔诺孕酮 0.3mg 和炔雌醇 30μg),她刚刚获知自己怀孕了。她最后一次例假是 6 周前。该患者避孕失败和她的 AED 治疗有关联吗?

有几项报道显示,服用各种 AEDs 的患者会降低口服避孕药的效果[177,178]。这些报告描述了突破性出血和妊娠。已经证明,苯巴比妥、苯妥英钠、卡马西平、奥卡西平、艾司利卡西平、吡仑帕奈和非尔氨酯能加快乙炔雌二醇和孕激素的代谢[179]。这种作用与丙戊酸钠、拉莫三嗪、加巴喷丁、噻加宾、唑尼沙胺、左乙拉西坦、拉科酰胺和普瑞巴林无关[179]。多药治疗时,高剂量(200~800mg/d)的托吡酯会导致口服避孕药中雌激素清除率明显升高[180]。相比之下,

低剂量托吡酯(50~200mg/d)单药治疗对口服避孕药的药代动力学影响较小[181]。

AED 导致口服避孕药效果减低,可能表现为月经不规则或突破性出血。然而,避孕效果减低并不总是与突破性出血有关。口服避孕药的剂量可以增加以弥补 AED 的影响[182]。然而,雌激素也可能加剧一些女性患者的癫痫发作[183]。35 岁以上的吸烟女性必须考虑使用高剂量的避孕药可能导致血栓栓塞并发症的风险。建议采取其他避孕措施(如避孕套、宫内节育器或杀精剂),以避免避孕失败[170]。输卵管结扎也是一种选择。另一种可以考虑的替代方法是注射长效醋酸甲羟孕酮(depot medroxyprogesterone acetate)。虽然尚缺乏临床研究资料证明,但该制剂的药代动力学特征提示其作用不会因酶诱导而减弱。甲羟孕酮(medroxyprogesterone)是一种高清除率的药物,其清除率直接依赖于肝血流量。因此,当注射给药时,肝药酶诱导剂几乎不会对该药的代谢产生影响。然而,长效醋酸甲羟孕酮可能有其他负面影响,在这种情况下会限制选择其作为替代避孕药[184]。

假设患者 P. Z. 定期服用避孕药,很可能是 AED(苯妥英钠)的酶促作用导致了她的避孕失败。接受有酶促作用的 AED 治疗的患者,应预先知道这种相互作用可能发生,并建议使用替代避孕药(参见第 47 章)。

有趣的是,口服避孕药与拉莫三嗪之间存在一种不同的药物相互作用。口服避孕药中的雌激素成分增加了拉莫三嗪的清除。当使用类固醇避孕药时,拉莫三嗪清除率可能增加两倍;当停用类固醇避孕药时,拉莫三嗪清除率可能下降 50%。拉莫三嗪浓度的变化与避孕类固醇的使用和停止有关,可能导致某些患者癫痫发作增多,而另一些患者则出现毒性反应[185]。

致畸性

案例 60-11,问题 2:患者 P. Z. 使用的药物哪些有致畸风险?可以采取哪些措施使这些风险最小化?

P. Z. 的孩子有先天畸形的风险,因为胎儿期暴露于几种潜在的致畸药物:复方口服避孕药中含有的雌激素和孕激素,丙戊酸钠和苯妥英钠(也可参见第 49 章)。

许多 AEDs 有致畸作用[186]。关于新型 AEDs 潜在致畸性的动物数据令人鼓舞,但由于临床孕妇的经验有限,无法得出这些 AEDs 致畸潜能的结论。美国癫痫协会(American Epilepsy Society)和美国神经病学学会(American Academy of Neurology)分别针对女性癫痫患者妊娠管理问题更新了 3 个实践参数,是临床医生开展女性患者教育的一个良好资源,包括:产科并发症、癫痫发作频率变化、畸形发生和围产儿结局、血液维生素 K 和叶酸水平及母乳喂养等[187-189]。作者基于结构化的文献综述对现有证据进行了评估,并提出了建议。

大多数 AEDs 被认为部分通过活性环氧化代谢物产生致畸作用(以及可能的其他副作用,如肝毒性)[160]。肝酶诱导(如卡马西平或苯巴比妥)作用可促进这些代谢物的形成;或抑制其分解(如丙戊酸抑制环氧化水解酶),将增加致畸风险。联合使用酶诱导剂和丙戊酸盐(特别是合用卡马西平、苯巴比妥和丙戊酸盐,无论有没有与苯妥英联合使用)的致畸风险特别高[190]。另外,目前每一种主要的 AED 在单用时都与先天性畸形有关。Meador 等[191]提供了 333 名患癫痫的孕妇数据,这些孕妇接受 AED 单药治疗并参与了抗癫痫药物的神经发育效应(Neurodevelopmental Effects of Antiepileptic Drugs,NEAD)的研究。与卡马西平(8.2%)、苯妥英钠(10.7%)或拉莫三嗪(1%)相比,暴露于丙戊酸钠(20.3%)更容易发生严重不良后果(重大畸形和胎儿死亡)。除了躯体畸形外,在子宫内暴露 AED 对胎儿神经发育有不良影响[192]。NEAD 研究评估了 6 岁儿童的智商(IQ),发现即使在控制了母亲智商和癫痫发作类型后,与卡马西平(平均 105)、苯妥英钠(平均 108)和拉莫三嗪(平均 108)单药治疗的母亲出生的孩子相比,丙戊酸暴露儿童的 IQ 得分(平均 97)也明显较低[193]。一个由癫痫专家组成的欧洲特别工作组建议,在可能的情况下,有生育潜力的妇女应避免使用丙戊酸盐[194]。

有几种策略可用于减少 AEDs 对妊娠结局的潜在不良影响。如果可行,在怀孕前,应根据备孕女性癫痫类型或癫痫综合征,采用首选的 AED 对癫痫控制进行优化,以最低有效剂量的单药治疗为目标。在孕前和胎儿器官形成期保持足够的叶酸储备也很重要。叶酸补充剂可以降低无癫痫妇女出生的高危婴儿先天性神经管畸形的风险,但叶酸补充剂不能可靠地降低 AED 的致畸作用。然而,还是建议补充叶酸(并确保足够的叶酸水平)。因为大约有半数的妊娠是计划外的,而且直到妊娠几周后才会明显,所以,对于备孕女性癫痫患者,应定期补充叶酸。目前尚不清楚服用 AEDs 的患者补充叶酸的最佳剂量,临床医生对这一话题进行了大量的讨论,但目前的实践并非基于证据。即使这样,P. Z. 也应该开始每日补充叶酸 4mg。

孕妇的生理变化可能影响 AEDs 的药代动力学[171]。恶心和呕吐会影响药物的吸收。妊娠期肝代谢和肾排泄功能均会增强,白蛋白结合能力会下降,导致蛋白结合率高的药物如苯巴比妥、苯妥英和丙戊酸游离浓度升高[195-197]。对主要通过肝脏代谢并有限制性清除的药物(如卡马西平和丙戊酸盐),在不改变内在清除率的情况下,蛋白结合率降低,药物总浓度降低但游离药物浓度通常保持不变。对于既增加肝脏代谢又降低蛋白结合率的药物(如苯妥英和苯巴比妥),总血浆浓度和游离药物浓度均降低,但不一定成比例。

随着妊娠的进展,拉莫三嗪的清除率是增加的,这可能与雌激素对拉莫三嗪代谢的影响有关[198],这种清除率的变化在产后立即发生。初步数据表明,奥卡西平浓度也可能随着妊娠进程而降低[199]。

妊娠期肾功能变化对 AEDs 血清浓度的影响尚不清楚[199]。妊娠期肾血流量和肾小球滤过率增加,因此,主要通过肾脏排泄的药物,例如加巴喷丁、左乙拉西坦和普瑞巴林在妊娠期的肾清除率增加。

在妊娠期间,可以监测血清 AEDs 浓度(包括高蛋白结合药物的血清游离浓度)。在这种情况下,孕前血药浓度可作为最佳参照。约 25% 的患者妊娠期间癫痫发作频率增加,剂量调整可能有助于预防癫痫发作。由于跌倒、缺氧和不受控制制的全面性强直阵挛发作可能增加胎儿的风险,应教育 P. Z. 坚持 AED 治疗的价值。

对于 P. Z. ,可以推测,胎儿已明显暴露于 AED 致畸影响。癫痫发作控制的优化是目前她最关心的问题,AED 方案的任何重大改变都应谨慎进行,以避免诱发癫痫。此外,应指示她联系当地相关专业妊娠咨询机构,寻求优生优育支持。

补充维生素 K

生育期女性癫痫患者如果服用有酶促作用的 AED,由于维生素 K 依赖性凝血因子水平下降,她们所生的婴儿有出血风险。尽管有些人对证据提出质疑,但服用卡马西平、苯巴比妥、扑米酮(primidone)或苯妥英的妇女,从妊娠 36 周至分娩期间,每日应口服维生素 K 10mg,婴儿出生时也应接受维生素 K 1mg 肌内注射[200]。

母乳喂养

对于正在服药的哺乳期妇女,需要权衡婴儿药物暴露的风险与母乳喂养的益处[201]。所有的药物都或多或少地转运进入乳汁[202,203]。药物与蛋白的结合程度是药物进入乳汁最重要的预测因子。对于 AEDs 来说,由于母乳的体积和成分不同,乳汁/血浆(M/P)比值的个体差异较大。因此,M/P 比值对预测婴儿 AED 暴露量没有帮助。有关 AED 和母乳喂养的评论[204]可供参考。对于大多数第一代 AEDs(卡马西平、苯妥英钠、丙戊酸钠),母乳喂养的婴儿 AED 血浆浓度可忽略不计。对于较新的 AEDs,母乳喂养需谨慎。如有可能,应监测婴儿 AED 血浆浓度是否过高或出现毒性反应。这些信息应以适当的方式提交给 P. Z. 。分娩后,应重新评估和优化 AED 治疗。

癫痫持续状态

特点和病理生理学

案例 60-12

问题 1:患者 V. S. ,男,22 岁,体重 85kg,最近被诊断为特发性癫痫伴全面性强直阵挛发作。在过去的 3 个月里,他服用卡马西平 600mg/d,癫痫发作已完全控制,卡马西平稳态血清浓度为 10μg/ml。他在父母家中有 2 次强直阵挛发作,每次持续 3~4 分钟。到达医院时(第一次开始发作后约 30 分钟),医生注意到他只是处于半昏迷状态。血压 197/104mmHg,脉搏 124 次/min,呼吸 23 次/min,直肠体温 38℃。他到达医院后不久,又开始全面性强直阵挛发作。患者目前状况是否符合公认的癫痫持续状态的诊断标准?癫痫持续状态相关联的危险是什么?

癫痫持续状态(status epilepticus,SE)是指"持续时间至少 5 分钟,意识未完全恢复又出现的两次或两次以上的癫

143

第 60 章 癫痫

痫发作"[205]。因为 V. S. 在 30 多分钟内发生了 3 次癫痫发作,并且两次发作之间未恢复到他的基本意识水平,所以他目前的情况符合 SE 的诊断标准。他正在经历全面痉挛性癫痫持续状态(generalized convulsive SE),这是最常见的 SE 类型,它与全身性损伤和神经损伤的高度风险相关联。SE 也可表现为非痉挛性发作(nonconvulsive seizures)产生持续的意识障碍状态,或部分性发作(伴有或不伴有意识障碍),其发生率和死亡率均低于全面痉挛性 SE。

痉挛性 SE 不受控制可导致严重的代谢异常和血流动力学改变。V. S. 的生命体征(心动过速、血压升高、呼吸频率加快、体温升高)均符合 SE 的典型症状。不受控制的痫样放电引起持续的、严重的肌肉收缩和 CNS 功能障碍会导致高热、心肺衰竭、肌红蛋白尿、肾功能衰竭和神经损害。即使未发生肌阵挛,过度的放电和大脑新陈代谢产物改变也会造成神经伤害。当癫痫发作持续约 30 分钟时,更有可能出现脑血流的调节机制失灵。这种调节机制失灵将伴随着脑代谢及对葡萄糖和氧气的需求的急剧增加,不能满足脑组织的代谢需求将导致乳酸积聚和细胞死亡,外周组织将发生乳酸积聚和血清葡萄糖及电解质的改变。癫痫发作持续 30 分钟后,机体往往无法补偿增加的代谢需求,并可能发生心血管衰竭[206,207]。因此,SE 被认为是医学急症,需要立即治疗,以预防或减轻全身性和神经系统损伤。成人 SE 的死亡率约为 20%[205],致命的结果往往是由于病情的突然恶化(例如,急性症状的原因,如心跳呼吸骤停、中风等)。严重 SE 的长期神经学后果可能包括认知障碍、记忆丧失和癫痫的恶化。

一般处理措施及抗癫痫药物治疗

案例 60-12,问题 2:请为患者 V. S. 癫痫持续状态制订常规治疗计划。

患者 V. S. 的当务之急是确保呼吸通畅、稳定生命体征及终止当前的癫痫发作。如可能,应行气管插管,以保护气道和必要时通气支持。然而,患者在抽搐情况下可能难以操作。癫痫发作时,不应将物品(如汤匙、压舌板)放入患者口中;如果无法放置气管插管,患者应取侧卧位,以便唾液和黏液从口中流出,防止误吸。应使用生理盐水建立静脉输液通路,并应采集血液进行生化检查(特别是葡萄糖和电解质)、AED 血清浓度测定和毒理学筛查。可静脉推注葡萄糖 25g(50% 葡萄糖注射液 50ml)以纠正可能导致 SE 的低血糖。在葡萄糖给药之前,应先静脉注射维生素 B_1 100mg 或复合维生素 B 以预防韦尼克脑病(Wernicke encephalopathy)[208]。

尽快静脉注射速效抗惊厥药,以终止癫痫发作。癫痫发作持续时间越长,对治疗的抵抗性越强。因此,越早实施治疗越有利于终止发作[205]。癫痫持续状态住院治疗,通常首选静脉给药。

案例 60-12,问题 3:哪些抗惊厥药可以静脉给药?评估现有的药物,并为患者 V. S. 的癫痫持续状态的初始治疗推荐一种药物、剂量及方案。

劳拉西泮、苯妥英和磷苯妥英是 SE 初始治疗最常用于静脉注射的药物[205,209]。苯妥英和磷苯妥英可用于治疗 SE,但由于其输注速度的限制,峰值效应可能滞后。因此,SE 的初始治疗通常先使用劳拉西泮,之后再使用苯妥英或磷苯妥英。

静脉注射用丙戊酸钠也可使用,但 FDA 未批准用于 SE 的治疗。虽然生产商建议丙戊酸钠注射剂应缓慢给药(<20mg/min),实际上以更大剂量、更快的速度输注也是安全的[208]。越来越多的经验表明,对劳拉西泮和苯妥英钠无效的患者或者有苯妥英钠禁忌证(如苯妥英过敏)的 SE 患者,可使用静脉注射用丙戊酸钠[209]。有一种静脉注射剂型的左乙拉西坦也可以使用,但 FDA 也仅批准用于无法接受左乙拉西坦口服剂型的患者。有人曾经使用左乙拉西坦快速静脉注射给药,然而这方面的使用经验毕竟有限[210]。拉考沙胺(Lacosamide)也有静脉注射制剂,已有几例成功用于治疗难治性非痉挛性 SE 的案例报道[211,212]。静脉注射用苯巴比妥通常作为苯二氮䓬类和苯妥英钠治疗无反应的患者的保留用药[205]。

在一项随机对照试验中,直接比较了 4 种治疗全面性痉挛性 SE 的静脉给药方案[213]。该研究对先用地西泮接着用苯妥英、劳拉西泮、苯巴比妥和苯妥英单药治疗进行评估。结果显示,对于全面性 SE 的初始治疗,静脉给药劳拉西泮单药治疗比苯妥英钠单药治疗更有效,与另外两种治疗方案疗效相当,但劳拉西泮给药更方便。

地西泮和劳拉西泮静脉给药均可快速有效地终止 SE[214]。由于地西泮脂溶性高,给药后迅速从 CNS 向周围组织重新分布,导致作用持续时间较短(<60 分钟)[215]。劳拉西泮脂溶性较低,不会快速重新分布,因此作用持续时间较长[215]。劳拉西泮有效时间可长达 72 小时[216,217]。由于其作用持续时间较长,劳拉西泮可作为即时治疗 SEs 的首选苯二氮䓬类药物[208,209]。

患者 V. S. 的初始治疗,予以静脉注射劳拉西泮(用量 0.1mg/kg,给药速度 2mg/min)是适宜的[208]。由于劳拉西泮可能引起严重的静脉刺激,说明书建议在静脉给药之前用等体积生理盐水或注射用水加以稀释。如果持续发作,5 分钟后可重复使用劳拉西泮。劳拉西泮的疗效依赖于药物在血清和 CNS 快速达到高浓度。虽然劳拉西泮可用于肌注给药,但由于肌注给药不太可能达到终止癫痫发作所需要的血清浓度,因此 SE 的治疗很少使用。有报道显示,在门诊使用咪达唑仑肌注给药能快速有效地终止 SE。这种治疗也是一个可接受的替代方案,提供住院患者在静脉通路不可行时使用[218,219]。静脉注射苯二氮䓬类药物后,最常见的副作用是镇静、低血压和呼吸抑制[215]。这些副作用通常是短暂的,若有适当的辅助通气设施和补液,通常可以在不给患者带来重大风险的情况下进行管理。接受多种静脉用药控制 SE 的患者,常出现呼吸抑制。

苯妥英和磷苯妥英静脉给药

案例 60-12,问题 4：患者 V. S. 给予静脉注射劳拉西泮 8mg,注射完成 2 分钟后癫痫发作停止。为了延长癫痫发作的控制时间,V. S. 应使用什么药物?请推荐给药剂量、给药途径和给药方法。

持续有效地控制癫痫发作对于经历 SE 的患者非常重要。以往,苯二氮䓬类药物地西泮用于立即控制 SE 占主导地位,同时常规使用长效 AED 如苯妥英,以确保持续抑制癫痫发作。随着劳拉西泮使用的增多,苯妥英的常规使用已有所减少[208]。劳拉西泮的作用时间显然较长,使常规使用静脉注射苯妥英的必要性降低。尽管如此,许多癫痫治疗中心仍在联合使用苯妥英与劳拉西泮。

磷苯妥英静脉给药的有效性为使用苯妥英治疗癫痫持续状态提供了一个额外的选择。在大多数治疗中心,磷苯妥英比苯妥英更受欢迎。作为苯妥英的前体药物,磷苯妥英可以用更快的速度和更大的负荷剂量给药,而且注射部位并发症的风险更小,其耐受性也优于苯妥英[219]。磷苯妥英本身无活性,在体内转化为苯妥英产生治疗作用[100,101]。

在美国,苯妥英(无论使用苯妥英注射剂还是磷苯妥英注射剂)被认为是目前治疗大多数全面性痉挛性 SE 的首选长效抗癫痫药物[209]。与其他药物如苯巴比妥相比,当与苯二氮䓬类药物联合静脉给药时,苯妥英引起的镇静和呼吸抑制不良反应要小的多[208]。患者 V. S. 之前使用卡马西平维持治疗有效,如果没有明显诱因,例如头部创伤、CNS 感染和药物或酒精滥用等,在有癫痫病史的患者中,癫痫持续状态最常见的原因是对抗癫痫药物治疗的依从性差。因此,针对患者 V. S.,为了重建有效的 AED 治疗,优选静脉注射磷苯妥英;如果磷苯妥英难以获得,可用苯妥英替代。

负荷剂量

无论患者 V. S. 是否检测出血清卡马西平浓度,他都应静脉注射负荷剂量的磷苯妥英(用量 20mg/kg,给药速度 150mg/min)或苯妥英(用量 20mg/kg,给药速度 50mg/min),给药后,血清苯妥英浓度应保持≥10μg/ml 约 24 小时。这将为测定 V. S. 血清卡马西平浓度和估算口服卡马西平的一个适当的维持剂量留出时间,一旦可以重新开始口服卡马西平治疗。在这种情况下,使用静脉注射苯妥英或磷苯妥英是一种临时措施。V. S. 先前口服卡马西平效果良好,提示应该继续维持治疗。

静脉注射用苯妥英可以直接注入正在运行的输液管道给药,给药速度应不超过 50mg/min,以尽量减少低血压和急性心律失常的风险。用药期间应密切监测心血管状况(血压、心电图)。如果减慢苯妥英的给药速度或者暂停给药,低血压或心电图异常通常可以逆转。磷苯妥英有两种直接给药方式,可以直接静脉注射,也可以用任何合适的静脉输液稀释后注射,给药速度可高达 150mg/min[100]。由于磷苯妥英不用丙二醇作溶媒,其潜在的心血管不良反应的可能性比苯妥英小,但这一优势的证据尚不充分[220]。磷苯妥英静脉给药时,建议进行心电图和血压监测。磷苯妥英静脉给药相对常见的副作用是瘙痒和感觉异常,常发生于面部和腹股沟,但这些感觉并不是药物的过敏反应,其发生与给药速度有关,暂停给药或减慢输注速度可以逆转[100]。

维持治疗

检测不到血清卡马西平浓度似乎证实了这一 SE 事件

的不依从性问题。因为患者 V.S. 之前服用卡马西平 600mg/d 时癫痫控制良好,这可能是合理的目标剂量。V.S. 可能不耐受卡马西平,如果重新启用之前的维持剂量,应在他可以口服给药时,尽快开始口服药物并逐渐增加到这个剂量。应就遵医嘱用药的重要性向 V.S. 提供咨询,并应解决任何可能影响他坚持服药的障碍。

难治性癫痫持续状态的替代疗法

如果患者不能耐受苯妥英,或者在给予适当负荷剂量的苯妥英后癫痫持续发作,苯巴比妥可用于治疗 SE。静脉注射苯二氮䓬类药物后再使用苯巴比妥的患者,应密切监测其呼吸抑制情况,因为这种作用可能是附加的,应配备提供辅助通气的设备和人员[208]。

如果癫痫持续状态对劳拉西泮和更长效的药物(如苯妥英/磷苯妥英、丙戊酸钠、左乙拉西坦、苯巴比妥或拉科酰胺)没有反应,则认为是难治性癫痫持续状态(refractory status epilepticus)。20%~40%的 SE 患者会发展为难治性癫痫持续状态。在这种情况下,可以考虑从上述药物中选择一种较长效的药物作为替代治疗。而且,近年来,使用这种"三线"药物也是一种常见的治疗方法。近来,在二线治疗失败后使用麻醉药升级疗法也已成为惯例[209]。治疗难治性癫痫持续状态最常用的麻醉药是咪达唑仑和丙泊酚(propofol),有时也用戊巴比妥(pentobarbital)。这些药物在治疗中可能会发生明显呼吸抑制,患者需要气管插管和机械通气,必要时可能需用升压药如多巴胺(dopamine)或多巴酚丁胺(dobutamine)控制低血压。也需要持续的脑电图(EEG)监测以评估药物抗惊厥作用和麻醉水平。

咪达唑仑静脉给药负荷剂量为 2mg/kg,然后以 0.2~0.6mg/(kg·h)静脉输注[208]。许多医生通过调整输注速度,以控制癫痫发作和/或产生一种发作抑制脑电图模式[221]。大多数难治性癫痫持续状态的麻醉药治疗方案都建议在治疗 12~24 小时后逐渐减量。如果临床或脑电图提示癫痫复发,则应再次增加剂量直至产生期望的脑电图模式。有些患者可能需要持续几日甚至几周的麻醉药治疗。

持续静脉输注丙泊酚或咪达唑仑也可用于治疗难治性癫痫持续状态。这些疗法似乎比戊巴比妥更不容易引起严重的难治性低血压[222-225]。由于还没有进行戊巴比妥、异丙酚和咪达唑仑的直接比较试验,医生往往根据自己的熟悉程度和偏好选择药物用于治疗难治性癫痫持续状态。

(王长连、张文滨 译,林玮玮、董家珊 校,吴钢 审)

参考文献

1. [No authors listed]. Guidelines for epidemiologic studies on epilepsy. Commission on Epidemiology and Prognosis, International League Against Epilepsy. *Epilepsia.* 1993;34:592.
2. Fisher RS et al. Epileptic seizures and epilepsy: definitions proposed by the International League Against Epilepsy (ILAE) and the International Bureau for Epilepsy (IBE). *Epilepsia.* 2005;46:470.
3. French JA, Pedley TA. Clinical practice. Initial management of epilepsy. *N Engl J Med.* 2008;359:166.
4. Krumholz A et al. Evidence-based guideline: management of an unprovoked first seizure in adults: report of the Guideline Development Subcommittee of the American Academy of Neurology and the American Epilepsy Society. *Neurology.* 2015;84:1705–1713.
5. Luders HO et al. Classification of seizures. In: Wyllie E et al, eds. *The Treatment of Epilepsy: Principles and Practice.* 3rd ed. Philadelphia, PA: Lippincott Williams & Wilkins; 2001:287.
6. Dreifuss FE. Classification of epileptic seizures and the epilepsies. *Pediatr Clin North Am.* 1989;36:265.
7. Dreifuss FE. The epilepsies: clinical implications of the international classification. *Epilepsia.* 1990;31(Suppl 3):S3.
8. Berg AT et al. Revised terminology and concepts for organization of seizures and epilepsies: Report of the ILAE Commission on Classification and Terminology, 2005–2009. *Epilepsia.* 2010;51:676.
9. Bronen RA et al. Refractory epilepsy: comparison of MR imaging, CT, and histopathologic findings in 117 patients. *Radiology.* 1996;201:97.
10. Berg AT et al. Discontinuing antiepileptic drugs. In: Engel J et al, eds. *Epilepsy: A Comprehensive Textbook.* Philadelphia, PA: Lippincott-Raven; 1998:1275.
11. Callaghan N et al. Withdrawal of anticonvulsant drugs in patients free of seizures for two years: a prospective study [published correction appears in N Engl J Med. 1988;319:188]. *N Engl J Med.* 1988;318:942.
12. Matricardi M et al. Outcome after discontinuation of antiepileptic drug therapy in children with epilepsy. *Epilepsia.* 1989;30:582.
13. Wiebe S et al. A randomized, controlled trial of surgery for temporal-lobe epilepsy. *N Engl J Med.* 2001;345:311.
14. Bainbridge JL et al. The ketogenic diet. Central Nervous System Practice and Research Network of the American College of Clinical Pharmacy. *Pharmacotherapy.* 1999;19:782.
15. Hassan AM et al. Ketogenic diet in the treatment of refractory epilepsy in childhood. *Pediatr Neurol.* 1999;21:548.
16. Tecoma ES, Iragui VJ. Vagus nerve stimulation use and effect in epilepsy: what have we learned? *Epilepsy Behav.* 2006;8:127.
17. Kwan P, Brodie MJ. Early identification of refractory epilepsy. *N Engl J Med.* 2000;342:314.
18. Devinsky O. Patients with refractory seizures. *N Engl J Med.* 1999;340:1565.
19. Perucca E et al. Antiepileptic drugs as a cause of worsening seizures. *Epilepsia.* 1998;39:5–17.
20. Karceski S et al. Treatment of epilepsy in adults: expert opinion, 2005. *Epilepsy Behav.* 2005;7(Suppl 1):S1.
21. French JA et al. Efficacy and tolerability of the new antiepileptic drugs I: treatment of new onset epilepsy: report of the Therapeutics and Technology Assessment Subcommittee and Quality Standards Subcommittee of the American Academy of Neurology and the American Epilepsy Society. *Neurology.* 2004;62:1252.
22. French JA et al. Efficacy and tolerability of the new antiepileptic drugs II: treatment of refractory epilepsy: report of the Therapeutics and Technology Assessment Subcommittee and Quality Standards Subcommittee of the American Academy of Neurology and the American Epilepsy Society. *Neurology.* 2004;62:1261.
23. Garnett WR. Antiepileptic drug treatment: outcomes and adherence. *Pharmacotherapy.* 2000;20:191S.
24. Schoenenberger RA et al. Appropriateness of antiepileptic drug level monitoring. *JAMA.* 1995;274:1622.
25. Choonara IA, Rane A. Therapeutic drug monitoring of anticonvulsants: state of the art. *Clin Pharmacokinet.* 1990;18:318.
26. Hayes G, Kootsikas ME. Reassessing the lower end of the phenytoin therapeutic range: a review of the literature. *Ann Pharmacother.* 1993;27:1389.
27. Tomson T et al. Therapeutic monitoring of antiepileptic drugs for epilepsy. *Cochrane Database Syst Rev.* 2007;(1):CD002216.
28. [No authors listed]. Guidelines for therapeutic monitoring of antiepileptic drugs. Commission on Antiepileptic Drugs, International League Against Epilepsy. *Epilepsia.* 1993;34:585.
29. Tozer TN et al. Phenytoin. In: Evans WE et al, eds. *Applied Pharmacokinetics: Principles of Therapeutic Drug Monitoring.* 3rd ed. Vancouver, Canada: Applied Therapeutics; 1992.
30. Levy RH et al. Carbamazepine, valproic acid, phenobarbital, and ethosuximide. In: Evans WE et al, eds. *Applied Pharmacokinetics: Principles of Therapeutic Drug Monitoring.* 3rd ed. Vancouver, Canada: Applied Therapeutics; 1992.
31. Woo E et al. If a well-stabilized epileptic patient has a subtherapeutic antiepileptic drug level, should the dose be increased? A randomized prospective study. *Epilepsia.* 1988;29:129.
32. Cloyd JC. Pharmacokinetic pitfalls of present antiepileptic medications. *Epilepsia.* 1991;32(Suppl 5):S53.
33. Schmidt D. Reduction of two-drug therapy in intractable epilepsy. *Epilepsia.*

1983;24:368.

34. Smith DB et al. Results of a nationwide Veterans Administration Cooperative Study comparing the efficacy and toxicity of carbamazepine, phenobarbital, phenytoin, and primidone. *Epilepsia.* 1987;28(Suppl 3):S50.

35. Thompson PJ, Trimble MR. Anticonvulsant drugs and cognitive functions. *Epilepsia.* 1982;23:531.

36. Albright P, Bruni J. Reduction of polypharmacy in epileptic patients. *Arch Neurol.* 1985;42:797.

37. Prevey ML et al. Improvement in cognitive functioning and mood state after conversion to valproate monotherapy. *Neurology.* 1989;39:1640.

38. Mirza WU et al. Results of antiepileptic drug reduction in patients with multiple handicaps and epilepsy. *Drug Invest.* 1993;5:320.

39. Pellock JM. Efficacy and adverse effects of antiepileptic drugs. *Pediatr Clin North Am.* 1989;36:435.

40. Guberman A. Monotherapy or polytherapy for epilepsy? *Can J Neurol Sci.* 1998;25:S3.

41. Chadwick DW et al. A double-blind trial of gabapentin monotherapy for newly diagnosed partial seizures. International Gabapentin Monotherapy Study Group 945–77. *Neurology.* 1998;51:1282.

42. Devinsky O et al. Efficacy of felbamate monotherapy in patients undergoing presurgical evaluation of partial seizures. *Epilepsy Res.* 1995;20:241.

43. Sachdeo RC et al. Topiramate monotherapy for partial onset seizures. *Epilepsia.* 1997;38:294.

44. Schacter SC. Tiagabine monotherapy in the treatment of partial epilepsy. *Epilepsia.* 1995;36(Suppl 6):S2.

45. Beghi E et al. Withdrawal of antiepileptic drugs: guidelines of the Italian League Against Epilepsy. *Epilepsia.* 2013;54(Suppl 7):2.

46. Berg AT, Shinnar S. Relapse following discontinuation of antiepileptic drugs: a meta-analysis. *Neurology.* 1994;44:601.

47. Tennison M et al. Discontinuing antiepileptic drugs in children with epilepsy. A comparison of a six-week and a nine-month taper period. *N Engl J Med.* 1994;330:1407.

48. Malow BA et al. Carbamazepine withdrawal: effects of taper rate on seizure frequency. *Neurology.* 1993;43:2280.

49. Camfield P, Camfield C. The frequency of intractable seizures after stopping AEDs in seizure-free children with epilepsy. *Neurology.* 2005;64:973.

50. Mattson RH et al. Comparison of carbamazepine, phenobarbital, phenytoin, and primidone in partial and secondarily generalized tonic-clonic seizures. *N Engl J Med.* 1985;313:145.

51. Mattson RH et al. A comparison of valproate with carbamazepine for the treatment of complex partial seizures and secondarily generalized tonic-clonic seizures in adults. The Department of Veterans Affairs Epilepsy Cooperative Study No. 264 Group. *N Engl J Med.* 1992;327:765.

52. Beydoun A et al. Safety and efficacy of divalproex sodium monotherapy in partial epilepsy: a double-blind, concentration-response design clinical trial. Depakote Monotherapy for Partial Seizures Study Group. *Neurology.* 1997;48:182.

53. Franceschi M et al. Fatal aplastic anemia in a patient treated with carbamazepine. *Epilepsia.* 1988;29:582.

54. Pisciotta AV. Carbamazepine: hematological toxicity. In: Woodbury DM, Penry JK, eds. *Antiepileptic Drugs.* 2nd ed. New York, NY: Raven Press; 1982:533.

55. Pellock JM. Carbamazepine side effects in children and adults. *Epilepsia.* 1987;28(Suppl 3):S64.

56. Holmes GL. Carbamazepine: adverse effects. In: Levy RH et al, eds. *Antiepileptic Drugs.* 5th ed. Philadelphia, PA: Lippincott Williams & Wilkins; 2002:285.

57. Camfield C et al. Asymptomatic children with epilepsy: little benefit from screening for anticonvulsant-induced liver, blood, or renal damage. *Neurology.* 1986;36:838.

58. Horowitz S et al. Hepatotoxic reactions associated with carbamazepine therapy. *Epilepsia.* 1988;29:149.

59. Hadzic N et al. Acute liver failure induced by carbamazepine. *Arch Dis Child.* 1990;65:315.

60. Livingston S et al. Carbamazepine (Tegretol) in epilepsy: nine-year follow-up study with special emphasis on untoward reactions. *Dis Nerv System.* 1974;35:103.

61. Tomson T et al. Relationship of intraindividual dose to plasma concentration of carbamazepine: indication of dose-dependent induction of metabolism. *Ther Drug Monit.* 1989;11:533.

62. Sanchez A et al. Steady-state carbamazepine concentration-dose ratios in epileptic patients. *Clin Pharmacokinet.* 1986;11:41.

63. Oles KS, Gal P. Bioequivalency revisited: Epitol versus Tegretol. *Neurology.* 1993;43:2435.

64. Crawford P et al. Are there potential problems with generic substitution of antiepileptic drugs? A review of issues. *Seizure.* 2006;15:165.

65. Ting TY et al. Generic lamotrigine versus brand-name Lamictal bioequivalence in patients with epilepsy: a field test of the FDA bioequivalence standard.

Epilepsia. 2015;56(9):1415–1424.

66. Privitera MD et al. Generic-to-generic lamotrigine switches in people with epilepsy: the randomized controlled EQUIGEN trial. *Lancet Neurol.* 2016;pii:S1474–S4422(16)00014-4. doi:10.1016/S1474-4422(16)00014-4. [Epub ahead of print]

67. [No authors listed]. Double-blind crossover comparison of Tegretol-XR and Tegretol in patients with epilepsy. The Tegretol Oros Osmotic Release Delivery System Study Group. *Neurology.* 1995;45:1703.

68. Riss JR et al. Administration of Carbatrol to children with feeding tubes. *Pediatr Neurol.* 2002;27:193.

69. Verrotti A et al. Eslicarbazepine acetate: an update on efficacy and safety in epilepsy. *Epilepsy Res.* 2014;108:1–10.

70. McLean MJ et al. Safety and tolerability of gabapentin as adjunctive therapy in a large, multicenter study. *Epilepsia.* 1999;40:965.

71. Leppik IE et al. Safety of tiagabine: summary of 53 trials. *Epilepsy Res.* 1999;33:235.

72. Guberman AH et al. Lamotrigine-associated rash: risk/benefit considerations in adults and children. *Epilepsia.* 1999;40:985.

73. Sirsi D, Safdieh JE. The safety of levetiracetam. *Expert Opin Drug Saf.* 2007;6:241.

74. Martinez W et al. Efficacy, safety, and tolerability of oxcarbazepine monotherapy. *Epilepsy Behav.* 2006;9:448–456.

75. Shneker BF, McAuley JW. Pregabalin: a new neuromodulator with broad therapeutic indications. *Ann Pharmacother.* 2005;39:2029.

76. Jones MW. Topiramate—safety and tolerability. *Can J Neurol Sci.* 1998;25:S13.

77. Oommen KJ, Mathews S. Zonisamide: a new antiepileptic drug. *Clin Neuropharmacol.* 1999;22:192.

78. Goa KL, Sorkin EM. Gabapentin. A review of its pharmacological properties and clinical potential in epilepsy. *Drugs.* 1993;46:409.

79. Harris JA, Murphy JA. Lacosamide: an adjunctive agent for partial-onset seizures and potential therapy for neuropathic pain. *Ann Pharmacother.* 2009;43:1809.

80. Yuen AW et al. Sodium valproate acutely inhibits lamotrigine metabolism. *Br J Clin Pharmacol.* 1992;33:511.

81. Anderson GD et al. Bidirectional interaction of valproate and lamotrigine in healthy subjects. *Clin Pharmacol Ther.* 1996;60:145.

82. Besag FM et al. Carbamazepine toxicity with lamotrigine: pharmacokinetic or pharmacodynamic interaction? *Epilepsia.* 1998;39:183.

83. Welty TE et al. Levetiracetam: a different approach to the pharmacotherapy of epilepsy. *Ann Pharmacother.* 2002;36:296.

84. Fattore C et al. Induction of ethinylestradiol and levonorgestrel metabolism by oxcarbazepine in healthy women. *Epilepsia.* 1999;40:783.

85. Falcão A et al. Effect of eslicarbazepine acetate on the pharmacokinetics of a combined ethinylestradiol/levonorgestrel oral contraceptive in healthy women. *Epilepsy Res.* 2013;105:368–376.

86. Bialer M et al. Progress report on new antiepileptic drugs: a summary of the Twelfth Eilat Conference (EILAT XII). *Epilepsy Res.* 2015;111:85–141.

87. Potschka H. Transporter hypothesis of drug-resistant epilepsy: challenges for pharmacogenetic approaches. *Pharmacogenomics.* 2010;11:1427.

88. Piana C et al. Implications of pharmacogenetics for the therapeutic use of antiepileptic drugs. *Expert Opin Drug Metab Toxicol.* 2014;10:341–358.

89. Fitton A, Goa KL. Lamotrigine: an update of its pharmacology and therapeutic use in epilepsy. *Drugs.* 1995;50:691.

90. Kilpatrick ES et al. Concentration-effect and concentration-toxicity relations with lamotrigine: a prospective study. *Epilepsia.* 1996;37:534.

91. Caudle KE et al. Clinical pharmacogenetics implementation consortium guidelines for CYP2C9 and HLA-B genotypes and phenytoin dosing. *Clin Pharmacol Ther.* 2014;96:542–548.

92. Tozer TN et al. Phenytoin. In: Evans WE et al, eds. *Applied Pharmacokinetics: Principles of Therapeutic Drug Monitoring.* 3rd ed. Vancouver, Canada: Lippincott Williams & Wilkins; 1992:25.

93. Allen JP et al. Phenytoin cumulation kinetics. *Clin Pharmacol Ther.* 1979;26:445.

94. Evens RP et al. Phenytoin toxicity and blood levels after a large oral dose. *Am J Hosp Pharm.* 1980;37:232.

95. Ludden TM et al. Rate of phenytoin accumulation in man: a simulation study. *J Pharmacokinet Biopharm.* 1978;6:399.

96. Kostenbauder HB et al. Bioavailability and single-dose pharmacokinetics of intramuscular phenytoin. *Clin Pharmacol Ther.* 1975;18:449.

97. Serrano EE et al. Plasma diphenylhydantoin values after oral and intramuscular administration of diphenylhydantoin. *Neurology.* 1973;23:311.

98. Serrano EE, Wilder BJ. Intramuscular administration of diphenylhydantoin. Histologic follow-up studies. *Arch Neurol.* 1974;31:276.

99. Jamerson BD et al. Venous irritation related to intravenous administration of phenytoin versus fosphenytoin. *Pharmacotherapy.* 1994;14:47.

100. Fischer JH et al. Fosphenytoin: clinical pharmacokinetics and comparative advantages in the acute treatment of seizures. *Clin Pharmacokinet.* 2003;42:33.

101. Boucher BA. Fosphenytoin: a novel phenytoin prodrug. *Pharmacotherapy.*

1996;16:777.

102. Ramsay RE et al. Intramuscular fosphenytoin (Cerebyx) in patients requiring a loading dose of phenytoin. *Epilepsy Res.* 1997;28:181.

103. Butler RT et al. Drug-induced gingival hyperplasia: phenytoin, cyclosporine, and nifedipine. *J Am Dent Assoc.* 1987;114:56.

104. Stinnett E et al. New developments in understanding phenytoin-induced gingival hyperplasia. *J Am Dent Assoc.* 1987;114:814.

105. Bruni J. Phenytoin and other hydantoins: adverse effects. In: Levy RH et al, eds. *Antiepileptic Drugs.* 5th ed. Philadelphia, PA: Lippincott Williams & Wilkins; 2002:605.

106. Kuruvilla T, Bharucha NE. Cerebellar atrophy after acute phenytoin intoxication. *Epilepsia.* 1997;38:500.

107. Rapport RL, 2nd, Shaw CM. Phenytoin-related cerebellar degeneration without seizures. *Ann Neurol.* 1977;2:437.

108. So EL, Penry JK. Adverse effects of phenytoin on peripheral nerves and neuromuscular junction: a review. *Epilepsia.* 1981;22:467.

109. Lovelace RE, Horwitz SJ. Peripheral neuropathy in long-term diphenylhydantoin therapy. *Arch Neurol.* 1968;18:69.

110. Fraser LA et al. Enzyme-inducing antiepileptic drugs and fractures in people with epilepsy: a systematic review. *Epilepsy Res.* 2015;116:59–66.

111. Sheth RD. Bone health in pediatric epilepsy. *Epilepsy Behav.* 2004;5(Suppl 2):S30.

112. Pack AM et al. Bone mass and turnover in women with epilepsy on antiepileptic drug monotherapy. *Ann Neurol.* 2005;57:252.

113. Brodie MJ et al. Multicentre, double-blind, randomised comparison between lamotrigine and carbamazepine in elderly patients with newly diagnosed epilepsy. The UK lamotrigine elderly study group. *Epilepsy Res.* 1999;37:81.

114. Rowan AJ et al. New onset geriatric epilepsy: a randomized study of gabapentin, lamotrigine, and carbamazepine. *Neurology.* 2005;64:1868.

115. Werhahn KJ et al. A randomized, double-blind comparison of antiepileptic drug treatment in the elderly with new-onset focal epilepsy. *Epilepsia.* 2015;56:450–459.

116. Italiano D, Perucca E. Clinical pharmacokinetics of new-generation antiepileptic drugs at the extremes of age: an update. *Clin Pharmacokinet.* 2013;52:627–645.

117. Martin RC et al. Cognitive functioning in community dwelling older adults with chronic partial epilepsy. *Epilepsia.* 2005;46:298.

118. Piazzini A et al. Elderly people and epilepsy: cognitive function. *Epilepsia.* 2006;47(Suppl 5):82.

119. Bambara JK et al. Medical decision-making abilities in older adults with chronic partial epilepsy. *Epilepsy Behav.* 2007;10:63.

120. Coppola G et al. Lamotrigine versus valproic acid as first-line monotherapy in newly diagnosed typical absence seizures: an open-label, randomized parallel-group study. *Epilepsia.* 2004;45:1053.

121. Frank LM et al. Lamictal (lamotrigine) monotherapy for typical absence seizures in children. *Epilepsia.* 1999;40:973.

122. Beran RG et al. Double-blind, placebo-controlled, crossover study of lamotrigine in treatment-resistant generalised epilepsy. *Epilepsia.* 1998;39:1329.

123. Glauser TA et al. Ethosuximide, valproic acid, and lamotrigine in childhood absence epilepsy. *N Engl J Med.* 2010;362:790.

124. Marson AG et al. The SANAD study of effectiveness of valproate, lamotrigine, or topiramate for generalised and unclassifiable epilepsy: an unblinded randomised controlled trial. *Lancet.* 2007;369:1016.

125. Mattson RH. Antiepileptic drug monotherapy in adults: selection and use in new-onset epilepsy. In: Levy RH et al, eds. *Antiepileptic Drugs.* 5th ed. Philadelphia, PA: Lippincott Williams & Wilkins; 2002:72.

126. Sato S et al. Benzodiazepines: clonazepam. In: Levy RH et al, eds. *Antiepileptic Drugs.* 4th ed. New York, NY: Raven Press; 1995:725.

127. Glauser TA. Succinimides: adverse effects. In: Levy RH et al, eds. *Antiepileptic Drugs.* 5th ed. Philadelphia, PA: Lippincott Williams & Wilkins; 2002:658.

128. Browne TR et al. Absence (petit mal) seizures. In: Browne TR, Feldman RG, eds. *Epilepsy: Diagnosis and Management.* Boston, MA: Little Brown, 1983:61.

129. Livingston S et al. Petit mal epilepsy: results of a prolonged follow-up study of 117 patients. *JAMA.* 1965;194:227.

130. Penry JK, So EL. Refractoriness of absence seizures and phenobarbital. *Neurology.* 1981;31:158.

131. Snead OC, 3rd, Hosey LC. Exacerbation of seizures in children by carbamazepine. *N Engl J Med.* 1985;313:916.

132. Shields WD, Saslow E. Myoclonic, atonic and absence seizures following institution of carbamazepine therapy in children. *Neurology.* 1983;33:1487.

133. Zaccara G et al. Clinical pharmacokinetics of valproic acid, 1988. *Clin Pharmacokinet.* 1988;15:367.

134. Cloyd JC et al. Comparison of sprinkle versus syrup formulations of valproate for bioavailability, tolerance, and preference. *J Pediatr.* 1992;120:634.

135. Dutta S et al. Comparison of the bioavailability of unequal doses of divalproex sodium extended-release formulation relative to the delayed-release formulation in healthy volunteers. *Epilepsy Res.* 2002;49:1.

136. Fischer JH et al. Effect of food on the serum concentration profile of enteric-coated valproic acid. *Neurology.* 1988;38:1319.

137. Bauer LA et al. Valproic acid clearance: unbound fraction and diurnal variation in young and elderly adults. *Clin Pharmacol Ther.* 1985;37:697.

138. Tennison MB et al. Valproate metabolites and hepatotoxicity in an epileptic population. *Epilepsia.* 1988;29:543.

139. Eadie MJ et al. Valproate-associated hepatotoxicity and its biochemical mechanisms. *Med Toxicol.* 1988;3:85.

140. Dreifuss FE et al. Valproic acid hepatic fatalities: a retrospective review. *Neurology.* 1987;37:379.

141. Dreifuss FE et al. Valproic acid hepatic fatalities. II. U.S. experience since 1984. *Neurology.* 1989;39:201.

142. Dreifuss FE. Valproic acid hepatic fatalities: revised table. *Neurology.* 1989;39:1558.

143. Scheffner E et al. Fatal liver failure in 16 children with valproate therapy. *Epilepsia.* 1988;29:530.

144. Koenig SA et al. Valproic acid-induced hepatopathy: nine new fatalities in Germany from 1994 to 2003. *Epilepsia.* 2006;47:2027.

145. Willmore LJ. Clinical manifestations of valproate hepato-toxicity. In: Levy RH et al, eds. *Idiosyncratic Reactions to Valproate: Clinical Risk Patterns and Mechanisms of Toxicity.* New York, NY: Raven Press; 1992:3.

146. Willmore LJ et al. Valproate toxicity: risk-screening strategies. *J Child Neurol.* 1991;6:3.

147. Kriel RL et al. Rectal diazepam gel for treatment of acute repetitive seizures. The North American Diastat Study Group. *Pediatr Neurol.* 1999;20:282.

148. Cloyd JC et al. A single-blind, crossover comparison of the pharmacokinetics and cognitive effects of a new diazepam rectal gel with intravenous diazepam. *Epilepsia.* 1998;39:520.

149. Haut SR. Seizure clusters: characteristics and treatment. *Curr Opin Neurol.* 2015;28:143–150.

150. Waruiru C, Appleton R. Febrile seizures: an update. *Arch Dis Child.* 2004;89:751.

151. Sadleir LG, Scheffer IE. Febrile seizures. *Br Med J.* 2007;334:307.

152. McIntyre J et al. Safety and efficacy of buccal midazolam versus rectal diazepam for emergency treatment of seizures in children: a randomised controlled trial. *Lancet.* 2005;366:205.

153. Patterson JL et al. Febrile seizures. *Pediatr Ann.* 2013;42:249–254.

154. Delgado-Escueta AV, Janz D. Consensus guidelines: preconception counseling, management, and care of the pregnant woman with epilepsy. *Neurology.* 1992;42(Suppl 5):149.

155. Fischbein CA, Berg IJ. Diazepam to prevent febrile seizures. *N Engl J Med.* 1993;329:2033.

156. Newton RW. Randomised controlled trials of phenobarbitone and valproate in febrile convulsions. *Arch Dis Child.* 1988;63:1189.

157. Farwell JR et al. Phenobarbital for febrile seizures: effects on intelligence and on seizure recurrence [published correction appears in N Engl J Med. 1992;326:144]. *N Engl J Med.* 1990;322:364.

158. Sulzbacher S et al. Late cognitive effects of early treatment with phenobarbital. *Clin Pediatr.* 1999;38:387.

159. Offringa M, Newton R. Prophylactic drug management for febrile seizures in children. *Evid Based Child Health.* 2013;8:1376–1485.

160. Dreifuss FE, Langer DH. Hepatic considerations in the use of antiepileptic drugs. *Epilepsia.* 1987;28(Suppl 2):S23.

161. Smythe MA, Umstead GS. Phenytoin hepatotoxicity: a review of the literature. *DICP.* 1989;23:13.

162. Howard PA et al. Phenytoin hypersensitivity syndrome: a case report. *DICP.* 1991;25:929.

163. Blaszczyk B et al. Antiepileptic drugs and adverse skin reactions: an update. *Pharmacol Rep.* 2015;67:426.

164. Shear NH, Spielberg SP. Anticonvulsant hypersensitivity syndrome: in vitro assessment of risk. *J Clin Invest.* 1988;82:1826.

165. Pirmohamed M et al. Detection of an autoantibody directed against human liver microsomal protein in a patient with carbamazepine hypersensitivity. *Br J Clin Pharmacol.* 1992;33:183.

166. Engel JN et al. Phenytoin hypersensitivity: a case of severe acute rhabdomyolysis. *Am J Med.* 1986;81:928.

167. Reents SB et al. Phenytoin-carbamazepine cross-sensitivity. *DICP.* 1989;23:235.

168. Ettinger AB et al. Use of ethotoin in phenytoin-related hypersensitivity reactions. *J Epilepsy.* 1993;6:29.

169. Arif H et al. Comparison and predictors of rash associated with 15 antiepileptic drugs. *Neurology.* 2007;68:1701.

170. Beran RG. Cross-reactive skin eruption with both carbamazepine and oxcarbazepine. *Epilepsia.* 1993;34:163.

171. Asconape JJ. Some common issues in the use of antiepileptic drugs. *Semin Neurol.* 2002;22:27.

172. Luef G. Female issues in epilepsy: a critical review. *Epilepsy Behav.* 2009;15:78–82.

173. Reimers A. New antiepileptic drugs and women. *Seizure.* 2014;23:585–591.

174. McGrath A et al. Pregnancy-related knowledge and information needs of women with epilepsy: a systematic review. *Epilepsy Behav.* 2014;31:246–255.

175. Kluger BM, Meador KJ. Teratogenicity of antiepileptic medications. *Semin Neurol.* 2008;28:328.

176. Yerby MS et al. Antiepileptics and the development of congenital anomalies. *Neurology.* 1992;42(Suppl 5):132.

177. Mattson RH et al. Use of oral contraceptives by women with epilepsy. *JAMA.* 1986;256:238.

178. Back DJ et al. Evaluation of Committee on Safety of Medicines yellow card reports on oral contraceptive-drug interactions with anticonvulsants and antibiotics. *Br J Clin Pharmacol.* 1988;25:527.

179. Johnston CA, Crawford PM. Anti-epileptic drugs and hormonal treatments. *Curr Treat Options Neurol.* 2014;16:288.

180. Rosenfeld WE et al. Effect of topiramate on the pharmacokinetics of an oral contraceptive containing norethindrone and ethinyl estradiol in patients with epilepsy. *Epilepsia.* 1997;38:317.

181. Doose DR. Oral contraceptive-AED interactions: no effect of topiramate as monotherapy at clinically effective dosages of 200 mg or less. *Epilepsia.* 2002;43(Suppl 7):205.

182. Krauss GL et al. Antiepileptic medication and oral contraceptive interactions: a national survey of neurologists and obstetricians. *Neurology.* 1996;46:1534.

183. Morrell MJ. Catamenial epilepsy and issues of fertility, sexuality, and reproduction. In: Wyllie E et al, eds. *The Treatment of Epilepsy: Principles and Practice.* 3rd ed. Philadelphia, PA: Lippincott Williams & Wilkins; 2001:671.

184. O'Brien MD, Guillebaud J. Contraception for women with epilepsy. *Epilepsia.* 2006;47:1419.

185. Christensen J et al. Oral contraceptives induce lamotrigine metabolism: evidence from a double-blind, placebo-controlled trial. *Epilepsia.* 2007;48:484.

186. Vajda FJ et al. The teratogenicity of the newer antiepileptic drugs—an update. *Acta Neurol Scand.* 2014;130:234–238.

187. Harden CL et al. Management issues for women with epilepsy—focus on pregnancy (anevidence–basedreview): I. Obstetrical complications and change in seizure frequency: report of the Quality Standards Subcommittee and Therapeutics and Technology Assessment Subcommittee of the American Academy of Neurology and the American Epilepsy Society. *Epilepsia.* 2009;50:1229.

188. Harden CL et al. Management issues for women with epilepsy—focus on pregnancy (an evidence-based review): teratogenesis and perinatal outcomes: report of the Quality Standards Subcommittee and Therapeutics and Technology Subcommittee of the American Academy of Neurology and the American Epilepsy Society. *Epilepsia.* 2009;50:1237.

189. Harden CL et al. Management issues for women with epilepsy—focus on pregnancy (an evidence-based review): Vitamin K, folic acid, blood levels, and breast-feeding: report of the Quality Standards Subcommittee and Therapeutics and Technology Assessment Subcommittee of the American Academy of Neurology and the American Epilepsy Society. *Epilepsia.* 2009;50:1247.

190. Kaneko S et al. Teratogenicity of antiepileptic drugs: analysis of possible risk factors. *Epilepsia.* 1988;29:459.

191. Meador KJ et al. NEAD Study Group. In utero antiepileptic drug exposure: fetal death and malformations. *Neurology.* 2006;67:407.

192. Meador KJ, Loring DW. Developmental effects of antiepileptic drugs and the need for improved regulations. *Neurology.* 2016;86(3):297–306.

193. Meador KJ et al. Fetal antiepileptic drug exposure and cognitive outcomes at age 6 years (NEAD study): a prospective observational study. *Lancet Neurol.* 2013;12:244–252.

194. Tomson T et al. Valproate in the treatment of epilepsy in girls and women of childbearing potential. *Epilepsia.* 2015;56(7):1006–1019.

195. Chen SS et al. Serum protein binding and free concentration of phenytoin and phenobarbitone in pregnancy. *Br J Clin Pharmacol.* 1982;13:547.

196. Perucca E, Crema A. Plasma protein binding of drugs in pregnancy. *Clin Pharmacokinet.* 1982;7:336.

197. Patel IH et al. Valproic acid binding to human serum albumin and determination of free fraction in the presence of anticonvulsants and free fatty acids. *Epilepsia.* 1979;20:85.

198. Pennell PB et al. Lamotrigine in pregnancy: clearance, therapeutic drug monitoring, and seizure frequency. *Neurology.* 2008;70(22, pt 2):2130.

199. Tomson T, Battino D. Pharmacokinetics and therapeutic drug monitoring of newer antiepileptic drugs during pregnancy and the puerperium. *Clin Pharmacokinet.* 2007;46:209.

200. Pack AM. Therapy insight: clinical management of pregnant women with epilepsy. *Nat Clin Pract Neurol.* 2006;2:190.

201. [No authors listed]. American Academy of Pediatrics Committee on Drugs: the transfer of drugs and other chemicals into human milk. *Pediatrics.* 1994;93:137.

202. Begg EJ et al. Prospective evaluation of a model for the prediction of milk:plasma drug concentrations from physiochemical characteristics. *Br J Clin Pharmacol.* 1992;33:501.

203. Notarianni LJ et al. An in vitro technique for the rapid determination of drug entry into breast milk. *Br J Clin Pharmacol.* 1995;40:333.

204. Veiby G et al. Epilepsy and recommendations for breastfeeding. *Seizure.* 2015;28:57–65.

205. Lowenstein DH, Alldredge BK. Status epilepticus. *N Engl J Med.* 1998;338:970.

206. Wasterlain CG et al. Pathophysiologic mechanisms of brain damage from status epilepticus. *Epilepsia.* 1993;34(Suppl 1):S37.

207. Lothman E. The biochemical basis and pathophysiology of status epilepticus. *Neurology.* 1990;40(Suppl 2):13.

208. Alldredge BK et al. Treatment of status epilepticus. In: Engel J et al, eds. *Epilepsy: A Comprehensive Textbook.* 2nd ed. Philadelphia, PA: Wolters Kluwer; 2008:1357.

209. Betjemann JP, Lowenstein DH. Status epilepticus in adults. *Lancet Neurol.* 2015;14:615.

210. Misra UK et al. Levetiracetam versus lorazepam in status epilepticus: a randomized, open labeled pilot study. *J Neurol.* 2012;259:645.

211. Albers JM et al. Intravenous lacosamide: an effective add-on treatment of refractory status epilepticus. *Seizure.* 2011;20:428.

212. Kellinghaus C et al. Intravenous lacosamide as successful treatment for nonconvulsive status epilepticus after failure of first line therapy. *Epilepsy Behav.* 2009;14:429.

213. Treiman DM et al. A comparison of four treatments for generalized convulsive status epilepticus. Veterans Affairs Status Epilepticus Cooperative Study Group. *N Engl J Med.* 1998;339:792.

214. Leppik IE et al. Double-blind study of lorazepam and diazepam in status epilepticus. *JAMA.* 1983;249:1452.

215. Rey E et al. Pharmacokinetic optimization of benzodiazepine therapy for acute seizures. Focus on delivery routes. *Clin Pharmacokinet.* 1999;36:409.

216. Levy RJ, Krall RL. Treatment of status epilepticus with lorazepam. *Arch Neurol.* 1984;41:605.

217. Lacey DJ et al. Lorazepam therapy of status epilepticus in children and adolescents. *J Pediatr.* 1986;108:771.

218. Silbergleit R et al. Intramuscular versus intravenous therapy for prehospital status epilepticus. *N Engl J Med.* 2012;366:591.

219. Glauser T et al. Evidence-based guideline: treatment of convulsive status epilepticus in children and adults: report of the Guideline Committee of the American Epilepsy Society. *Epilepsy Curr.* 2016;16:48–61.

220. Adams B et al. Fosphenytoin may cause hemodynamically unstable bradydysrhythmias. *J Emerg Med.* 2006;30:75.

221. Yaffe K, Lowenstein DH. Prognostic factors of pentobarbital therapy for refractory generalized status epilepticus. *Neurology.* 1993;43:895.

222. Koul RL et al. Continuous midazolam infusion as treatment of status epilepticus. *Arch Dis Child.* 1997;76:445.

223. Denzel D, Burstein AH. Midazolam in refractory status epilepticus. *Ann Pharmacother.* 1996;30:1481.

224. Parent JM, Lowenstein DH. Treatment of refractory generalized status epilepticus with continuous infusion of midazolam. *Neurology.* 1994;44:1837.

225. Claassen J et al. Treatment of refractory status epilepticus with pentobarbital, propofol, or midazolam: a systematic review. *Epilepsia.* 2002;43:146.

61

第 61 章　缺血性和出血性脑卒中

Oussayma Moukhachen and Philip Grgurich

核心原则	章节案例
① 缺血性和出血性脑卒中是涉及脑血管系统的疾病。在美国,大约87%的脑卒中是缺血性脑卒中,大约13%是出血性脑卒中。	案例 61-1(问题 1)
② 缺血性和出血性脑卒中均为医疗紧急事件,一旦出现症状,就需要立即就医。脑血管疾病的症状和体征通常急性发作,并根据脑部受累的区域的不同而有所不同。缺血性和出血性卒中症状相似,在开始治疗前必须加以区分。	案例 61-2(问题 1)
③ 一级预防对于降低卒中的风险至关重要。生活方式的改变和危险因素的控制是一级预防的主要内容。重要的可控的危险因素包括心血管疾病、高血压、肥胖、血脂异常、糖尿病、吸烟和缺乏运动。对于心血管风险计算器评估10年风险大于10%的患者,建议使用抗血小板药物预防心血管疾病(包括但不限于卒中)(见核心原则4)。	案例 61-1(问题 1 和 2)
④ 房颤和卵圆孔未闭患者需要根据缺血性脑卒中的风险进行一级预防药物治疗。在这些情况下,应使用抗血小板药或抗凝药,并根据患者的特点选择合适的药物。	案例 61-1(问题 2)
⑤ 缺血性脑卒中和短暂性脑缺血发作的二级预防包括使用抗血小板药物。药物的选择取决于患者的特征。	案例 61-2(问题 5~10)
⑥ 缺血性脑卒中的急性期治疗包括静脉注射阿替普酶。启用阿替普酶时应确认是缺血性脑卒中,而不是出血性脑卒中。阿替普酶的治疗窗限制在出现神经症状后的4.5小时内。为减少颅内出血的风险,必须严格遵守阿替普酶的用药规范,给药后应仔细监测出血并发症。	案例 61-2(问题 2~5)
⑦ 非创伤性脑出血导致出血性脑卒中最主要的危险因素是未控制的高血压。脑出血也可能是由于大脑的解剖异常或疾病过程,如脑瘤。凝血障碍,包括抗凝药物引起的出血,也会诱发脑出血。	案例 61-3(问题 1)
⑧ 急性脑出血的治疗重点是通过谨慎控制血压和适时逆转凝血障碍,以及预防和治疗颅内压升高,尽量减少出血扩展。	案例 61-3(问题 2~6)
⑨ 控制血压、戒烟以及避免过度饮酒和使用可卡因,可以降低出血性脑卒中的风险。	案例 61-3(问题 7)
⑩ 脑血管事件后的康复训练对患者的恢复至关重要。康复期间常见的并发症包括痉挛、抑郁、神经源性肠道或膀胱功能障碍。药物治疗干预应针对每一种并发症,以提高患者的生活质量和独立生活能力为目标。	案例 61-4(问题 1)

缺血性脑卒中、出血性脑卒中和短暂性脑缺血发作

缺血性脑卒中、出血性脑卒中和短暂性脑缺血发作均由于脑血流量不足(即脑缺血),中枢神经系统(central nervous system,CNS)受累部分继发梗死,或出血进入脑实质或 CNS 的周围结构继发神经功能障碍。这组疾病是导致美国成年人死亡的第四大病因[1]。

定义

短暂性脑缺血发作

短暂性脑缺血发作(transient ischemic attack,TIA)现在的定义是由局灶性脑、脊髓或视网膜缺血引起的短暂性神经功能障碍,与永久性脑梗死无关[2]。它曾被描述为暂时性(持续不到 24 小时)局灶性神经功能障碍,如言语含糊不清、失语症、肢体无力或瘫痪,或者失明。然而,原来的描述不再有效,因为它暗示 TIA 是轻微的,症状完全消失,而最近的研究和影像学技术表明,TIA 实际上会导致脑损伤和增加卒中复发的风险。有些人提出争议,认为 TIA 这个术语根本就不该用。

缺血性脑卒中

缺血性脑卒中的定义是中枢神经系统的梗死。与 TIAs 不同,缺血性脑卒中可能是有症状的,也可能是无症状的[2]。中枢神经系统梗死引起的局灶性或全身性脑、脊髓或视网膜功能障碍的临床征兆是有症状脑卒中的表现。脑血管动脉粥样硬化或来自远端的血块通往脑动脉的血栓是脑梗死和持续缺血的两个主要原因。

颅内出血

颅内出血涉及血液从脑内血管进入脑组织,或脑实质及其周围结构。颅内出血相关的临床症状与缺血性脑卒中相似,但往往更为严重。这些症状通常包括神经功能缺损、头痛、呕吐和意识下降。一些患者可能会出现其他症状,包括癫痫发作、心电图异常和颈部僵硬。根据颅内出血的类型和出血量,症状可能会突然出现或在数分钟至数小时内渐进恶化。

颅内出血的部位决定了颅内出血的类型。脑出血(intracerebral hemorrhages,ICHs)是指血液进入了脑实质,而其他类型的出血则是指血液进入了脑组织周围的间隙。

流行病学

在美国,每年估计有 795 000 人新发或复发脑卒中,其中大约 610 000 人是首次发病。脑卒中是继心脏病、癌症和慢性下呼吸道疾病之后,成人死亡的第四大常见原因。在美国,南部地区的脑卒中发病率及患病率高于其他地区,脑卒中死亡率也更高于其他地区;在同年龄组中,年轻男性的

脑卒中发病率高于女性;然而,在>75 岁年龄组中,女性的发病率更高;与白人相比,黑人和西班牙裔人脑卒中的风险更高。造成这些差异的确切原因尚不清楚,但考虑可能与基因、遗传、地理、饮食和文化因素有关[3]。此外,不同种族中高血压、糖尿病和高胆固醇血症等脑卒中危险因素的发病率也有所差异。

在美国,缺血性脑卒中是最常见的脑梗死类型(图 61-1)。脑血管大动脉粥样硬化血栓性疾病是大多数脑缺血性事件和脑梗死的病因。CNS 的供氧和供能血管破裂、血栓栓塞(如房颤)及其他原因如感染或动脉炎也与缺血性脑卒中有关[1,2]。

TIA 的发生与继发脑梗死的风险增加密切相关[1]。缺血性脑卒中的风险在 TIA 后 30 日内最高,TIA 后的 90 日内的风险为 3%～17.3%。另外,近 25% 的 TIA 患者将在 1 年内死亡[2]。

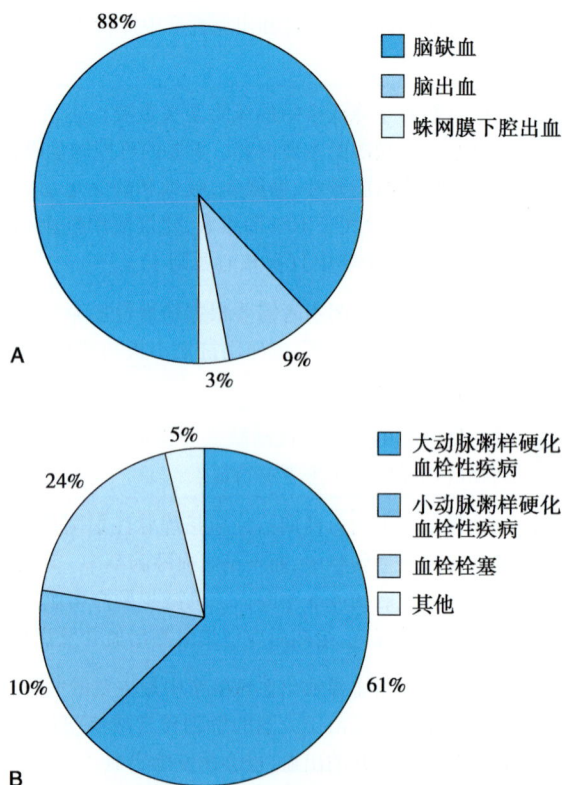

图 61-1 卒中类型与卒中病因

脑梗死的危险因素见表 61-1。预防脑梗死的关键措施是消除或控制可干预的危险因素[4,5]。对于 TIA 或脑梗死患者,最重要的是控制危险因素。

在北美,脑出血占所有卒中的 10%,而蛛网膜下腔出血(最常见的原因是脑动脉瘤)占所有卒中的 3%。高血压是脑出血最常见的原因,46% 的脑出血是由高血压引起的。事实上,高血压使脑出血的风险增加了一倍多。一些药物包括华法林和其他抗凝药物,如达比加群、利伐沙班和阿哌沙班等都明显地使患者易发生脑出血。较少见的是,由于动静脉畸形(AVM),即一团相互交织的动脉和静脉,导致血管壁变薄弱而发生脑出血。

表 61-1
短暂性脑缺血发作和缺血性脑卒中的危险因素

可干预的	潜在可干预的	不可干预的
心血管疾病（冠心病、心力衰竭、外周动脉疾病） 高血压 糖尿病 吸烟 无症状颈动脉狭窄 心房颤动 镰状细胞病	代谢综合征 酗酒（≥5 杯/d） 高同型半胱氨酸血症 药物滥用（如可卡因、安非他明、甲基苯丙胺） 血液高凝状态（如抗心磷脂、凝血因子 V 突变、蛋白 C 缺乏、蛋白 S 缺乏、抗凝血酶Ⅲ缺乏）	年龄（55 岁以后每 10 年加倍） 种族（黑人>西班牙裔>白人） 性别（男性>女性） 低出生体重（<2 500g） 卒中家族史（父系>母系）
血脂异常（总胆固醇高、HDL 低）	使用口服避孕药（女性 25~44 岁）	
饮食因素（钠摄入量<2 300mg/d；钾的摄入量<4 700mg/d）	炎性过程（如牙周病、巨细胞病毒、幽门螺旋杆菌抗体阳性）	
肥胖 缺乏运动	急性感染（如呼吸道感染、泌尿系统感染）	
绝经后激素治疗（50~74 岁女性）	无心血管疾病的妇女 CD40 配体>3.71ng/ml	
	IL-18>正常上限值 3 倍以上	
	45 岁以上女性 HS-CRP>3mg/L	
	偏头痛	
	高 LP(a)	
	高 Lp-PLA$_2$	
	睡眠呼吸障碍	

HDL，高密度脂蛋白；HS-CRP，高敏 C 反应蛋白；IL，白细胞介素；LP(a)，脂蛋白(a)；Lp-PLA2，磷脂酶 A2 相关的脂蛋白。
来源：Meschia JF et al. Guidelines for the primary prevention of stroke：a statement for healthcare professionals from the American Heart Association/American Stroke Association. Stroke. 2014；45；3754

病理生理学

脑缺血或脑梗死的神经系统后遗症通常直接由血栓或栓塞引起。血凝块可在心脏形成，沿着大血管壁（如主动脉、颈动脉或基底动脉）或深部小动脉进入到大脑组织。如果血凝块位于梗死部位附近，称为血栓；然而，当血凝块是从远处迁移至大脑时，称为栓子。这两者都可以减少或阻断血流流向大脑的区域。心房颤动、二尖瓣或主动脉瓣疾病、卵圆孔未闭或凝血功能障碍等疾病与血栓形成有关，这些血栓可能栓塞到大脑。

炎症反应机制也会引起缺血，尤其是血栓性病变，如急性脑卒中患者的 C-反应蛋白（一种炎症介质）会升高。炎症会促进血栓病变的发展，并导致突发的、间歇性的血管阻塞。动脉炎（大动脉炎，巨细胞）和 Moyamoya 综合征等疾病是炎症在脑缺血的发展中起重要作用的实例。

正常成人大脑的血流量为 30~70ml/（100g 脑组织·min）。当血栓或栓塞性血块部分阻塞大脑动脉，可导致血流量减少至<20ml/（100g 脑组织·min），各种代偿机制被激活。这些机制包括血管舒张和氧摄取量增加。如果动脉进一步阻塞，使脑血流量减少至<12ml/（100g 脑组织·min）时，受累的神经元将在数分钟内因完全缺氧而死亡（图 61-2）[6]。快速重建缺血区血流可以延缓、预防或限制梗死

的发生，改善急性脑卒中的预后。

脑缺血通常涉及一个深部缺血的核心或局部区域，导致神经元严重缺血死亡。这个区域的范围取决于被阻塞血管直接灌注的脑容量。周围的脑组织变得轻度缺血，正常功能被破坏。这一边缘缺血区域被称为缺血半暗带（ischemic penumbra）。如果持续缺血，半暗带神经元将死亡。但如果能迅速恢复正常血流量，该区域的神经元就能存活。

当神经元缺血时，兴奋性神经递质释放，导致神经元快速、反复放电。神经元活动的增加将导致代谢需求过度，破坏了神经元的稳态，耗尽了三磷酸腺苷（adenosine triphosphate，ATP）的储存，进一步增加了缺氧的影响。大脑皮质

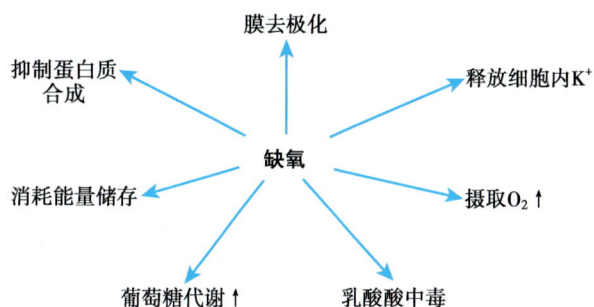

图 61-2 脑缺氧的生理效应

中层神经元、结构走向平行于海马旁回的部分海马区(CA1和下托区)和小脑的浦肯野细胞尤其易受缺血影响[7]。再加上细胞膜上钙的快速内流,此时电压依赖性和化学依赖性钙通道都不能阻止钙流动,从而导致细胞能量耗竭。同时细胞内钙离子的储存也被破坏,导致钙释放进入细胞质。钙离子浓度的增加提高了磷脂酶和蛋白酶的活性,增加了活性代谢物如超氧化物、氢氧根离子和一氧化氮,最终会导致神经元死亡[6,7]。此外,神经毒性自由基的积累也会引起细胞膜脂解。

应当立即进行治疗性干预,以控制和预防这些突发事件造成永久性神经组织损伤。

颅内出血

颅内出血(intracranial hemorrhage)是由于颅内血管脆弱、血管内压力升高和解剖异常引起的。具体原因包括高血压、脑淀粉样血管病变、脑肿瘤、解剖紊乱,如 AVMs、凝血障碍和创伤。根据出血是发生在蛛网膜下腔、硬膜外、硬膜下间隙还是脑间隙,病理生理学机制有所不同。

蛛网膜下腔出血时,血液迅速进入脑脊液,引起颅内压急性升高。颅内压指的是颅内穹窿内的压力,可能由于脑组织肿胀、脑内血肿(血块)或其他情况而升高。血液也可迁移到脑室间隙或脑组织[8,9]。由于脑内存在的血液阻碍脑脊液的重新吸收和流动,可导致脑积水,即脑脊液在脑室内的积聚。迟发性脑缺血,通常被称为脑血管痉挛("vasospasm"),也可能使蛛网膜下腔出血复杂化。

硬膜外血肿和硬膜下血肿是发生在脑实质外的其他类型的颅内出血。硬膜外血肿和硬膜下血肿的大小不同,可导致明显的脑组织压迫和移位,由于肿块效应导致颅内压升高和脑疝。脑疝是指由于颅腔内压力升高而导致脑组织在颅骨内结构间的异常运动,这种对脑组织的挤压会显著阻碍大脑的血液流动,从而影响向大脑的输送氧气,导致脑细胞死亡。

高血压引起的自发性脑出血发生在大脑中较小的血管以 90 度角从主干血管分支出来的区域,这些较小的血管暴露在前一血管的较高压力下,最终导致较小的血管出血[10]。在脑出血时,血液从血管进入脑实质的运动会引起脑组织局部刺激和水肿。在大量出血和严重水肿情况下,质量效应最终可增加颅内压,减少脑部血流量,并可能引起脑疝[11]。许多患者在自发性脑出血后发生继发性脑损伤。它是由于血-脑屏障的破坏,炎症介质的释放,持续 7~12 日的进行性水肿引起的[12-15]。

在自发性脑出血中,血肿扩大与预后不良有关。血肿扩大不可改变的危险因素是血肿体积大、CT 检查时造影剂外渗,而潜在的可改变的危险因素包括凝血障碍和入院后持续未控制的高血压[16,17]。

一般治疗原则

迅速识别卒中症状,并立即开始治疗,在缺血性卒中或出血性卒中管理中至关重要。准确的诊断可指导脑血管病的合理用药。区分缺血性和出血性脑卒中至关重要。因为不准确的诊断可导致药物使用不当,从而加重发病率或死亡率。预防和治疗缺血性脑卒中的干预措施旨在减少危险因素,消除或改变潜在的病理过程,并减少继发性脑损伤。出血性脑卒中的治疗重点是防止血肿扩大,控制颅内压,提供支持性治疗,最大限度地发挥神经功能,减少并发症。无论脑卒中是缺血性的还是出血性的,康复都是许多患者长期护理的重要组成部分。

缺血性脑卒中和短暂性脑缺血发作的一级预防

危险因素改善

案例 61-1

问题 1:患者 R. B. ,女,60 岁,身高 186cm,体重 85kg,担心自己会中风。其父亲死于卒中,其 85 岁的母亲也有过几次被诊断为短暂性脑缺血发作(TIAs)。患者血压为 140~150/90~100mmHg,最近被诊断为糖尿病,无 TIA 或卒中史。此外,她既往吸烟史 25 年,但已戒烟 10 年。目前用药包括赖诺普利、二甲双胍、雌激素/醋酸甲羟孕酮复合物和对乙酰氨基酚。因担心会"像她父母一样"中风,R. B. 寻求药师帮助。该患者可采取什么措施以降低卒中的风险?

TIA 或卒中的一级预防(即首发事件的预防)必须着眼于控制或减少风险因素(表 61-2)。高血压、糖尿病、冠状动脉疾病、慢性肾病等疾病的治疗在相关本书的章节都有描述(详见第 9、13、28 和 53 章)。

对于患者 R. B. ,高血压是最重要的且有充分证据证明的危险因素,需要立即注意。适当控制血压可使她的卒中风险降低 35%~44%[4]。根据美国预防、检测、评价和治疗高血压全国联合委员会的第 8 次报告(JNC-8)指引,R. B. 目标血压应低于 140/90mmHg[18]。与降低卒中风险相关的抗高血压药是血管紧张素转换酶抑制药(ACE-I)、氢氯噻嗪和钙通道阻滞药[19]。在接受赖诺普利治疗的情况下,该患者血压仍控制很差,可能需要联合治疗。建议添加氢氯噻嗪 25mg/d[4]。

糖尿病是患者 R. B. 卒中的另一个重要危险因素。相比于男性,糖尿病是老年女性更重要的卒中危险因素[20]。关于血糖控制到何种程度最有利于降低卒中风险仍存在争议。显然,血糖控制良好可以更好地控制高血压和其他卒中危险因素[21]。此外,使用口服降糖药可以通过控制血糖以外的机制降低卒中的风险。然而,在一项长达 9 年研究中,严格控制血糖并降低降低卒中的风险[21]。有证据表明,血管紧张素转化酶抑制药(angiotensin-converting enzyme inhibitors,ACEIs)和血管紧张素受体阻断药(angiotensin receptor blockers,ARBs)能降低糖尿病患者卒中风险,不论其是否合并有高血压[22,23]。对于至少有一项心血管疾病危险因素的糖尿病患者,即使无高胆固醇血症,服用 β-羟基-β-甲基戊二酰基-CoA(HMG-CoA)还原酶抑制剂也能降低

表 61-2

缺血性脑卒中的一级预防

风险因素	控制目标	建议
高血压	血压<140/90mmHg	按照 JNC-8 指南；改变生活方式后，可使用噻嗪类利尿药，血管紧张素转化酶抑制药或血管紧张素受体抑制药
房颤	使用华法林时，控制 INR2~3	根据 CHADS$_2$ 评分确定使用阿司匹林 75~325mg/d 或华法林
血脂异常	国家胆固醇教育计划 III 目标	改变生活方式，HMG-CoA 还原酶抑制药
女性（>65 岁、高血压病史、高脂血症、糖尿病或 10 年心血管危险≥10%）	降低风险，无出血并发症	阿司匹林 75~325mg/d，使用最低有效剂量
吸烟	戒烟	戒烟，避免抽烟环境
缺乏体力活动	中等强度活动每日≥30 分钟	建立有氧运动锻炼计划
过量饮酒	适度	男性≤2 杯/d 非孕妇≤1 杯/d
饮食和营养摄入	钠≤2.3g/d；钾≥4.7g/d	多食水果蔬菜，低饱和脂肪饮食
高脂蛋白(a)	降低脂蛋白(a)≥25%	服用烟酸 2 000mg/d

HMG-CoA，β-羟基-β-甲基戊二酰基-CoA；INR，国际标准化比值；JNC-8，美国预防、检测、评估和治疗高血压全国联合委员会第 8 次报告。
来源：Meschia JF，et al. Guidelines for the primary prevention of stroke：a statement for healthcare professionals from the American Heart Association/American Stroke Association. *Stroke*. 2014；45；3754-3832

大约 24% 卒中风险[24,25]。众所周知，HMG-CoA 还原酶抑制药具有抗炎活性，可能影响动脉粥样硬化斑块的发展和脑缺血过程[26-28]。由于 HMG-CoA 还原酶抑制药的这些作用，即使对于无血脂异常的患者，如根据 2013 年 ACC/AHA 指南所估计，心血管事件的 10 年风险高，这些药物也应该开始用于缺血性中风和 TIA 的一级预防[4]。

对于不耐受 HMG-CoA 还原酶抑制药或高密度脂蛋白胆固醇浓度较低的患者，可以考虑使用烟酸(niacin)、纤维酸衍生物、依折麦布(ezetimibe)或胆汁酸螯合药。然而，这些药物预防卒中的效果尚未确定。HMG-CoA 还原酶抑制药的获益似乎是一个类效应，因此选择用药应个体化。对于患者 R. B. ，她应该严格控制糖尿病，继续服用赖诺普利，并开始使用 HMG-CoA 还原酶抑制药，如辛伐他汀或阿托伐他汀。

患者 R. B. 的体重指数为 30.2kg/m^2，属于肥胖范畴。多项大型研究表明，体重增加与卒中风险直接相关[29,30]，目前还没有数据可以确定，减肥对降低卒中风险的确切效果。然而，增加运动和适当的营养是实现减肥和改善糖尿病和血压控制的关键[31]。

高钠饮食可增加卒中风险，而高钾饮食似乎会减少卒中风险[32,33]。目前推荐每日钠的摄入量≤2.3g，钾≥4.7g[4]。此外，还有一种"短跑式饮食"，强调水果、蔬菜，低脂乳制品和减少饱和脂肪以降低血压，从而降低卒中的风险。

关于体育活动，有几项研究表明体育活动与发生卒中的风险成反比[34,35]。因此，建议每日至少进行 40 分钟的中等强度运动。吸烟是卒中的独立危险因素，并会加重其他危险因素。除主动吸烟外，被动吸烟似乎也是卒中的危险因素[36]。戒烟确实能迅速降低卒中风险，但永远不会回到从未吸烟者的水平[37]。

最后，有 5 项研究专门调查了激素替代治疗对卒中风险的影响[38-42]。根据这些研究的结果，患者 R. B. 应该停止使用复合雌激素/甲孕酮产品，除非她服用此药是出于某种特殊原因，而不是为了控制更年期症状或预防心血管事件。应鼓励患者避免被动吸烟，并继续保持戒烟状态。患者应开始减肥计划，包括低钠高钾饮食和锻炼计划。

药物预防缺血性脑卒中及短暂性脑缺血发作

案例 61-1，问题 2：对于缺血性脑卒中和 TIAs 的一级预防，患者 R. B. 可以从抗血小板或抗凝治疗中获益吗？

阿司匹林(aspirin)用于卒中的一级预防已有仔细研究。虽然阿司匹林被推荐用于冠心病的一级预防，但通常不推荐用于低风险(10 年风险<10%)脑卒中或 TIA 患者的一级预防[4]。在高危患者(10 年以上风险>10%)中，使用阿司匹林预防心血管疾病(包括但不限于卒中)是合理的。患者的 10 年风险可以通过在线计算器计算，例如 http://my.americanheart.org/cvriskcalculator。

在一项为期 5 年的研究中，22 071 名男医生隔日服用阿司匹林 325mg 或安慰剂，两组之间卒中发生率相似。此外，阿司匹林组还增加出血性脑血管事件的风险。Chen 等[44]发表的一篇荟萃分析显示，40 000 名患者随机分配服用阿司匹林，卒中导致的死亡和致残从 47% 降到 45.8%。另一项研究考虑了阿司匹林在女性卒中一级预防中的作用[45]，每周服用 1~6 片阿司匹林的女性，卒中风险略有降低，患大动脉栓塞性疾病的风险较低(RR＝59%；95% CI，0.29~0.85；P＝0.01)。每周服用阿司匹林超过 7 片者卒中风险增加，每周服用阿司匹林超过 15 片者，蛛网膜下腔出血的风险增加。女性健康研究也对服用阿司匹林 100mg/d 的无症状女性进行了调查，对包括卒中在内的非致死性心血管疾病发生情况随访了 10 年[46]。在这项研究者,所有卒中风险降低了 17%,缺血性脑卒中风险降低了 24%,而出血的风险无显著增加。65 岁以上妇女卒中风险降低最明显,但出血性脑卒中风险有一定增加,导致阿司匹林的获益有所削弱。另外,有高血压、高脂血症、糖尿病既往史,或 10 年心血管风险>10% 的妇女使用阿司匹林预防收益最大。目前,除了西洛他唑(cilostazol),其他抗血小板药物作为卒中一级预防的研究资料非常有限[4]。

通常认为口服抗凝药用于非心源性栓塞的一级预防并不安全,但对房颤患者例外。这些患者有心房内形成血栓和栓塞风险。10 年来,CHADS2 评分一直广泛应用于非瓣膜性房颤血栓栓塞风险的分层研究。一般认为,低危患者(CHADS2 评分=0)不应使用抗凝治疗,但可考虑抗血小板治疗,而高危患者(CHADS2 评分为≥2)应使用口服抗凝药物,如华法林、达比加群、阿哌沙班、利伐沙班或依度沙班(详见第 15 章)。新指南中推荐的评分工具,"CHA2DS2-VASc",还考虑了患者是否有血管疾病、年龄因素(65~74 岁)及性别因素[47]。这很重要,因为女性面临更高的卒中风险。CHA2DS2-VASc≥2 分,首选抗凝血药物。许多研究清楚地表明,华法林(warfarin)可以预防瓣膜和非瓣膜性房颤患者的脑血管栓塞事件[48-51]。在这些研究中,调整华法林剂量以维持国际标准化比值(INR)1.5~4.5,而绝大多数建议调整华法林剂量维持 INR 2~3。抗血栓药物的选择取决于多种因素,包括患者因素(跌倒和出血事件的风险)、费用、年龄、耐受性、患者偏好和潜在的药物相互作用。房颤患者的卒中预防(the Stroke Prevention in Atrial Fibrillation,SPAF)试验包括阿司匹林和华法林联合应用,证明抗血小板药和抗凝药联合应用对患者有益[52]。后续的追踪研究显示,华法林和阿司匹林在预防房颤卒中的发生上没有差异[51]。对于非瓣膜性房颤患者,根据 CHADS2 或 CHA2DS2-VASc 评分(表 61-3),阿司匹林可作为房颤患者华法林的替代药物[5,47]。此外,华法林还可用于卵圆孔未闭的栓塞性卒中的一级预防[5]。

患者 R. B. 有高血压和糖尿病史,可以考虑每日服用阿司匹林 81mg 作为卒中的一级预防。考虑到她无房颤,无需抗凝治疗(表 61-4)。

表 61-3

CHADS₂ 评分和 CHA₂DS₂-VASc 评分:房颤患者卒中一级预防

CHADS₂ 评分	CHAD₂DS₂-VASc 评分
下列项目得分相加。如果评分<2,可以考虑阿司匹林。如果评分为≥2,推荐抗凝药(华法林、阿哌沙班、利伐沙班或依度沙班)	
充血性心衰=1 分	充血性心衰=1 分
高血压=1 分	高血压=1 分
年龄>75 岁=1 分	年龄>75 岁=2 分
糖尿病=1 分	糖尿病=1 分
既往卒中或 TIA=2 分	既往中风或 TIA=2 分
	血管疾病(例如:外周动脉疾病,心肌梗塞,主动脉斑块)=1 分
	年龄 65~74 岁=1 分
	性别分类(如女性)=1 分

TIA,短暂性脑缺血发作。

来源:January C et al. 2014 AHA/ACC/HRS Guideline for the management of patients with atrial fibrillation: a report of the American College of Cardiology/American Heart Association Task Force on practice guidelines and the Heart Rhythm Society. *Circulation.* 2014;130:23. e199-e267.

表 61-4

短暂性脑缺血发作和缺血性脑卒中预防药物

药物	作用	剂量	不良反应
阿司匹林	抗血小板	50~325mg/d	腹泻、胃溃疡、GI 不适
双嘧达莫	抗血小板(与阿司匹林合用)	缓释片 200mg bid 联合阿司匹林 50mg bid	GI 不适
噻氯匹定	抗血小板	500mg/d	腹泻、白细胞减少、皮疹
氯吡格雷	抗血小板	75mg/d	血小板减少、白细胞减少
西洛他唑	抗血小板	100mg bid	头痛,外周水肿,充血性心衰患者禁用

表 61-4

短暂性脑缺血发作和缺血性脑卒中预防药物（续）

药物	作用	剂量	不良反应
华法林	抗凝（仅适用于心源性脑卒中/TIA 患者）	大多数患者滴定至 INR 2~3 心脏瓣膜疾病患者 INR 2.5~3.5	出血、瘀斑、瘀点
利伐沙班	抗凝（仅适用于心源性脑卒中/TIA 患者）	CrCl>15ml/min，晚餐时 20mg/d	出血
阿哌沙班	抗凝（仅适用于心源性脑卒中/TIA 患者）	5mg bid Scr≥1.5mg/dl，2.5mg bid（年龄>80 岁或体重≤60kg）	出血
依度沙班	抗凝（仅适用于心源性脑卒中/TIA 患者）	60mg/d，如 CrCl>15~50ml/min，30mg qd	如果 CrCl >95ml/min，为缺血性脑卒中的高风险，不使用
达比加群酯	抗凝（仅适用于心源性脑卒中/TIA 患者）	150mg bid 如 CrCl>15~30ml/min 75mg bid	GI 出血

GI，胃肠道；INR，国际标准化比值；bid，每日 2 次；CrCl，肌酐清除率；TIA，短暂性缺血发作；Scr，血清肌酐

急性缺血性脑卒中与 TIA 的治疗

治疗目标

当前的目标是在病变的脑血管中重建足够的血流量，减少脑损伤并治疗并发症。长期目标是防止再闭塞和降低未来缺血性脑卒中的风险。

急性缺血性脑卒中的早期治疗

临床表现和诊断试验

案例 61-2

问题 1：患者 P.C.，男，65 岁（100kg，175cm），因右侧肢体无力经急诊室（emergency department，ED）收治入院。据悉，患者的妻子上一次看到他还好的时间是在晚上 8 点 30 分左右。大约晚上 9 点 15 分，患者的儿子听到砰的一声，上楼发现他的父亲倒在地板上。患者说话含糊不清，面部下垂。即拨打急救电话，晚上 9 点 45 分，患者被送到 ED。他在到达 ED 时恢复了意识，右侧肢体已无力了；他说不出话来，但能听懂指令（表达性失语）。眼科检查显示右侧偏盲（他的眼睛不能向右追踪及辨视右侧肢体），血压 165/95mmHg，其他生命体征正常；实验室检查均在正常范围内。在到达 ED 前应采取什么干预措施？

及时识别卒中症状并紧急处理是获得最佳结果的必要条件。一旦发现卒中症状，应立即启动紧急医疗绿色通道。应对急救医务人员进行培训，以采集重要的病史信息，尤其是初始症状，即"患者的基线状态或无症状状态"。对于无法提供信息的患者或醒来就有卒中症状的患者，发病时间为患者最后一次清醒、无症状或状态正常的时间[53]。使用标准化评估工具如辛辛那提院前卒中量表（the Cincinnati Prehospital Stroke Scale，CPSS）或洛杉矶院前卒中筛查表（Los Angeles Prehospital Stroke Screen，LAPSS）有助于将卒中症状与其他疾病区分开来，如转换障碍（conversion disorder）、高血压脑病、低血糖、复杂性偏头痛或癫痫发作[53,54]。

在患者运送至 ED 之前，应开始对呼吸和心血管进行一般支持性护理。患者起病到康复全程均应制订完善的评估和治疗计划，这对急性脑卒中患者的有效管理至关重要。如果可能的话，疑似脑梗死的患者应该转移到距离最近的并经过认证的初级医疗中心。经过认证的初级医疗中心应该有一个多学科团队，当潜在的卒中患者在途中时，急救人员会启动并通知他们（图 61-3）[53]。如果当地没有初级卒中中心，患者可以在社区医院稳定病情。在这种情况下，社区医院可以与大型医疗中心互动，以便在专家指导下，提供医疗护理。

案例 61-2，问题 2：什么样的诊断检查和评估有助于指导患者 P.C. 的治疗？

应迅速进行基本的实验室检查和诊断试验，以排除引起患者症状的非脑血管因素，如代谢或毒理学紊乱或感染。这些检查包括常规的血液生化全套（电解质、血尿素氮、血肌酐、肝酶、钙、磷、镁和白蛋白）、全血细胞计数和毒理学筛查。凝血功能检查，包括凝血酶原时间、INR 和部分凝血活酶时间，以提供潜在的抗凝或溶栓治疗的基线值。此外，还需进行体格检查、神经系统、心血管系统和精神状态检查。神经系统检查可以协助定位 CNS 的病灶。体检还应使用美国国立卫生研究院卒中量表对患者进行评分[54]。这些检查除了为患者神经系统损害的诊断提供重要信息外，还可为今后评估其疾病进展和恢复情况提供基线数据。

仅仅依靠查体和神经系统检查难以辨别卒中的诱因。

类卒中症状发作

启动紧急医疗系统

启用CPSS或LAPSS

症状与卒中一致　　　症状与卒中不一致

启动呼吸和心血管支持,立即转运至急诊科进一步治疗　　　启动适当治疗,转运至急诊科进一步评估

急诊科评估
症状发作过程
神经系统检查
体格检查
头颅CT或MRI扫描
NIHS卒中量表评估
适当的实验室检查

出血性卒中　　　　　　　缺血性卒中

蛛网膜下腔出血　　其他类型出血性卒中

动脉瘤夹闭或盘绕　　控制血压

启动适当的治疗预防再出血、迟发性脑缺血和脑积水　　提供适当的支持和预防保健

康复计划

康复计划

症状发生<4.5h　　　症状发生>4.5h

符合溶栓治疗标准

在24~48h内给予阿司匹林

提供适当的支持和预防保健

康复计划

是　　否

维持血压<180/110mmHg

在24~48h内给予阿司匹林

提供适当的支持和预防保健

康复计划

根据协议启动TPA

TPA后24~48h开始抗血小板治疗

提供适当的支持和预防保健

康复计划

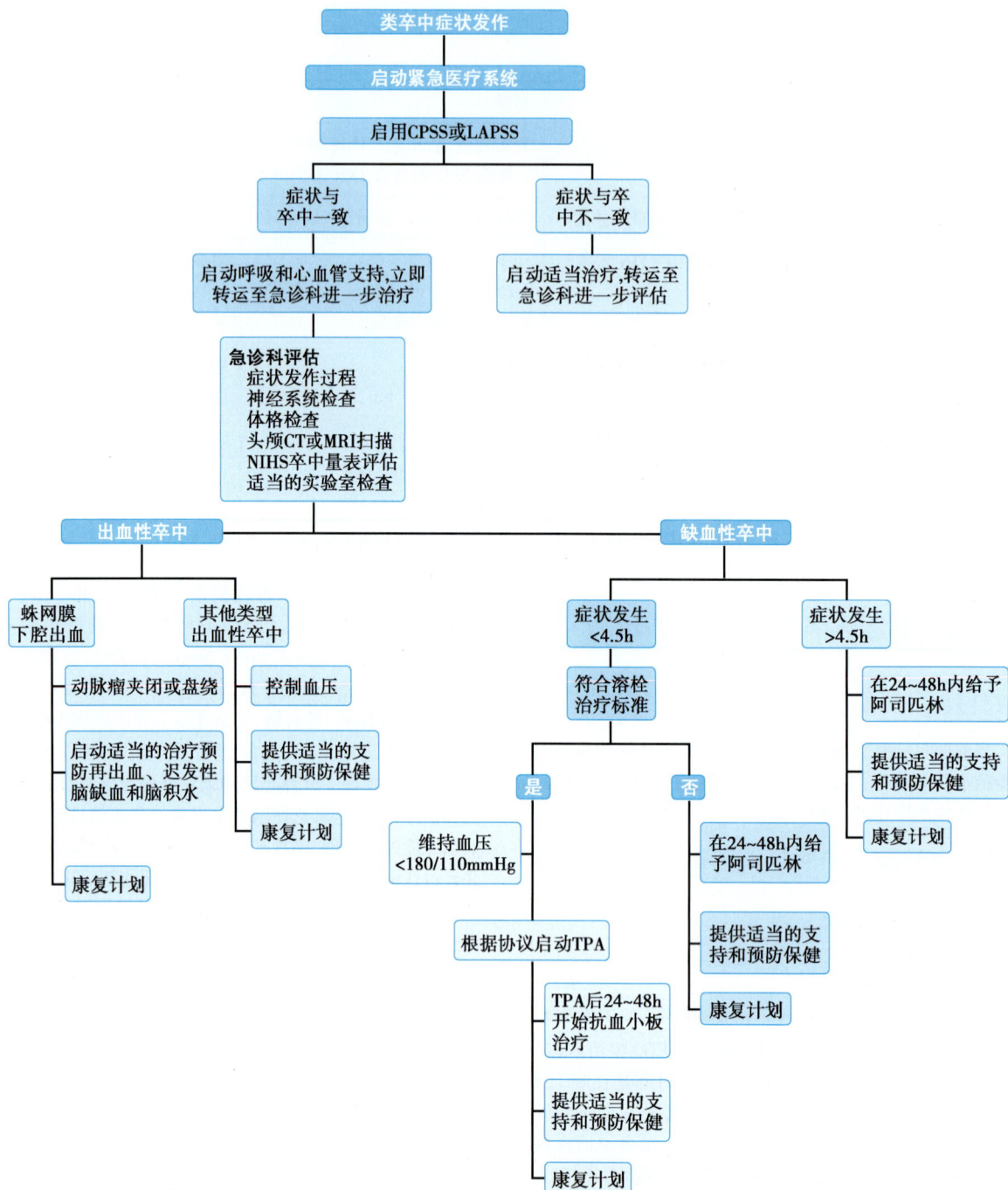

图 61-3　急性卒中样症状患者管理的处理原则。CPSS,辛辛那提院前卒中量表;NIH,美国国立卫生研究院;LAPSS,洛杉矶院前卒中筛查表。来源:Adams HP et al. Antifibrinolytic therapy in patients with aneurysmal subarachnoid hemorrhage:a report of the cooperative aneurysmal study. *Arch Neurol.* 1981;38;25.

因此,计算机断层扫描(computed tomography,CT)或磁共振成像(magnetic resonance imaging,MRI)对评估患者情况具有重要价值。MRI优于CT,因其组织对比度更好,能够获取多个平面图像,缺少骨头、血管伪影引起的干扰,没有电离辐射,造影剂更安全。MRI同样可进行磁共振血管造影,使脑血管结构可视化,对血栓或栓塞的位置准确定位。发生缺血性脑卒中24小时内,MRI比CT更敏感。48小时后,MRI和CT都能有效检测缺血性梗死。MRI主要缺点是影像更易受干扰,症状不稳定的患者难以进行检查,并且在

小型医院或社区无法进行。此外,对于有金属植入物或起搏器的患者,行MRI检查并不安全。

该患者在进行抗凝、溶栓或其他中风治疗开始前必须进行CT或MRI检查。5~7日后复查CT或MRI可确定缺血性脑卒中导致神经系统损害程度。

血管造影、多普勒或者是脑血管超声检查可有助于确定血管病变部位。这些检查通常都是在患者病情稳定后进行,除非患者打算进行血管成形术与支架置入或动脉内溶栓治疗。腰椎穿刺进行脑脊液(cerebrospinal fluid,CSF)检

查可能有助于确定 CNS 是否存在出血。怀疑颅内高压时，因为可能出现小脑幕疝，应避免腰椎穿刺。

治疗

血栓栓塞性卒中的主要关键事件是急性血栓的形成。前瞻性脑血管造影显示,超过 90% 的病例其动脉闭塞与急性神经功能缺陷的区域相对应[55]。

大脑动脉阻塞不会导致完全缺血,因为其他动脉来源的侧支循环为大脑缺血区域提供了不稳定和不完全的血液供应[56]。当血流量降低到 10~18ml/(100g·min)时,可能发生不可逆的细胞损伤。犬和猫的实验研究表明,在 2~3 小时内恢复血流灌注,可避免神经功能缺损[57,58]。溶栓药可以重建流向大脑缺血区的血流,早期治疗是溶栓治疗成功的最重要因素。选择合适的溶栓人选至关重要,需要由专业团队做正确的神经学评估。在开始溶栓治疗前,高血压患者应谨慎降压至收缩压<185,舒张压<110mmHg(见表 61-5 及随后关于血压的讨论)。

表 61-5

急性缺血性脑卒中血压治疗管理指南

治疗	使用阿替普酶	不使用阿替普酶
无治疗建议	如血压<185/110mmHg	如血压<220/120mmHg,除非有其他特定的医学问题
尼卡地平 5mg/h,滴定每 5~15min 2.5mg/h,(最大 15mg/h) 拉贝洛尔 10~20mg 静脉注射 1~2min,最多可重复至 300mg;或拉贝洛尔 10mg 静脉注射,然后持续输注 2~8mg/min	如血压>185/110mmHg 目标是降低到 <185/105mmHg,以降低脑出血的风险	如收缩压>220mmHg 或舒张压 120~140mmHg
硝普钠 0.5μg/(kg·min)静脉注射	如上述治疗方案不能有效控制血压,或舒张压>140mmHg	如血压未控制或舒张压>140mmHg

来源:Jauch EC et al. Guidelines for the early management of patients with acute ischemic stroke:a guideline for healthcare professionals from the American Heart Association/American Stroke Association. *Stroke*. 2013;44:870-947

随机对照试验表明,静脉注射组织纤溶酶原激活药(tissue plasminogen activator,tPA)阿替普酶(alteplase)对选择 4.5 小时内开始治疗的急性缺血性脑卒中患者是有益的。对于符合条件的患者(表 61-6),一旦 CT 排除出血,应在症状明确 4.5 小时内开始静脉注射 tPA。如果在症状出现 3 小时内与最多 4.5 小时内给予阿替普酶治疗相比,对患者有特定的选择标准(见表 61-6)。

市面上有几种溶栓药物(链激酶、阿替普酶、替尼他普酶、瑞替普酶、尿激酶)可用。然而,只有阿替普酶试验显示出疗效并改善了结局[59-62]。

有 3 项研究,均以链激酶为溶栓药,由于与链激酶相关的高死亡率和颅内出血都提前终止了[59,60,63]。接受链激酶治疗的患者,颅内出血发生率为 6%~17%,而接受安慰剂治疗的患者为 0.6%~3%。

美国国家神经疾病和卒中研究所(National Institute of Neurological Disorders and Stroke,NINDS)[61]与欧洲合作急性卒中研究 I(European Cooperative Acute Stroke Study I,ECASS I)对阿替普酶试验采用了不同的剂量、纳入标准以及治疗方案[62]。这两项试验结果均显示阿替普酶至少在某些结局参数上的获益。在 NINDS 的阿替普酶研究中,采用严格的纳入和排除标准,患者在症状出现后 3 小时内,注射阿替普酶 0.9mg/kg(最大剂量 90mg),第 1 分钟给予 10% 剂量,其余剂量滴注 60 分钟,对照组给予安慰剂。在这项研究中,安慰剂组与阿替普酶治疗组在 24 小时内的反应无差异。然而在 3 个月时,阿替普酶治疗组患者,30% 以上可能有轻微残疾或无残疾,预后良好的患者数量增加了 11%~13%,严重神经损害或 3 个月死亡患者的人数相应减少。接受阿替普酶治疗的患者颅内出血发生率(6.4%)高于接受安慰剂的患者(0.6%)。尽管接受阿替普酶治疗的患者颅内出血发生率增加,但这些患者预后较好。在 ECASS I 试验[62]中,纳入的患者均在症状出现 6 小时内,静脉注射阿替普酶 1.1mg/kg(最大剂量 100mg),对照组给予安慰剂。3 个月后两组无显著性差异。然而,目标人群分析显示两组间差异显著,阿替普酶具有显著疗效。阿替普酶治疗组有 41% 的患者仅有轻度残疾甚至无残疾,而安慰剂治疗组患者仅为 29%。多项次要结局指标均有利于阿替普酶。两组在 30 日死亡率上无差异,但阿替普酶组患者有 19.8% 出现脑出血,而安慰剂组为 6.5%。

自从 NINDS 和 ECASS I 试验以来,随后的 3 项试验,ECASS II 和阿替普酶溶栓用于缺血性脑卒中急性非介入治疗(ATLANTIS A 和 B)发现,在发病 3 小时内给予溶栓治疗,疗效与 NINDS 大致相同。ECASS II 研究使用阿替普酶的剂量为 0.9mg/kg 并复制了 NINDS 试验[64],然而,患者在出现卒中症状最长 6 小时内入组。这项研究发现阿替普酶和安慰剂之间无差异。发病 3 小时内入组的患者太少,无法可靠地评估该变量对结局的影响。

表 61-6

阿替普酶治疗急性卒中病例选择标准

纳入标准	排除标准
≥18 岁 临床确诊为脑卒中 具有临床意义的神经功能缺损 治疗时间窗严格界定在发病 180 分钟内 基线 CT 检查排除颅内出血	颅内出血、多发梗死或蛛网膜下腔出血的 CT 征象 活跃性内出血 颅内出血史 3 个月内卒中或严重颅脑损伤史 目前使用直接凝血酶抑制药或直接 Xa 因子抑制药,且实验室检查高于正常值上限 收缩压 BP>185mmHg,舒张压 BP>110mmHg 目前使用抗凝药,INR>1.7 目前使用直接凝血酶抑制药且实验室检测值升高(如 aPTT、INR、ECT、TT 和 Xa 因子活性测定等) 近 48 小时内接受肝素治疗,导致 aPTT 异常升高 血糖<50 或者 400mg/dl 蛛网膜下腔出血症状 血小板计数<100 000/mm³

相对排除标准

只有轻微或迅速改善中风症状
孕妇
癫痫发作伴有发作后残留神经功能障碍
2 周内有严重的创伤或大手术
3 周内有 GI 或尿道出血

出现症状 3~4.5 小时后,使用阿替普酶的附加相对排除标准

年龄>80 岁
NIHSS 评分>25
口服抗凝药,无论 INR 值如何
既往糖尿病又有缺血性脑卒中史

BP,血压;CT,计算机断层扫描;GI,胃肠道;NIHSS,美国国立卫生研究院卒中量表;ECT,凝血时间;aPTT:激活部分凝血活酶时间;TT,凝血酶时间

自 NINDS 试验以来,一些试验也研究了卒中后 6 小时内静脉注射阿替普酶的疗效。ECASS Ⅰ、ECASS Ⅱ、ATLANTIS A 和 B 中,均纳入了延长窗口期使用阿替普酶的患者。这些试验都未发现个体获益。然而,一项汇总分析显示可改善预后[65]。因此,ECASS Ⅲ 研究用于评估 NINDS 试验中阿替普酶剂量(0.9mg/kg,最大剂量 90mg)的有效性和安全性,但它关注的是症状出现后 3~4.5 小时内给予阿替普酶的疗效和安全性[66]。与安慰剂相比,接受阿替普酶治疗的患者的 mRS 全球残疾量表评价结果更好(OR:1.34;95% CI:1.02~1.76)。尽管阿替普酶组颅内出血的发生率较高,但两组的死亡率和不良事件报告相似。在发病 3~4 小时内考虑使用阿替普酶时,应遵循 ECASS Ⅲ 标准(见表 61-6)。最近发表了第二项大型随机安慰剂对照试验。在第三次国际卒中试验(IST-3)中,遵循 NINDS 试验的阿替普酶给药方案,纳入发病 6 小时内患者,阿替普酶组牛津障碍评分中的功能结果显著改善(0~2,存活和独立)(OR:1.27;95% CI:1.10~1.47)。但在 7 日内,阿替普酶组死亡率更高。与 ECASS Ⅲ 相比,ITS-3 试验纳入了>80 岁的患者,血压合格率更高[67]。因为 P.C. 在卒中发作后 3 小时内送达急诊科,

根据 NINDS 标准,可使用阿替普酶,但需确保患者不存在表 61-6 中的排除标准。

案例 61-2,问题 4:针对患者 P.C. 应采取什么样的一般治疗干预措施?

除住院患者所需的一般支持治疗外,有几个问题对卒中患者的适当治疗也很重要。

首先应评估生命体征并确保气道、呼吸和循环的稳定。可能需要插管和机械通气以确保足够的通气,并保护呼吸道避免误吸。应注意液体量和电解质控制。过度补液或补钠不足会导致低钠血症,潜在地引起脑水肿。这可能导致脑组织受压和移位,从而破坏脑灌注。此外,低钠血症可引起癫痫发作,从而增加受损神经元的代谢需求。因此,0.9%生理盐水或乳酸林格氏液是脑水肿危险患者的首选液体[53]。

要注意体温。研究表明,即使体温轻微升高,也会导致急性卒中预后变差[68,69]。低温对神经有保护作用,体温降低 0.26°F 对卒中患者有好处[53,70]。可使用退热药如对乙

酰氨基酚。建议保持正常或稍低于正常体温。

另一个必须密切关注的代谢参数是血糖浓度，因为高血糖可能会对缺血性梗死的预后产生不利影响[71]。一篇针对高血糖对急性脑卒中影响的多项研究综述指出，高血糖会导致不良后果和死亡率增加。如果发现高血糖，应采取适当的胰岛素治疗，使血糖浓度低于140mg/dl，同时避免发生低血糖[53]。

注意患者 P. C. 的血压管理。血压下降过快会减少脑血流量，扩大缺血和梗死区域；而高血压可能使他的脑出血风险加大，尤其是如果使用溶栓药。然而，一项比较治疗组和未治疗组与急性脑卒中相关的高血压患者的研究，未能显示两组患者之间的结果有任何差异[72]。

收缩压>185mmHg 或舒张压>110mmHg 的患者，在开始使用阿替普酶前，应使用拉贝洛尔(labetalol)、硝酸甘油贴剂或静脉注射尼卡地平(nicardipine)降低血压至上述目标[53]。一个合理的目标是在卒中发作后24小时内将血压降低15%。使用阿替普酶后，收缩压应保持 <180/105mmHg，以限制颅内出血的风险。对急性缺血性脑卒中患者，表61-5提出了特定的血压管理具体建议。对于其他患者，血压控制的唯一共识是，当血压超过 220/120mmHg 时需要治疗。如果出现与血压降低相关的神经功能的临床恶化，抗高血压药的输注速度应减慢或停药。在卒中发生24小时后，可使用口服药物，如噻嗪类利尿药、钙通道阻滞、ACEI 或 ARB，开始维持降压治疗。读者可以参阅第9章关于高血压管理的更详细的讨论。

应根据需要评估和提供患者的一般日常需要，这些包括营养、排尿、排便、谵妄、预防深静脉血栓形成和褥疮等。神经功能缺陷可能会损害许多患者充分满足这些需求的能力，有必要加强医疗照护。

案例61-2，问题5： 患者 P. C. 是否应该紧急使用抗凝或抗血小板药物？

几项研究评估了抗凝药在急性脑卒中治疗中的应用，但这些研究大多设计不完善或不足以确定这些药物的疗效。

肝素及类肝素

有3项研究评估了肝素(heparin)在急性脑卒中的应用[73-75]。在一项双盲研究中，调整肝素剂量以保持部分凝血酶原时间为对照组的1.5~2倍，并持续7日[73]，结果患者7日死亡率没有显著差异，卒中后1年的机体功能也无显著差异，但使用肝素治疗的患者1年内死亡率较高。另一项研究比较了阿司匹林和皮下注射肝素(5 000IU 或12 500IU，每日2次)用于急性缺血性脑卒中的治疗效果[74]，结果显示，接受任一剂量肝素治疗的患者死亡率或发病率均未降低。也有肝素用于进展性脑卒中(伴有神经症状)的研究，但未能证明其获益[75]。尚未见研究表明肝素在减轻卒中患者的神经影响方面有用。

已有几项研究对低分子肝素(low-molecular-weight heparins，LMWHs)和类肝素(heparinoids)在急性卒中的疗效进行评价。在一个随机、双盲、安慰剂对照试验中，将两种剂量的那屈肝素(nadroparin)与安慰剂进行比较[76]，3个治疗组中，3个月的死亡率或致残率没有差异。然而在第6个月时，接受高剂量那屈肝素(即 4 100 IU 抗-Xa，每日2次)的患者功能得到改善。一项大型随机、安慰剂对照的剂量调整达那肝素(一种低分子肝素)试验中，使用达那肝素治疗的患者病情无改善[77]。此外，在达那肝素和舍托肝素(certoparin)的研究也未见改善[78,79]。与肝素类似，低分子肝素和类肝素并治疗急性脑卒中未显示出疗效。

深静脉血栓(Deep vein thrombosis，DVT)形成和肺栓塞(pulmonary embolism)是卒中患者常见的并发症。除非有禁忌，否则应在入院后24小时内使用间歇性压迫装置，例如可防止下肢静脉淤积的 Venodynes。大多数接受肝素、低分子肝素或类肝素患者的相关研究中，深静脉血栓形成和肺栓塞的发生率均有所降低[80]。

患者 P. C. 在24小时溶栓治疗后，经复查头部 CT 排除脑出血，可皮下注射普通肝素 5 000 单位，每日2~3次，预防深静脉血栓形成。与低分子肝素相比，普通肝素是一种廉价而有效的选择。

抗血小板药

阿司匹林

一项研究评估了急性脑卒中患者早期服用阿司匹林(aspirin)的治疗效果。中国的急性卒中试验(the Chinese Acute Stroke Trial，CAST)中，比较了卒中症状出现48小时内服用阿司匹林160mg/d 与安慰剂的疗效[81]。接受阿司匹林治疗的患者早期死亡率有所降低，但出院时死亡或依赖的主要终点或住院时间方面没有差异。另外两项研究未能证明阿司匹林获益[63,74]。综合这些资料，阿司匹林对降低早期卒中复发的风险有轻微益处。目前的建议是，除非已给予阿替普酶，应在卒中发生24~48小时内给予阿司匹林 325mg[53]。如用了阿替普酶，应在阿替普酶给药24~48小时后服用阿司匹林，但仍应在卒中症状发生48~72小时内服用阿司匹林[53]。我们的患者 P. C. 用了阿替普酶，在阿替普酶输注结束后24~48小时内不应给予阿司匹林，除非在24小时后复查 CT 排除了脑出血。

其他抗血小板药物如氯吡格雷(clopidogrel)或双嘧达莫(dipyridamole)在急性缺血性脑卒中治疗中的应用，已发表的证据有限。一些小规模试点研究表明，这些抗血小板药有一定的效用，但没有确凿的证据表明阿司匹林在急性缺血性脑卒中治疗中有明显获益。一项随机、双盲、安慰剂对照试验中，5 170 例急性轻度卒中或 TIA(偶发)患者给予氯吡格雷联合阿司匹林治疗。试验组于症状出现后24小时内给予负荷剂量氯吡格雷 300mg 后，每日给予氯吡格雷75mg，连续90日，联用阿司匹林75mg/d，连续21日；对照组每日给予安慰剂联合阿司匹林75mg，持续21日。这项在中国进行的研究发现，在最初的90日内，双联方案在降低卒中风险方面优于单用阿司匹。纳入患者中不包括严重卒中或接受溶栓治疗的病例[82]。鉴于患者 P. C. 接受了溶栓治疗，阿司匹林为首选。

糖蛋白Ⅱb/Ⅲa 抑制药

血小板糖蛋白Ⅱb/Ⅲa 抑制药也被用于急性卒中的研究。一项安慰剂对照的Ⅱ期临床试验显示,在急性脑卒中24 小时内给予阿昔单抗(abciximab)对患者功能有改善趋势,但该研究并没有显示出这一结果的显著性[83]。

在另一项安慰剂对照的急性脑卒中患者Ⅱ期临床研究中,直接凝血酶抑制药阿加曲班(argatroban)对患者神经系统症状和日常生活能力的显著改善有统计学意义[84]。虽然参与这项研究的患者例数较少,但结果显示有希望。目前这些药物的使用仅限于临床试验。

血管内介入

> 案例 61-2,问题 6:还有哪些非药物干预也可以考虑用于患者 P. C. 急性脑卒中的治疗?

有许多针对缺血性脑卒中的血管内治疗方案可用,包括动脉内溶栓术(intra-arterial fibrinolytics)、机械血栓切除术(mechanical thrombectomy)、动脉内溶栓和机械血栓切除联合、Penumbra 机械血栓抽吸和半影系统联合、急性血管成形术和支架置入术等[53]。

动脉内溶栓治疗需要有经验的卒中中心和仔细的选择,以确定什么样的患者将受益。与静脉溶栓一样,动脉内溶栓应在症状出现后 6 小时内使用,适合于不适宜静脉注射阿替普酶溶栓的大脑中动脉闭塞患者。尿激酶(urokinase)是目前随机试验唯一证明对血凝块溶解有效的溶栓药,可使血管再通以恢复血液流动[85,86]。当预测静脉溶栓失败(大血管闭塞)或禁忌使用时,可以考虑动脉内溶栓;如果可以由熟练的介入神经放射学家进行治疗,则应考虑这些治疗方法。由于缺乏对大脑中动脉闭塞以外的最佳剂量的确定和有效性证据,限制了动脉内溶栓的广泛应用[53]。机械取栓可单用或与药物溶栓联用。现有 4 种取栓装置可供选择:MERCI,Penumbra,Solitaire FR 和 Trevo。最新指南推荐支架型取栓装置(Solitaire 或 Trevo)超过螺旋形取栓装置,如 Merci。

最新证据显示上述四种器械颇具应用前景。在颅内近端前循环闭塞的卒中患者中,静脉注射阿替普酶后使用支架取栓装置(Solitaire)进行血栓切除术的患者,与静脉注射阿替普酶单药治疗相比,在不增加脑出血风险或死亡率的情况下,显著降低了 90 日致残率[87]。在其他四项试验中也发现了类似的结果,比较静脉溶栓加血管内治疗与单纯静脉溶栓治疗颅内近端前循环大血管闭塞的标准治疗,动脉内血栓切除术降低了致残率,改善了预后[88-91]。这些试验与早期试验相比,入组患者需要 CT 造影确认颅内血管闭塞,而早期试验不需要这种确认或使用较旧的设备(Merci 和 Penumbra)未发现这种益处[92-95]。

卒中教育

> 案例 61-2,问题 7:对于未来可能发生的卒中症状,应给予患者 P. C. 提供什么样的信息和指导?

急性脑卒中的早期治疗,使用现有的或正在研究的药物似乎是决定最佳结果的最重要因素。几乎所有的临床试验均显示,急性脑卒中患者在起病数小时内进行药物治疗获益最大。必须立即发现卒中症状并开始治疗。诊断和提供医疗保健的主要限速步骤是患者对卒中症状的认识。每一位卒中高危风险患者,若遇到肢体无力或瘫痪、言语障碍、肢体麻木、视力模糊或突然失明以及意识状态改变,应尽快寻求紧急医疗救援。这些症状应该像心肌梗死症状一样紧急处理。药师应确保患者 P. C. 和他的照护人员了解卒中症状,并知道如果出现症状该怎么办。

并发症

> 案例 61-2,问题 8:患者 P. C. 可能会经历哪些与卒中相关的并发症?

躁动、谵妄、木僵、昏迷、脑水肿和颅内压增高是可能与缺血性脑卒中相关的其他急性症状。这些症状与受影响的特定血管有关。患者 P. C. 的并发症取决于他卒中的进展。

高达 20% 的卒中患者可能发生癫痫发作。肺炎、肺水肿、心脏骤停、深静脉血栓和心律失常通常与缺血性脑卒中有关,应在发生时加以控制。患者 P. C. 的并发症可能发生在卒中后不久,或与迅速进展的神经事件有关,如进一步梗死、出血或严重的脑水肿。肺炎或深静脉血栓形成主要与不活动有关,而且这些事件的风险将随着 P. C. 不能活动时间的延长而增加。

卒中患者经常会有心理反应,最常见的精神并发症是抑郁症,发生率为 30%~50%[96]。

抑郁症的严重程度不等,若抑郁症干扰了恢复和康复过程中出现抑郁症,应使用选择性 5-羟色胺再摄取抑制药或其他适当的药物。CNS 兴奋药可能对严重的精神抑郁有效,如哌甲酯(methylphenidate)和右苯丙胺。由于患者 P. C. 有高血压,CNS 兴奋药只能在密切监测血压的情况下使用。

预后

> 案例 61-2,问题 9:住院 4 日后,患者 P. C. 的神经系统状况稳定。进一步的神经学改善会实现吗?

脑卒中患者的神经功能障碍至少需要 8~12 个月才能稳定。在此期间,神经功能可能会恢复,但很少恢复正常。缺血性脑卒中的预后取决于多种因素,包括年龄、高血压、昏迷、心肺并发症、缺氧和神经源性过度通气。然而,大脑中动脉梗死与较差的恢复机会有关。最近,限制未受影响肢体活动的物理和职业治疗技术已被证明对患者恢复失去的功能是有效的。因此,患者 P. C. 的神经功能有可能进一步得到改善。

缺血性脑卒中或 TIA 的二级预防

> 案例 61-2,问题 10:建议采用什么抗血小板药或抗凝药预防患者 P. C. 的继发性卒中?

抗血小板治疗在二级预防中的应用

由于血小板在动脉粥样硬化凝块形成中起关键作用，各种抗血小板药物如阿司匹林、阿司匹林/双嘧达莫、噻氯匹定（ticlopidine）、氯吡格雷和西洛他唑（cilostazol）等均可用于二级预防。西洛他唑是唯一一未经 FDA 批准的用于预防非心源性缺血性脑卒中和 TIAs 二级预防的药物。这些药物通常通过抑制 TXA_2 的形成或增加前列环素的浓度而起作用。这些作用旨在重建这两种物质之间的适当平衡，从而防止血小板的黏附和聚集（见表61-4）。在有 TIA 或卒中病史的患者中，与安慰剂相比，这些药物可使卒中、心肌梗死或死亡的相对风险降低约22%[97]。根据目前非心源性缺血性卒中和 TIAs 二级预防指南，阿司匹林、氯吡格雷或阿司匹林/双嘧达莫复方缓释制剂被推荐为一线用药[5]。

阿司匹林

阿司匹林对非心源性栓塞性缺血性卒中和 TIA 的二级预防的有效性得到了高质量证据的支持。至少有 15 项随机试验，其中 7 项是安慰剂对照试验，研究了阿司匹林单药或与其他抗血小板药物联合预防血管事件[45,98-102]。

患者经历了血管事件（如 TIA、卒中、不稳定心绞痛或心肌梗死），随访时间为 1~6 年，缺血性卒中或 TIA 的发生率为 7%~23%。与安慰剂相比，接受阿司匹林治疗的患者卒中的相对风险平均降低了 22%。在仅考虑 TIA 或卒中患者的 10 项试验中，使用阿司匹林可使非致命性卒中的发生率相对降低 24%。男性和女性的风险降低率相同[98,103]。

临床试验中阿司匹林的使用剂量为 30mg/d~1 500mg/d。一项安慰剂对照研究的荟萃分析中，比较了阿司匹林 900~1 500mg/d 和 300~325mg/d 疗效；接受 900~1 500mg/d 的患者脑血管事件风险降低 23%，接受 300~325mg/d 的患者风险降低 24%[97]。一项纳入 3 131 例患者服用阿司匹林的前瞻性比较显示，服用阿司匹林 30mg/d 的患者非致死性卒中或非致死性心肌梗死的发生率为 14.7%，服用阿司匹林 283mg/d 的患者发生率为 15.2%，两者之间无显著性差异[104]。瑞典阿司匹林低剂量试验（the Swedish Aspirin Low-Dose Trial，SALT）显示，与安慰剂组相比，服用阿司匹林 75mg/d 的患者脑卒中的发生率减少了 18%[105]。Helgason 等比较了阿司匹林 325、650、975 和 1 300mg/d 对卒中患者的效果[106]，以血小板聚集试验确定疗效。结果表明，80% 的患者在 325mg/d 剂量下完全抑制了聚集；另外 5% 的患者在 650mg/d 时产生反应；只有 1% 的患者在 975mg/d 时产生反应，在 1 300mg/d 时没有进一步的反应。随着阿司匹林剂量的增加，胃肠道出血的风险也随之增加[107]。

阿司匹林的推荐剂量为 50~325mg/d，目标是使用最低有效剂量，以限制胃肠道不良反应的风险。在美国，通常开始服用 81mg 肠溶阿司匹林。

噻氯匹定

噻氯匹定（ticlopidine）是一种抗血小板药物，仅被批准用于预防 TIA 和有脑血栓史的卒中患者。通过抑制 ADP 诱导的血小板聚集，其活性与阿司匹林不同。虽然它能有

效降低卒中风险，但它的使用受到严重的血液学和胃肠道副作用的限制[108,109]。

氯吡格雷

氯吡格雷（clopidogrel）在化学上与噻氯匹定有关，通过抑制 ADP 诱导的血小板聚集发挥作用。一项随机、双盲、国际试验，即缺血性事件风险患者氯吡格雷与阿司匹林对比（Clopidogrel vs. Aspirin in Patients at Risk of Ischaemic Events，CAPRIE）研究，将氯吡格雷 75mg/d 与阿司匹林 325mg/d 进行比较[110]。纳入的患者有动脉粥样硬化性血管疾病病史，表现为近期缺血性脑卒中、心肌梗死或有症状的周围血管疾病。采用意向性治疗分析（intention-to-treat analysis），接受氯吡格雷的患者发生事件的风险为 5.3%，接受阿司匹林的患者发生事件的风险为 5.83%。这代表了与阿司匹林相比，氯吡格雷风险降低 8.7%，具有统计学意义，有利于氯吡格雷。治疗分析（on-treatment analysis）显示，相对风险降低 9.4%，再次有利于氯吡格雷。对于以卒中为主要条件纳入 CAPRIE 研究的患者，相对危险度降低 7.3%，但这一差异无统计学意义。与服用阿司匹林的患者相比，服用氯吡格雷的患者皮疹和腹泻发生率较高；服用阿司匹林的患者更容易受上消化道不适、颅内出血和 GI 出血的影响；服用氯吡格雷的患者有 0.17% 出现中性粒细胞显著减少，服用阿司匹林的患者为 0.10%。文献报道了一些血小板减少性紫癜的病例[111]。

氯吡格雷和阿司匹林一样安全有效。氯吡格雷是替代阿司匹林的卒中二级预防药物[5]。参与氯吡格雷代谢和活化的肝酶（CYP1A2、CYP3A4、CYP2C19）或血小板内 P2Y12 受体的多态性，可能影响氯吡格雷的抗血小板治疗。同样，药物相互作用影响 CYP2C19 可导致氯吡格雷的疗效降低。常用的质子泵抑制药，如奥美拉唑（omperazole）可能降低氯吡格雷的疗效，建议在有更确凿的证据之前，避免奥美拉唑与氯吡格雷联合使用[5]。

阿司匹林/双嘧达莫

双嘧达莫（dipyridamole）抑制磷酸二酯酶，增强前列环素相关血小板聚集抑制作用。4 项大型随机临床试验评估了阿司匹林和双嘧达莫联合应用于卒中或 TIA 患者的二级预防效果。欧洲两项研究表明，阿司匹林和双嘧达莫联用有益。在第一项研究中，阿司匹林 325mg/d 和即释双嘧达莫 75mg，每日 3 次联用，与安慰剂进行比较[112]，结果表明，联合用药使卒中和死亡总风险降低 33%，卒中风险降低 38%。第二项卒中预防研究，纳入了既往有卒中或 TIA 史的患者，发现阿司匹林与双嘧达莫联用，比安慰剂、单用双嘧达莫和单用阿司匹林更有效[113]。

本研究采用双嘧达莫缓释制剂，联合治疗的相对风险降低了 37%，单用阿司匹林的相对风险降低了 23%；双嘧达莫剂量为 200mg bid，阿司匹林剂量为 25mg bid；绝对风险每年减少约 1.5%。双嘧达莫单用或与阿司匹林联用的患者头痛发生率更高。与单用阿司匹林相比，接受双嘧达莫治疗的患者出血并发症较少。因此，阿司匹林和双嘧达莫的联合产品是可用的。当最初的二级预防失败时，缓释

双嘧达莫和阿司匹林联用是可接受的卒中二级预防替代方案。

在 2006 年开放标签欧洲/澳大利亚可逆性缺血性卒中预防试验(European/Australian Stroke Prevention in Reversible Ischemia Trial,ESPRIT)中,平均随访 3.5 年,双嘧达莫/阿司匹林联合用药,可以使与血管性死亡、非致死性卒中、非致死性心肌梗死或大出血事件(13%vs 16%)相关的综合主要结局的绝对风险,每年减少 1%;两组出血发生率相似;8.8%的患者因头痛而停止阿司匹林/双嘧达莫联合用药。值得注意的是,阿司匹林的剂量范围为 30~325mg,且 83%的患者服用了双嘧达莫缓释制剂[114]。

将氯吡格雷与阿司匹林联合缓释双嘧达莫用于二次卒中预防方案进行非劣效比较[115],在非心源性栓塞性缺血性卒中患者中,平均随访 2.5 年,两个干预组的卒中发生率无差异。与氯吡格雷相比,阿司匹林加缓释双嘧达莫组胃肠道出血的风险更高(4.1%vs 3.6%)。与联合用药相比,氯吡格雷耐受性更好,出血更少,头痛也更少。

西洛他唑

西洛他唑是一种血管扩张药和抗血小板药。它作用于细胞内 cAMP,为磷酸二酯酶-3 抑制药,主要用于外周动脉疾病患者的间歇性跛行[116]。在亚洲的研究中发现,西洛他唑(100mg,每日 2 次)与阿司匹林相比,对非心源性栓塞性卒中患者同样可以降低血管事件的风险。然而,与阿司匹林相比,西洛他唑更常引起头痛、腹泻、心悸、头晕和心动过速,导致更多的停药(20% vs 12%)[117,118]。考虑到西洛他唑有室性心动过速的风险,心衰患者禁忌使用[116]。

华法林和口服抗凝药

大型随机试验比较了口服抗凝药与阿司匹林在卒中和 TIA 二级预防中的作用。在一项研究中,阿司匹林 30mg/d 与口服抗凝药进行比较,后者调整剂量,使 INR 保持在 3.0~4.5[119]。当抗凝药物组的重大出血事件死亡率是阿司匹林组的两倍时,该研究提前终止。该研究中,抗凝药和阿司匹林在卒中发生率方面没有差异。

第二项研究华法林(调整剂量,使 INR 1.4~2.8)与阿司匹林(325mg/d)比较[120]。

研究结果显示,阿司匹林与华法林在预防卒中或重大出血事件方面无显著差异,但接受华法林治疗的患者中,轻微出血发生率明显更频繁。第三项研究因担心华法林的安全问题也被提前终止[121]。这项研究华法林的目标 INR 2~3,阿司匹林作为比较;由于接受华法林治疗的个体不良事件发生率明显较高,且卒中风险无差异,因此终止了这项研究。在接受华法林治疗的患者中,大出血、心肌梗死、猝死和总体死亡等事件均有所增加。华法林一般不推荐用于非心源性栓塞性卒中的二级预防。房颤引起的心源性栓塞性卒中的二级预防,华法林或较新的口服抗凝药物是首选的一线治疗[47]。

阿司匹林联合氯吡格雷

一项主要研究比较了氯吡格雷 75mg/d 与氯吡格雷 75mg/d 和阿司匹林 75mg/d 的联合用药[122]。两组间卒中复发性或其他心血管结局的风险无差异,但联合用药组的危及生命的出血明显增加。有些人可能对阿司匹林对血小板的作用有抗药性[123]。尽管人们对阿司匹林的了解和研究都很匮乏,但阿司匹林抵抗可能与血小板额外来源的 TXA_2 的存在、与非甾体抗炎药的相互作用或循环中高水平的 11-脱氢凝血酶 B_2 有关。环氧化酶-2 的表达是在人类巨核细胞生成过程中诱导的,是新形成的血小板的特征[124-126]。没有数据表明增加阿司匹林的剂量将克服阿司匹林抗血小板作用的可能抵抗但显然,增加阿司匹林的剂量会增加大出血的风险。

二级预防的外科干预

颈动脉内膜切除术和颈动脉支架植入术可用于预防缺血性卒中或 TIAs。这些设计要么消除栓塞的来源,要么改善大脑缺血区域的循环。

颈动脉内膜切除术

颈动脉内膜切除术(carotid endarterectomy,CEA)是一种常见的外科手术,用于纠正引起 TIA 或缺血性卒中的动脉粥样硬化病变。在这个过程中,手术暴露颈动脉并切除动脉粥样硬化斑块。CEA 联合药物治疗被认为是患有严重(血管造影狭窄>70%)动脉粥样硬化性颈动脉狭窄患者的首选方案。其他患者从这种手术中获益不多,而且这种好处并不超过手术的风险。CEA 对溃疡性病变或狭窄性血块阻塞同侧颈动脉 70%以上血流和有 TIA 或卒中症状的患者最有效。这些患者进行 CEA 后 2 年内降低卒中风险 60%[127]。接受 CEA 治疗的患者,每 6~8 例患者中有 1 例在 2 年内可避免发生卒中[128]。其他患者群体进行 CEA 必须权衡手术风险和预期寿命[129]。CEA 对颈动脉狭窄 50%~69%的患者有益[5],手术应在 TIA 或中风后 2 周内完成。一般来说,CEA 不适用于有永久性神经功能缺陷或颈动脉完全闭塞的患者。CEA 应当由手术失败率和死亡率低于 6%的外科医生完成。

阿司匹林也用于预防 CEA 术后再狭窄。在 CEA 后的第 1 年,25%的患者会再发狭窄病变,其中超过一半会导致颈动脉血流减少 50%以上[103]。

支架植入对预防再狭窄是有用的。初步研究表明,阿司匹林(325mg/d)和双嘧达莫(75mg,每日 3 次)联合治疗可降低再狭窄率。然而,随后在 CEA 后患者中使用该方案的随机安慰剂对照研究并没有证实早期的发现[130],氯吡格雷联合阿司匹林已被证明可减少术后缺血性事件[131]。

颈动脉血管成型支架植入术

作为 CEA 的替代方案,球囊血管成形术(balloon angioplasty)和支架的放置也可以改善狭窄动脉的血流。这是一种侵入性较小的手术,患者的不适较少,恢复时间也较短。手术过程中,在狭窄的动脉中放置一根导管,导管中有充气球囊,当球囊充气时,动脉粥样硬化病变被压入动脉壁。在动脉中放置一个小塑料管支架,以防止血管在病变部位塌陷。

颈动脉血管成形支架植入术（carotid artery angioplasty and stenting，CAS）是另一种选择。最初的研究因为结果不理想而停止[132]。随后，两项研究表明CAS并不比CEA差，但进一步的研究正在进行，以确定CAS是否比CEA更有益[133,134]。CAS可用于不适合CEA的患者。

自发性脑出血

临床表现及治疗

案例61-3

问题1： 患者S.P，男，58岁，与妻子坐在家里看电视时出现意识模糊、恶心、严重头痛和右臂无力等症状。他的妻子立刻叫了救护车，当医务人员赶到时，S.P.瘫倒在椅子上毫无反应。重要的既往病史包括高血压（控制不佳）、房颤和骨关节炎。口服赖诺普利10mg/d，华法林4mg/d，对乙酰氨基酚1 000mg，每日3次。到达急诊室时，血压184/114mmHg，CT平扫显示脑出血；主要电解质浓度、凝血指标和血细胞计数均在正常范围内，但INR为4.8，血糖194mg/dl。S.P.的神经症状和CT扫描血迹影像与脑出血（ICH）的诊断一致。
患者S.P.自发性脑出血的危险因素有哪些？

患者S.P.高血压控制不佳和使用华法林增加了他患脑出血的风险[135]。特别是，使用华法林使脑出血的风险增加2~5倍，这取决于抗凝的程度[136,137]。例如S.P，在脑出血前服用华法林且INR>3，与服用华法林但INR较低的患者相比，面临大出血的风险更大，预后更差[138,139]。服用口服抗凝药的患者在脑出血后死亡风险比不服用抗凝药物的患者高[136]。其他可能增加脑出血风险的药物包括：新型口服抗凝药物，如达比加群、利伐沙班、依度沙班；肝素、低分子肝素、磺达肝素和其他注射用抗凝药物；阿司匹林和其他抗血小板药物；选择性5-羟色胺再摄取抑制药；以及一些同情药物如安非他明、苯丙醇胺、可卡因和咖啡因等[140-144]。非创伤性脑出血的额外危险因素包括高龄、卒中史、糖尿病、吸烟和过量饮酒等[145,146]。除了动静脉畸形引起的出血性脑卒中大多数出血性卒中与遗传易感性无关。

案例61-3，问题2：自发性脑出血患者的主要治疗原则是什么？

自发性脑出血的早期治疗原则，包括：①防止血肿扩大；②预防和管理颅内压升高。为了尽量减少血肿的扩大，如本案例患者，应立即停用抗凝药，逆转患者的药物性凝血障碍，并应谨慎管理血压。预防和管理颅内压升高的方法包括避免大量输注低渗液体及外科治疗。辅助治疗包括治疗发热、避免低血糖和高血糖。

案例61-3，问题3：应采取何种药物疗法来逆转患者S.P.抗凝药物所致的凝血障碍？

高达20%的脑出血患者存在药物引起的凝血障碍[147,148]，如患者S.P.。脑出血前24小时内血肿的扩大与病情恶化直接相关。已证明，华法林所致凝血障碍在脑出血4小时内逆转，可限制血肿的扩张，及时逆转凝血障碍至关重要[149,150]。所有抗凝药物和抗血小板药物应立即停用，并应使用药物逆转抗凝[151]。华法林预防房颤性缺血性脑卒中导致急性脑出血，逆转华法林对改善神经结局的获益远大于抗凝逆转导致缺血性脑卒中的短期风险。如果患者在过去2小时内用了抗凝药，可考虑使用活性炭防止吸收，但重要的是要确保病人能够耐受肠内给药[152]。过去，新鲜冷冻血浆（fresh frozen plasma，FFP）一直用于逆转华法林诱导的凝血功能障碍，然而，凝血酶原复合物（prothrombin complex concentrates，PCCs）最近已成为快速逆转华法林抗凝作用的推荐药物[152]。FFP含有被华法林消耗的所有凝血因子，但需要几个小时才能解冻和使用，并可能导致肺部并发症和水肿。相比之下，PCCs可以在几分钟内逆转INR，因为可以更迅速地实施。此外，PCCs的容量过载风险和感染风险较低。与FFP相比，PCCs能更有效地限制血肿扩大，但迄今临床结果尚未得到证实[153,154]。三因子PCCs包含因子Ⅱ、Ⅸ和Ⅹ，但PCCs的使用受多方面限制，部分原因是治疗费用较高[155]。由于PCCs和FFP的疗效较短，华法林所致的凝血障碍患者应同时缓慢输注10mg维生素K[152]。

治疗非瓣膜性房颤的新型口服抗凝药包括达比加群、利伐沙班、阿哌沙班和依度沙班[156-158]。依达赛珠单抗（Idarucizumab）是一种单克隆抗体，可用于逆转达比加群。其他特异性抗凝药逆转剂的研究正在进行中。达比加群可以通过血液透析去除，与华法林所致的凝血障碍一样，应及时给予逆转剂，并考虑使用活性炭。

其他药物所致出血可能发生在接受肝素、低分子肝素、Xa抑制剂磺达肝癸钠和抗血小板药物如阿司匹林和氯吡格雷的患者。硫酸鱼精蛋白可用来逆转肝素和低分子肝素，而磺达肝癸钠可被PCCs所拮抗[151]。

为了扭转华法林引起的凝血障碍，患者S.P.应按体重给予PCC，并缓慢静脉输注10mg维生素K。

案例61-3，问题4：该如何处理患者S.P.高血压急症？

过度的高血压可能使脑出血患者血肿扩大、神经功能恶化并导致更差结局的风险升高[159,160]。降低血压有可能恶化预后，但是这种现象并不像缺血性脑卒中中那样有据可查[161,162]。几项研究表明将血压迅速降至140mmHg以下对伴有高血压的脑出血患者是安全的[163-166]。此外，研究表明积极的血压控制可以改善预后，且可能与降低死亡率的趋势有关[159,163]。值得注意的是，收缩压>220mmHg的患者和脑出血非常严重的患者在研究中的比例不高。

目前的指南推荐，收缩压为150~220mmHg的患者，若无抗高血压禁忌证，将收缩压降低到140mmHg以下是安全的并可能改善预后。对于收缩压>220mmHg的患者，建议采用静脉给药降压[151]。尼卡地平和拉贝洛尔是脑出血患者最常用的抗高血压药物，但可根据临床情况酌情使用肼屈嗪、硝普钠或硝酸甘油。如果拉贝洛尔控制急性血压，应采用静脉给药。尼卡地平仅可静脉给药。

患者 S.P. 的血压超过 150mmHg，故建议进行静脉降压治疗。宜开始静脉滴注尼卡地平 5mg/h 直至血压达标。

ICP 升高是指颅穹窿内压力过高，可能发生于严重出血性和缺血性脑卒中患者，也可能发生于创伤性脑损伤、脑肿瘤、脑积水和肝性脑病患者。它会导致大脑缺氧和脑疝。患者 S.P. 精神状态恶化可能与 ICP 升高有关。ICP 升高的其他症状包括头痛、呕吐、脑神经麻痹，同时伴有心动过缓，呼吸抑制和高血压。

在神经系统急症患者中，如患者 S.P. 应避免输注低渗液体如 5% 葡萄糖注射液，而需采用等渗液体如 0.9% 氯化钠（生理盐水）和乳酸林格液等。因为低渗液体可加重脑水肿和恶化 ICP。当考虑患者接受液体输注时，重要的是要评估患者正在输注的液体和用来稀释静脉药物的液体。对于 ICPs 升高的患者，静脉注射药物应尽量用 0.9% 氯化钠注射液稀释，而不是用 5% 葡萄糖注射液或其他低渗性液体。

ICP 升高的治疗包括患者护理措施、药物治疗和外科干预。首先，一旦确定患者 S.P. 不是低血容量，床头应抬高到至少 30°，以减少血液和液体在大脑中的蓄积。过度通气（每次呼吸增加患者的呼吸速率和/或呼吸的空气容量），且使 $PaCO_2$ 目标 <30mmHg。针对 S.P. 可以考虑很短时间的通气治疗，直到实施其他干预措施。过度通气不应长期持续，因为它会损害脑血流。

患者 S.P. 应该接受强效镇痛药物治疗，如芬太尼和吗啡；也应给予镇静药，如异丙酚[151]。高渗药物，包括静脉滴注甘露醇 0.25~1g/kg，每 4~6 小时给药一次；或高渗氯化钠可认为是建立渗透梯度，促使液体流出大脑，从而降低 ICP[151,167]。临床医生可以放置颅内压监测仪或利用神经系统检查指导高渗药物治疗。如果使用 ICP 监测仪，高渗治疗可以维持 ICP<20mmHg。如果不使用 ICP 监测仪，神经学检查出现恶化与 ICP 一致，则需要进行治疗。如果患者 S.P. 在高渗、强效镇痛和镇静治疗后 ICP 继续升高，则应持续输注神经肌肉阻断药。最后的措施可考虑包括使用巴比妥酸盐昏迷。

对于因脑出血或其他疾病出现脑积水的患者，可以采用脑室引流术。脑室造口术是经外科手术在脑室内放置引流管，用于引流脑脊液降低颅内压。最后，在高度慎重选择的情况下，可以考虑开颅手术或切除水肿区域的部分颅骨。然而，这种方法的有效性在许多患者中是值得怀疑的。

患者 S.P. 可能受益于：①如果发热，可用对乙酰氨基酚维持正常体温；②避免低血糖或过度高血糖。

虽然在脑出血患者中，解热治疗的临床效果尚未明确，

但发热与预后较差有关[168]。建议监测患者体温，并可给予对乙酰氨基酚以达到正常体温[151]。评估亚低温症的研究正在进行中。

出血性脑卒中应避免低血糖和高血糖。低血糖可直接导致神经损伤，而高血糖则与卒中后神经功能恶化有关。目前指南建议避免低血糖和高血糖，但没有给出特定的血糖控制范围[151]。考虑到患者 S.P. 血糖明显升高，按照制度策略应该，开始启动胰岛素治疗方案。

癫痫发作可能使大约 16% 的卒中复杂化，而且由于癫痫发作通常是无抽搐的，因此很难观察到[151,169]。然而，由于预防性抗癫痫药物治疗的研究未能证明持续的益处，有时还甚至显示有害[170]，现行指南不建议常规的癫痫预防[151,169]。如果患者在脑出血期间或之后出现癫痫发作，应立即开始抗癫痫治疗。

对于患者 S.P. 和任何脑出血患者来说，症状稳定后应解决其风险因素，包括维持血压 130/80mmHg 以下、戒烟、治疗睡眠呼吸暂停、避免过量饮酒，以及戒除可卡因和其他违禁药物等[151,169]。

康复

案例 61-4

缺血性和出血性脑卒中患者接受急性治疗后往往需要长期的康复治疗。康复治疗的目的是管理日常功能，增强现有的神经功能，并试图恢复失去的神经功能。日常功能包括日常生活活动和通过平衡药物干预进行肠道和膀胱功能康复训练。应力争让患者能够自理日常生活，控制卒中的心理影响；增强目前的神经功能的和最大限度地减少抑郁症，包括排除可能损害患者记忆和心理功能的药物，如苯二氮䓬类、强镇静药和镇静抗癫痫药。

局部痉挛是卒中后常见的并发症，累及单侧肢体的痉挛常与肉毒杆菌毒素引起的局部运动神经阻滞有关。积极的物理治疗也是管理痉挛必不可少的。全身性抗痉挛药物，如地西泮、巴氯芬或单曲林钠，由于有毒性风险，不能常规使用。只有当痉挛涉及身体的多个部位或对其他疗法没有反应时才使用。

其他不太常见的卒中后患者康复障碍包括褥疮溃疡、高钙血症和异位骨化（如在主要关节周围的肌肉中骨基质的沉积和钙化）。通过细致的皮肤护理进行预防是治疗压疮的关键。脑卒中后尽早动员患者，可预防高钙血症和异位骨化。

（林翠鸿、游翔 译，郭仙忠、骆少红 校，王长连 审）

参考文献

1. Mozaffarian D et al. Heart disease and stroke statistics—2015 update: a report from the American Heart Association. *Circulation*. 2015;131(4):e29–e322.

2. Easton JD et al. Definition and evaluation of transient ischemic attack: a scientific statement for healthcare professionals from the American Heart Association/American Stroke Association Stroke Council; Council on Cardiovascular Surgery and Anesthesia; Council on Cardiovascular Radiology and Intervention; Council on Cardiovascular Nursing; and the Interdisciplinary Council on Peripheral Vascular Disease. *Stroke*. 2009;40(6):2276–2293.

3. Howard G et al. Decline in US stroke mortality: an analysis of temporal patterns by sex, race, and geographic region. *Stroke*. 2001;32(10):2213–2220.

4. Meschia JF et al. Guidelines for the primary prevention of stroke: a statement for healthcare professionals from the American Heart Association/American Stroke Association. *Stroke*. 2014;45(12):3754–3832.

5. Kernan WN et al. Guidelines for the prevention of stroke in patients with stroke and transient ischemic attack: a guideline for healthcare professionals from the American Heart Association/American Stroke Association. *Stroke*. 2014; 45(7):2160–2236.

6. Astrup J et al. Cortical evoked potential and extracellular K⁺ and H⁺ at critical levels of brain ischemia. *Stroke*. 1977;8(1):51–57.

7. Hickenbottom SL, Grotta J. Neuroprotective therapy. *Semin Neurol*. 1998;18(4):485–492.

8. Biesbroek JM et al. Prognosis of acute subdural haematoma from intracranial aneurysm rupture. *J Neurol Neurosurg Psychiatry*. 2013;84(3):254–257.

9. Schuss P et al. Aneurysm-related subarachnoid hemorrhage and acute subdural hematoma: single-center series and systematic review. *J Neurosurg*. 2013;118(5):984–990.

10. Burns JD, Manno EM. Primary intracerebral hemorrhage: update on epidemiology, pathophysiology, and treatment strategies. *Compr Ther*. 2008;34(3/4):183–195.

11. Ko SB, Choi HA, Lee K. Clinical syndromes and management of intracerebral hemorrhage. *Curr Atheroscler Rep*. 2012;14(4):307–313.

12. Aksoy D et al. Magnetic resonance imaging profile of blood-brain barrier injury in patients with acute intracerebral hemorrhage. *J Am Heart Assoc*. 2013;2(3):e000161.

13. Venkatasubramanian C et al. Natural history of perihematomal edema after intracerebral hemorrhage measured by serial magnetic resonance imaging. *Stroke*. 2011;42(1):73–80.

14. Staykov D et al. Natural course of perihemorrhagic edema after intracerebral hemorrhage. *Stroke*. 2011;42(9):2625–2629.

15. Li N et al. Association of molecular markers with perihematomal edema and clinical outcome in intracerebral hemorrhage. *Stroke*. 2013;44(3):658–663.

16. Balami JS, Buchan AM. Complications of intracerebral haemorrhage. *Lancet Neurol*. 2012;11(1):101–118.

17. Barras CD et al. Density and shape as CT predictors of intracerebral hemorrhage growth. *Stroke*. 2009;40(4):1325–1331.

18. James PA et al. 2014 evidence-based guideline for the management of high blood pressure in adults: report from the panel members appointed to the Eighth Joint National Committee (JNC 8). *JAMA*. 2014;311(5):507–520. Erratum in: *JAMA*. 2014;311(17):1809.

19. Neal B et al. Effects of ACE inhibitors, calcium antagonists, and other blood-pressure-lowering drugs: results of prospectively designed overviews of randomised trials. *Lancet*. 2000;356(9246):1955–1964.

20. Kannel WB, McGee DL. Diabetes and cardiovascular disease. The Framingham study. *JAMA*. 1979;241(19):2035–2038.

21. UK Prospective Diabetes Study (UKPDS) Group. Effect of intensive blood-glucose control with metformin on complications in overweight patients with type 2 diabetes (UKPDS 34). *Lancet*. 1998;352(9131):854–865. Erratum in: *Lancet*. 1998;352(9139):1558.

22. Lindholm LH et al. Cardiovascular morbidity and mortality in patients with diabetes in the Losartan Intervention For Endpoint reduction in hypertension study (LIFE): a randomized trial against atenolol. *Lancet*. 2002; 359(9311):1004–1010.

23. Heart Outcomes Prevention Evaluation Study Investigators. Effects of ramipril on cardiovascular and microvascular outcomes in people with diabetes mellitus: results of the HOPE study and MICRO-HOPE substudy. *Lancet*. 2000;355(9200):253–259. Erratum in: *Lancet*. 2000;356(9232):860.

24. Collins R et al. MRC/BHF Heart Protection Study of cholesterol-lowering with simvastatin in 5963 people with diabetes: a randomised placebo-controlled trial. *Lancet*. 2003;361(9374):2005–2016.

25. Colhoun HM et al. Primary prevention of cardiovascular disease with atorvastatin in type 2 diabetes in the Collaborative Atorvastatin Diabetes Study (CARDS): multicentre randomised placebo-controlled trial. *Lancet*. 2004; 364(9435):685–696.

26. Blake GJ et al. Projected life-expectancy gains with statin therapy for individuals with elevated C-reactive protein levels. *J Am Coll Cardiol*. 2002;40(1):49–55.

27. Vaughan CJ et al. Do statins afford neuroprotection in patients with cerebral ischaemia and stroke? *CNS Drugs*. 2001;15(8):589–596.

28. Gil-Núñez AC, Villanueva JA. Advantages of lipid-lowering therapy in cerebral ischemia: role of HMG-CoA reductase inhibitors. *Cerebrovasc Dis*. 2001;11(Suppl 1):85–95.

29. Rexrode KM et al. A prospective study of body mass index, weight change, and risk of stroke in women. *JAMA*. 1997;277(19):1539–1545.

30. Kurth T et al. Body mass index and the risk of stroke in men. *Arch Intern Med*. 2002;162(22):2557–2562.

31. Neter JE et al. Influence of weight reduction on blood pressure: a meta-analysis of randomized controlled trials. *Hypertension*. 2003;42(5):878–884.

32. He J et al. Dietary sodium intake and subsequent risk of cardiovascular disease in overweight adults. *JAMA*. 1999;282(21):2027–2034.

33. Khaw KT, Barrett-Connor E. Dietary potassium and stroke-associated mortality. A 12-year prospective population study. *N Engl J Med*. 1987;316(5):235–240.

34. Fletcher GF. Exercise in the prevention of stroke. *Health Rep*. 1994;6(1):106–110.

35. Lindenstrøm E et al. Lifestyle factors and risk of cerebrovascular disease in women. The Copenhagen City Heart Study. *Stroke*. 1993;24(10):1468–1472.

36. Bonita R et al. Passive smoking as well as active smoking increases the risk of acute stroke. *Tob Control*. 1999;8(2):156–160.

37. Robbins AS et al. Cigarette smoking and stroke in a cohort of U.S. male physicians. *Ann Intern Med*. 1994;120(6):458–462.

38. Viscoli CM et al. A clinical trial of estrogen-replacement therapy after ischemic stroke. *N Engl J Med*. 2001;345(17):1243–1249.

39. Hulley S et al. Randomized trial of estrogen plus progestin for secondary prevention of coronary heart disease in postmenopausal women. Heart and Estrogen/progestin Replacement Study (HERS) Research Group. *JAMA*. 1998; 280(7):605–613.

40. Simon JA et al. Postmenopausal hormone therapy and risk of stroke: the Heart and Estrogen-progestin Replacement Study (HERS). *Circulation*. 2001;103(5):638–642.

41. Rossouw JE et al. Risks and benefits of estrogen plus progestin in healthy postmenopausal women: principal results from the Women's Health Initiative randomized controlled trial. *JAMA*. 2002;288(3):321–333.

42. Anderson GL et al. Effects of conjugated equine estrogen in postmenopausal women with hysterectomy: the Women's Health Initiative randomized controlled trial. *JAMA*. 2004;291(14):1701–1712.

43. Steering Committee of the Physicians' Health Study Research Group. Final report on the aspirin component of the ongoing Physicians' Health Study. *N Engl J Med*. 1989;321(3):129–135.

44. Chen ZM et al. Indications for early aspirin use in acute ischemic stroke: a combined analysis of 40,000 randomized patients from the chinese acute stroke trial and the international stroke trial. On behalf of the CAST and IST collaborative groups. *Stroke*. 2000;31(6):1240–1249.

45. Iso H et al. Prospective study of aspirin use and risk of stroke in women. *Stroke*. 1999;30(9):1764–1771.

46. Ridker PM et al. A randomized trial of low-dose aspirin in the primary prevention of cardiovascular disease in women. *N Engl J Med*. 2005;352(13):1293–1304.

47. January CT et al. 2014 AHA/ACC/HRS guideline for the management of patients with atrial fibrillation: a report of the American College of Cardiology/American Heart Association Task Force on practice guidelines and the Heart Rhythm Society. *Circulation*. 2014;130(23):e199–e267. Erratum in: *Circulation*. 2014; 130(23):e272–e274.

48. Petersen P et al. Placebo-controlled, randomised trial of warfarin and aspirin for prevention of thromboembolic complications in chronic atrial fibrillation. The Copenhagen AFASAK study. *Lancet*. 1989;1(8631):175–179.

49. The Boston Area Anticoagulation Trial for Atrial Fibrillation Investigators. The effect of low-dose warfarin on the risk of stroke in patients with nonrheumatic atrial fibrillation. *N Engl J Med*. 1990;323(22):1505–1511.

50. Connolly SJ et al. Canadian Atrial Fibrillation Anticoagulation (CAFA) Study. *J Am Coll Cardiol*. 1991;18(2):349–355.

51. Stroke Prevention in Atrial Fibrillation Investigators. Warfarin versus aspirin for prevention of thromboembolism in atrial fibrillation: Stroke Prevention in Atrial Fibrillation II Study. *Lancet*. 1994;343(8899):687–691.

52. Stroke Prevention in Atrial Fibrillation Investigators. Stroke Prevention in Atrial Fibrillation Study: final results. *Circulation*.1991;84(2):527–539.

53. Jauch EC et al. Guidelines for the early management of patients with acute ischemic stroke: a guideline for healthcare professionals from the American Heart Association/American Stroke Association. *Stroke*. 2013;44(3):870–947.

54. National Institute of Neurological Disorders and Stroke (NINDS). NIH Stroke Scale. http://www.ninds.nih.gov/doctors/NIH_Stroke_Scale_Booklet

.pdf Accessed June 4, 2015.

55. Solis OJ et al. Cerebral angiography in acute cerebral infarction. *Rev Interam Radiol*. 1977;2(1):19–25.

56. Symon L et al. The concepts of thresholds of ischaemia in relation to brain structure and function. *J Clin Pathol Suppl (R Coll Pathol)*. 1977;11:149–154.

57. Sharbrough FW et al. Correlation of continuous electroencephalograms with cerebral blood flow measurements during carotid endarterectomy. *Stroke*. 1973;4(4):674–683.

58. Sundt TM Jr et al. Restoration of middle cerebral artery flow in experimental infarction. *J Neurosurg*. 1969;31(3):311–321.

59. The Multicenter Acute Stroke Trial—Europe Study Group. Thrombolytic therapy with streptokinase in acute ischemic stroke. *N Engl J Med*. 1996;335(3):145–150.

60. Donnan GA et al. Streptokinase for acute ischemic stroke with relationship to time of administration: Australian Streptokinase (ASK) Trial Study Group. *JAMA*. 1996;276(12):961–966.

61. The National Institute of Neurological Disorders and Stroke rt-PA Stroke Study Group. Tissue plasminogen activator for acute ischemic stroke. *N Engl J Med*. 1995;333(24):1581–1587.

62. Hacke W et al. Intravenous thrombolysis with recombinant tissue plasminogen activator for acute hemispheric stroke. The European Cooperative Acute Stroke Study (ECASS). *JAMA*. 1995;274(13):1017–1025.

63. Multicentre Acute Stroke Trial—Italy (MAST-I) Group. Randomised controlled trial of streptokinase, aspirin, and combination of both in treatment of acute ischaemic stroke. *Lancet*. 1995;346(8989):1509–1514.

64. Hacke W et al. Randomised double-blind placebo-controlled trial of thrombolytic therapy with intravenous alteplase in acute ischaemic stroke (ECASS II). Second European-Australasian Acute Stroke Study Investigators. *Lancet*. 1998; 352(9136):1245–1251.

65. Hacke W et al. Association of outcome with early stroke treatment: pooled analysis of ATLANTIS, ECASS, and NINDS rt-PA stroke trials. *Lancet*. 2004;363(9411):768–774.

66. Hacke W et al. Thrombolysis with alteplase 3 to 4.5 hours after acute ischemic stroke. *N Engl J Med*. 2008;359(13):1317–1329.

67. IST-3 Collaborative Group et al. The benefits and harms of intravenous thrombolysis with recombinant tissue plasminogen activator within 6 h of acute ischaemic stroke (the third international stroke trial [IST-3]): a randomised controlled trial. *Lancet*. 2012;379(9834):2352–2363. Erratum in: *Lancet*. 2012; 380(9843):730.

68. Kammersgaard LP et al. Admission body temperature predicts long-term mortality after acute stroke: the Copenhagen Stroke Study. *Stroke*. 2002;33(7):1759–1762.

69. Zaremba J. Hyperthermia in ischemic stroke. *Med Sci Monit*. 2004;10(6):RA148–RA153.

70. Dippel DW et al. Effect of paracetamol (acetaminophen) and ibuprofen on body temperature in acute ischemic stroke PISA, a phase II double-blind, randomized, placebo-controlled trial [ISRCTN98608690]. *BMC Cardiovasc Disord*. 2003;3:2.

71. Kagansky N et al. The role of hyperglycemia in acute stroke. *Arch Neurol*. 2001;58(8):1209–1212.

72. Brott T et al. Hypertension and its treatment in the NINDS rt-PA Stroke Trial. *Stroke*. 1998;29(8):1504–1509.

73. Duke RJ et al. Intravenous heparin for the prevention of stroke progression in acute partial stable stroke. *Ann Intern Med*. 1986;105(6):825–828.

74. International Stroke Trial Collaborative Group. The International Stroke Trial (IST): a randomised trial of aspirin, subcutaneous heparin, both, or neither among 19435 patients with acute ischaemic stroke. *Lancet*. 1997;349(9065):1569–1581.

75. Rödén-Jüllig A, Britton M. Effectiveness of heparin treatment for progressing ischaemic stroke: before and after study. *J Intern Med*. 2000;248(4):287–291.

76. Kay R et al. Low-molecular-weight heparin for the treatment of acute ischemic stroke. *N Engl J Med*. 1995;333(24):1588–1593.

77. The Publications Committee for the Trial of ORG 10172 in Acute Stroke Treatment (TOAST) Investigators. Low molecular weight heparinoid, ORG 10172 (danaparoid), and outcome after acute ischemic stroke: a randomized controlled trial. *JAMA*. 1998;279(16):1265–1272.

78. Berge E et al. Low molecular-weight heparin versus aspirin in patients with acute ischaemic stroke and atrial fibrillation: a double-blind randomised study. HAEST Study Group. Heparin in Acute Embolic Stroke Trial. *Lancet*. 2000;355(9211):1205–1210.

79. Diener HC et al. Treatment of acute ischemic stroke with the low-molecular-weight heparin certoparin: results of the TOPAS trial. Therapy of Patients with Acute Stroke (TOPAS) Investigators. *Stroke*. 2001;32(1):22–29.

80. Coull BM et al. Anticoagulants and antiplatelet agents in acute ischemic stroke: report of the Joint Stroke Guideline Development Committee of the American Academy of Neurology and the American Stroke Association (a division of the American Heart Association). *Neurology*. 2002;59(1): 13–22.

81. CAST (Chinese Acute Stroke Trial) Collaborative Group. CAST: randomised placebo-controlled trial of early aspirin use in 20,000 patients with acute ischaemic stroke. *Lancet*. 1997;349(9066):1641–1649.

82. Wang Y et al. Clopidogrel with aspirin in acute minor stroke or transient ischemic attack. *N Engl J Med*. 2013;369(1):11–19.

83. Abciximab in Ischemic Stroke Investigators. Abciximab in acute ischemics stroke: a randomized, double-blind, placebo-controlled, dose-escalation study. *Stroke*. 2000;31(3):601–609.

84. Kobayashi S, Tazaki Y. Effect of the thrombin inhibitor argatroban in acute cerebral thrombosis. *Semin Thromb Hemost*. 1997;23(6):531–534.

85. Furlan A et al. Intra-arterial prourokinase for acute ischemic stroke. The PROACT II study: a randomized controlled trial. Prolyse in acute cerebral thromboembolism. *JAMA*. 1999;282(21):2003–2011.

86. Ogawa A et al. Randomized trial of intraarterial infusion of urokinase within 6 hours of middle cerebral artery stroke: the middle cerebral artery embolism local fibrinolytic intervention trial (MELT) Japan. *Stroke*. 2007;38(10):2633–2639.

87. Saver JL et al. Stent-retriever thrombectomy after intravenous t-PA vs. t-PA alone in stroke. *N Engl J Med*. 2015;372(24):2285–2295.

88. Berkhemer OA et al. A randomized trial of intraarterial treatment for acute ischemic stroke. *N Engl J Med*. 2015;372(1):11–20. Erratum in: *N Engl J Med*. 2015;372(4):394.

89. Goyal M et al. Randomized assessment of rapid endovascular treatment of ischemic stroke. *N Engl J Med*. 2015;372(11):1019–1030.

90. Campbell BC et al. Endovascular therapy for ischemic stroke with perfusion-imaging selection. *N Engl J Med*. 2015;372(11):1009–1018.

91. Jovin TG et al. Thrombectomy within 8 hours after symptom onset in ischemic stroke. *N Engl J Med*. 2015;372(24):2296–1306.

92. Smith WS et al. Mechanical thrombectomy for acute ischemic stroke: final results of the Multi MERCI trial. *Stroke*. 2008;39(4):1205–1212.

93. Ciccone A et al. Endovascular treatment for acute ischemic stroke. *N Engl J Med*. 2013;368(10):904–913.

94. Broderick JP et al. Endovascular therapy after intravenous t-PA versus t-PA alone for stroke. *N Engl J Med*. 2013;368(10):893–903. Erratum in: *N Engl J Med*. 2013;368(13):1265.

95. Kidwell CS et al. A trial of imaging selection and endovascular treatment for ischemic stroke. *N Engl J Med*. 2013;368(10):914–923.

96. Robinson RG. Treatment issues in poststroke depression. *Depress Anxiety*. 1998; 8(Suppl 1):85–90.

97. Antithrombotic Trialists' Collaboration. Collaborative meta-analysis of randomised trials of antiplatelet therapy for prevention of death, myocardial infarction, and stroke in high risk patients. *BMJ*. 2002;324(7329):71–86. Erratum in: *BMJ* 2002;324(7330):141.

98. Bousser MG et al. "AICLA" controlled trial of aspirin and dipyridamole in the secondary prevention of athero-thrombotic cerebral ischemia. *Stroke*. 1983;14(1):5–14.

99. Sorensen PS et al. Acetylsalicylic acid in the prevention of stroke in patients with reversible cerebral ischemic attacks. A Danish cooperative study. *Stroke*. 1983;14(1):15–22.

100. Antiplatelet Trialists' Collaboration. Secondary prevention of vascular disease by prolonged antiplatelet treatment. *Br Med J (Clin Res Ed)*. 1988;296(6618):320–331.

101. A Swedish Cooperative Study. High-dose acetylsalicylic acid after cerebral infarction. *Stroke*.1987;18(2):325–334.

102. Farrell B et al. The United Kingdom transient ischaemic attack (UK-TIA) aspirin trial: final results. *J Neurol Neurosurg Psychiatry*. 1991;54(12):1044–1054.

103. Bernstein EF et al. Life expectancy and late stroke following carotid endarterectomy. *Ann Surg*. 1983;198(1):80–86.

104. The Dutch TIA Trial Study Group. A comparison of two doses of aspirin (30 mg vs. 283 mg a day) in patients after a transient ischemic attack or minor ischemic stroke. *N Engl J Med*. 1991;325(18):1261–1266.

105. The SALT Collaborative Group. Swedish Aspirin Low-Dose Trial (SALT) of 75 mg aspirin as secondary prophylaxis after cerebrovascular ischaemic events. *Lancet*. 1991;338(8779):1345–1349.

106. Helgason CM, Tortorice KL, Winkler SR, et al. Aspirin response and failure in cerebral infarction. *Stroke*. 1993;24(3):345–350.

107. Hansson L et al. Effects of intensive blood-pressure lowering and low-dose aspirin in patients with hypertension: principal results of the Hypertension Optimal Treatment (HOT) randomised trial. HOT Study Group. *Lancet*. 1998;351(9118):1755–1762.

108. Gent M et al. The Canadian American Ticlopidine Study (CATS) in thromboembolic stroke. *Lancet*. 1989;1(8649):1215–1220.

109. Hass WK et al. A randomized trial comparing ticlopidine hydrochloride with aspirin for the prevention of stroke in high-risk patients. Ticlopidine Aspirin Stroke Study Group. *N Engl J Med.* 1989;321(8):501–507.

110. CAPRIE Steering Committee. A randomised, blinded, trial of clopidogrel versus aspirin in patients at risk of ischaemic events (CAPRIE). *Lancet.* 1996;348(9038):1329–1339.

111. Bennett CL et al. Thrombotic thrombocytopenic purpura associated with clopidogrel. *N Engl J Med.* 2000;342(24):1773–1777.

112. The ESPS Group. The European Stroke Prevention Study (ESPS). Principal end-points. *Lancet.* 1987;2(8572):1351–1354.

113. Diener HC et al. European Stroke Prevention Study. 2. Dipyridamole and acetylsalicylic acid in the secondary prevention of stroke. *J Neurol Sci.* 1996;143(1/2):1–13.

114. ESPRIT Study Group et al. Aspirin plus dipyridamole versus aspirin alone after cerebral ischaemia of arterial origin (ESPRIT): randomised controlled trial. *Lancet.* 2006;367(9523):1665–1673. Erratum in: *Lancet.* 2007;369(9558):274

115. Sacco RL et al. Aspirin and extended-release dipyridamole versus clopidogrel for recurrent stroke. *N Engl J Med.* 2008;359(12):1238–1251.

116. Eikelboom JW et al. Antiplatelet drugs: antithrombotic therapy and prevention of thrombosis, 9th ed: American College of Chest Physicians Evidence-Based Clinical Practice Guidelines. *Chest.* 2012;141 (2, Suppl):e89S–e119S.

117. Huang Y et al. Cilostazol as an alternative to aspirin after ischaemic stroke: a randomised, double-blind, pilot study. *Lancet Neurol.* 2008;7(6):494–499. Erratum in: *Lancet Neurol.* 2008;7(8):675.

118. Shinohara Y et al. Cilostazol for prevention of secondary stroke (CSPS 2): an aspirin-controlled, double-blind, randomised non-inferiority trial. *Lancet Neurol.* 2010;9(10):959–968.

119. The Stroke Prevention in Reversible Ischemia Trial (SPIRIT) Study Group. A randomized trial of anticoagulants versus aspirin after cerebral ischemia of presumed arterial origin. *Ann Neurol.* 1997;42(6):857–865.

120. Mohr JP et al. A comparison of warfarin and aspirin for the prevention of recurrent ischemic stroke. *N Engl J Med.* 2001;345(20):1444–1451.

121. Chimowitz M et al. Warfarin-Aspirin Symptomatic Intracranial Disease (WASID) trial: final results. *Stroke.* 2004;35(1):235.

122. Diener HC et al. Aspirin and clopidogrel compared with clopidogrel alone after recent ischaemic stroke or transient ischaemic attack in high-risk patients (MATCH): randomised, double-blind, placebo-controlled trial. *Lancet.* 2004; 364(9431):331–337.

123. Patrono C et al. Platelet-active drugs: the relationships among dose, effectiveness, and side effects: the Seventh ACCP Conference on antithrombotic and thrombolytic therapy. *Chest.* 2004;126(3, Suppl): 234S–264S.

124. Rocca B et al. Cyclooxygenase-2 expression is induced during human megakaryopoiesis and characterizes newly formed platelets. *Proc Natl Acad Sci USA.* 2002;99(11):7634–7639.

125. Catella-Lawson F et al. Cyclooxygenase inhibitors and the antiplatelet effects of aspirin. *N Engl J Med.* 2001;345(25):1809–1817.

126. Eikelboom JW et al. Aspirin-resistant thromboxane biosynthesis and the risk of myocardial infarction, stroke, or cardiovascular death in patients at high risk for cardiovascular events. *Circulation.* 2002;105(14):1650–1655.

127. North American Symptomatic Carotid Endarterectomy Trial Collaborators. Beneficial effect of carotid endarterectomy in symptomatic patients with high-grade carotid stenosis. *N Engl J Med.* 1991;325(7):445–453.

128. Barnett HJ et al. Evidence based cardiology: prevention of ischaemic stroke. *BMJ.* 1999;318(7197):1539–1543.

129. Biller J et al. Guidelines for carotid endarterectomy: a statement for healthcare professionals from a Special Writing Group of the Stroke Council, American Heart Association. *Circulation.* 1998;97(5):501–509

130. Harker LA et al. Failure of aspirin plus dipyridamole to prevent restenosis after carotid endarterectomy. *Ann Intern Med.* 1992;116(9):731–736.

131. Bhatt DL et al. Dual antiplatelet therapy with clopidogrel and aspirin after carotid artery stenting. *J Invasive Cardiol.* 2001;13(12):767–771.

132. Alberts MJ. Results of a multicenter prospective randomized trial of carotid artery stenting vs. carotid endarterectomy. *Stroke.* 2001;32(1):325.

133. CAVATAS Investigators. Endovascular versus surgical treatment in patients with carotid stenosis in the Carotid and Vertebral Artery Transluminal Angioplasty Study (CAVATAS): a randomised trial. *Lancet.* 2001;357(9270):1729–1737.

134. Yadav JS et al. Protected carotid-artery stenting versus endarterectomy in high-risk patients. *N Engl J Med.* 2004;351(15):1493–1501.

135. Toyoda K et al. Blood pressure levels and bleeding events during antithrombotic therapy: the Bleeding with Antithrombotic Therapy (BAT) Study. *Stroke.* 2010;41(7):1440–1444.

136. Rosand J et al. The effect of warfarin and intensity of anticoagulation on outcome of intracerebral hemorrhage. *Arch Intern Med.* 2004;164(8):880–884.

137. García-Rodríguez LA et al. Antithrombotic drugs and risk of hemorrhagic stroke in the general population. *Neurology.* 2013;81(6):566–574.

138. Flaherty ML et al. Warfarin use leads to larger intracerebral hematomas. *Neurology.* 2008;71(14):1084–1089.

139. LoPresti MA et al. Hematoma volume as the major determinant of outcomes after intracerebral hemorrhage. *J Neurol Sci.* 2014;345(1/2):3–7.

140. Hackam DG, Mrkobrada M. Selective serotonin reuptake inhibitors and brain hemorrhage: a meta-analysis. *Neurology.* 2012;79(18):1862–1865.

141. He J et al. Aspirin and risk of hemorrhagic stroke: a meta-analysis of randomized controlled trials. *JAMA.* 1998;280(22):1930–1935.

142. Martin-Schild S et al. Intracerebral hemorrhage in cocaine users. *Stroke.* 2010;41(4):680–684.

143. Kernan WN et al. Phenylpropanolamine and the risk of hemorrhagic stroke. *N Engl J Med.* 2000;343(25):1826–1832.

144. Lee SM et al. Caffeine-containing medicines increase the risk of hemorrhagic stroke. *Stroke.* 2013;44(8):2139–2143.

145. Ariesen MJ et al. Risk factors for intracerebral hemorrhage in the general population: a systematic review. *Stroke.* 2003;34(8):2060–2065.

146. Sturgeon JD et al. Risk factors for intracerebral hemorrhage in a pooled prospective study. *Stroke.* 2007;38(10):2718–2725.

147. Huhtakangas J et al. Effect of increased warfarin use on warfarin-related cerebral hemorrhage: a longitudinal population-based study. *Stroke.* 2011;42(9):2431–2435.

148. Flaherty ML et al. The increasing incidence of anticoagulant-associated intracerebral hemorrhage. *Neurology.* 2007;68(2):116–121.

149. Kuramatsu JB et al. Anticoagulant reversal, blood pressure levels, and anticoagulant resumption in patients with anticoagulation-related intracerebral hemorrhage. *JAMA.* 2015;313(8):824–836.

150. Davis SM et al. Hematoma growth is a determinant of mortality and poor outcome after intracerebral hemorrhage. *Neurology.* 2006;66(8):1175–1181.

151. Hemphill JC 3rd et al. Guidelines for the Management of spontaneous intracerebral hemorrhage: a guideline for healthcare professionals from the American Heart Association/American Stroke Association. *Stroke.* 2015. doi:10.1161/STR.0000000000000069

152. Holbrook A et al. Evidence-based management of anticoagulant therapy: antithrombotic therapy and prevention of thrombosis, 9th ed: American College of Chest Physicians Evidence-Based Clinical Practice Guidelines. *Chest.* 2012; 141(2, Suppl):e152S–e184S.

153. Huttner HB et al. Hematoma growth and outcome in treated neurocritical care patients with intracerebral hemorrhage related to oral anticoagulant therapy: comparison of acute treatment strategies using vitamin K, fresh frozen plasma, and prothrombin complex concentrates. *Stroke.* 2006;37(6):1465–1470.

154. Hanger HC et al. Warfarin-related intracerebral haemorrhage: better outcomes when reversal includes prothrombin complex concentrates. *Intern Med J.* 2013;43(3):308–316.

155. Steiner T et al. Intracerebral hemorrhage associated with oral anticoagulant therapy: current practices and unresolved questions. *Stroke.* 2006;37(1):256–262.

156. Connolly SJ et al. Dabigatran versus warfarin in patients with atrial fibrillation. *N Engl J Med.* 2009;361(12):1139–1151. Erratum in: *N Engl J Med.* 2010;363(19):1877.

157. Patel MR et al. Rivaroxaban versus warfarin in nonvalvular atrial fibrillation. *N Engl J Med.* 2011;365(10):883–891.

158. Granger CB et al. Apixaban versus warfarin in patients with atrial fibrillation. *N Engl J Med.* 2011;365(11):981–992.

159. Sakamoto Y et al. Systolic blood pressure after intravenous antihypertensive treatment and clinical outcomes in hyperacute intracerebral hemorrhage: the stroke acute management with urgent risk-factor assessment and improvement-intracerebral hemorrhage study. *Stroke.* 2013;44(7):1846–1851.

160. Rodriguez-Luna D et al. Impact of blood pressure changes and course on hematoma growth in acute intracerebral hemorrhage. *Eur J Neurol.* 2013; 20(9):1277–1283.

161. Tikhonoff V et al. Blood pressure as a prognostic factor after acute stroke. *Lancet Neurol.* 2009;8(10):938–948.

162. Garg RK et al. Blood pressure reduction, decreased diffusion on MRI, and outcomes after intracerebral hemorrhage. *Stroke.* 2012;43(1):67–71.

163. Anderson CS et al. Rapid blood-pressure lowering in patients with acute intracerebral hemorrhage. *N Engl J Med.* 2013;368(25):2355–2365.

164. Anderson CS et al. Effects of early intensive blood pressure-lowering treatment on the growth of hematoma and perihematomal edema in acute intracerebral hemorrhage: the Intensive Blood Pressure Reduction in Acute Cerebral Haemorrhage Trial (INTERACT). *Stroke.* 2010;41(2):307–312.

165. Qureshi AI. Significance of lesions with decreased diffusion on MRI in patients with intracerebral hemorrhage. *Stroke.* 2012;43(1):6–7.

166. Arima H et al. Lower treatment blood pressure is associated with greatest reduction in hematoma growth after acute intracerebral hemorrhage. *Hypertension.* 2010;56(5):852–858.

167. Helbok R et al. Effect of mannitol on brain metabolism and tissue oxygenation in severe haemorrhagic stroke. *J Neurol Neurosurg Psychiatry*. 2011;82(4): 378–383.

168. Greer DM et al. Impact of fever on outcome in patients with stroke and neurologic injury: a comprehensive meta-analysis. *Stroke*. 2008;39(11): 3029–3035.

169. Broderick J et al. Guidelines for the management of spontaneous intracerebral hemorrhage in adults: 2007 update: a guideline from the American Heart Association/American Stroke Association Stroke Council, High Blood Pressure Research Council, and the Quality of Care and Outcomes in Research Interdisciplinary Working Group. *Stroke*. 2007;38(6): 2001–2023.

170. Messé SR et al. Prophylactic antiepileptic drug use is associated with poor outcome following ICH. *Neurocrit Care*. 2009;11(1):38–44.

主题索引

55检